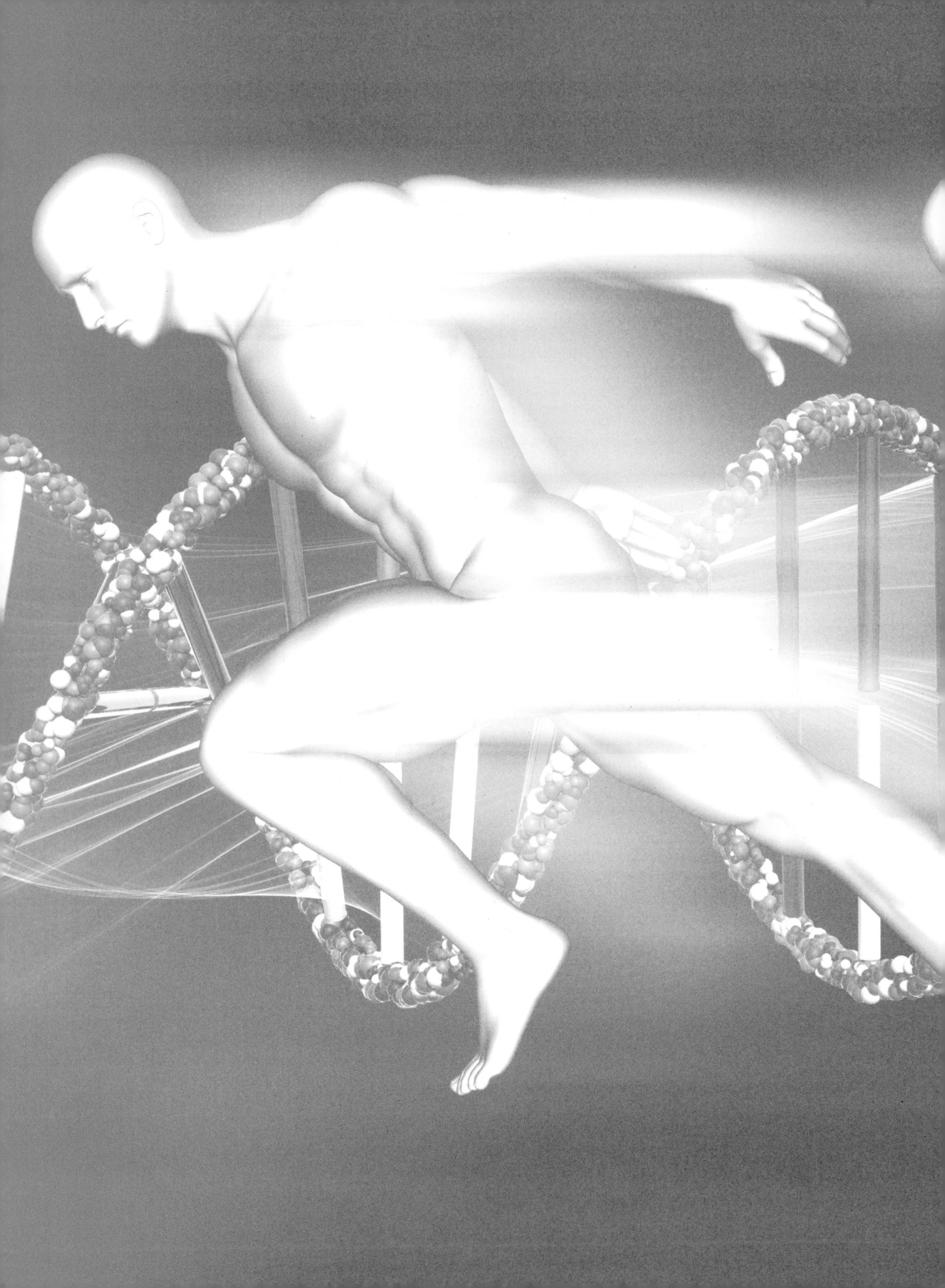

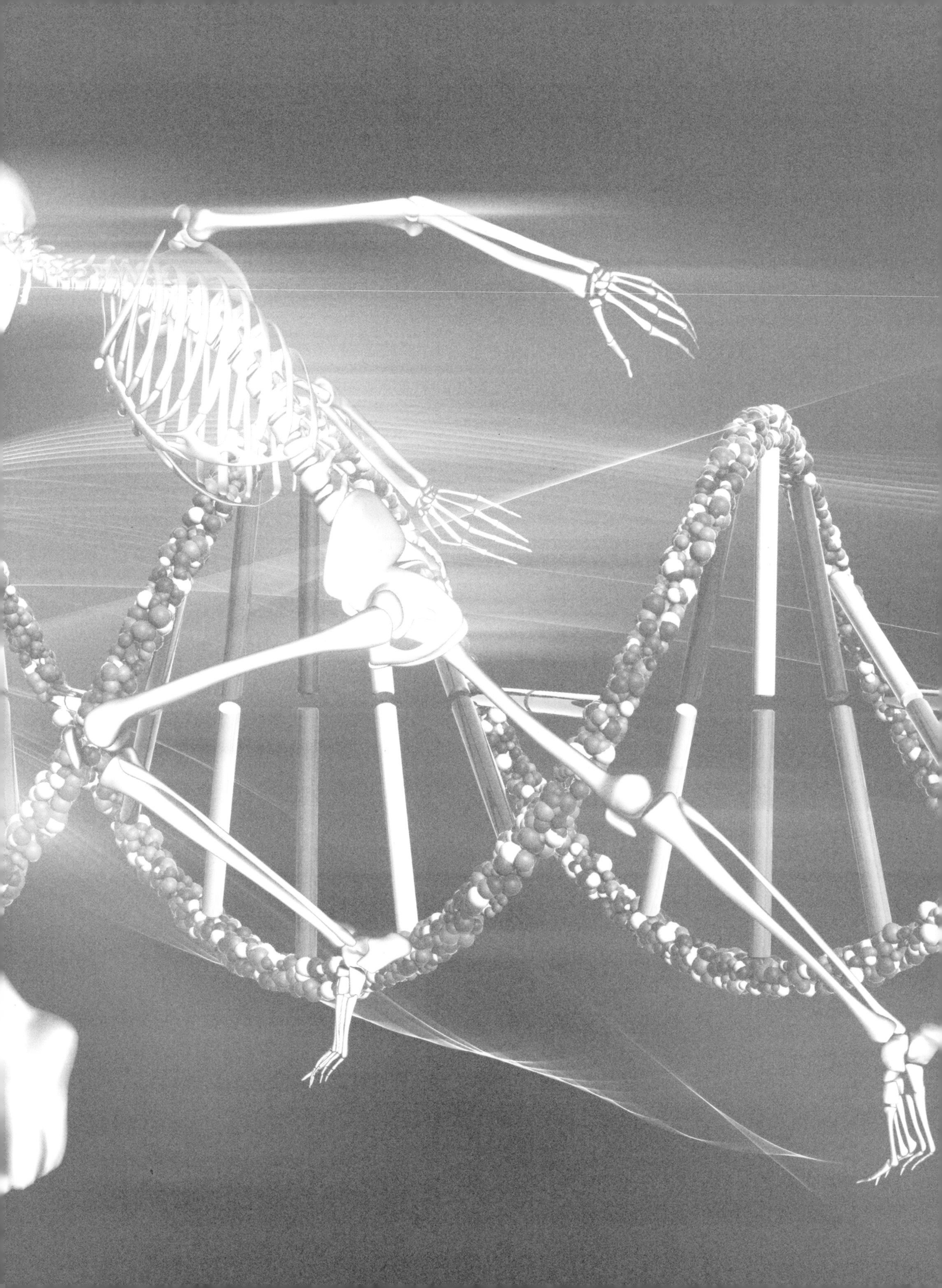

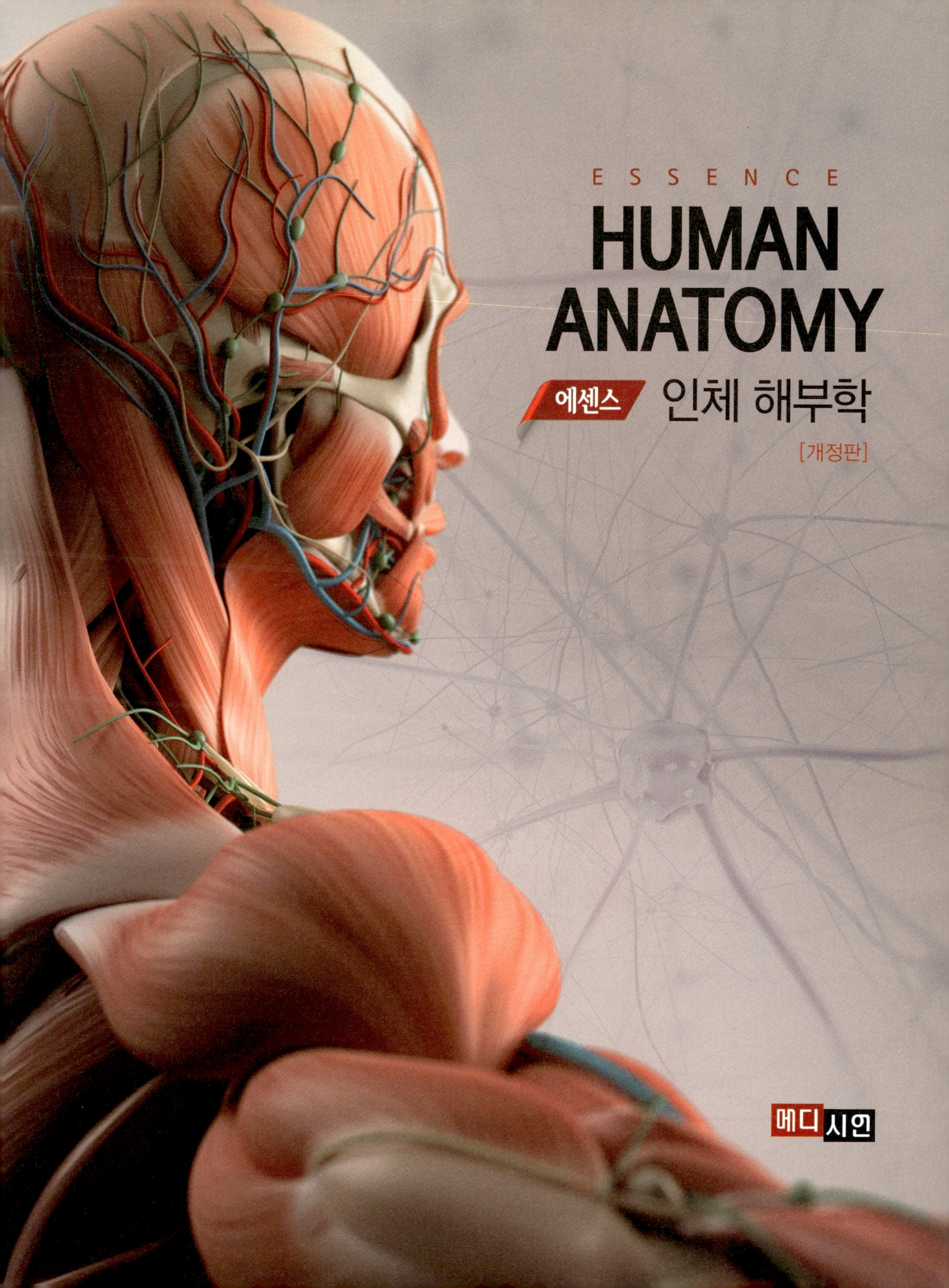

ESSENCE

HUMAN ANATOMY

에센스 인체 해부학

[개정판]

메디시인

머 리 말

해부학Anatomy은 인체의 형태와 구조를 밝히는 기초 의학으로서 의료 분야에 종사하는 전문인은 물론, 의학 · 보건학 · 간호학 등 보건의료 관련 분야 대학생들이 갖추어야 할 전문 기초 학문이며 기본을 충실히 습득해야 할 중요한 과목입니다.

최근 과학의 발달로 사회가 변화하고, 발전하는 이면에 암 · 고혈압 등 혈관계 질병이나 비만 · 당뇨 등 성인성 만성 질환, 폐질환, 관절염 등 인체의 병리현상 또한 많은 변화가 있어서 해부학 역시 눈부신 발전을 거듭하고 있습니다.

한편, 이제는 일반인들도 인체구조에 대하여 많은 관심과 지식을 갖게 되어 이에 따른 다양하고 수많은 해부학 교재가 발간됨으로 독자들이 선택의 어려움을 갖게 되었습니다.

이 책은 기획단계부터 간호대학 및 보건계열 대학에서, 제한된 강의시간에 전공지식을 습득하는데 적합하도록 해부학의 방대한 내용을 체계적으로 다음과 같이 구분 · 정리하여 간추렸습니다.

첫째, 해부학을 쉽게 이해하여 흥미를 유발할 수 있도록 인체 형태와 구조의 일러스트나 도표를 중심으로 서술하였으며,
둘째, 각 장마다 학습목표를 시작으로 부위별 · 단계별로 전개되는 가운데 중요한 참고 내용으로 you know, 해부학 임상 사례로 case study 등을 삽입하였고,
셋째, 해부학의 의학용어를 작은 글씨로 신용어/구용어/영문으로 병기하여 내용을 편하게 읽도록 하는 한편, 쉽게 이해되도록 하였으며,
넷째, 각 절의 뒤에는 Check point 를 마련하여 학습자가 다시 되새기는 기회를 갖게 하였고,
다섯째, Chapter 맨 뒤에 핵심이 되는 문제를 실어 시험에 대비하도록 구성하였으며
여섯째, 생생한 파워포인트로 편리한 강의와 수업을 돕도록 했습니다.

필자들 나름대로는 참신하고 심플한 해부학 교재로 만들고자 최선을 다했습니다만 부족한 점이 없지 않으리라 사료됩니다. 앞으로도 개정을 통해 더 나은 교재를 만들기에 게을리 하지 않겠습니다.
모쪼록 교수님들의 성원과 지도편달을 부탁드립니다.

끝으로 해부학의 지평을 열어주신 여러 교수님들과 새로운 일러스트/디자인으로 이 책 발간에 애써주신 (주)지구문화/메디시언 임직원들의 노고에 감사드립니다.

계묘년 새 봄에
필자 대표

차례

Contents

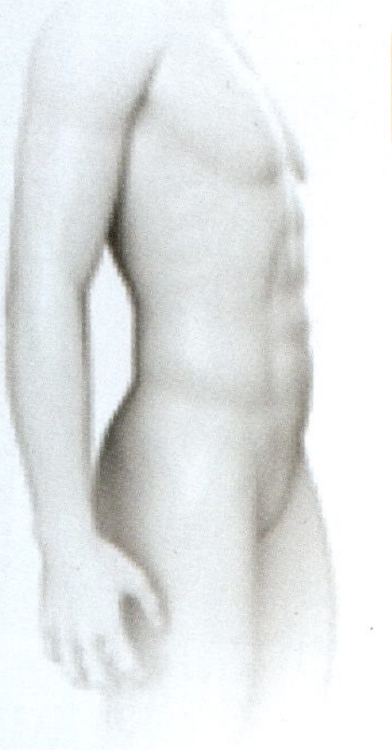

Chapter 03 외피계통

Chapter 04 뼈대계통

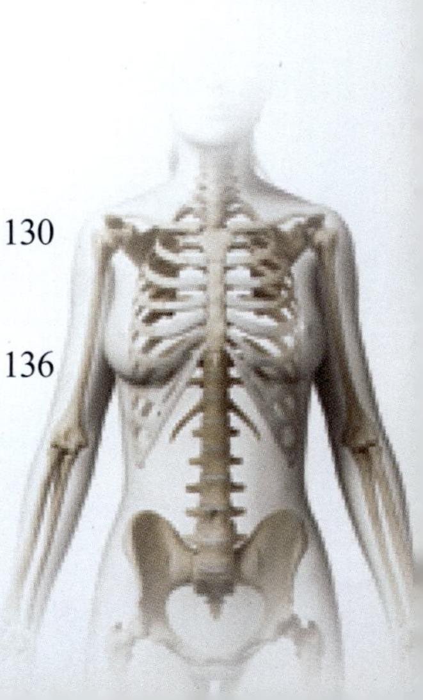

차례

Chapter 05 근육계통

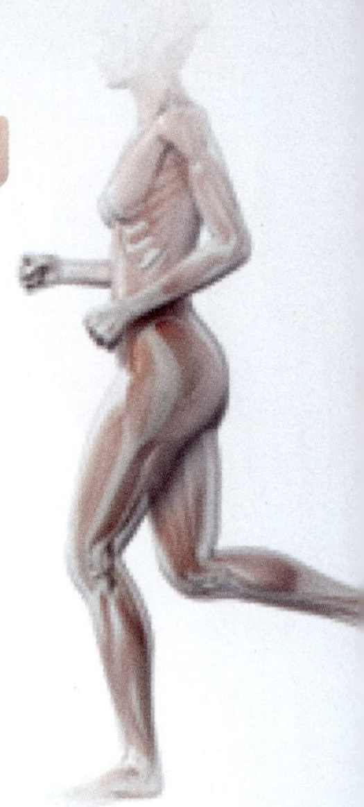

Chapter 06 신경계통

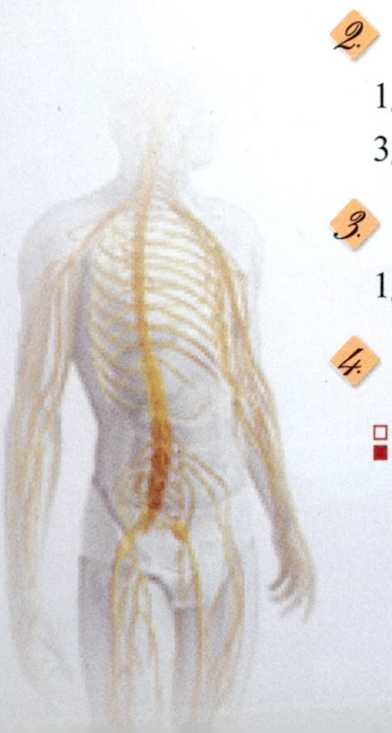

Contents

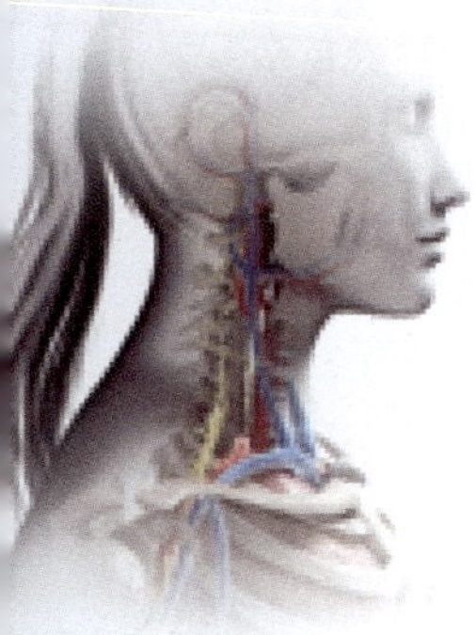

Chapter 07 감각계통

Chapter 08 순환계통

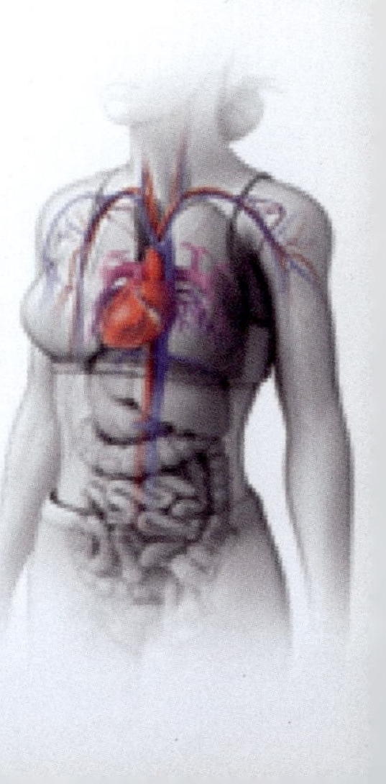

차례

Contents

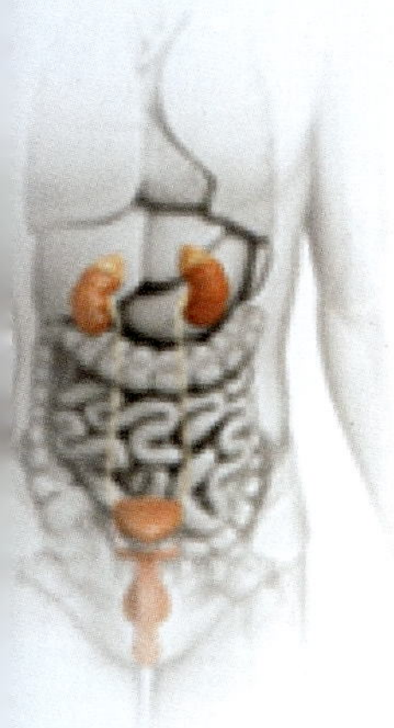

Chapter 11 비뇨계통

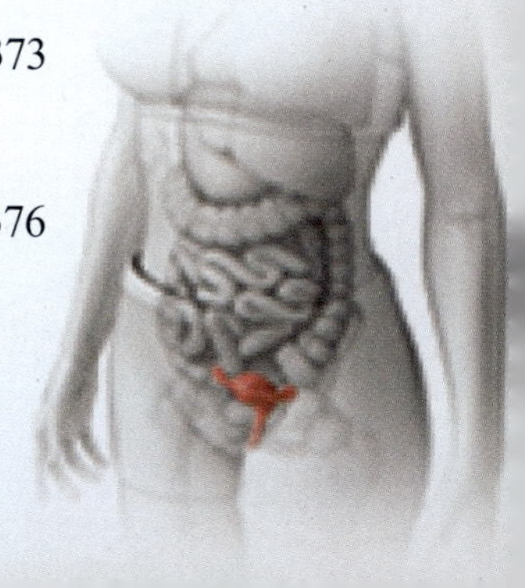

차례

Chapter 12 생식계통

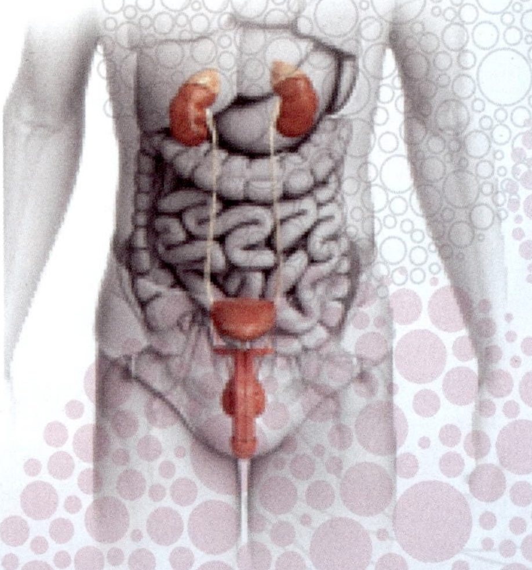

Chapter 13 내분비계통

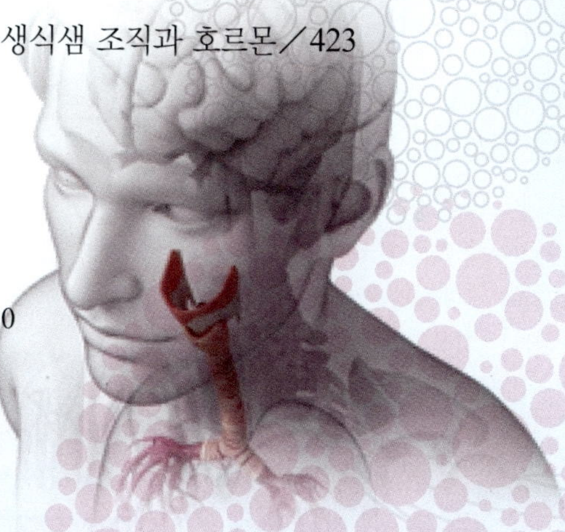

Sed ut perspiciatis, unde omnis iste natus error sit voluptatem accusantium inventore veritatis et quasi architecto beatae vitae dicta sunt, explicabo. Nemo enim ipsam voluptatem, quia voluptas sit, aspernatur aut odit aut fugit, sed quia consequuntur magni dolores eos, qui ratione voluptatem

veritas ad consequis et inventare quasi architecton dolor ipsa

aperiam veritaes et conquitur dicta vitae quam totam

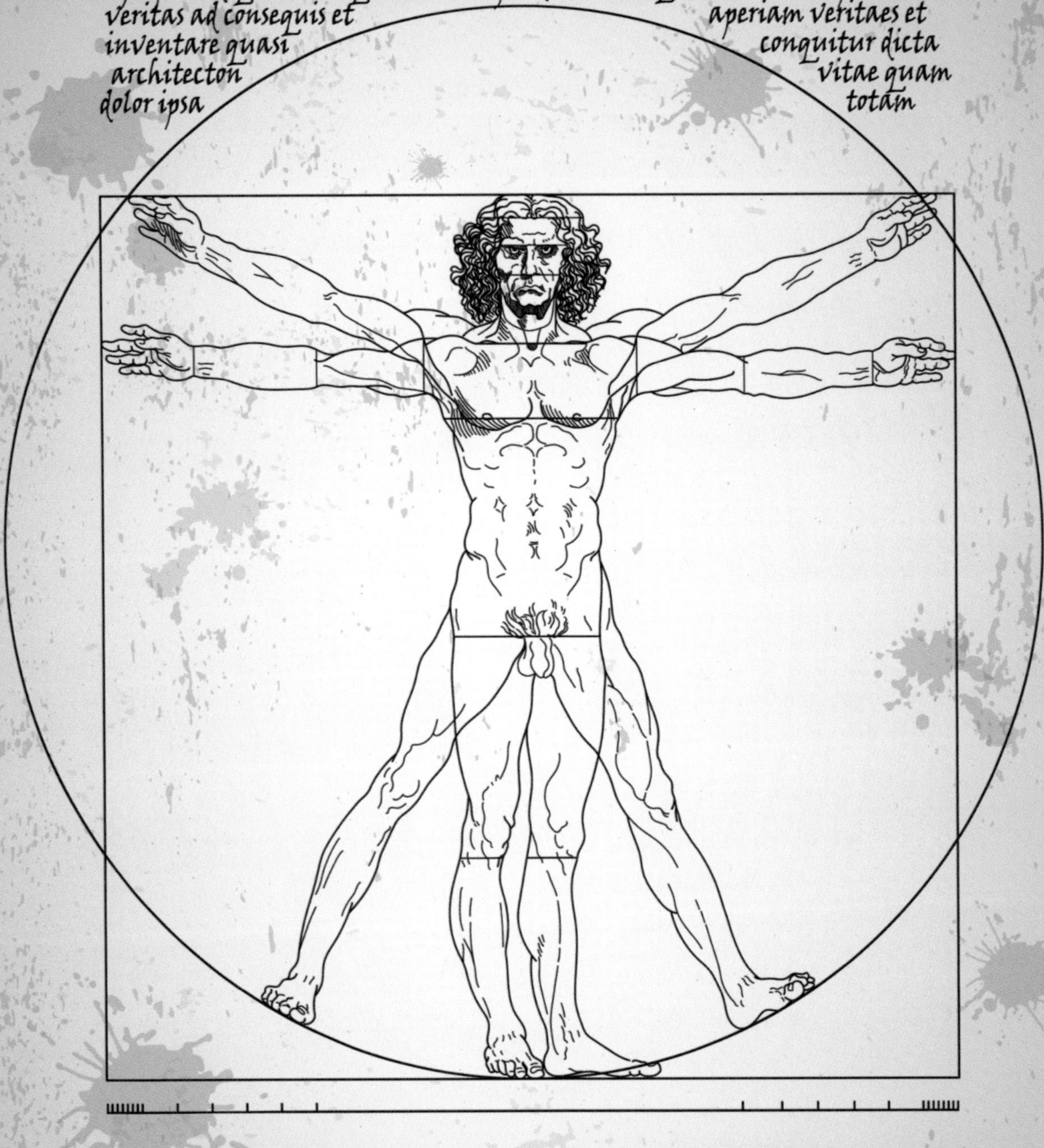

Praesentium voluptatum deleniti atque corrupti

Molestias excepturi sint, obcaecati cupiditate non provident, similique sunt in culpa, qui officia deserunt mollitia animi, id est laborum et dolorum fuga. Et harum quidem rerum facilis est et expedita distinctio. Nam libero tempore, cum soluta nobis est eligendi optio, cumque nihil impedit, quo minus id, quod maxime placeat, facere possimus, omnis voluptas assumenda est, omnis dolor repellendus. Temporibus autem quibusdam et aut officiis debitis aut rerum necessitatibus saepe evenietr.

Chapter 1.

해부학 총론

Introduction of anatomy

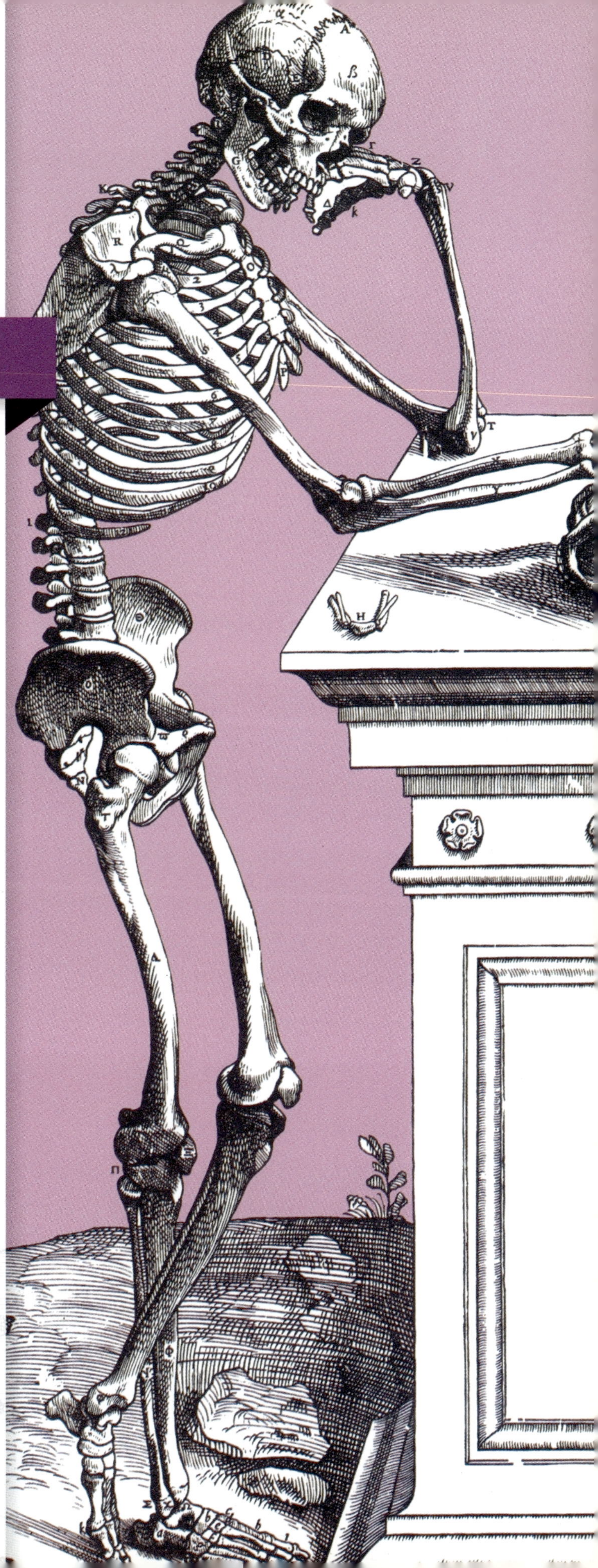

1. 해부학의 역사
2. 해부학의 구분
3. 인체의 구성단계
4. 해부학 용어

학습목표

1. 해부학의 역사를 설명할 수 있다.
2. 해부학의 종류를 설명할 수 있다.
3. 인체를 구성하는 단계를 설명할 수 있다.
4. 인체를 계통별로 설명할 수 있다.
5. 해부학 기본 용어를 설명할 수 있다.

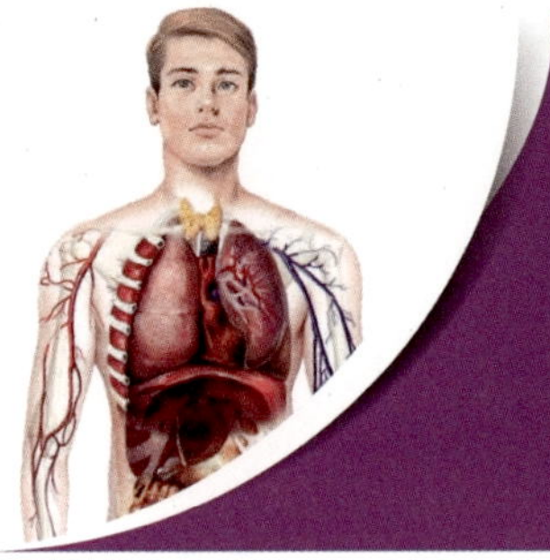

Chapter
1. 해부학 총론
Introduction of anatomy

1. 해부학의 역사 History of Anatomy

인체에 관한 관찰과 이해의 노력은 오랫동안 계속되어 왔다.

1. 고대 해부학

의학의 아버지라고 불리는 히포크라테스Hippocrates, BC 460~370는 인체에 대하여 뼈, 내장, 혈관 등을 연구하고 히포크라테스 전집Corpus Hippocraticum을 저술하였다. 고대 로마시대의 의사인 갈레노스Claudios Galenos, AD 129~216는 동물을 활발하게 해부하고 '해부학의 유용성', '해부기술' 등의 해부학 저서를 남겼다.

2. 문예부흥 시대 해부학

벨기에 브뤼셀에서 태어나 이탈리아 파도바대학 교수로 해부학을 강의한 베살리우스Vesalius, 1514~1564는 직접 인체를 해부하였고 1543년에 '인체해부학에 대하여De humani corporis fabrica libri septem'를 저술하였다.

3. 산업혁명 시대 해부학

17세기에 영국인 윌리엄 하비William Harvey, 1578~1657는 동물 생체해부와 정맥판 관찰을 바탕으로 혈액이 온 몸을 순환한다는 '혈액순환의 원리'를 이끌어 냈다. 아셀리Aselli, 1581~1625는 림프관을 발견하고, 글리슨Glisson, 1597~1677은 간의 해부학을 발표했다. 이어 윌리스Willis, 1621~1675는 뇌의 해부학을 저술하고, 말피기Malpighi, 1628~1694는 모세혈관과 콩팥의 사구체를 보고했다.

18세기 초에 네덜란드 레이덴대학의 교수 브루하버Boerhaave, 1668~1738는 생리학의 시초가 된 '의학론Institutiones medicae'을 저술하였다. 이어 영국의 체즐던Cheselden, 1688~1752과 독일의 쿨무스Kulmus, 1689~1745는 각각 '인체해부학Anatomy of the Human Body'과 '해부도보Anatomische Tabellen'를 저술함으로써 학습자용 간편한 해부학 교재의 효시가 되었다.

4. 근현대 해부학

19세기에 들어 의학은 환자의 집에서 치료하던 '병상의학bedside medicine'에서 병원 진료를 받는 '병원의학hospital medicine'으로 바뀌었으며, 로버트 훅Robert Hooke, 1635~1703이 발명한 현미경에 의하여 미세한 세포가 관찰되고 장기의 변화가 주목을 받게 되는 '실험실 의학laboratory medicine'으로 발전하였다.

한편 세포가 생명의 단위라는 '세포설'이 발표되었는데 식물에 관해서는 슐라이덴Schleiden, 1635~1703이, 동물에 관해서는 슈반Schwann, 1801~1882이 제창하였다.

또한 영국의 다윈Darwin, 1809~1882은 과학적인 기초 위에 생물이 진화한다는 '종의 기원Origin of Species'을 발표하여 진화론이 해부학뿐만 아니라 사회와 사상에도 큰 영향을 미쳤다.

독일의 헨레Henle, 1809~1885는 '인체계통해부학 편람Handbuch der systematischen Anatomie des Menschen'을 저술하였다. 게겐바우어Gegenbauer, 1836~1903의 '인체해부학 입문Handbook of Human Anatomy', 그레이Gray, 1825~1861의 '해부학, 기술과 외과Anatomy: descriptive and surgical', 테스튀Testu, 1849~1925의 '인체해부학 개론'이 높은 평가를 받고 개정되면서 오늘날까지도 활용되고 있다.

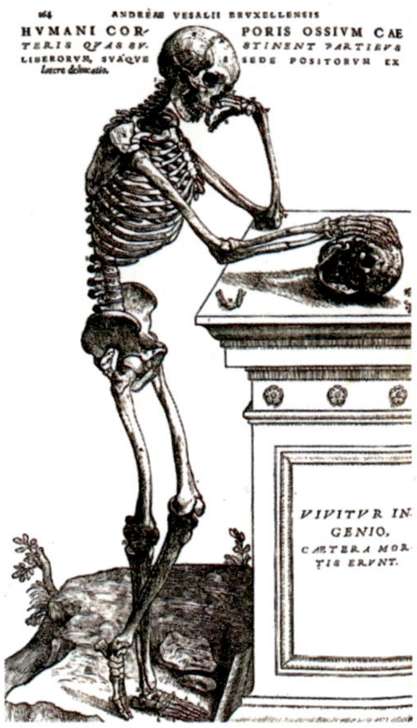

그림 1-1 베살리우스골(Vesalianum)

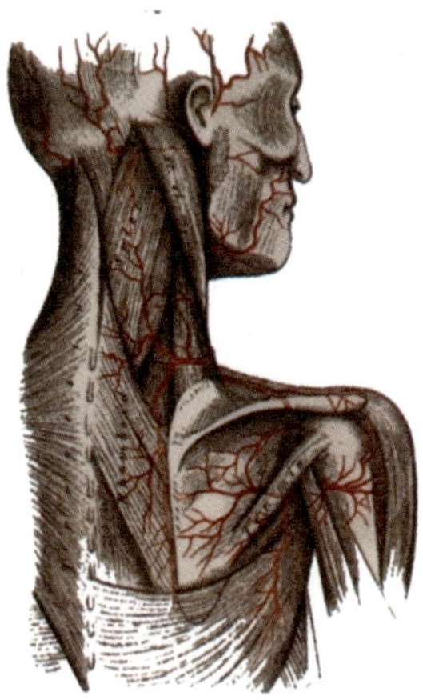

그림 1-2 게겐바우어의 인체해부학 입문 그림

Check point

1. 의학의 아버지라 불리는 히포크라테스와 함께 '해부학의 유용성'이란 저서를 발간한 고대 로마시대의 의학자-갈레노스
2. 모세혈관과 콩팥의 사구체에 대한 보고를 한 사람-말피기
3. 실험실 의학이 발전하게 된 기기 현미경을 발견한 사람-로버트 훅
4. 동물의 '세포설'을 제창한 사람-슈반

2. 해부학의 구분 Classification of Anatomy

인체의 구조structure에 관한 연구가 해부학anatomy이고, 인체의 기능function에 관한 내용이 생리학physiology이며, 구조와 기능의 변화change를 연구하는 것이 병리학pathology이다. 해부학의 Anatomy란 아리스토텔레스Aristotle가 2,300여년 전 처음 사용했는데, cutting tome up ana과 같은 의미로 생체구조를 연구하는 방법이라는 라틴어다. 해부학은 육안으로 보면서 연구하는 거시해부학과 현미경을 이용하여 미세한 부분을 연구하는 현미해부학으로 구분한다.

1. 거시해부학 육안해부학 Macroscopic anatomy, Gross anatomy

비교적 큰 구조물과 육안으로 관찰할 수 있는 특징을 다루며 접근 방법에 의하여 다시 세분할 수 있다.

(1) 표면해부학 Surface anatomy

일반적인 형태를 연구하므로 형태학 morphology 이라고도 하며, 표면상의 특징을 연구한다. 사람을 구분하여 식별할 수 있는 것도 얼굴의 형태가 모두 다르기 때문이다.

(2) 국소해부학 Regional anatomy

인체의 특정 부위에 관하여 외부와 내부의 특징을 연구한다. 머리 · 목 · 몸통 · 다리 등 국소적 접근을 하는데, 이는 구조물 사이의 공간적 관련성이 중요하기 때문이다.

(3) 계통해부학 Systemic anatomy

호흡기나 소화기 등 기관계통에 관하여 연구한다. 기관계통이란 같은 작용을 하기 위하여 함께 작용하는 기관들을 말한다. 예를 들면 구강, 식도, 위, 소장, 대장 등은 소화계통 digestive system 이라고 부르며 소화와 흡수에 관여하는 기관들이다.

(4) 비교해부학 Comparative anatomy

사람과 다른 동물에 대하여 비교하면서 해부학적 연구를 진행한다. 유사점과 차이점을 관찰하며 진화의 관련성도 연구한다.

2. 미시해부학 현미해부학 Microscopic anatomy

맨눈으로 바라볼 수 없는 작은 구조를 연구한다. 이 분야를 연구하는 사람들은 개별 세포나 조직의 일부에서 채취한 작은 조각을 현미경으로 확대하여 관찰한다.

(1) 세포학 Cytology

체세포와 세포 내부의 구조를 관찰하며 연구한다.

(2) 조직학 Histology

세포들의 집단인 조직에 관하여 관찰하고 연구한다.

(3) 발생학 태생학, Embryology

난자와 정자가 수정하여 태아가 성장하는 과정의 형태학적 변화를 연구한다. 발생학은 현미해부학과 육안해부학의 연구를 모두 적용한다.

3. 해부학의 범위

크기에 따른 해부학의 세포, 조직, 장기의 범위는 그림 1-3과 같다.

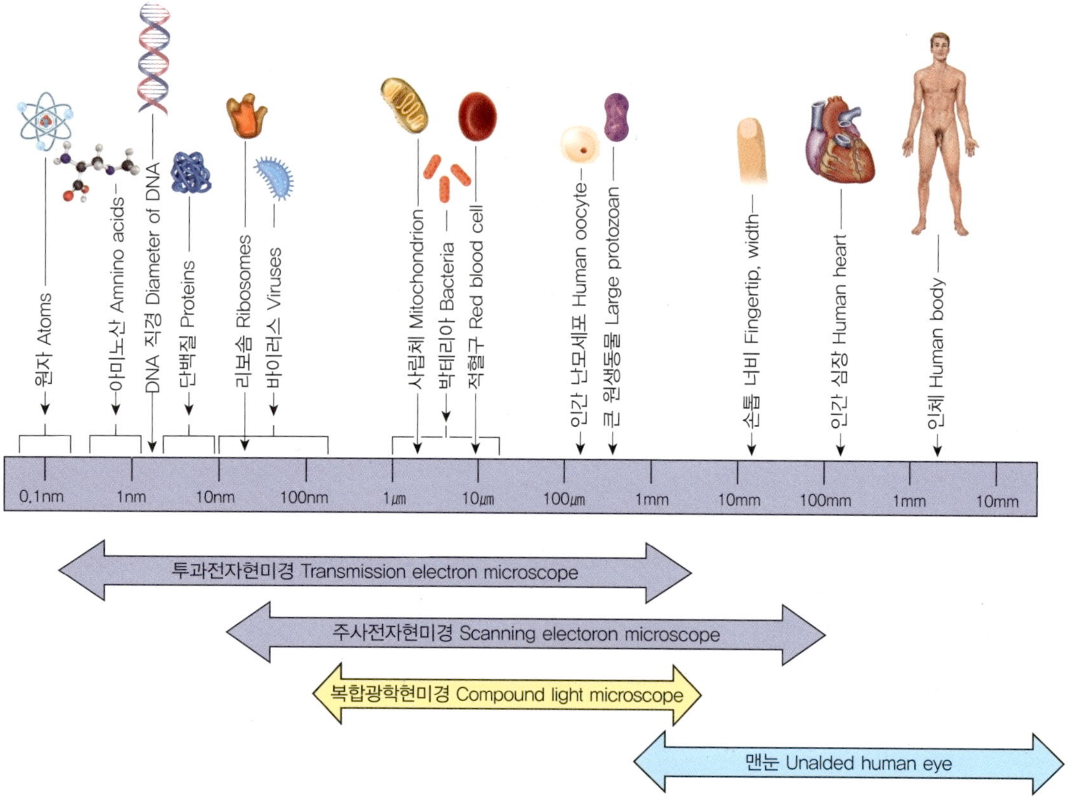

그림 1-3 해부학의 범위

Check point

1. 거시해부학은 표면해부학Surface anatomy, 국소해부학Regional anatomy, 계통해부학Systemic anatomy, 비교해부학Comparative anatomy 등 4가지로 분류한다.
2. 미시해부학은 세포학Cytology, 조직학Histology, 발생학태생학, Embryology 등으로 분류한다.
3. 발생학은 난자와 정자가 수정하여 태아가 성장하는 과정의 형태학적 변화를 연구하는 학문이다.

3. 인체의 구성단계 Composition of Human Body

인체는 내부의 항상성 homeostasis을 유지하면서 끊임없이 생존활동을 수행하는데, 가장 작은 세포가 모여 조직이 되고 기관이 되며, 계통을 이루어 인체를 구성하게 된다.

1. 세포 Cell

우리 몸에 약 60조 개 이상 있는 생체활동의 최소 단위이며 그 구조나 기능이 복잡하고 스스로 생활을 하며 생식을 한다. 세포는 크기와 모양이 매우 다양하며 기능과 수명도 큰 차이를 나타내고 있다.

세포들의 구조는 공통적으로 핵, 세포막, 세포질로 구분되는데 미세한 구조에서는 크게 차이가 없다.

(1) 핵 Nucleus

핵은 세포에 따라 모양이나 크기가 다르지만 일반적으로 하나의 세포는 한 개의 둥근 핵을 지니고 있다. 핵은 핵막 nuclear membrane, 핵질 nucleoplasm, 염색질 chromatin, 염색질과립 chromatin granule, 핵소체 nucleolus 등으로 구성된다.

(2) 세포막 Cell membrane

세포의 내부와 외부를 결정짓는 세포막은 세포 내 기관을 보호하고 반투과성 막으로 물질의 이동을 조절한다.

(3) 세포질 Cytoplasm

세포막 내에 존재하는 모든 것은 살아있는 물질이라는 뜻으로 원형질 protoplasm 이라고 총칭한다. 원형질은 주로 수소, 산소, 탄소 및 질소로 전체의 99% 이상을 차지한다.

세포질은 세포에서 핵 nucleus을 제외한 부분을 말하며 여러 가지 구조물들을 함유하고 있다. 이 중에서 활동성이 있는 것을 세포소기관이라 하며, 활동성이 없는 구조물을 세포포함체라고 한다.

① 세포소기관 Organelle

세포소기관으로는 형질막 plasma membrane, 세포질세망 endoplasmic reticulum, 골지복합체 Golgi complex, 사립체 mitochondria, 용해소체 lysosome와 같은 막성 세포소기관 membranous organelle과 리보소체 ribosome, 세포중심 centrosome과 같은 비막성 세포소기관 nonmembranous organelle이 있다.

② **세포질 포함체** Cytoplasmic inclusion

세포질 포함체는 당원 glycogen이나 지방 lipid과 같은 저장 영양소, 소포 vacuole 형태의 분비과립 secretory granule 및 여러 가지 색소과립 pigment granule이 있다.

2. 조직 Tissue

같은 종류의 세포들이 모여 조직을 형성한다. 세포가 만들어 낸 세포산물 cell product인 세포간질 intercellular substance에 의하여 세포들이 결속되어 있는데 이것에 의하여 조직의 다양성이 나타난다.

조직은 구성하고 있는 세포의 종류에 따라 크게 4개의 집단으로 구분한다.

(1) 상피조직 Epithelial tissue

상피조직은 다른 조직을 보호하거나 물질을 수송 · 분비하는 기능을 주로 수행한다.

(2) 결합조직 Connective tissue

세포가 만들어 낸 섬유조직으로 세포나 기관 사이에 있으며 결합 작용을 한다.

(3) 근육조직 Muscular tissue

많은 근세포들로 구성되어 있으며 수축성이 좋은 세포질 필라멘트를 많이 함유하여 운동기능을 담당한다.

(4) 신경조직 Nervous tissue

신경세포 neuron가 모인 조직으로 몸의 외부나 내부로부터 온 자극을 전달하고 이들 정보를 처리하여 적당한 반응이 일어나도록 하게 한다.

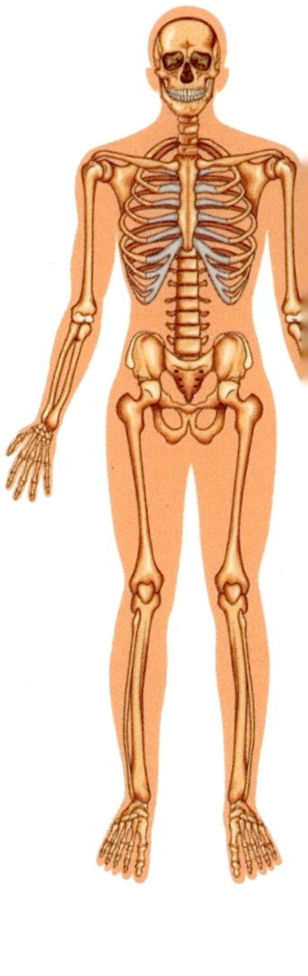

3. 기관 Organ

기관은 다세포생물의 몸을 구성하는 단위로 어떤 특수한 목적의 기능을 수행하기 위하여 몇 가지 종류의 조직이 모여서 형성한 조직의 복합체이다. 예컨데 신장 kidney은 혈액 속에 전해질 균형을 유지하고 위 stomach는 세포에 필요한 영양분을 공급하기 위해 음식물을 잘게 부수는 역할을 한다.

4. 계통 System

신체의 중요한 기능을 수행하기 위해 함께 일하는 기관의 그룹을 계통 system 이라고 한다. 같은 기능을 가지거나 연관된 기관들이 모여서 동일한 목적을 위하여 일하는 일련의 기관들이다. 피부, 근골격, 심혈관, 비뇨생식, 호흡, 소화, 신경 등의 계통이 있다.

예를 들면, 인체구성에서 소화기계의 위장에 있는 근육세포는 세포소기관 cell organelle 이라 불리는 구조물들을 함유하고 있다. 세포와 세포소기관은 다양한 화학물질들로 이루어져 있으며 화학적인 작용들에 의하여 기능을 발휘하고 있다.

근육 조직 tissue 은 같은 근육 세포들이 서로 연결하고 모여서 이루어지며 이러한 조직은 다시 기관 organ 인 위 stomach 를 만들어 소화를 수행한다.

위와 함께 식도, 소장, 대장, 간, 쓸개, 췌장 등의 기관들이 모여서 소화기 계통 system 을 이루고 인체의 영양을 위하여 섭취, 소화, 흡수 등의 일을 하게 된다. 인체에는 11개의 계통이 있으며 각각의 주요 기능은 표 1-1과 같다. 이러한 기능을 수행하는 계통들이 유기적으로 작용하며 인체를 구성하고 있다.

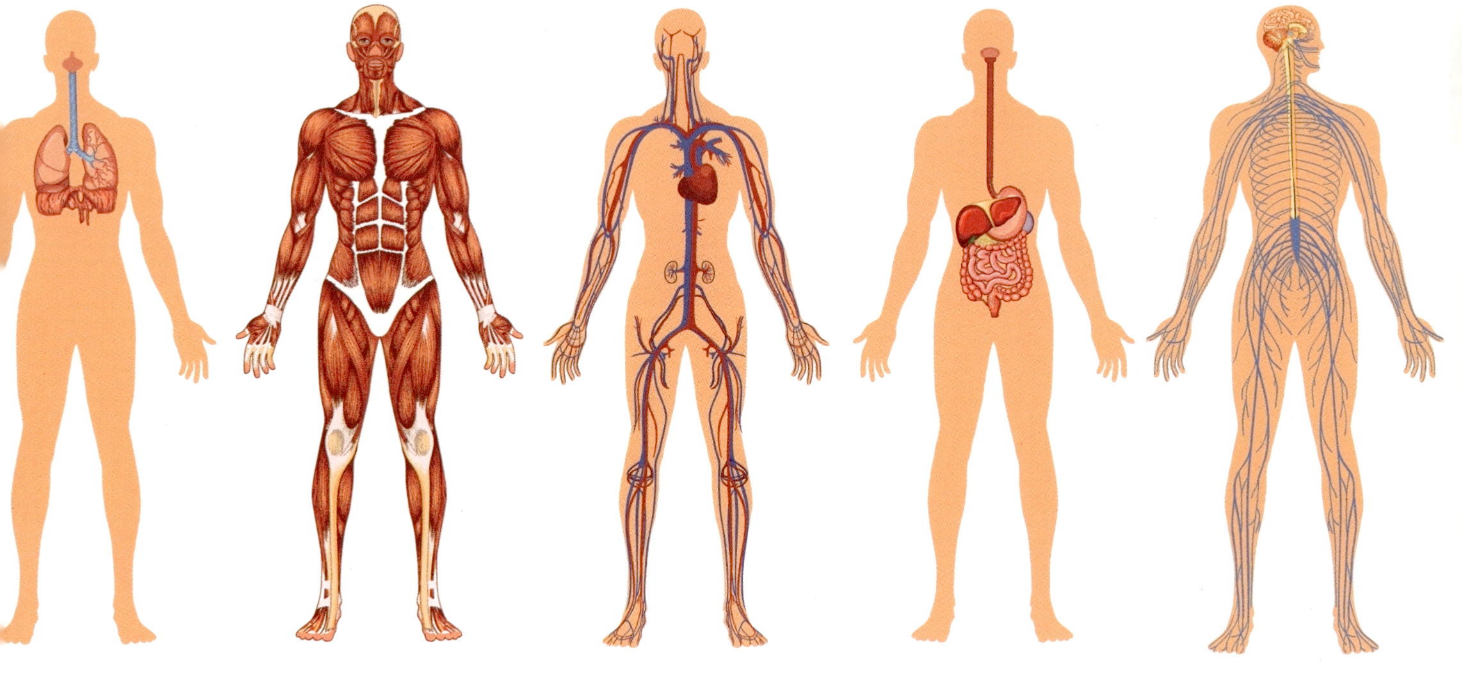

표 1-1 인체의 계통

기관 계통		주요 기능
외피계통 Integumentary system	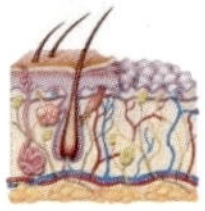	외부환경의 위험으로부터 보호, 온도조절
뼈대계통 Skeletal system	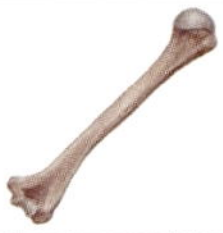	지지, 부드러운 조직의 보호, 무기물 저장, 혈액 생성
근육계통 Muscular system	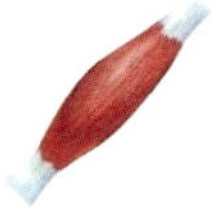	운동, 지지, 열 생성, 영양소 저장
신경계통 Nervous system	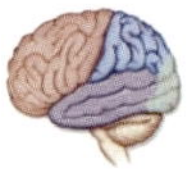	자극에 대한 직접적인 반응, 다른 기관계통의 활동을 통합
특수감각계통 Special sensory system	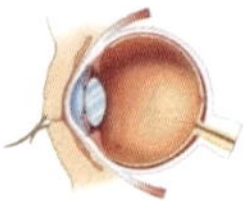	눈, 귀, 코, 혀, 피부의 감각을 뇌에 전달
순환계통 Circulatory system	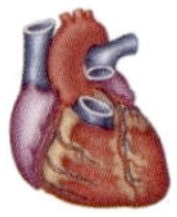	영양물질, 노폐물, 가스 등과 같은 분해된 물질의 내부 수송
림프계통 Lymphatic system	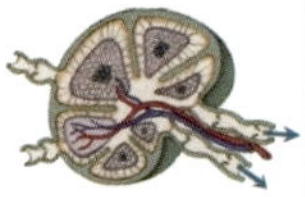	감염과 질병으로부터 방어
호흡계통 Respiratory system	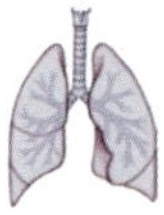	공기와 순환 혈액 사이에서 가스교환이 일어날 수 있는 장소로 공기를 전달
소화계통 Digestive system	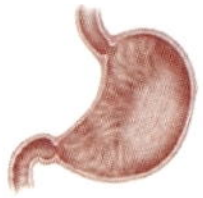	음식물 소화와 영양물질, 무기물, 비타민, 물의 흡수
비뇨계통 Urinary system	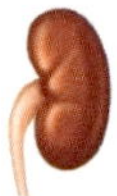	과도한 물, 염분, 노폐물 제거, pH 조절
생식계통 Reproductive system	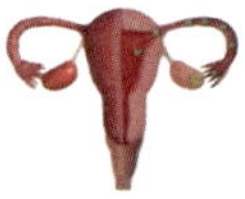	생식세포와 호르몬 생성
내분비계통 Endocrine system	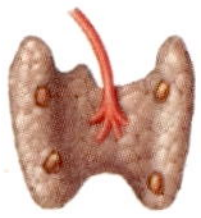	다른 기관계통의 활동에 대한 장기적인 변화조절

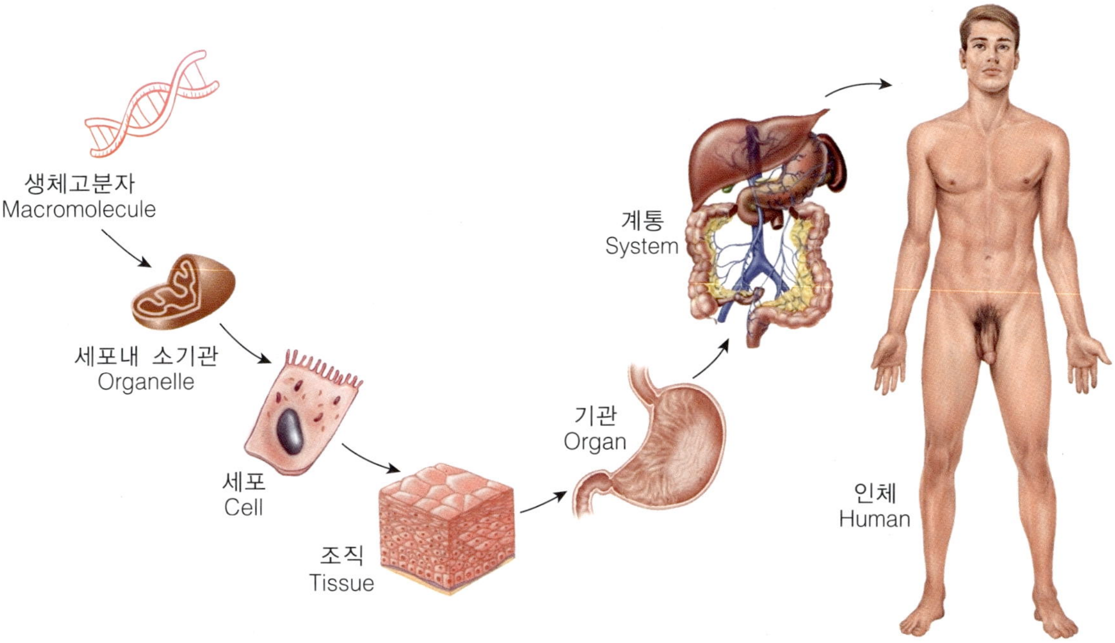

그림 1-4　인체의 구성 단계

Check point

1. 인체는 세포, 조직, 기관, 계통의 단계로 구성되어 있다.
2. 핵의 구성 성분은 핵막, 핵질, 염색질, 염색질과립, 핵소체로 되어 있다.
3. 인체조직은 상피조직, 결합조직, 근육조직, 신경조직으로 구분한다.
4. 자극에 대한 직접적인 반응, 다른 기관계통의 활동을 통합하는 것은 신경계통이다.

4. 해부학 용어 Anatomy Terminolgy

우리 몸의 적합한 진단이나 진료를 하기 위하여 정확한 위치나 방향을 알아야 하고 표준 단위를 사용해야 한다. 라틴어와 그리스어가 많이 사용되어 왔으며 지금도 사용되고 있다.

1. 인체의 자세 Human position

표준화된 해부학의 그림들은 해부학적 자세anatomical position를 기준으로 설명하게 된다. 해부학적 자세란 두 다리를 한데 모으고 발은 바닥에 편평하게 붙인 채 서서, 손바닥이 앞으로 향하게 옆에 두고 시선은 앞을 향하는 자세이다. 해부학적 자세의 앞면과 뒷면에서 위치별 명칭은 그림 1-5와 같다.

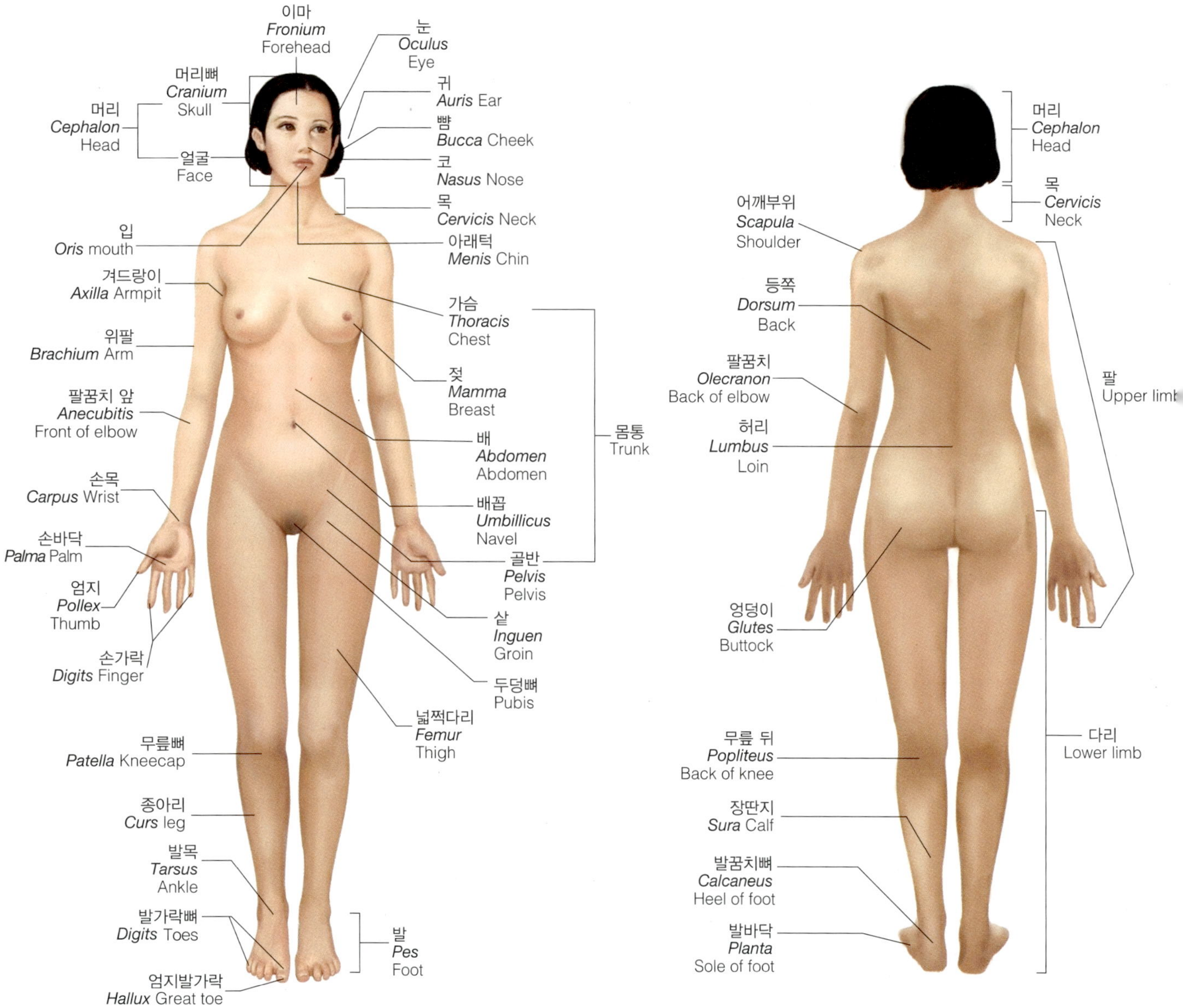

그림 1-5 해부학적 자세와 그 뒷면

해부학적 자세에서 위를 향하고 누운 자세를 바로 누운 자세 앙와위, supine 라 하고, 아래를 향하고 누운 자세를 엎드린 자세 복와위, prone 라고 한다.

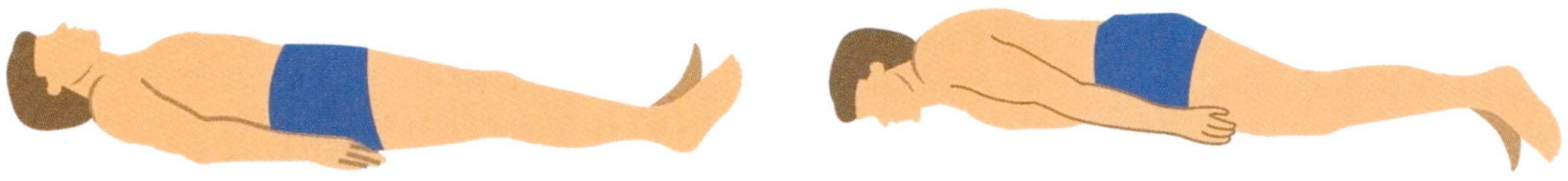

그림 1-6 해부학적 누운 자세

2. 인체의 부위 Anatomical region

(1) 부위별 해부학적 명칭

인체의 해부학적 주요한 부위와 명칭들은 아래 표 1-2에 설명되어 있다.

표 1-2 해부학적 명칭과 부위

해부학적 명칭	해부학적 부위	가리키는 위치
Cephalon	Cephalic	머리의 영역
Cervicis	Cervical	목의 영역
Thoracis	Thoracic	가슴
Brachium	Brachial	몸통에 밀접한 위팔 부분; 팔
Antebrachium	Antebrachial	아래팔, 팔뚝
Carpus	Carpal	손목뼈
Manus	Manual	손
Abdomen	Abdominal	배
Pelvis	Pelvic	골반(일반적으로)
Pubis	Pubic	앞골반
Inguen	Inguinal	샅; 몸통과 넙다리뼈 사이의 주름선
Lumbus	Lumbar	허리
Gluteus	Gluteal	엉덩이
Femur	Femoral	넙다리
Patella	Patellar	무릎뼈
Crus	Crual	다리, 무릎부터 발목까지
Sura	Sural	장딴지
Tarsus	Tarsal	발목뼈
Pes	Pedal	발
Planta	Sole	발바닥

(2) 복부골반의 구분

배부위와 골반부위의 특정 부위를 가리키기 위하여 사용하는 방법에는 두 가지가 있다. 하나는 복부골반 4분역 abdominopelvic quadrants 으로 배꼽을 중심으로 가로와 세로를 가로지르는 상상의 선으로 네 부분으로 나누는 것이다. 그림 1-6

- Right upper quadrant RUQ 오른쪽 위 사분역
  간 오른쪽엽, 쓸개, 이자 일부분, 작은창자와 큰창자의 일부분이 포함된다.
- Left upper quadrant LUQ 왼쪽 위 사분역
  간 왼쪽엽, 위, 비장, 이자 일부분, 작은창자와 큰창자의 일부분이 포함된다.
- Right lower quadrant RLQ 오른쪽 아래 사분역
  작은창자와 큰창자의 일부분, 오른쪽 난관과 난소, 맹장 막창자, 오른쪽 요관이 포함된다.
- Left lower quadrant LLQ 왼쪽 아래 사분역
  작은창자와 큰창자의 일부분, 왼쪽 난관과 난소, 왼쪽 요관이 포함된다.

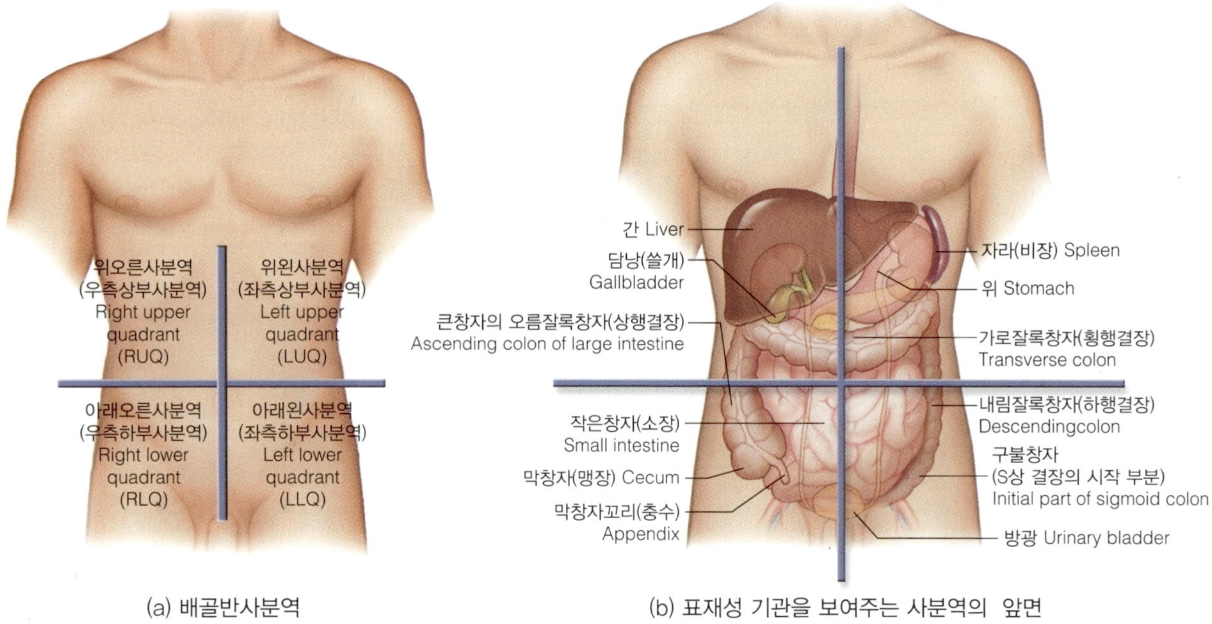

그림 1-7 복부골반의 4분역

또 하나는 복부골반을 9구역으로 나누는 방법이다. 이는 복직근 rectus abdominis 의 좌우에서 내리긋는 수직선과 갈비뼈 아래를 연결하는 수평선, 그리고 볼기뼈의 윗면을 연결하는 수평면을 그어서 만들어지는 9개의 구역으로 세분하는 방법이다. 그림 1-8

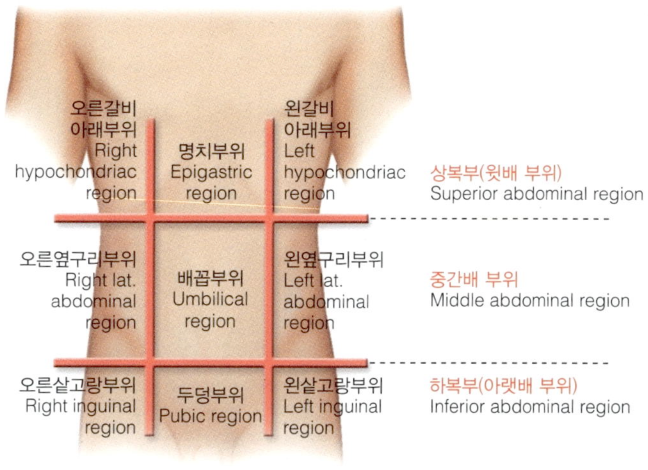

그림 1-8 복부골반의 9분할

3. 인체의 체강 몸 공간, Body cavity

배아가 발달하면서 인체는 배측 체강dorsal cavity과 복측 체강ventral cavity 2개로 먼저 구분된다.

(1) 배측 체강 뒤 체강, Dorsal cavity, Posterior cavity

배측 체강은 다시 2개의 체강으로 구분된다.

① 두개강cranial cavity : 두개골로 둘러싸여 있으며 뇌를 함유하고 있다.

② 척수강spinal cavity : 척주로 둘러싸여 있으며 척수를 지니고 있다.

배측 체강은 수막meninges이라는 3개의 막으로 구분된다. 가운데 막과 막 사이에는 뇌척수액cerebrospinal fluid이 들어 있다.

you know

수막염meningitis이란 수막에 염증이 있는 감염증을 말한다.

(2) 복측 체강 앞 체강, Ventral cavity, Anterior cavity

복측 체강은 횡격막diaphragm이라 불리는 근육막에 의하여 2개의 체강으로 분리된다.

① **흉강**Thoracic cavity : 흉곽에 의하여 둘러싸여 있으며 왼쪽, 오른쪽, 중앙 세 부분으로 구분된다. 좌우에는 폐가 있으며 폐는 흉막pleural이라는 장막에 둘러싸여 있다. 중앙부분은 종격mediastinum이라 불리며, 심장 · 흉선 · 기관 · 식도 등이 있다.

② **복부 골반강**Abdominopelvic cavity : 상부의 복강abdominal cavity은 위, 간, 비장, 담낭, 소장과 대장의 일부가 들어있다. 하부 골반강pelvic cavity에는 직장, 방광, 내부생식기, 대장의 일부가 들어있다. 복부 골반강은 복막peritoneum에 의해 싸여 있으며 복막 사이에는 복막액peritoneal fluid이 들어있다.

you know

복막염peritonitis이란 복막에 염증이 있는 감염증이다. 맹장염이 오래되어 복막염을 일으키는 경우가 흔히 있다.

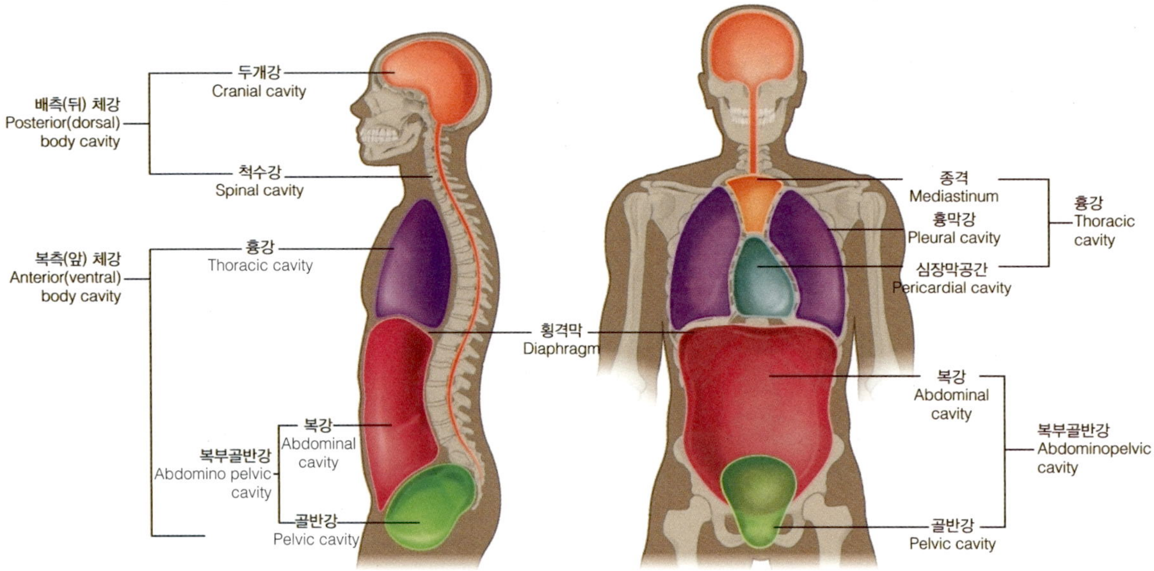

그림 1-9 인체의 체강

4. 인체의 면 Anatomical plane

인체의 부위와 구조를 명료하게 표시하기 위하여 해부학적 자세에서 가상적인 인체의 면을 사용한다. 인체는 세 부분의 절단면으로 설명할 수 있는데 이는 좌우로 나누는 수직면과 전후로 나누는 수직면, 그리고 수평면으로 구성된다.

(1) 전두면 관상면, Frontal plane

인체 혹은 장기의 앞뒤를 나누는 면을 말한다. 머리뼈의 관상봉합을 지나므로 관상면 coronal plane 이라고도 한다.

(2) 시상면 Sagittal plane

정중면에 평행되는 면이다. 정중면 medial plane 은 왼쪽과 오른쪽을 대칭으로 나누는 면이다. 인체 또는 기관을 왼쪽과 오른쪽 대칭으로 정확히 이등분하는 면을 정중시상면 mid-sagittal plane 이라고 한다.

(3) 수평면 횡단면, Transverse plane

땅과 수평이 되게 나누는 면으로 횡단면 horizontal plane 이라고도 한다. 인체나 구조를 위와 아래로 나누므로 가로절단면 cross-sectional or transverse plane 이라고도 한다.

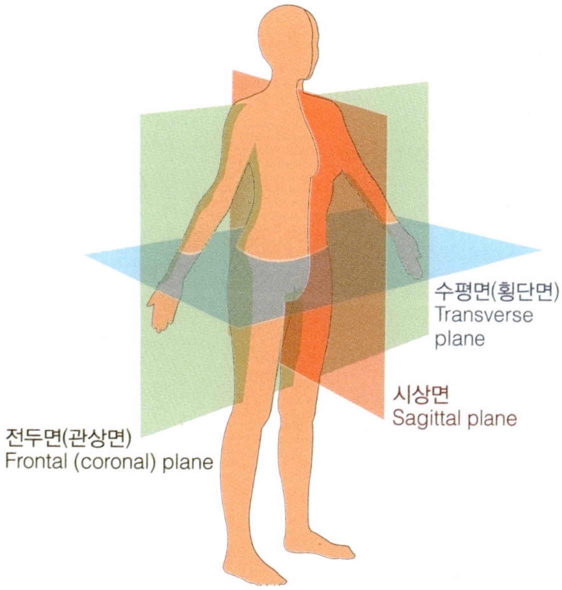

그림 1-10 인체의 면

(4) 절단면의 시각화

절단의 방향과 위치에 따라 현미경, CT 또는 MRI에 나타나는 절단면은 다르게 시각화된다.

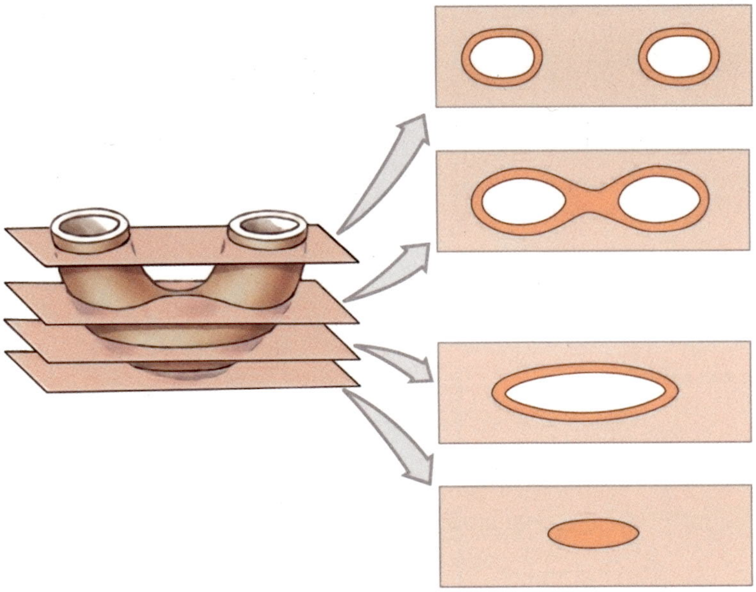

그림 1-11　절단면의 시각화

5. 인체의 방향Anatomical direction

인체의 방향에 관련된 해부학 용어는 해부학적 자세를 기준으로 말한다.

(1) 앞과 뒤

- 앞, 배쪽Anterior, Ventral : 인체의 앞 방향에 위치하고 있는 부분
- 뒤, 등쪽Posterior, Dorsal : 인체의 뒤 방향에 위치하고 있는 부분

(2) 위와 아래

- 위, 머리쪽Superior, Cranial : 인체의 위 또는 머리 방향에 위치하고 있는 부분
- 아래, 꼬리쪽Inferior, Caudal : 인체의 아래 또는 발 방향에 위치하고 있는 부분

(3) 안과 바깥

- 안쪽, 내측Medial : 인체를 중심선으로 나눌 때 중앙선에 가까운 쪽
- 바깥쪽, 외측Lateral : 인체의 중앙선에서 멀어지는 부분

(4) 근위와 원위

- 몸쪽, 근위 Proximal : 어떤 구조에 가까운 곳 또는 체간에 가까운 곳
- 말단, 원위 Distal : 어떤 구조에서 먼 곳. 손목은 팔꿈치보다 멀다.

(5) 내부와 외부

- 내부 Internal : 몸의 안쪽에 있는 부위
- 외부 External : 몸의 바깥쪽에 위치한 부위

(6) 표면과 심부

- 얕은, 표면 Superficial : 체표면에 가까운 쪽
- 깊은, 심부 Deep : 체표면에서 먼 안쪽

(7) 발등과 발바닥

- 발등 Dorsum : 발의 등쪽
- 발바닥 Plantar : 발의 바닥쪽

(8) 중앙과 말초

- 중앙의 Central : 인체 또는 기관의 중심부에 위치한 부분
- 말초의 Peripheral : 인체 또는 기관의 중심부로부터 먼쪽에 위치한 부분

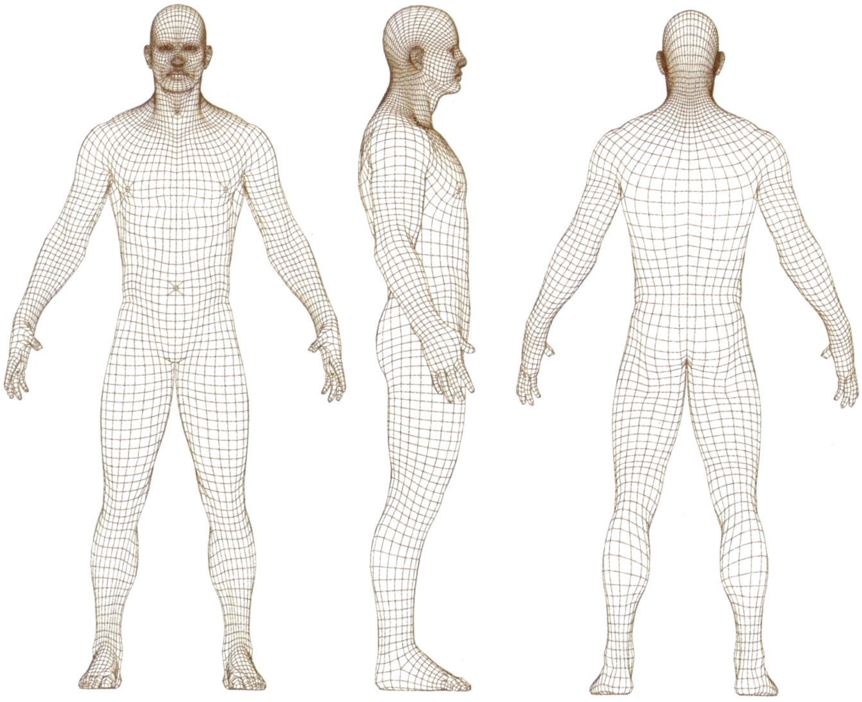

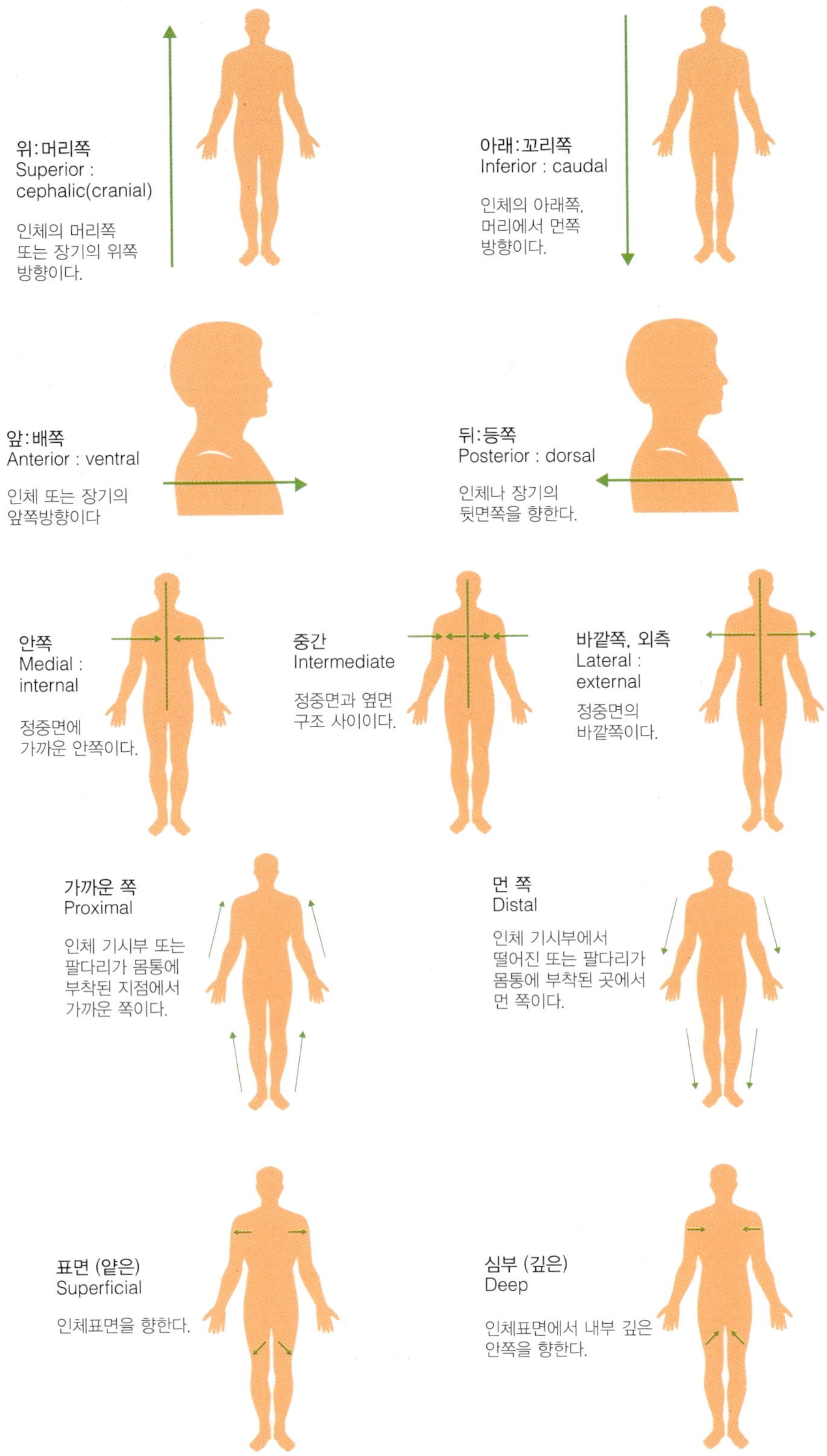
위:머리쪽
Superior :
cephalic(cranial)
인체의 머리쪽
또는 장기의 위쪽
방향이다.
아래:꼬리쪽
Inferior : caudal
인체의 아래쪽,
머리에서 먼쪽
방향이다.
앞:배쪽
Anterior : ventral
인체 또는 장기의
앞쪽방향이다
뒤:등쪽
Posterior : dorsal
인체나 장기의
뒷면쪽을 향한다.
안쪽
Medial :
internal
정중면에
가까운 안쪽이다.
중간
Intermediate
정중면과 옆면
구조 사이이다.
바깥쪽, 외측
Lateral :
external
정중면의
바깥쪽이다.
가까운 쪽
Proximal
인체 기시부 또는
팔다리가 몸통에
부착된 지점에서
가까운 쪽이다.
먼 쪽
Distal
인체 기시부에서
떨어진 또는 팔다리가
몸통에 부착된 곳에서
먼 쪽이다.
표면 (얕은)
Superficial
인체표면을 향한다.
심부 (깊은)
Deep
인체표면에서 내부 깊은
안쪽을 향한다.

그림 1–12 인체의 방향

6. 인체의 움직임 Body movement

(1) 굽힘과 폄

- 굽힘Flexion : 관절을 이루는 2개의 뼈가 각도를 작게 하는 동작이다. 굴절이라고도 하며 팔을 구부리는 것이 하나의 예이다.
- 폄Extension : 관절을 이루는 2개의 뼈가 각도를 크게 하는 동작이다. 신전이라고도 하며 구부린 팔을 펴는 것이 그 예이다.

(2) 모음과 벌림

- 모음Adduction : 중심으로 끌어당기는 운동이다. 내전이라고도 하며 벌린 팔이나 다리를 모으는 것이 그 예이다. 손가락들을 모으는 것도 내전이라고 한다.
- 벌림Abduction : 중심에서 멀어지는 운동이다. 외전이라고도 하며 팔을 들어 올리거나 발을 벌리는 것이 그 예이다.

(3) 엎침과 뒤침

- 엎침Pronation : 아래팔에서 일어나는 안쪽돌림운동이며 회내라고도 한다.
- 뒤침Supination : 아래팔에서 일어나는 가쪽돌림운동이며 회외라고도 한다.

(4) 안쪽번짐과 가쪽번짐

- 안쪽번짐Inversion : 발바닥과 발가락이 안쪽으로 향하는 것으로 내번이라고도 한다.
- 가쪽번짐Eversion : 발바닥과 발가락이 가쪽으로 향하는 것으로 외번이라고도 한다.

(5) 내밈과 들임

- 내밈Protraction : 신체의 일부분을 앞으로 향하는 전진을 말한다.
- 들임Retraction : 내밀었던 신체의 일부가 되돌아오는 후퇴를 말한다.

(6) 올림과 내림

- 올림Elevation : 어깨를 들어 올리는 운동이며 거상이라고도 한다.
- 내림Depression : 어깨를 내리는 운동으로 하제라고도 한다.

(7) 돌림과 휘돌림

- 돌림회전, Rotation : 세로 축longitudinal axis을 중심으로 돌리는 운동이다.
- 휘돌림회선,Circumduction : 몸쪽 관절을 중심으로 하는 원뿔 운동이다.

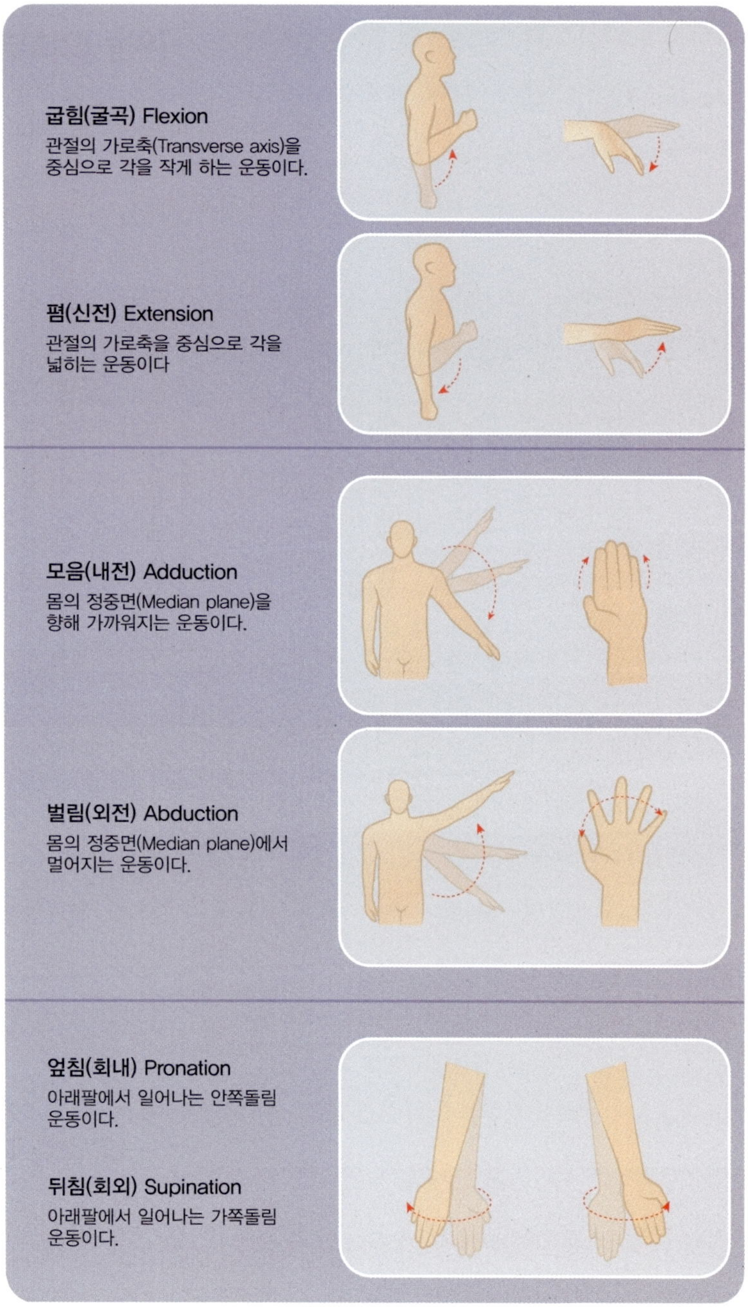

그림 1-13 인체의 움직임에 관한 용어

안쪽번짐(내번) Inversion
손바닥이 안쪽을 향하는 운동이다.

가쪽번짐(외번) Eversion
손바닥이 가쪽을 향하는 운동이다.

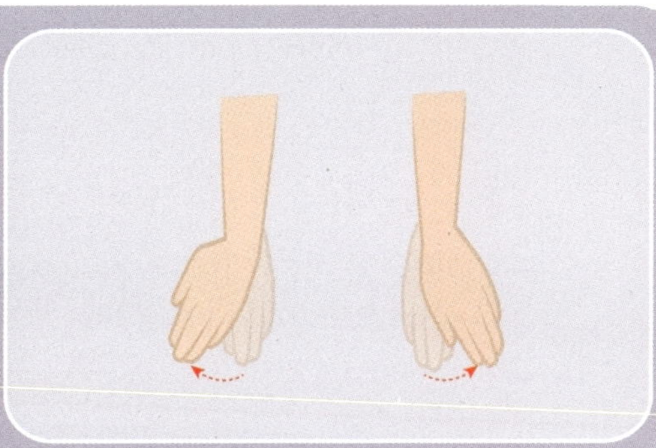

내밈(전진) Protraction
턱관절과 어깨관절에서 턱과 어깨가 앞을 향하는 운동이다.

들임(후퇴) Retraction
턱관절과 어깨관절에서 턱과 어깨가 뒤를 향하는 운동이다.

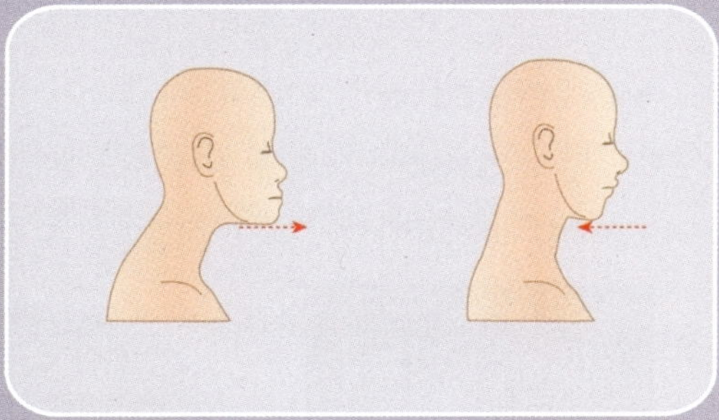

올림(거상) Elevation
어깨를 올리는 운동이다

내림(하제) Depression
어깨를 내리는 운동이다

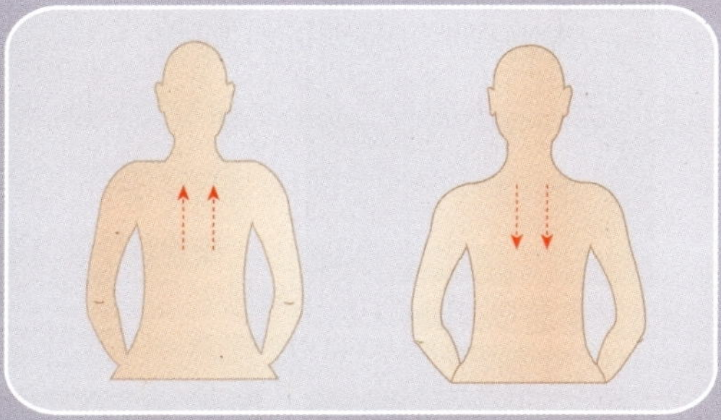

돌림(회전) Rotation
관절에서 세로축(Longitudinal axis)을 중심으로 돌리는 운동이다.

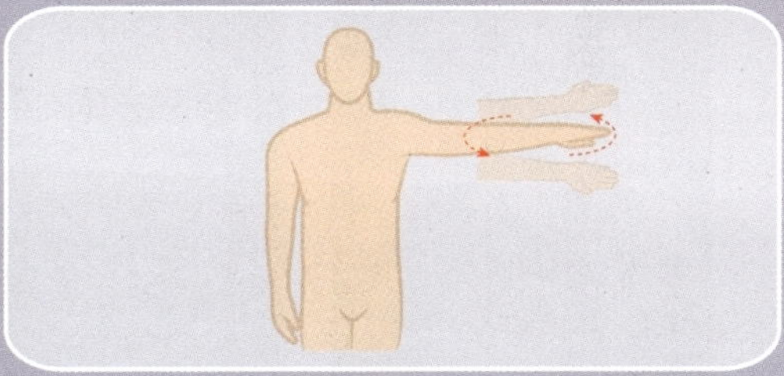

휘돌림(회선) Circumduction
몸쪽 관절을 중심으로 일어나는 원뿔 운동이다.

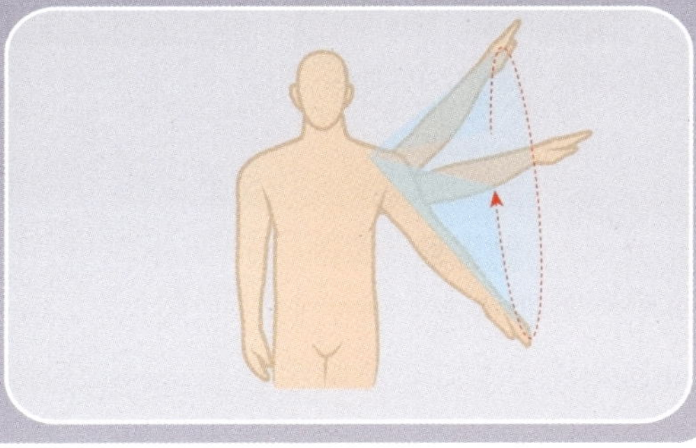

• 의료장비에 의한 시각화

1. 방사선 사진X-ray : 1885년 빌헬름 뢴트겐Wilhelm Conrad Röentgen이 발견한 고에너지의 방사선을 이용하여 뼈 · 치아 · 종양 · 결핵 검사 등에 활용
2. 뇌혈관조영술Cerebral angiogram : 뇌의 혈관을 촬영하여 이상 유무를 검사
3. 컴퓨터단층촬영Computed tomography, CT : 1972년에 개발된 X-ray의 진보된 형식으로 좀 더 섬세함.
4. 양전자방사단층촬영술Positron emission tomography, PET : 1970년대에 개발된 PET는 조직의 대사상태metabolic state를 측정하며 어느 일정한 순간에 어떤 조직이 가장 활동적인가를 판별할 수 있도록 함.
5. 자기공명영상Magnetic resonance imaging, MRI : 1970년대에 개발된 MRI는 연한 조직을 시각화하기 위하여 CT를 보완하여 섬세한 기능을 함.
6. 초음파검사Sonography : 제2차 세계대전 중에 개발된 수중 음파탐지기술에서 비롯된 초음파검사는 영상술 중에서 두 번째로 오래되고 두 번째로 많이 사용되는 영상술임.

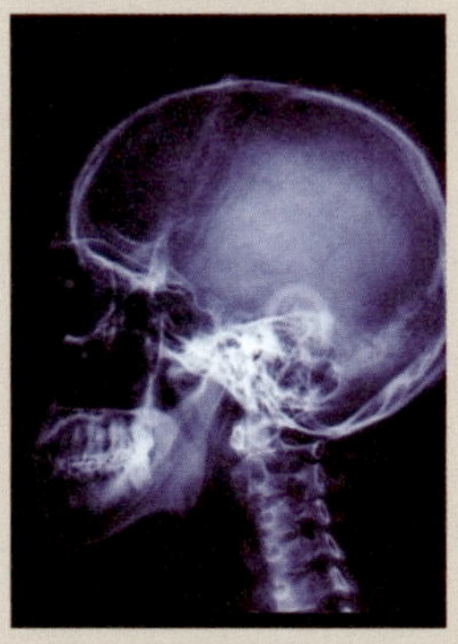
방사선 사진
X-ray

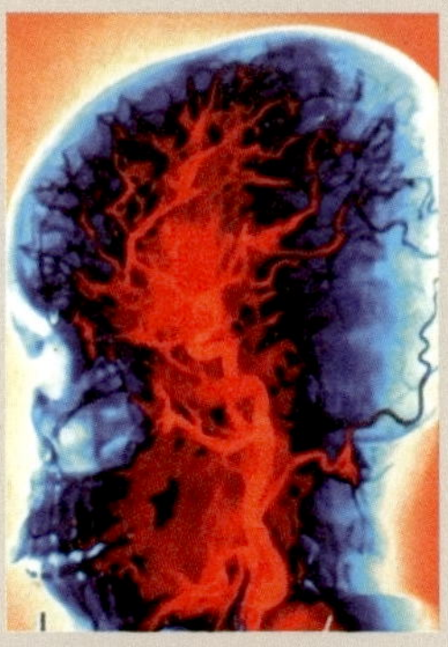
뇌혈관조영술
Cerebral angiogram

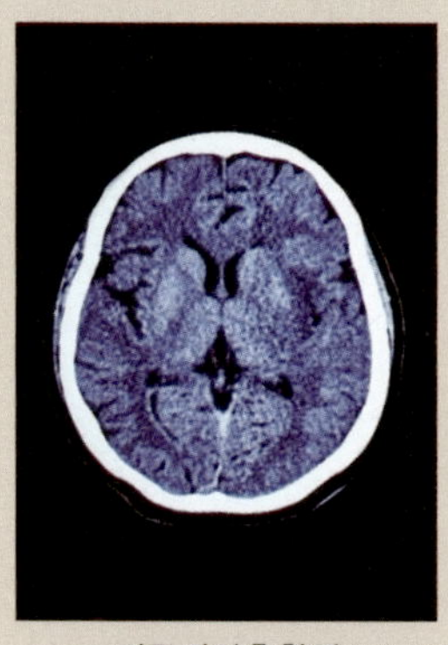
컴퓨터단층촬영
Computed tomography, CT

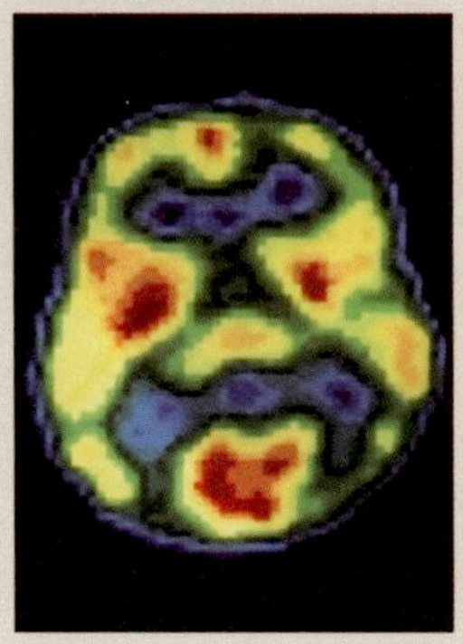
양전자방사단층촬영술
positron emission
tomography

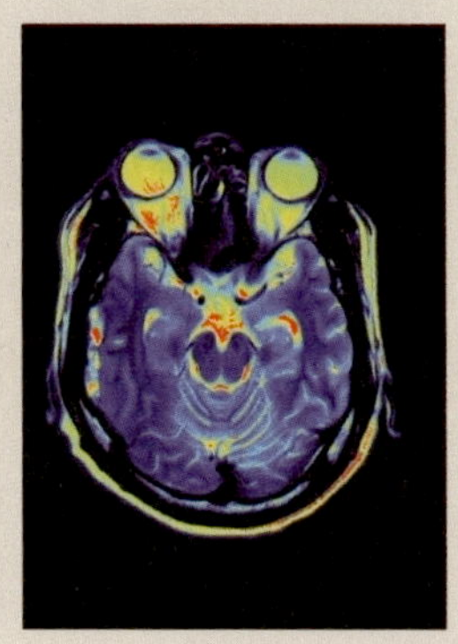
자기공명영상
Magnetic resonance imaging
MRI

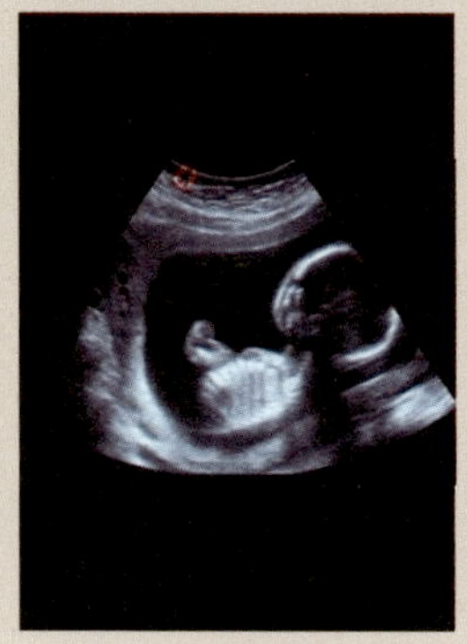
초음파검사
Sonography

Check point

1. 해부학적 자세는 두 다리를 한데 모으고 발은 바닥에 편평하게 붙인 채 서서 손바닥이 앞으로 향하게 옆에 두고 시선은 앞을 향하게 한다.
2. 복부골반을 영문 약자와 함께 구분하면
   - Right upper quadrant RUQ 오른쪽 위 사분역
   - Left upper quadrant LUQ 왼쪽 위 사분역
   - Right lower quadrant RLQ 오른쪽 아래 사분역
   - Left lower quadrant LLQ 왼쪽 아래 사분역
3. 배측 체강은 두개강과 척수강으로 구분한다.
4. 안쪽번짐Inversion은 발바닥과 발가락이 안쪽으로 향하는 것으로 내번이라고도 하는 동작이다.

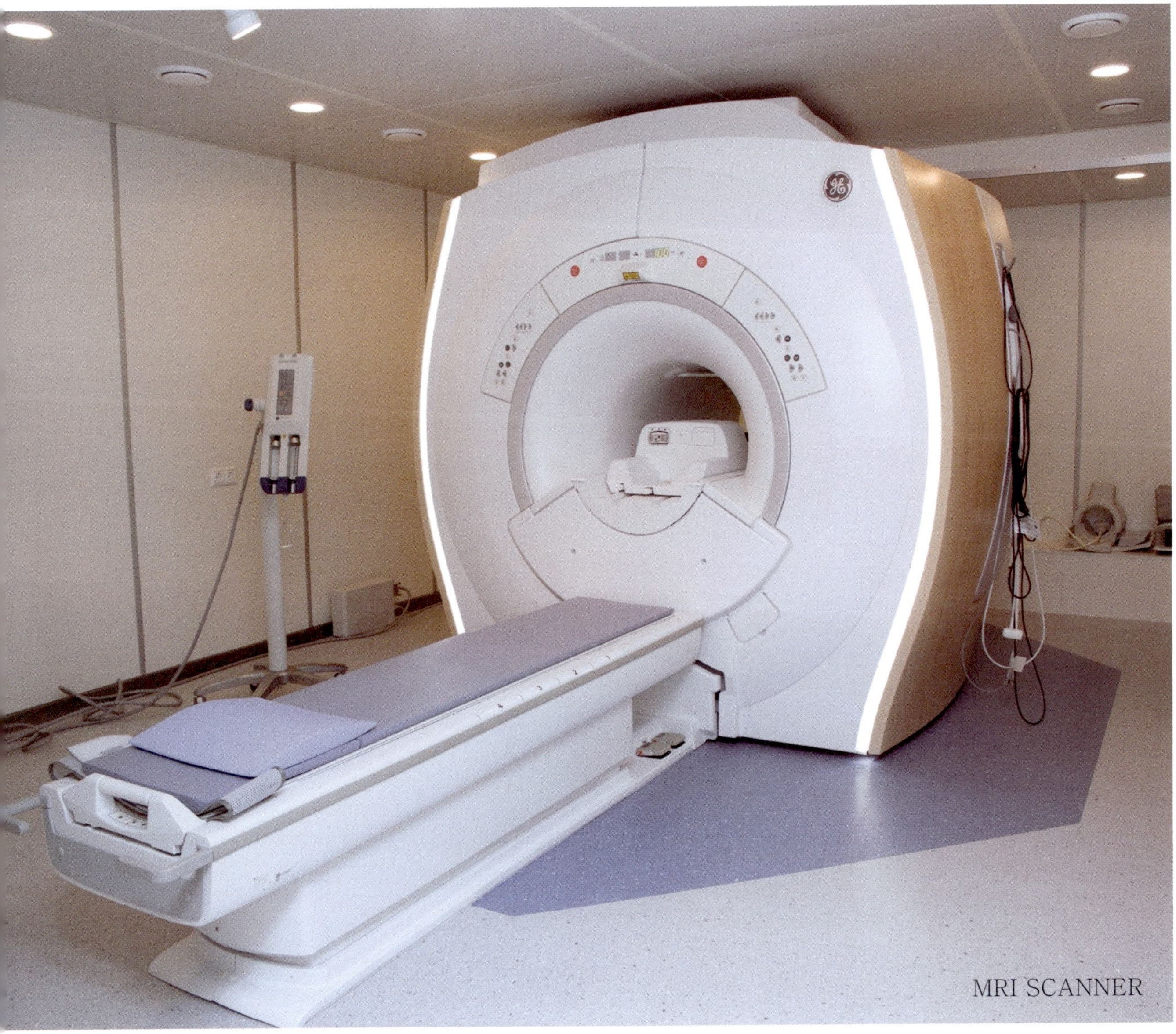
MRI SCANNER

핵심문제 Ccheck point Exercises

1. 인체의 머리, 목, 몸통, 다리 등 구조물 사이의 공간적 관련성을 중시하여 연구하는 해부학의 종류는?

① 표면해부학 ② 국소해부학
③ 계통해부학 ④ 비교해부학

2. 뼈, 인대, 건과 같은 조직은 어디에 속하는가?

① 상피조직 ② 신경조직
③ 결합조직 ④ 근육조직

3. 인체를 4분역으로 구분할 때 RLQ에 해당하는 것은?

① 충수돌기 ② 심장
③ 폐장 ④ 뇌

4. 인체의 체강 중 배측강(dorsal cavity)에 해당하는 것은?

① 흉강 ② 척수강
③ 골반강 ④ 복강

5. 치료사는 등마사지를 위하여 어떤 자세를 요구할 것인가?

① 반 좌위 ② 책상다리 자세
③ 바로눕기 자세 ④ 엎드리기 자세

6. 정중 시상면은 몸을 어떻게 나누는 것인가?

① 위쪽과 아래쪽 ② 앞쪽과 뒤쪽
③ 머리와 꼬리쪽 ④ 왼쪽과 오른쪽

7. 팔목은 팔꿈치보다 어느 쪽에 있다고 하는 것이 적합할까?

① 근위(proximal) ② 원위(distal)
③ 앞쪽(anterior) ④ 뒤쪽(posterior)

8. 벌린 팔이나 다리를 모으는 것은?

① 내전(adduction) ② 외전(abduction)
③ 내번(inversion) ④ 외번(eversion)

Chapter 2.

인체의 구성

Composition of human body

1. 세포
2. 조직
3. 계통

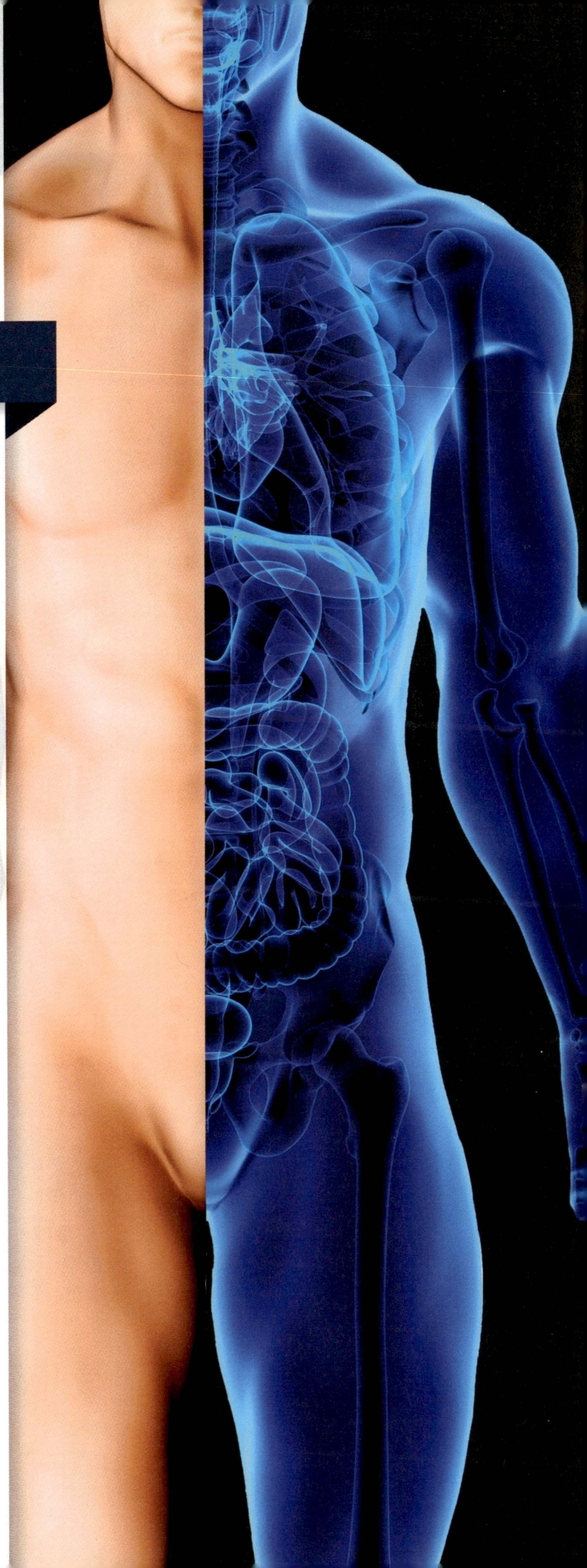

학습목표

1. 인체 구성 단계를 설명할 수 있다.
2. 세포의 구조와 기능을 설명할 수 있다.
3. 세포 내 물질의 능동이동과 수동이동을 설명할 수 있다.
4. 단백질합성 과정을 설명할 수 있다.
5. 통합 조직의 종류와 기능을 설명할 수 있다.

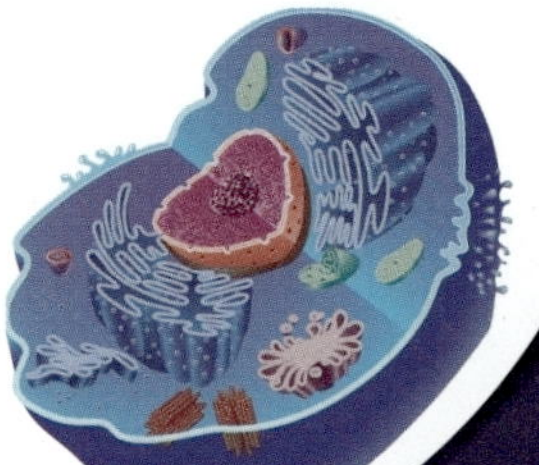

Chapter

2. 인체의 구성

Composition of human body

1. 세포 Cell

세포는 모든 생물의 가장 기본적인 기능적 · 구조적 구성단위이다. 그림 2-1 인체 내에서는 크기, 모양, 역할이 각기 다른 약 7조 5억 개의 세포가 에너지와 열 생성 · 소화 · 호흡 · 움직임 · 생식 등의 일을 함께 한다.

인체의 세포들은 공통적으로 핵nucleus, 소기관organelles, 세포질cytoplasm, 세포막cell membrane으로 구성되어 있다. 그림 2-2 이 구성 요소들은 각각 특정한 기능을 수행하게 된다. 그러나 적혈구는 핵을 가지고 있지 않은 것이 특징이다.

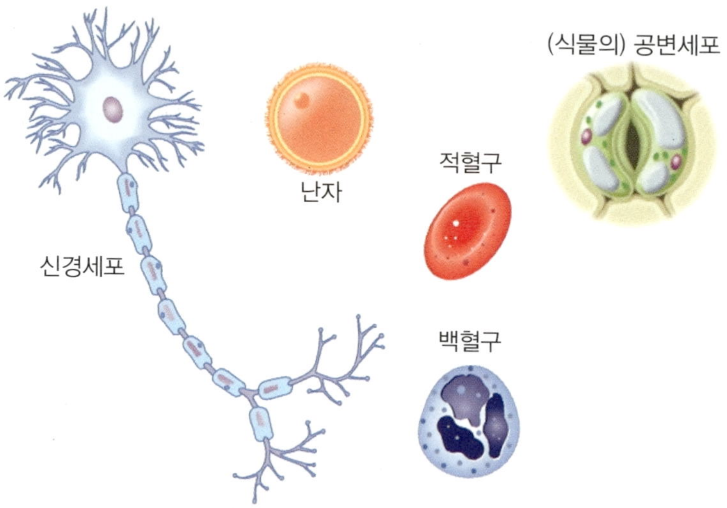

그림 2-1　다양한 형태의 세포

1. 세포의 구성Composition of cells

(1) 핵Nucleus

핵은 세포의 정보를 저장하고 단백질 합성을 지시하며 대부분의 DNA를 가지고 있다. 이를 통해 핵은 세포 내 활동을 조절하는 역할을 하며 핵막과 핵소체인 및 염색질로 구성되어 있다.

핵막은 내막과 외막이라는 이중막 구조로 되어 있으며 핵을 보호하는 역할을 한다. 핵막에는 핵공이 존재하는데 이곳을 통해 핵 내외의 물질이 출입한다.

핵소체는 섬유성 물질로 둥근 형태를 띠고 있다. 이것은 리보핵산RNA을 합성하여 리보소체리보솜, ribosome를 만드는 역할을 주로 한다. 염색질은 핵막 내에서 인을 제외한 부분으로 DNA를 포함하고 있다. 염색체나 염색사의 주성분이며 히스톤 단백질과 결합한 핵단백질 형태로 존재한다. 염색질은 점차 유전자를 가진 염색체로 변화하여 유전적인 특징을 결정하게 된다.

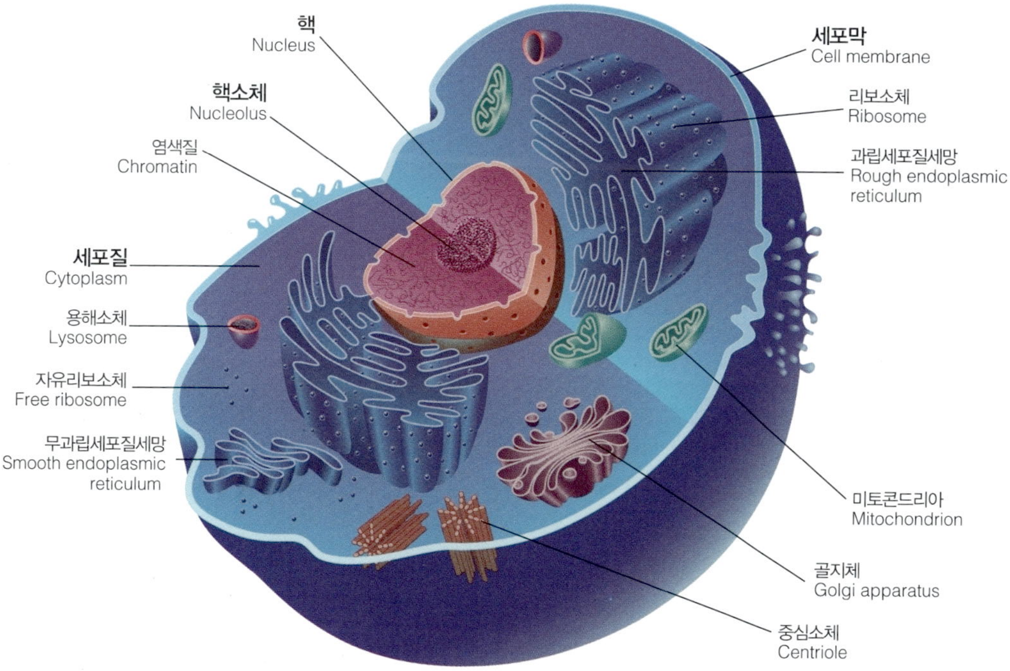

그림 2-2 동물세포와 구성 요소

(2) 세포막

모든 세포에서 발견되는 세포막은 특정한 모양을 가지고 세포를 감싸고 있으며 세포의 내부와 외부를 구분 짓는다. 주요 기능은 세포 내 기관을 보호하고 다양한 세포 소기관이 고정되거나 각각의 기능을 수행하는 데 도움을 주며 반투과성 막선택적 투과성으로 물질의 이동을 조절하는 역할도 한다. 세포막의 주성분은 인지질이다. 인지질은 친수성의 머리인와 소수성의 꼬리지질부분으로 이루어져 있는데 세포의 외부 환경은 친수성이기 때문에 꼬리 부분이 서로 맞붙어 이중층을 이루고 있다. 세포층의 두께는 약 7.5~10nm이다. 그 밖에는 단백질, 탄수화물, 콜레스테롤로 이루어져 있다.

단백질은 각각의 특징에 따라 인지질의 외부 표면에만 존재하거나 세포막을 통과하여 박혀 있는 등 다양한 형태로 세포막 내에 존재한다. 기능은 물질교환과 신호교환이며 그 종류로는 수용체 단백질, 수송 단백질, 효소 단백질 등이 있다. 지질층은 유동성이 있고 단백질은 지질층에 묻혀 있기 때문에 이곳을 떠다닐 수 있다. 이것을 유동 모자이크 모델fluid mosaic model이라고 한다.

탄수화물은 단백질과 결합된 당단백질이나 지질과 결합한 당지질이 되어 세포의 바깥면에 위치한다. 기능은 외부 환경 물질과 상호 작용을 하며 분자 인식을 하는 것이다.

콜레스테롤은 세포막의 유동성을 조절한다. 콜레스테롤이 적을수록 세포막은 느슨해져서 유동성이 커진다. 그림 2-3

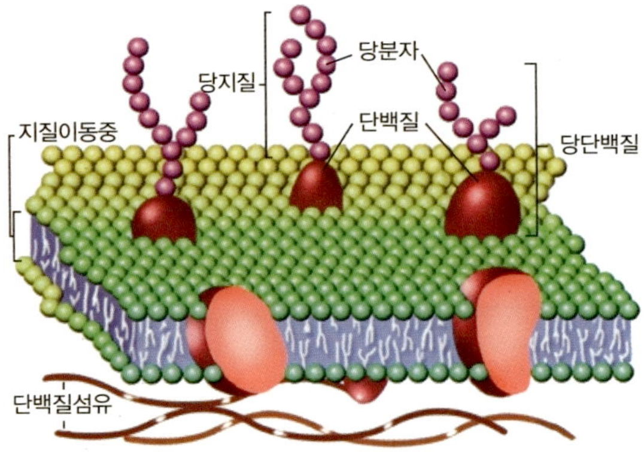

그림 2-3 세포막

(3) 세포질 Cytoplasm

세포에서 핵과 노폐물을 제외한 부분이다. 일반적으로 젤 형태의 세포액과 세포 소기관으로 이루어지고 수분, 염분, 효소 등도 포함되어 있다. 세포의 생존을 위한 특별한 환경을 제공하며 주로 세포의 생명 활동을 위한 저장소, 세포의 모양 유지, 세포 내 항상성

유지와 같은 역할을 한다. 또한, 세포질 내에서 아미노산의 합성이나 해당작용과 같은 대사 작용이 일어나기도 한다.

(4) 세포 소기관

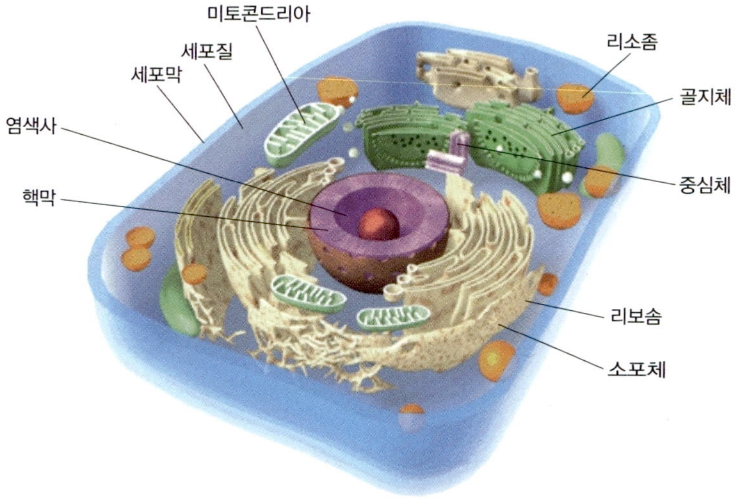

그림 2-4 세포 소기관

① **리보솜**리보소체, Ribosome

세포질에 떠서 존재하거나 소포체에 붙어 존재하는 소기관이다. RNA와 단백질로 구성되어 있으며 핵소체인로부터 생성된다. 주된 역할은 단백질 생성이며 세포질에 떠 있는 리보솜에서 생성된 단백질은 주로 세포질 자체에서 쓰이고, 소포체에 붙어 있는 리보솜에서 생성된 단백질은 다른 세포 소기관이나 세포 밖으로 이동되어 사용된다. 단백질이 많이 필요한 세포일수록 리보솜이 많이 존재한다.

② **중심체**Centriole

중심체는 9개의 미세소관으로 구성된 중심립 두 개가 직교한 상태로 존재하며 유사분열 과정에서 방추사를 형성한다. 관련내용은 차후 세포분열과 생식에 관한 내용에서 자세히 다룰 것이다.

③ **미토콘드리아**Mitochondria

콩 모양의 세포 소기관으로 세포호흡을 통해 세포가 사용하는 에너지, 즉 ATP를 생성한다. 미토콘드리아는 내막과 외막으로 이중막 구조를 가지고 있는데, 내막은 표면적을 넓혀 에너지 효율을 높이기 위해 구불구불한 형태를 띠고 있다. 또 미토콘드리아는 자체적인 DNA와 RNA를 가지고 있으며 단백질 합성을 위한 리보솜도 가지고 있다.

이것은 근육세포와 간세포처럼 세포 활동이 활발한 곳에서 더 많이 발견된다.

④ **세포질그물**소포체, Endoplasmic Reticulum**과 골지체**

소포체endoplasmic reticulum는 핵 주변에 존재하며, 리보솜이 붙어 있는 거친면 소포체와 리보솜이 붙어 있지 않은 매끈면 소포체로 나뉜다. 거친면 소포체는 리보솜이 있어서 단백질을 합성하며 이것을 일정한 가공을 거쳐 분비 소낭을 통해 골지체Golgi body로 이동시킨다. 매끈면 소포체는 주로 인지질과 스테로이드 등의 지질을 합성하며, 해독작용 · 포도당 생성 · 칼슘이온 저장 등의 역할을 한다. 우리 몸에서 해독 작용이 주로 일어나는 간에는 매끈면 소포체가 많이 있다.

골지체는 막이 겹겹이 쌓인 형태를 가지고 있으며 소포체로부터 온 단백질을 가공하여 저장한다. 이 중 일부는 단백질로 둘러싸서 세포 소기관 밖으로 내보내는데, 붙은 단백질의 종류에 따라 세포 밖이나 다른 세포 소기관으로 이동시킨다. 골지체는 그 특성상 침샘이나 이자샘의 세포처럼 배출이나 저장이 활발한 세포들에서 많이 발견된다.

⑤ **리소좀**용해소체, Lysosome

세포질 내에서 가수분해 효소를 갖고 있는 성분을 리소좀이라고 한다. 이 효소의 작용으로 고분자 수준의 물질은 저분자 수준으로 분해된다. 즉 당원질glycogen은 포도당으로, 단백질은 아미노산으로, 지질은 지방산과 글리세린glycerin으로, 이용 가능한 상태나 무해한 상태로 된다. 또는 오래된 세포 소기관을 분해하는 역할을 한다. 이 과정은 리소좀의 식세포 작용에 의해 이루어진다.

⑥ **그 밖의 다른 기관들**

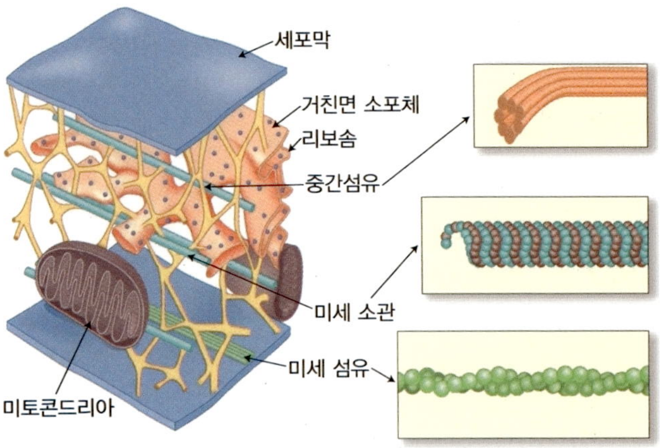

그림 2-5　그 밖의 세포 소기관

세포골격세포뼈대은 미세소관 · 미세섬유 · 중간섬유로 나뉘며, 세포 소기관을 제 자리로 이동시키거나 고정시키는 역할을 한다. 두꺼운 순서로 나열하면 미세소관, 중간섬유, 미세섬유 순이다.

미세소관은 튜블린tubulin 단백질로 구성되며 세포 분열 시 방추사 형성에 관여하고, 세포 소기관을 원하는 자리로 이동시키며 섬모와 편모를 구성한다.

미세섬유는 액틴으로 구성되어 있어 액틴 필라멘트actin filament라고 불리기도 한다. 이것은 미오신myosin 단백질과 함께 근육의 수축을 담당한다.

중간섬유는 세포골격 중 가장 질기고 수명이 길어서 안전성이 높다. 이 때문에 세포의 골격을 유지하는 데 가장 핵심적인 역할을 한다.

섬모와 편모는 에너지를 이용해 휘어지면서 세포를 원하는 방향으로 이동시킨다. 이때 섬모는 여러 가닥의 얇은 털실과 같은 구조이고 편모는 한 가닥의 꼬리와 같은 구조이다. 섬모는 주로 기관지나 여성의 나팔관에서 발견되며 편모는 정자에서 발견된다. 이것은 미세소관이 두 개씩 쌍을 지어 9쌍이 원을 이루고 중앙에 한 쌍이 더 있는 구조로 9+2 구조라고 한다.

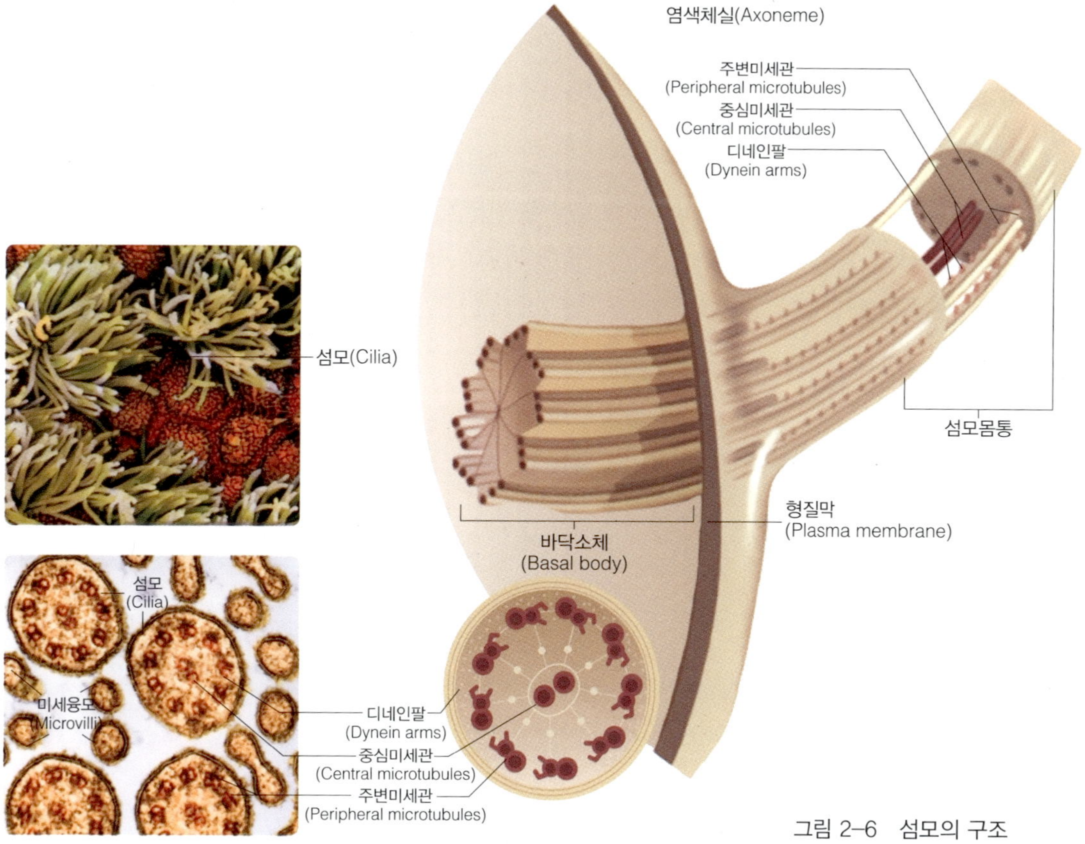

그림 2-6 섬모의 구조

2. 세포막 이동 방법Membrane transport mechanisms

이온과 분자 등이 세포막을 통과하는 방법막이동은 크게 수동이동과 능동이동 2가지로 나눌 수 있다.

(1) 수동이동Passive transport

수동이동은 물질을 세포의 한 방향, 즉 세포의 안쪽이나 바깥쪽으로 이동시킬 때 에너지가 필요하지 않는 방법으로 다음 4가지가 있다.

① 여과Filtration

여과는 에너지가 아닌 힘을 사용하여 물질이 세포막을 가로지르게 하는 수동이동 방법이다. 여과의 예는 커피메이커이다. 커피필터에 커피 분말을 올려놓고 물을 부으면 물과 커피의 주요성분은 중력에 의해 통과하지만 커피 찌꺼기는 통과하지 못한다. 이때 세포막이 커피필터의 역할을 한다.

인체에서 여과의 예는 콩팥신장에서 일어난다. 혈액에 있는 물과 약간의 노폐물은 콩팥에서 제거되어 오줌을 형성한다. 이때 혈관벽의 세포막이 필터가 된다. 그러나 물과 약간의 노폐물이 콩팥의 혈관벽을 통과할 때의 힘은 중력이 아니라 혈압으로 혈액노폐물이 혈류 밖으로 나와서 요소를 형성하게 한다. 그림 2-7

② 단순 확산Simple diffusion

모든 원자와 분자는 연속적인 운동 상태를 유지한다. 따라서 특정한 막을 경계로 농도 차이, 즉 농도경사가 생기면 농도차를 극복하기 위해 운동을 하게 된다. 단순 확산은 농도경사에 의해 물질을 고농도 영역에서 저농도 영역으로 이동시켜 물질의 농도를 같게 한다. 그림 2-8

모든 물질이 단순 확산에 의하여 세포막을 통과할 수는 없다. 세포막의 선택적 투과성 때문에 선택된 분자만 단순 확산에 의해서 세포막을 통과한다. 막의 작은 구멍을 통과할 만큼 작은 물질이거나 인지질 이중층의 안쪽인 지질 성분을 통과할 수 있는 지용성 물질이 대체로 매개체 없이 막을 통해 단순 확산이 된다. 또한 극성이 작은 분자도 대체로 단순 확산이 된다. 허파꽈리의 기체 교환은 단순 확산의 대표적인 예이다.

단순 확산 시 속도를 조절할 수 있는 인자는 다음과 같다.

- 온도 : 온도가 올라가면 단순 확산의 속도가 빨라진다.
- 분자량 : 무거운 단백질은 느리게 운동하고 가스처럼 가볍거나 더 작은 분자는 더 빠르게 확산한다.

• 농도경사 : 이것은 양쪽 막의 농도의 차이이다. 농도 차이가 클수록 확산은 더 빨리 일어난다.

• 막의 표면적 : 막의 표면적이 넓을수록 확산 속도가 빠르다.

③ **촉진 확산** Facilitated diffusion

촉진 확산은 포도당처럼 세포막을 통과하여 확산될 수 없는 분자의 이동방법이다. 이러한 분자는 통로 단백질이나 운반체 단백질, 즉 세포막에 존재하는 막 단백질을 통하여 고농도에서 저농도의 방향으로 이동하게 된다. 촉진 확산의 속도에 영향을 미치는 것들은 단순 확산과 비슷하지만 막 단백질의 도움을 받기 때문에 속도는 단순 확산에 비하여 빠르다. 그리고 농도차가 증가함에 따라 확산 속도도 증가하기는 하지만 막 단백질의 수에 한계가 있어 무한정 증가하지는 않는다. 대표적인 예는 포도당이 혈장에서 골격근으로 이동하는 것이다.

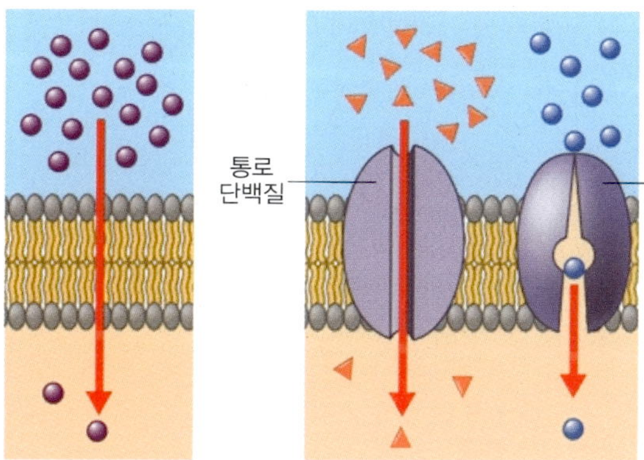

그림 2-7 콩팥 내에서의 여과

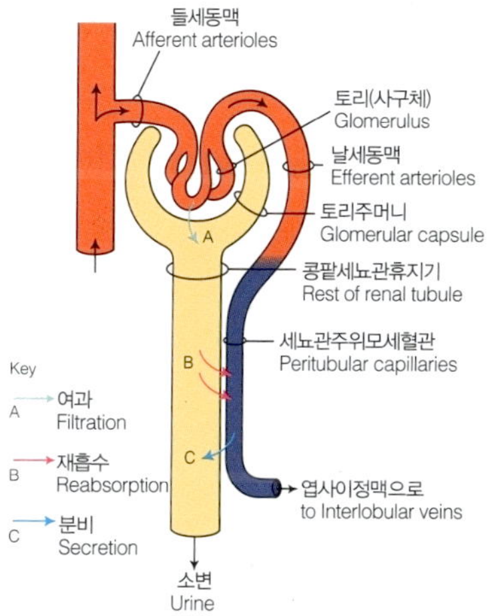

그림 2-8 단순 확산과 촉진 확산

④ **삼투압** Osmotic pressure

세포막은 선택적으로 투과될 수 있다. 앞에서 살펴본 것처럼 어떤 분자들은 여과에 의해 어떤 분자들은 단순 확산, 또는 촉진 확산에 의해서 막 사이를 이동할 수 있다. 그러나 어떤 분자들은 농도를 같게 만들기 위해 어떤 수동적인 방법을 사용하더라도 세포막 사이를 이동할 수 없는 경우가 있다.

인체의 경우에 세포 내액과 세포 외액 모두가 용액이다. 만약 용질이 막을 통과할 수 없다면, 양쪽 용액 농도를 같게 만들기 위하여 용매인 물이 저농도에서 고농도로 이동하는 삼투현상 osmosis 을 보인다. 이러한 삼투현상은 삼투압에 의해 일어난다. 삼투압은 고농도의 물질이 물을 당기는 힘을 말한다. 삼투현상의 예는 혈액에서 볼 수 있다. 그림 2-9

만약에 혈장이 저장성이면 혈장의 물이 삼투압에 의하여 혈구세포와 세포질로 이동하는데 이때 부피가 증가한다. 만약에 농도경사가 너무 커서 물의 이동이 빠르게 일어나면 혈구세포가 터지는 용혈현상hemolysis이 일어난다. 반대로 혈장이 고장성이면 혈구세포의 세포질 물은 삼투압에 의해 혈장으로 이동하는데 혈구세포에서 물이 빠져나가게 되면서 혈구세포는 쪼그라져서 톱니 모양처럼 된다. 그림 2-10

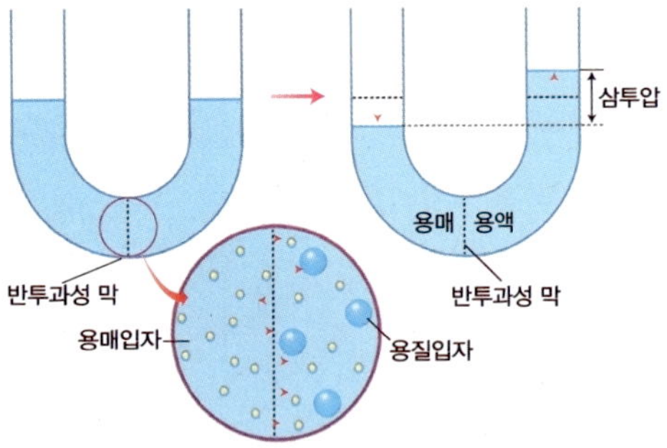

그림 2-9 삼투현상

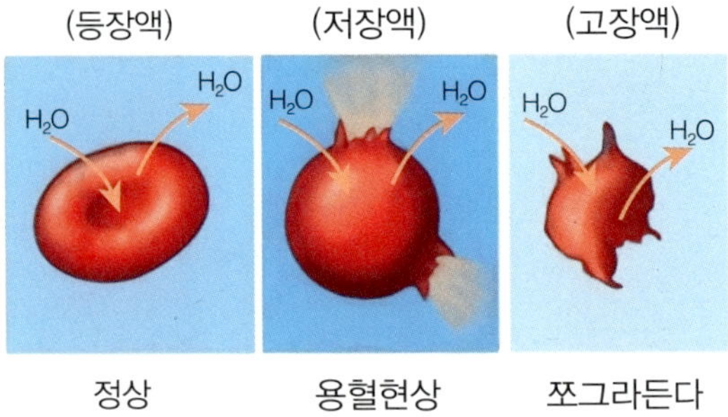

그림 2-10 적혈구와 삼투현상

(2) 능동이동active transport

능동이동은 물질을 세포의 한 방향, 즉 세포의 안쪽으로나 바깥쪽으로 이동시킨다는 점에서 수동이동과 같지만 가장 큰 차이점은 다음과 같은 3가지 방법 모두 ATP를 필요로 한다는 점이다.

① 능동적 이동펌프

능동적 이동펌프는 촉진 확산처럼 막 단백질을 이용한다. ATP를 사용하는 이유는 농도 경사를 역행하여 저농도에서 고농도로 물질을 이동시키기 때문이다. 신체 내에서 농도 경사를 유지해야 하는 상황에 주로 이용된다. 능동적 이동펌프의 대표적인 예는 나트륨-칼륨 펌프이다. 그림 2-11

② 세포내 이입endocytosis

물질이 세포 내로 들어와야 하는 상황에서 그 부피가 너무 커서 세포막을 통과할 수 없을 때 세포내 이입이 이용된다. 이는 세포막으로 물질이 둘러싸여 소포 또는 액포를 형성하게 되고 이후 세포막과 떨어지면서 세포 내로 들어오는 과정이다. 이때 그 물질이 고체인 경우를 포식 작용이라고 한다. 백혈구가 박테리아에 작용하는 포식 작용이 대표적인 예이다. 만약 그 물질이 액체인 경우는 음세포 작용이라고 한다.

③ 세포외 유출 exocytosis

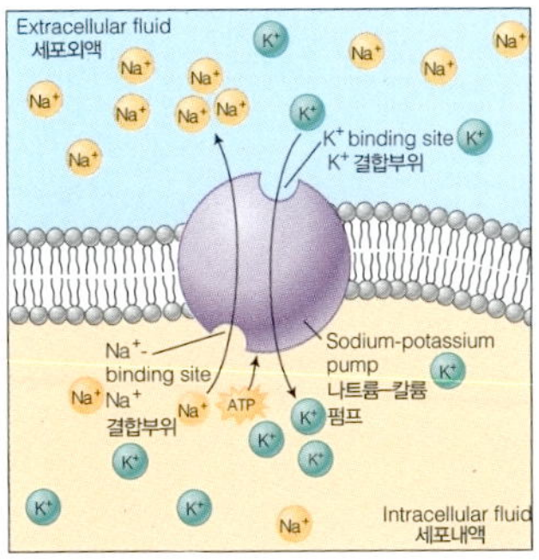

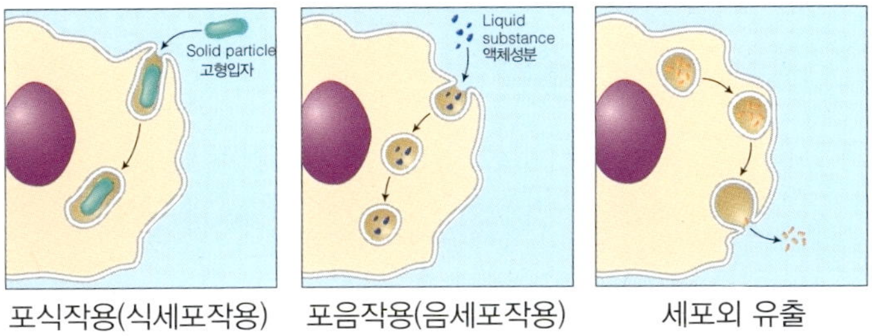

그림 2-11 능동적 이동펌프

그림 2-12 세포내 이입과 세포외 유출

세포가 물질을 밖으로 내보내는 경우를 세포외 배출이라고 하며 세포 밖에서 특정한 물질을 필요로 할 때 일어나는데, 일단 물질이 만들어지면 막에 의해 둘러싸여 소포를 이뤄 세포막 쪽으로 이동하고 이후 세포 밖으로 이동된다. 이 과정에서 대부분 골지체와 분비소낭이 이용된다. 호르몬 분비가 세포외 유출의 대표적인 예이다. 그림 2-12

3. 체세포 분열Somatic cell division: Mitosis

세포생식은 새로운 세포를 만드는 과정으로 한 세포가 두 세포로 나누어지기 때문에 세포 분열이라고도 한다. 그리고 정자와 난자에 상관없이 한 세포에서 똑같은 세포를 만드는 것을 무성생식이라고 한다. 인체를 구성하는 진핵세포는 생식세포를 제외하고 세포당 염색체 수가 46개로 동일해야 하기 때문에 세포 분열 전에 반드시 복제의 과정을 거쳐야 한다. 따라서 생식세포 외의 세포가 46개의 올바른 염색체와 모든 세포 소기관을 가지기 위해서는 복제와 분열에서 매우 복잡한 과정을 거치게 된다. 이와 같이 복제된 염색체를 가진 세포가 분열하는 과정을 체세포 분열mitosis이라고 한다.

(1) 세포 주기

진핵세포에서 세포 주기cell cycle는 유사분열이 일어나는 M기분열기와 유사분열이 일어나지 않는 기간사이기으로 나뉘며, 이를 시간 순서대로 각각 G1 제1휴지기, S기DNA합성기, G2기 제2휴지기라고 부른다.

G1기는 성장기로써 세포의 생장이 일어나고 세포소기관 수가 증가한다. S기에는 DNA복제가 일어나 핵의 유전물질 양이 2배로 증가한다. G2기에는 방추사를 구성하고 단백질을 합성하는 등 분열을 준비한다. 이 과정에서는 DNA가 염색사 형태로 존재한다. 그림 2-13

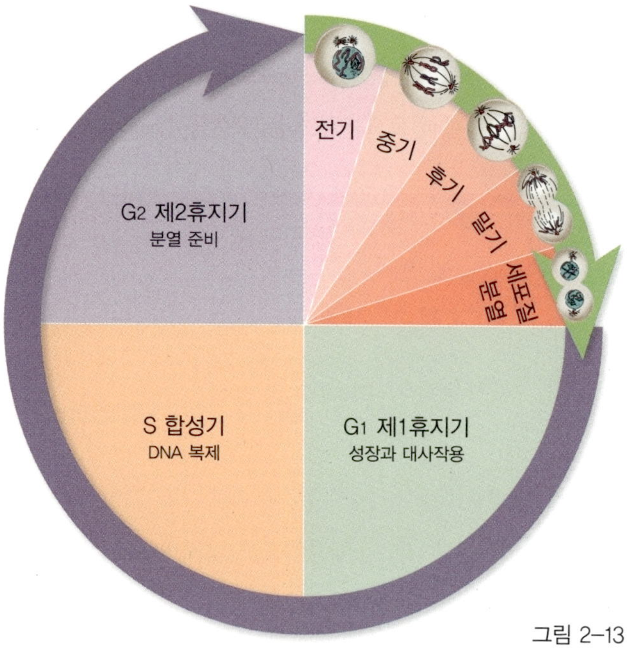

그림 2-13 세포 주기

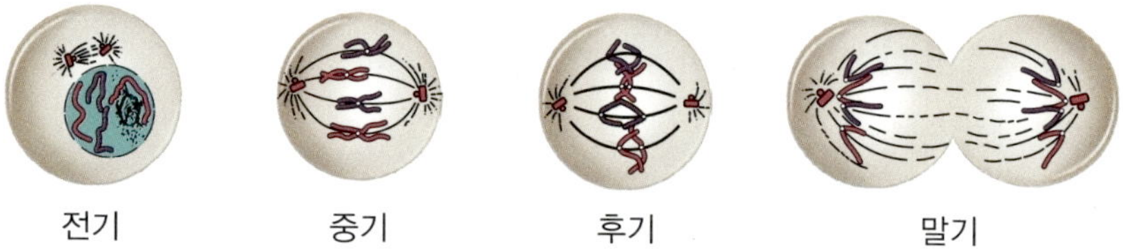

그림 2-14 유사분열

(2) 유사분열 단계

전기에서는 핵막과 인이 사라지면서 핵이 사라지고 염색사가 염색체로 바뀌며 초기 방추사spindle fibers가 형성된다. 중기는 분열기 중 가장 짧은 기간으로 방추사가 양극으로 이동하여 염색체의 동원체에 달라붙는 시기이다. 이 과정에서 세포가 중앙에 일렬로 정렬하기 때문에 세포 관찰이 용이한 시기이다. 후기에는 방추사가 짧아지면서 염색체가 나뉘어 양극으로 이동하고 분리된다.

마지막으로 종기말기에서는 염색체가 양극에 위치하고 방추사가 사라지며 사라졌던 핵이 다시 생긴다. 이 과정에서 세포질 분열cytokinesis이 일어나는데 이를 통해 세포가 반으로 분리되면서 모세포에서 두 개의 딸세포가 형성되게 된다. 진핵세포의 무성생식인 유사분열은 모세포가 동일한 두 개의 딸세포로 분화되는 과정이라고 할 수 있다. 그림 2-14

(3) 인체의 유사분열

인체에서 언제라도 세포가 대체될 필요가 있으면 유사분열이 그 세포를 대체시켜 준다. 특히 뼈 · 상피 · 피부 · 혈구 세포 등은 정기적으로 대체되며 손상된 조직의 복구와 재생의 경우에도 유사분열에 의해 이루어진다. 운동에 의해 근육이 증가하는 것도 유사분열의 한 예라고 볼 수 있다. 이와는 반대로 신경세포처럼 완전히 분화된 세포의 경우에 더 이상 세포 주기가 진행되지 않는데 이를 G0기라고 한다.

한편, 수정란의 경우에는 주기가 반복될수록 세포의 크기가 작아지는 것을 볼 수 있는데 이는 G1기와 G2기가 눈에 보이지 않을 정도로 짧아서 분열과 복제만을 반복하고 있기 때문이다.

각 유사분열의 과정은 촉진 인자에 의해서 조절된다. 만약 여러 이유로 세포가 조절 신호를 무시하게 되면 세포가 광범위하고 무제한으로 성장하여 너무 많은 세포가 만들어져서 덩어리나 종양의 생성을 초래하는데 이는 양성과 악성으로 구분된다.

양성의 경우는 천천히 성장하여 건강에 큰 문제가 없지만 암이라고 불리는 악성의 경우는 빠르게 성장하고 다른 기관으로 쉽게 전이되어 생명에 큰 위협이 된다. 실제로 많은 암세포는 세포 주기의 조절 신호를 보내는 유전자에 이상이 생겼거나 세포 자체가 신호를 무시하게 되는 경우에 발생한다.

case study

유사분열Mitosis과 종양

건강한 인체에서 세포는 질서 있는 형태로 성장한다. 즉, 적절한 성장비율로 세포의 수와 모양이 결정되고 세포가 일렬로 정렬하여 성장한다. 반면에 어떤 상태는 인체의 안팎에 변화를 주어 세포의 성장에 큰 변화를 일으킨다. 그로 인해 세포의 성장은 광범위하고 무제한이 되며 너무 많은 세포가 만들어져서 덩어리나 종양을 초래한다.

종양은 양성과 악성으로 구분된다. 양성종양benign tumors은 생명이 위험하지는 않으며 천천히 성장한다. 암이라고 부르는 악성종양malignant tumors은 성장이 빠르고 정상세포 조직 속으로 보다 넓게 침윤된다. 암cancer은 '꽃게'crab에 비유할 수 있다. 암세포는 꽃게의 집게발과 다리처럼 정상세포 속으로 퍼져 나간다.

또한, 암종의 일부가 혈류나 림프계를 타고 다른 곳으로 갈 수 있으므로 인체의 다른 장기에서 새로운 암종이 성장할 수도 있다. 암세포가 이렇게 퍼져 나가는 것을 전이metastasis라고 한다. 인체에 치명적인 폐암은 진단 받았을 때 이미 오래 전부터 전이가 진행된 상태인 경우가 있는데 이런 경우에는 암이 이미 간과 뇌 및 다른 장기에 전이되어 생존이 어려울 수 있다.

Check point

1. 인체 세포들의 공통적인 구성 요소는 핵nucleus, 소기관organelles, 세포질cytoplasm , 세포막cell membrane
2. 리보솜 : 세포질에 떠 있거나 소포체에 붙어서 존재하는 소기관으로 RNA와 단백질로 구성되어 있으며 핵소체로부터 생성되는 세포 소기관
3. 여과, 단순 확산, 촉진 확산, 삼투압은 세포막 이동 방법 중 수동 이동 방법이다.
4. 전이란 암종의 일부가 혈류나 림프계를 타고 다른 장기에 새로운 암종을 성장시키는 것

2. 조직Tissue

신체는 수많은 세포와 그것들을 담고 있는 체액으로 구성되어 있으나 그 기원은 하나의 난세포가 분화한 것이다. 난세포가 분화하여 증식하는 동안 일정한 기능을 하도록 세포집단으로 형태를 갖추게 되는데 이와 같은 집단세포를 조직tissue이라고 한다.

인체의 4대 기본조직은 상피조직, 결합조직, 근육조직 및 신경조직으로 기본 분류할 수 있다. 특수조직에 대해서는 차후에 다루어진다.

1. 조직의 종류Types of tissues

(1) 상피조직epithelial tissue

상피조직은 몸 전체의 표면을 덮거나 장기와 혈관 및 속이 빈 장기와 혈관 그리고 관의 표면을 둘러싼다. 그 기능은 표면의 안쪽을 외부와 분리하고 각 부위의 표면을 보호한다. 표피는 외배엽성이며 심장 혈관이나 대부분의 비뇨생식기의 상피는 중배엽성이고 대부분의 소화관과 기도의 상피는 내배엽성이다. 상피조직은 세포의 모양에 따라, 그리고 세포의 층의 수에 따라 이름이 붙여진다.

상피세포는 넓이, 높이, 깊이를 가진 3차원의 다양한 모양을 지니며 편평과 입방 및 원주형으로 나뉜다. 기저막은 상피조직을 다른 조직과 구분하며 조직의 층은 3가지 형태로 단순상피조직은 한 층의 상피세포로 구성되고, 중층상피조직은 여러 층의 상피세포로 구성된다. 거짓중층상피조직은 여러 층으로 보이나 모든 세포가 기저막에 붙어 있기 때문에 이것을 거짓층이라고 부른다.

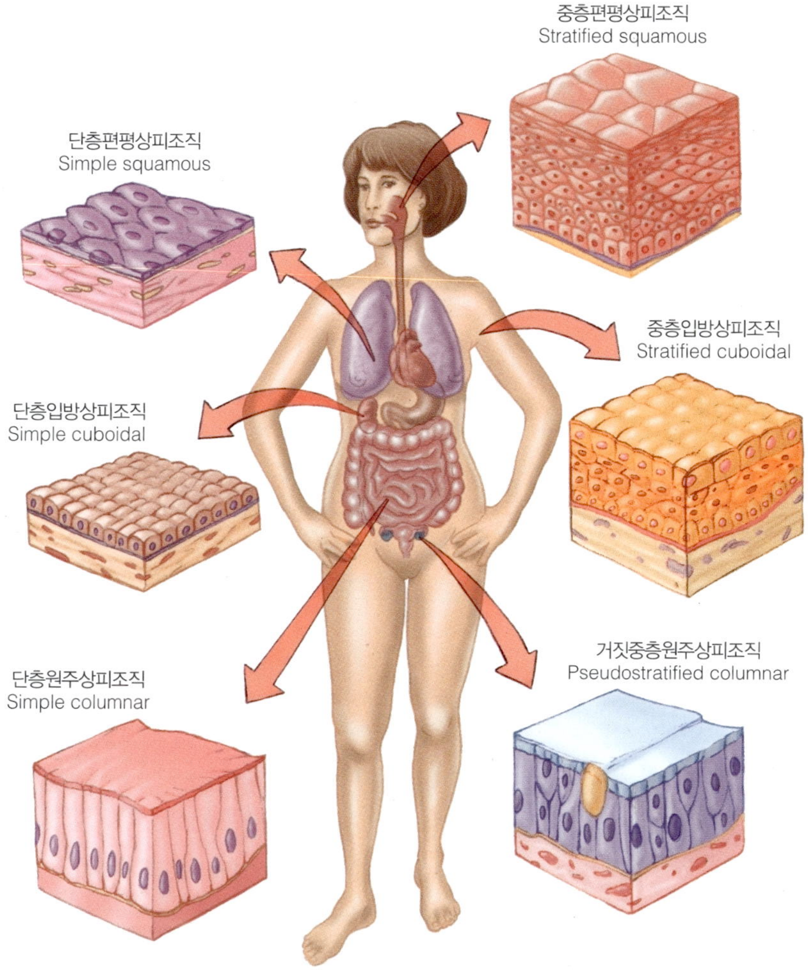

그림 2-15　상피조직

조직학적으로는 내배엽성 상피만 내피라고 하고 중배엽성 상피는 중피라고 한다. 이에 따르면 혈관의 내표면 상피는 중피에 해당한다. 그림 2-15

(2) 결합조직 connective tissue

결합조직 지지조직 은 주로 중배엽에서 기원하여 신체의 내부에 매몰되어 존재한다. 세포의 분포는 엉성하여 그 사이를 세포가 만들어 내는 바탕질 기질 로 채우고 있다. 또한 조직이나 기관 사이에서 그것을 보호하고 영양을 공급하며 면역체를 생산하기도 한다.

모든 결합조직은 바탕질에 세포와 섬유를 가진다. 바탕질의 밀도와 세포의 종류 및 섬유의 종류는 결합조직의 형태를 결정한다. 바탕질의 밀도는 상당히 다양하다. 즉 혈액에서처럼 액체일 수도 있고 뼈에서처럼 고체일 수도 있다.

결합조직에 포함된 세포에는 고정세포와 자유세포가 있다. 고정세포는 움직이지 않는 세포로 섬유세포와 세망세포가 있다. 교원섬유나 탄력섬유는 섬유세포에서 만들어져 나온 것이다. 자유세포는 이동하는 세포로 형질세포, 조직구, 백혈구, 비만세포 등이 있다. 결합조직의 종류는 다음과 같다. 그림 2-16

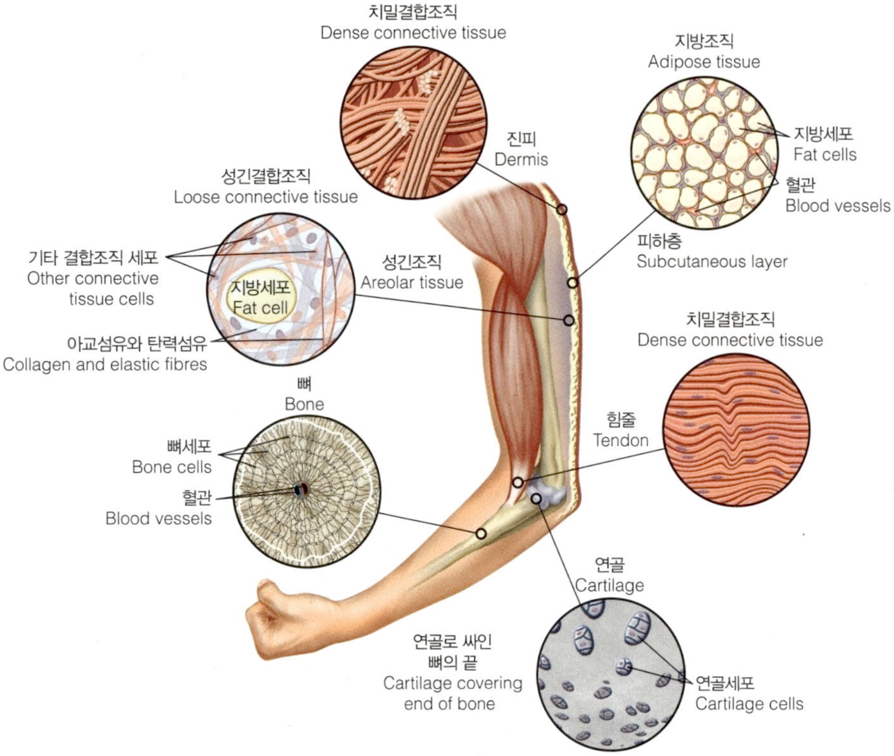

그림 2-16 결합조직

① 성긴 결합조직

성긴 결합조직은 두꺼운 액체성 구성성분을 가진 바탕질에 엉성한 섬유 배열을 가진다. 다양한 세포는 바탕질을 통해서 이동할 수 있다. 예를 들면 성긴 결합조직은 피부의 중간층과 창자간막장간막의 내장쪽층 사이에서 관찰된다.

② 치밀 불규칙 결합조직

치밀 불규칙 결합조직은 한쪽으로 평행하게 달리는 치밀한 아교섬유교원섬유의 다발을 가진다. 경우에 따라서 섬유모세포가 섬유 사이에 흩어져 있다. 이러한 섬유의 배열 때문에 힘줄건과 인대가 당기는 힘에 대한 강도와 저항력을 가진다.

③ 지방결합조직

지방결합조직은 지방저장세포로 구성된다. 지방세포는 바탕질로 채워져 있고 핵과 다른 세포 소기관은 지방 방울 때문에 한쪽으로 치우쳐 있다. 지방세포는 탄수화물을 지방으로 전환하는 활성세포이다. 지방조직은 피부의 깊은 층에서 발견되며 유방 · 장기 주변부 · 큰그물막대망에서 완충제로 작용한다.

④ 혈액결합조직

혈액결합조직은 혈장이라고 불리는 액체 바탕질에서 적혈구, 백혈구 및 혈소판으로 구성된다. 이 조직은 심장혈관계에서 자세히 다룬다.

⑤ 연골결합조직

연골결합조직은 유리연골, 탄력연골 및 섬유연골로 구성된다. 3가지 유형 모두 내구력 있는 젤 모양의 바탕질로 싸여 있다. 이 조직은 골격계에서 자세히 다룬다.

- 유리연골결합조직은 매우 균질하고 유리 같은 모양을 가진다. 아교섬유교원섬유는 아주 가늘어서 구분할 수는 없다. 유리연골은 긴뼈장골의 끝, 후두, 코비 기관지 및 갈비뼈늑골와 복장뼈흉골사이에 있다.
- 탄력연골결합조직은 모든 방향으로 향하는 탄력섬유를 가진다. 탄력섬유는 탄력연골이 굽을 때 다시 원상복구되도록 한다. 탄력연골은 귀ear와 후두덮개후두개, epiglottis에 있다.
- 섬유연골결합조직은 같은 방향으로 진행하는 아교섬유교원섬유의 치밀한 다발이다. 아교섬유는 섬유연골이 충격흡수제shock absorber의 역할을 하게 한다. 섬유연골에는 척추사이원반추간판과 무릎의 반달연골월상연골이 있다.

⑥ 뼈결합조직

뼈결합조직은 뼈를 매우 단단하게 만드는 치밀하고 딱딱한 바탕질과 구분되는 뼈세포이다. 바탕질에 있는 아교섬유는 뼈에 약간의 유연성을 부여하여 뼈가 부러지지 않도록 한다.

(3) 근육조직

몸을 이루고 있는 근육에는 세가지 유형이 있는데 골격근, 평활근 및 심장근이다. 모든 근육은 단백질을 많이 가진 세포로 구성된다. 단백질과 이들의 배열구성 때문에 근육세포가 긴장한다. 근육조직은 근육계에서 자세하게 다룬다. 그림 2-17

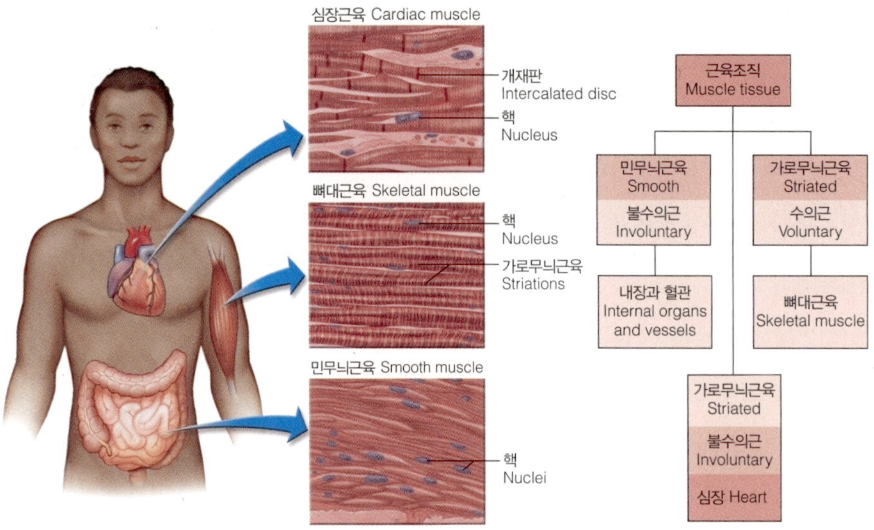

그림 2-17 근육조직

① 골격근육조직

골격근육조직은 몸의 움직임을 조절하는 골격근육을 형성한다. 골격근육세포는 가늘고 가로무늬가 있으며 한쪽으로 치우친 여러 개의 핵을 가진다. 이 근은 의지에 따라 움직일 수가 있어 수의근이라고 한다.

② 평활근육조직

평활근육조직은 속이 빈 장기와 정맥 및 동맥의 벽에서 관찰된다. 평활근육조직은 속이 빈 장기가 그 장기를 통하여 물질을 이동시키고 혈관의 직경이 변하도록 한다. 근육섬유는 방추 모양이고 가로무늬가 없으며, 세포당 한 개의 핵을 가진다. 이 근은 의지에 따라 수의적으로 움직일 수가 없으므로 불수의근이라고 한다.

③ 심장근육조직

심장근육조직은 심장의 벽을 구성하는데 심장이 피로하지 않도록 특수하게 적응되어 있다. 심장근육세포는 여러 갈래로 갈라져 있고 가로무늬가 있으며, 세포당 한 개의 핵을 가진다. 이 근육 역시 자율적이어서 평활근과 비슷하고 불수의근이다. 세포 사이에 특수화된 연접인 사이원반은 전기 자극이 빠르게 전달되도록 한다.

(4) 신경조직 nervous tissue

인체는 신경조직을 통하여 전기 및 화학적 신호를 전달한다. 신경조직은 신경세포 neuron와 신경세포를 지지하고 보호하는 신경아교세포 신경교세포, neuroglia로 구성된다. 신경세포는 모양과 크기가 매우 다양하다. 그림 2-18

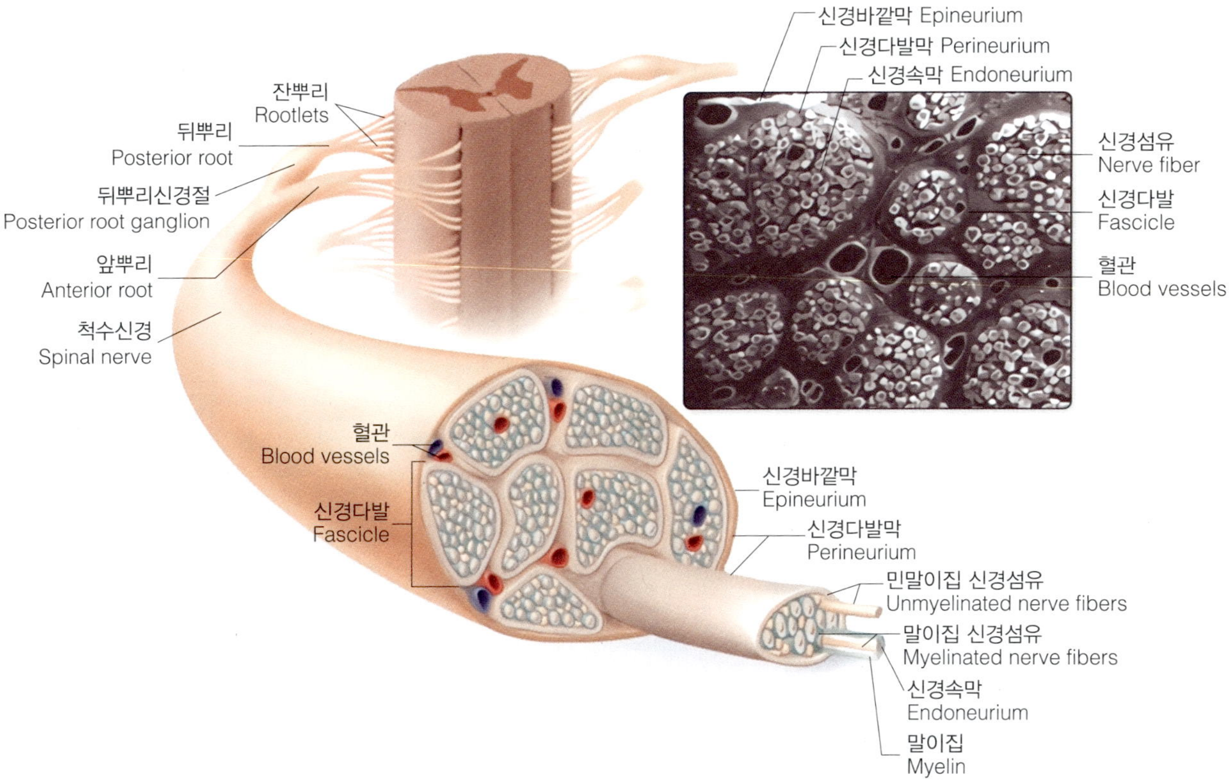

그림 2-18 신경조직

2. 조직 성장과 변화The growth and change of tissues

(1) 조직의 성장

조직 성장에는 기본적으로 2가지 방식, 즉 비대와 증식이 있다. 비대는 각 세포의 크기가 커짐에 의하여 조직이 성장하는 것이다. 비대의 좋은 예는 보디빌더의 골격근조직에서 관찰된다. 보디빌더는 운동을 통해서 가지고 있는 근육세포의 크기를 증가시킬 수는 있지만 근육세포의 수를 증가시킬 수는 없다. 이는 근육조직의 성장을 잘 설명한다.

증식은 세포의 수가 증가하여 근육이 성장하는 것이다. 증식은 성장기 동안의 성장방식이다. 골격근, 장기, 혈관 등의 구조는 성장기 동안 세포의 수가 증가하므로 성장한다. 한편, 신생은 비정상적인 조직이나 기능을 하지 않는 조직 세포의 조절되지 않는 성장과 분화방식이다. 이런 성장방식은 신생물종양을 형성한다. 양성종양은 피막으로 싸여 있고 국소적인 경향이 있다. 악성종양의 세포는 몸의 다른 부위로 이동하여 그곳에서 더 많은 비정상적인 세포를 생산한다. 이러한 과정을 전이metastasis라고 한다.

(2) 조직의 변화

조직의 형태는 절대적이지 않으며 일생 동안 변화할 수 있다. 한 가지 유형으로부터 다른 유형으로 변화하는 것을 화생metaplasia이라고 한다. 이것의 예는 질 상피의 정상적인 발생에서 관찰된다. 어린이 시기에는 질이 단순입방상피조직으로 덮여 있지만 사춘기에는 호르몬의 영향을 받기 때문에 질의 상피세포는 단순입방상피로부터 중층편평상피로 변한다. 중층편평상피는 더 튼튼한 상피로써 성교와 분만을 위해 더 적당하다.

환경적인 인자도 화생을 일으킬 수 있다. 그 예는 흡연자의 기관지를 덮고 있는 거짓섬모중층원주상피에서 관찰된다.

섬모가 있는 세포는 먼지와 연기 입자와 같은 이물질을 기관지 밖으로 이동시켜서 가슴 밖으로 배출시킨다. 흡연에 의한 호흡상피의 지속적인 자극은 거짓섬모원주상피를 중층편평상피로 변하게 한다. 섬모세포의 소실은 이물질을 정상적으로 배출하는 능력을 감소시킨다. 그러므로 애연가의 경우에 호흡상피가 더 이상 이물질을 제거할 수 없을 때 기침을 하여 토해 내야 한다. 이것을 보통 스모커의 해커라고 한다.

(3) 근육 위축과 죽음

위축은 세포의 크기나 수가 감소하여 나타나는 조직 수축이다. 이것은 노화나 사용감소에 의하여 일어난다. 근육은 고정되거나 사용하지 않으면 근육의 정상적인 모양과 기능을 잃는다. 이는 운동을 통해서 회복될 수 있다.

괴사는 조직의 미성숙한 죽음으로 질병, 감염, 독소 또는 창상에 의하여 일어난다. 괴저는 불충분한 혈액공급으로 인한 조직괴사인데 감염과 관계가 있다. 경색은 혈액공급의 결핍으로 인한 조직의 갑작스러운 죽음으로 관상동맥이 막혀서 심장근육이 갑자기 죽는 심장근육경색이 좋은 예이다. 아포토시스세포자멸사, apoptosis는 예정된 세포사멸로 세포의 기능을 종료하거나 더 이상 필요치 않는 세포를 제거하는 것으로 발생 중인 태아의 세포에서 관찰된다.

손가락과 발가락은 기본적으로 물갈퀴와 같은 구조로 붙어 있지만 출생 전에 물갈퀴와 물갈퀴의 세포가 아포토시스에 의해서 죽는다. 태아는 초기 발생에 필요한 세포보다 더 많은 신경세포를 생성한다. 신경성을 가진 신경세포는 생존하고 그렇지 않은 신경세포는 아포토시스에 의하여 죽는다. 아포토시스에 의하여 죽은 세포는 큰포식세포대식세포, macrophage에 의하여 빠르게 포식되어 제거된다.

(4) 장기의 구성과 기능

인체의 구성 단계에서 다양한 유형의 조직은 함께 작용하여 장기를 구성한다. 예를 들면 심장은 강력하게 수축하여 혈액을 방출하기 위하여 심장근육 조직으로 구성된다. 심장은 탄력섬유로 된 섬유성 골격을 가진다. 섬유성 골격은 심장공간이 수축 후에 혈액을 다시 채울 수 있도록 원래의 모양으로 회복되도록 한다. 상피조직은 심장공간 사이로 퍼져서 혈류를 조절하는 심장판막을 덮는다. 관상혈관은 심장벽에 위치하고 있으며 평활근으로 구성되어 있고 심장근육조직에 혈액을 공급한다.

이러한 모든 유형의 조직이 함께 작용하여 심장을 형성한다. 심장의 주 기능은 혈액을 방출하여 순환시키는 것이기 때문에 심장은 심장혈관계통에 속한다. 그러나 심장은 다른 계통에 도움이 되는 기능도 한다. 예를 들면 심장은 분비계통의 오줌 생산을 조절하는 호르몬을 생산한다. 각각의 장기와 관련한 계통에서 해당 내용에 대하여 자세히 다룬다.

you know

• **조직공학** Tissue Engineering

조직 복구는 자연적인 과정뿐만 아니라 생물공학 연구에서도 매우 중요한 분야이다. 조직공학은 사람 몸에 이식을 위해 실험실에서 조직과 기관을 인공적으로 만드는 것이다. 이 과정은 일반적으로 아교질이나 폴리에스테르 뼈대를 합성하는 것부터 시작되는데, 때로는 혈관이나 귀와 같은 원하는 모양의 기관을 만들기도 한다. 그런 후에 이 뼈대를 사람 세포와 함께 사람에게 이식할 수 있는 시점이 될 때까지 성장시킨다. 인공 피부조직 이식은 수십 년 동안 시행되어 왔다.

많은 과학자들은 실험실에서 간, 뼈, 힘줄, 가슴 및 그 밖의 조직들을 배양해 왔다. 또한 많은 연구자들이 사람의 연골세포와 함께 중합체 뼈대를 이용해 사람 귀를 배양하여 사람 조직과 거부 반응이 없는 면역결핍 백서의 등에 배양시켰다. 이 방법으로 배양된 귀와 코는 선천적 결손을 가진 어린이들의 미용 치료 또는 사고나 동물에게 물려 손상을 경험한 사람들에게 이용되어 왔다. 최근 몇 년 동안 조직공학은 사람들의 새로운 기관과 방광을 만들어 주는 데 이용되고 있다. 이러한 새로운 기관과 방광은 사람 몸의 어느 부위에서나 채취할 수 있는 세포를 단백질 없는 뼈대로 배양하고 있다.

Check point

1. 조직 : 난세포가 분화하여 증식하는 동안 일정한 기능을 하도록 세포집단으로 형태를 갖추는 집단세포
2. 상피조직 : 몸 전체의 표면을 덮거나 장기와 혈관 및 속이 빈 장기와 혈관 그리고 관의 표면을 둘러싸는 조직
3. 화생 : 한 가지 유형으로부터 다른 유형으로 변화하는 것

3. 계통 System 몸의 구성단계에서 마지막 단계

1. 외피계통 피부, 털, 땀샘, 기름샘, 손 · 발톱 등의 구조물을 함유하는 계통

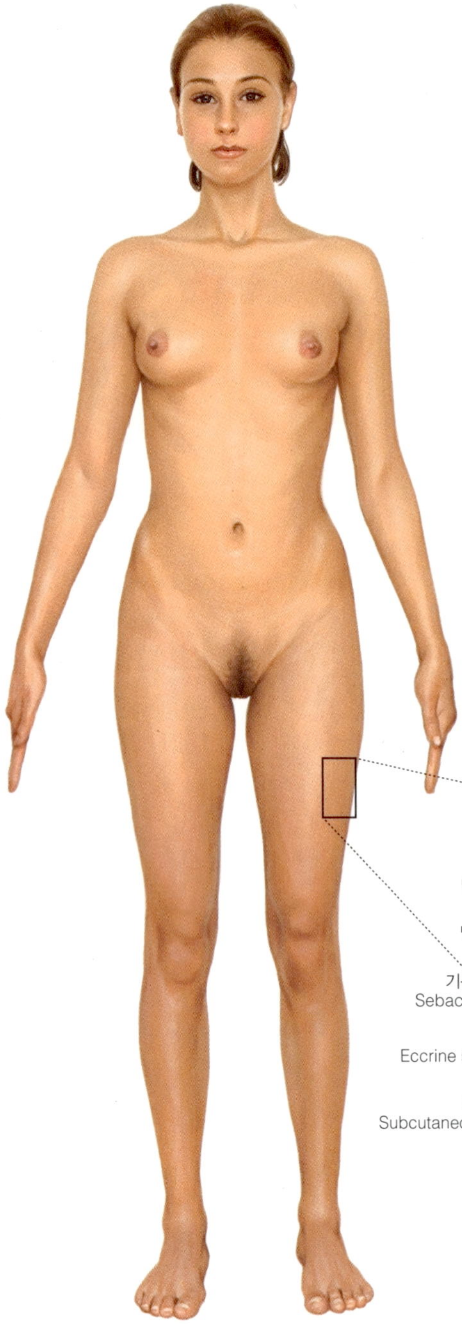

기관 및 구성요소	역할 및 기능
표피, 진피, 피부막	외부의 충격으로부터 인체 보호, 체온 저하 방지, 혈관의 직경 조절, 깊은 부위 조직 보호
감각수용기	열, 냉, 통증, 압력의 수용
분비샘	윤활 및 방수작용, 박테리아 성장 억제
손 · 발톱	손 · 발가락 끝 보호
땀샘	열 발산을 위한 땀 생산
털주머니	털을 생산하여 감각신경 보호

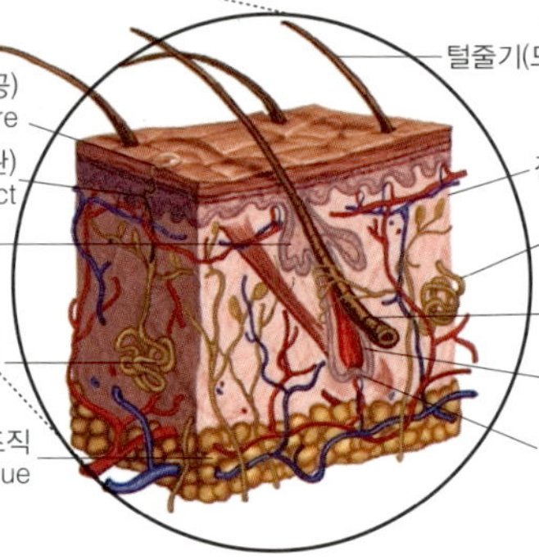

2. 뼈대계통

기관 및 구성요소	역할 및 기능
뼈, 관절, 인대, 연골, 골수 몸통뼈대와 팔다리뼈대	인체지지, 인체 장기와 조직 보호, 미네랄 저장, 혈구세포 생성
몸통뼈대	머리 · 목 · 몸통을 이루는 뼈
팔다리뼈대	팔뼈, 다리뼈, 그리고 팔과 다리를 몸통과 연결해 주는 이음뼈
골수	혈구 생산(적색골수) 및 에너지 저장(황색골수)

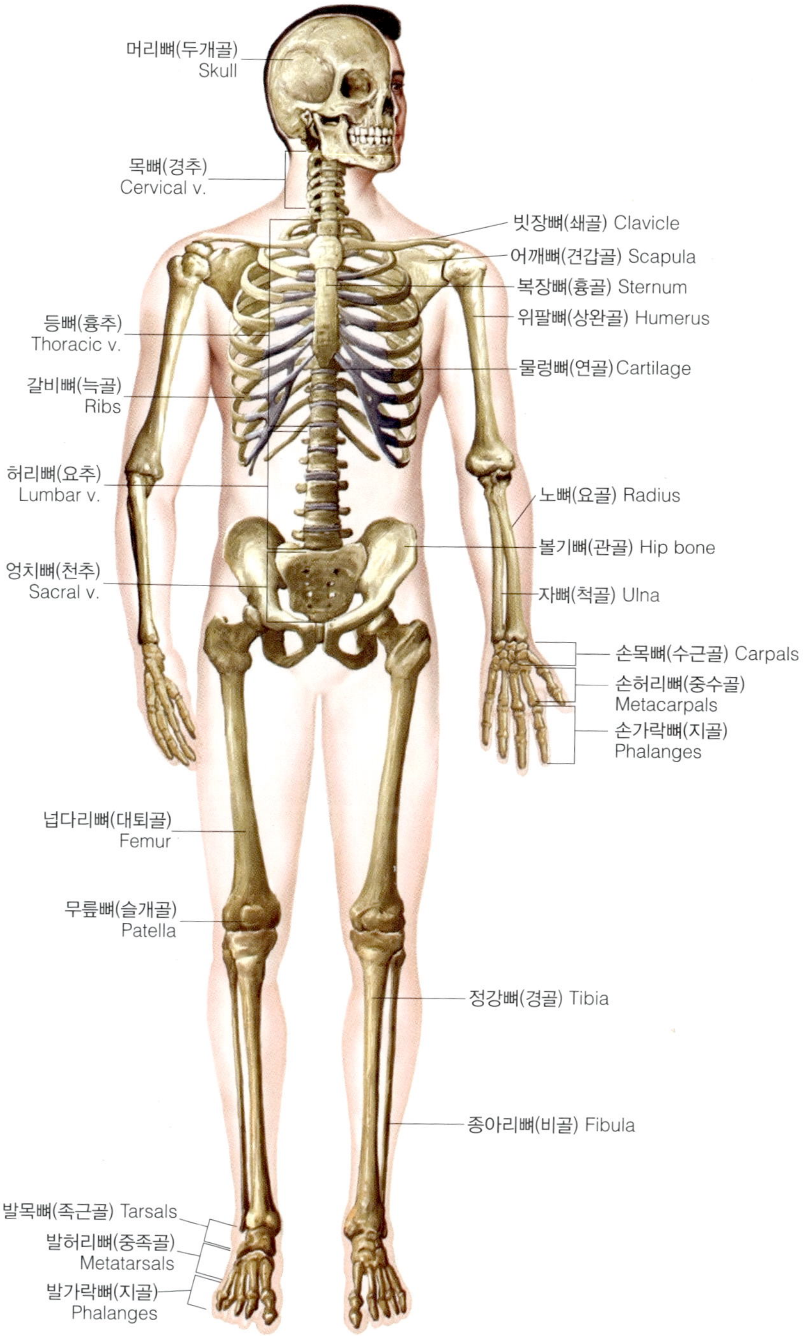

3. 근육계통

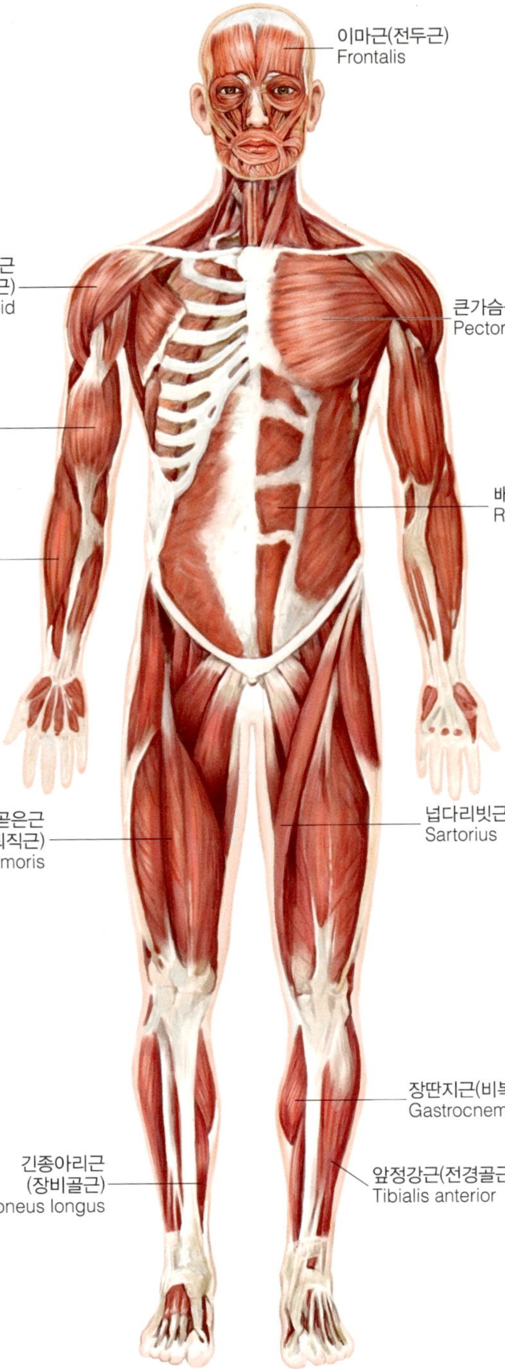

기관 및 구성요소	역할 및 기능
수의근, 불수의근, 민무늬근, 뼈대근, 힘줄, 널힘줄	뼈대지지, 연조직 보호, 몸통뼈대 지지 · 고정, 열 생산
수의근	의식적으로 움직임을 조절할 수 있는 근육
불수의근, 민무늬근	장기와 심장의 근육, 장기의 벽 구성, 혈관이나 기도에서 통로의 직경 조절
뼈대근	골격근, 골격에 부착하여 운동 담당
힘줄과 널힘줄	수축하여 힘 발생

4. 신경계통

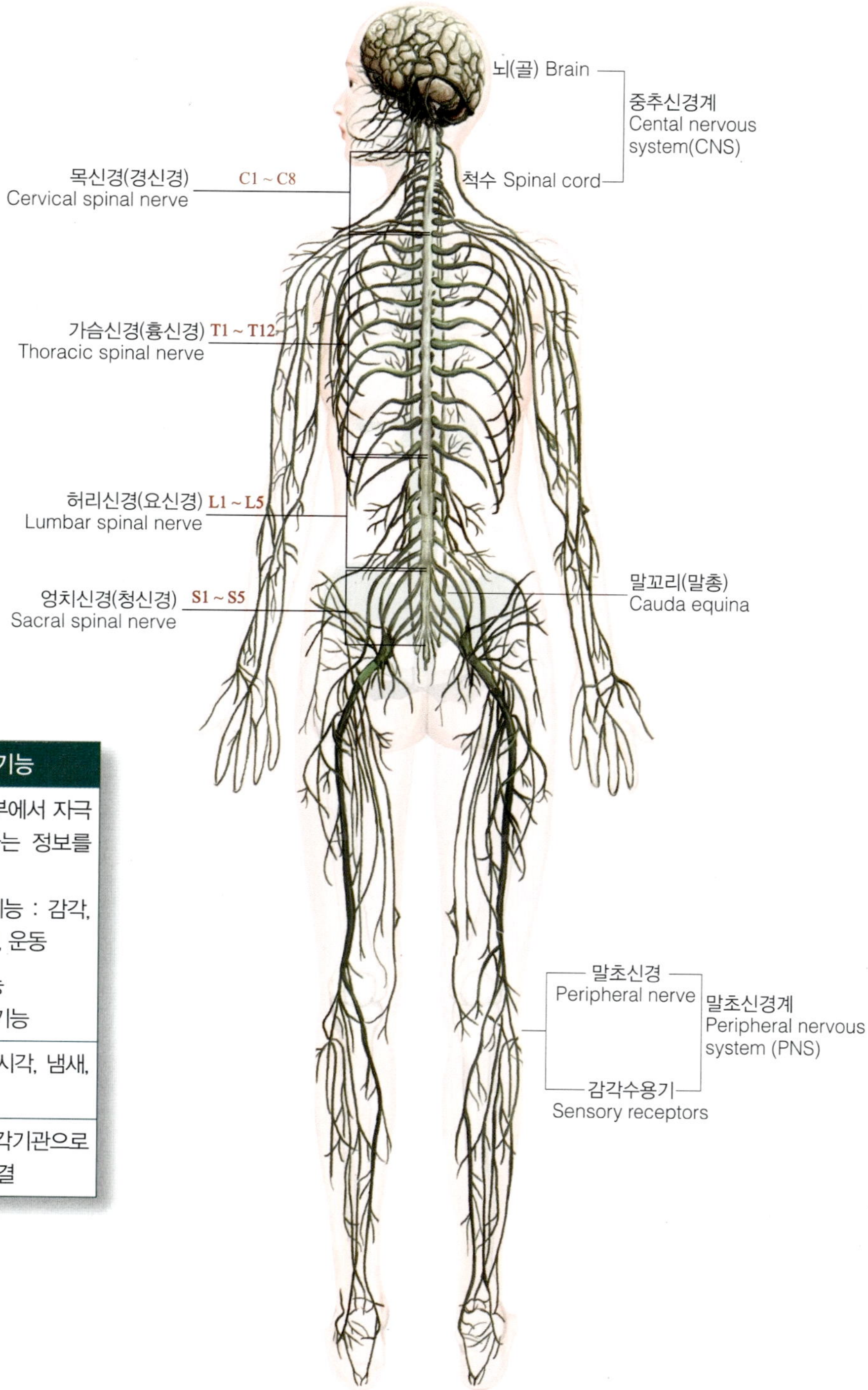

기관 및 구성요소	역할 및 기능
중추신경계	신체 외부나 내부에서 자극에 의해 발생하는 정보를 전달하는 역할 3가지 주요한 기능 : 감각, 정보처리나 해석, 운동
• 뇌 • 척수	복잡한 통합 기능 덜 복잡한 통합 기능
특수감각	눈, 코, 혀, 귀 : 시각, 냄새, 맛, 소리와 평형
말초신경계	다른 계통과 감각기관으로 중추신경계를 연결

5. 순환계통

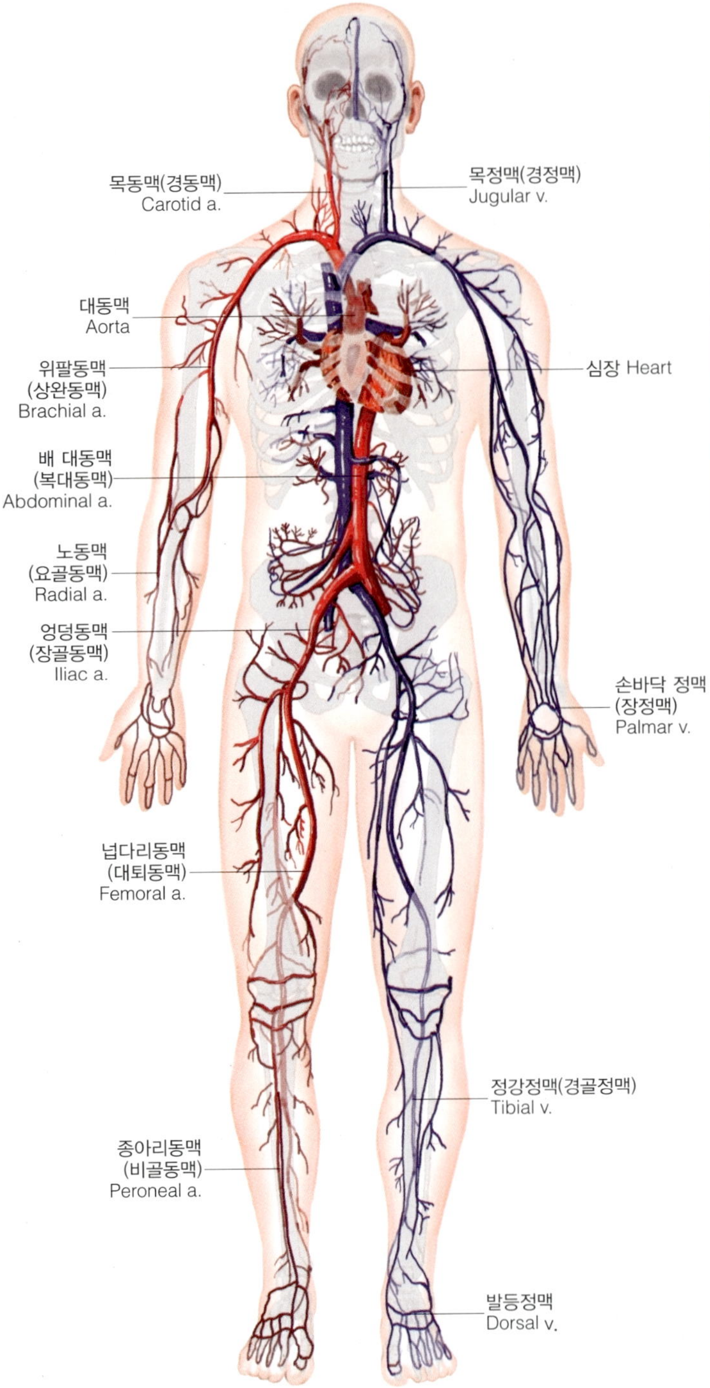

기관 및 구성요소	역할 및 기능
심장, 동맥, 정맥, 모세혈관, 혈액	우리 몸의 각 세포에서 필요한 물, 산소, 영양분 등 생명에 필요한 다양한 물질을 전달하고 세포가 생산하는 노폐물을 받아들이는 역할
심장	우리 몸의 핵심기관으로 혈액에 생명 부여
혈액	산소와 이산화탄소의 교환과 혈구 운반
동맥, 정맥, 모세 혈관	혈액 분배, 운반, 확산 역할

6. 림프계통

기관 및 구성요소	역할 및 기능
림프관, 림프절, 가슴샘, 편도, 지라	체액의 균형과 감염으로부터 인체를 보호하는 역할, 면역계통은 인체에 해로운 물질이 침입했는지를 확인하기 위해 순찰하는 역할
림프관	림프절을 서로 연결, 림프구가 함유된 림프액의 이동 통로
림프절	감염물질을 잡아 두는 필터 역할
가슴샘	면역반응 일으키는 세포 성숙 조절, 림프 면역 기관
편도	세균 등의 물질로부터 일차적으로 우리 몸을 방어하는 조직 중에 크기가 큰 조직
지라	혈액속의 세균 사멸, 불필요한 적혈구 파괴

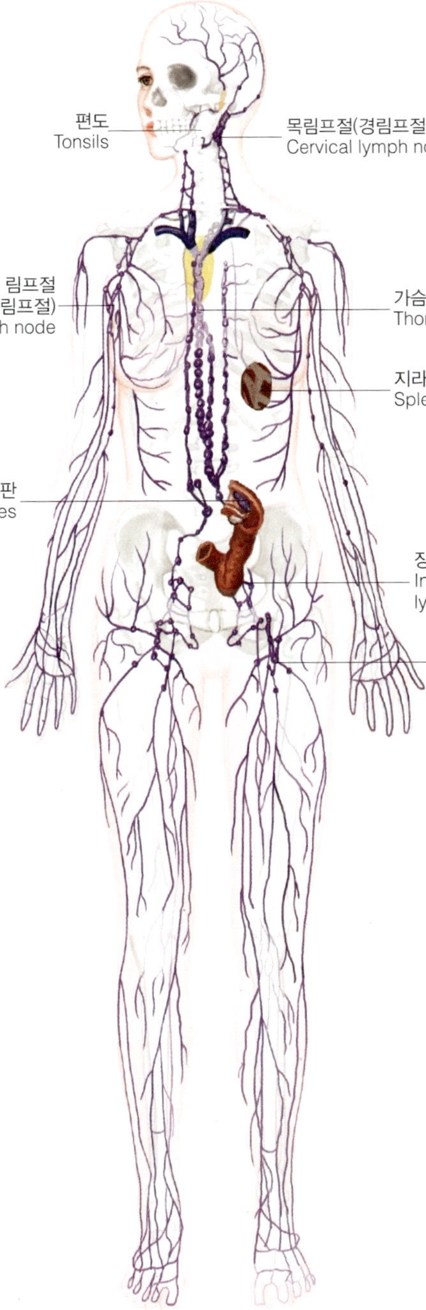

7. 호흡계통

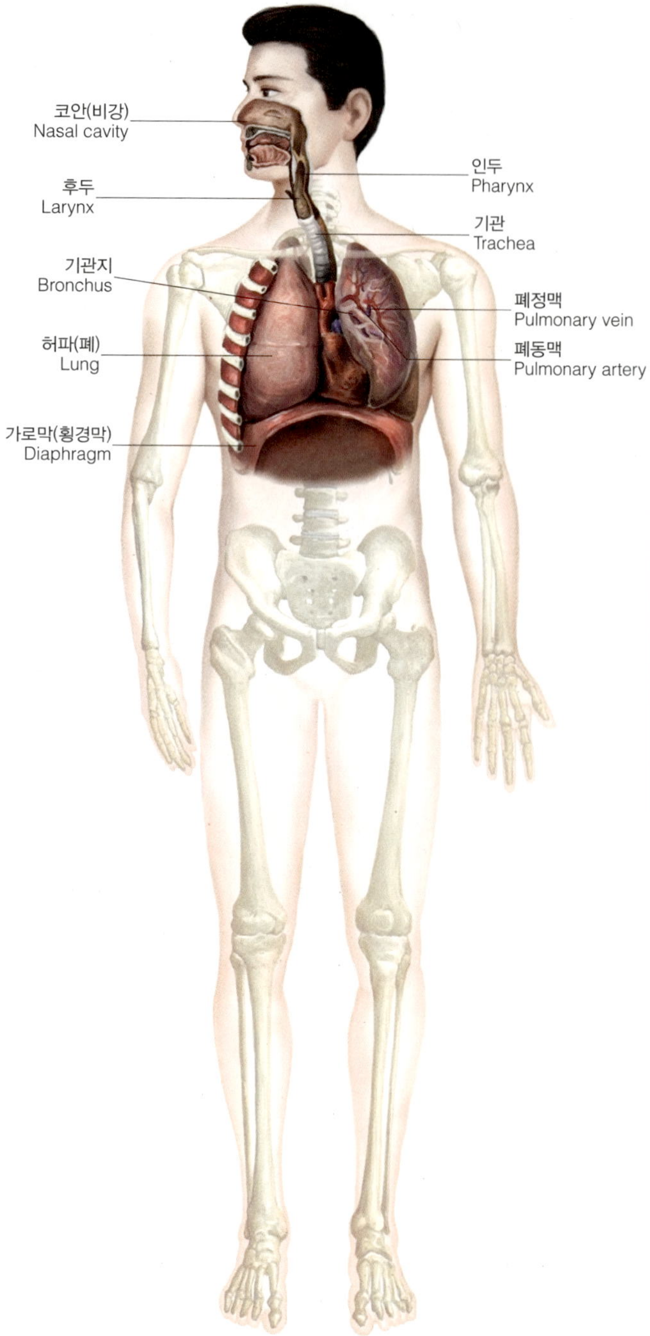

기관 및 구성요소	역할 및 기능
기도, 허파, 허파 꽈리, 가슴우리, 호흡근, 그 밖의 기관	산소를 마시고 이산화탄소를 내보내는 가스교환을 통해 필요한 에너지를 만드는 역할, 기도를 싸고 있는 점액 막은 이물질을 잡아 두는 역할, 혈액의 산-염기 균형을 유지하거나 섭취한 알코올을 제거하는 역할
기도	공기를 폐로 전달하는 통로
허파	공기의 흐름 담당
허파꽈리	공기와 허파 간의 가스교환 장소
가슴우리(흉곽)	가슴 안의 장기 보호, 들숨과 날숨에 중요 역할
호흡근	호흡에 필요한 근육
코안	공기의 통로, 온도와 습도 유지, 냄새 감지
인두	후두로 공기 전달, 소화관과 연결됨
후두	말을 하기 위해 필요한 기관, 성대 보호
기관	공기 여과, 기관 내의 점액으로 먼지 제거
기관지	공기가 들어왔다가 나가는 이동 통로

8. 소화계통

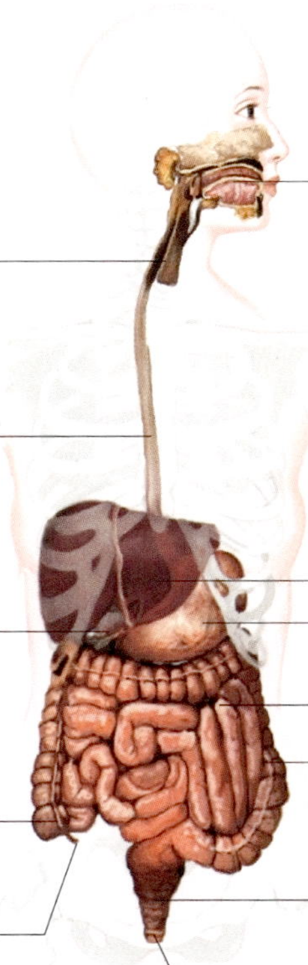

기관 및 구성요소	역할 및 기능
입, 인두, 식도, 위, 장, 부속기관, 항문 등	음식물을 기계적인 방법과 화학적인 방법을 이용하여 잘게 부수는 역할 인체에 필요한 물질은 흡수하여 세포로 이동시키고, 세포의 노폐물은 이 시스템을 이용하여 밖으로 배출
입	음식물의 섭취와 저작
인두	음식물 식도로 운송
식도	음식물 위로 운송
위	음식물의 임시 저장소, 위산 및 효소 분비
소장, 대장	영양분 소화 흡수, 대변의 수분 제거
간	담즙 분비, 혈장단백질 합성
쓸개	쓸개즙의 농축과 저장
이자	완충제와 소화효소 생성
항문	소화기관의 마지막 부분, 배변의 통로

9. 비뇨계통

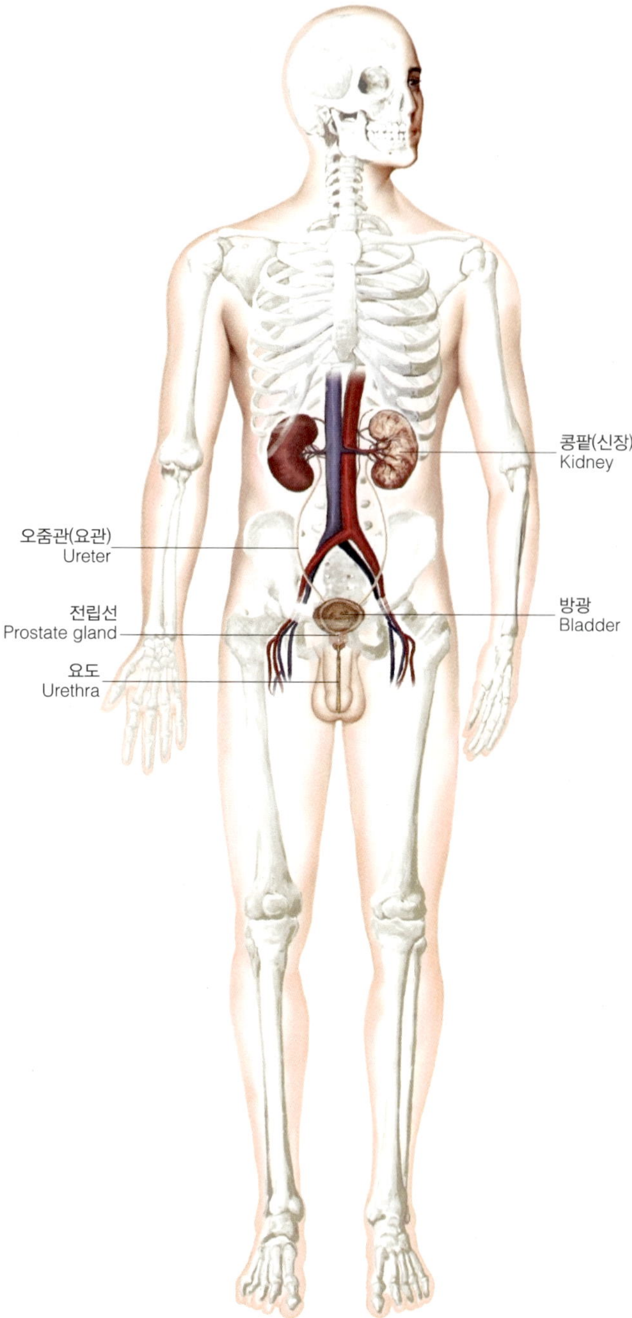

기관 및 구성요소	역할 및 기능
콩팥, 요관, 방광, 요도	질소와 같은 노폐물, 전해질 · 약물 · 독성물질, 과도한 수분 등을 제거하는 역할, 적당한 체액 균형을 유지하여 혈압을 조절, 적혈구 수를 조절하는 작용과 혈액의 산-염기 및 전해질 균형을 유지하는 작용을 도움
콩팥	소변의 농축과 생성, 내분비 샘으로도 작용
요관	콩팥에서 방광으로 소변 운송
방광	소변 저장소
요도	체외로 소변 배출 인도

10. 생식계통

기관 및 구성요소	역할 및 기능
난소 · 난자 · 나팔관 · 자궁 · 질 및 고환 · 정자 · 음경 등	종족 유지를 위하여 새로운 개체를 만드는 활동
난소	난모세포와 호르몬 생성
난자	여성의 생식세포, 정자와 수정하여 같은 종의 새로운 개체를 생산
나팔관	수정란을 자궁으로 이송
자궁	배아가 착상하며 태반이 부착되고 태아가 성장하는 기관
질	월경 때 피가 배출되고, 성교할 때 음경이 삽입되며 출산 시에는 아기가 나오는 통로
고환	정자와 호르몬 생성
정자	남성의 생식세포, 난자와 수정하여 같은 종의 새로운 개체를 생산
음경	소변과 정액 방출

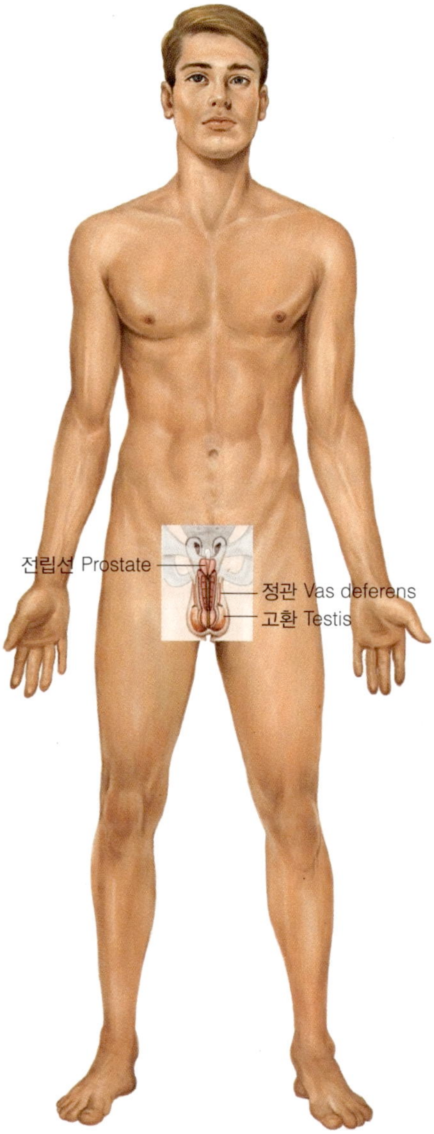

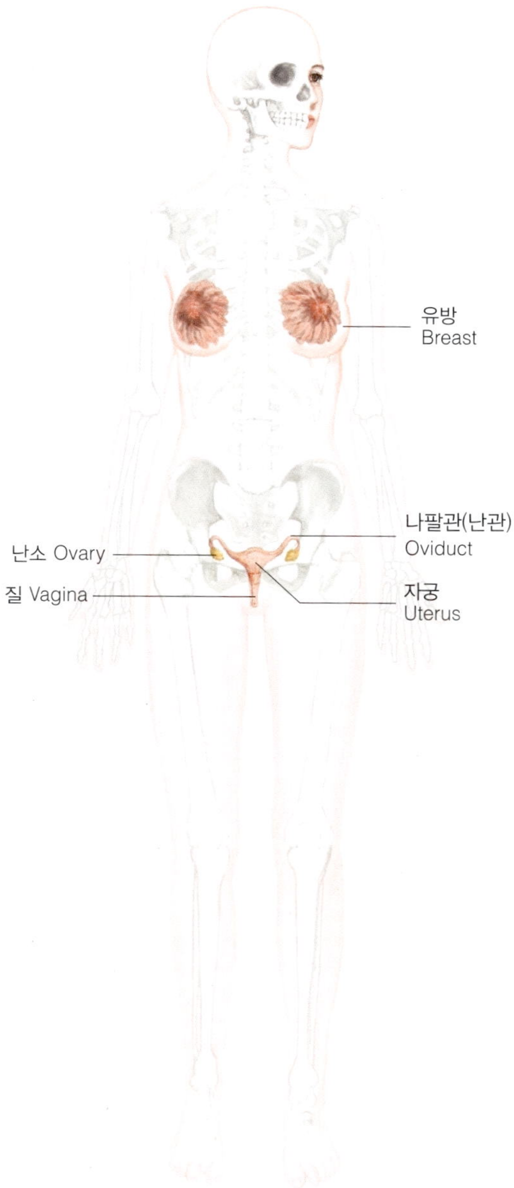

11. 내분비계통

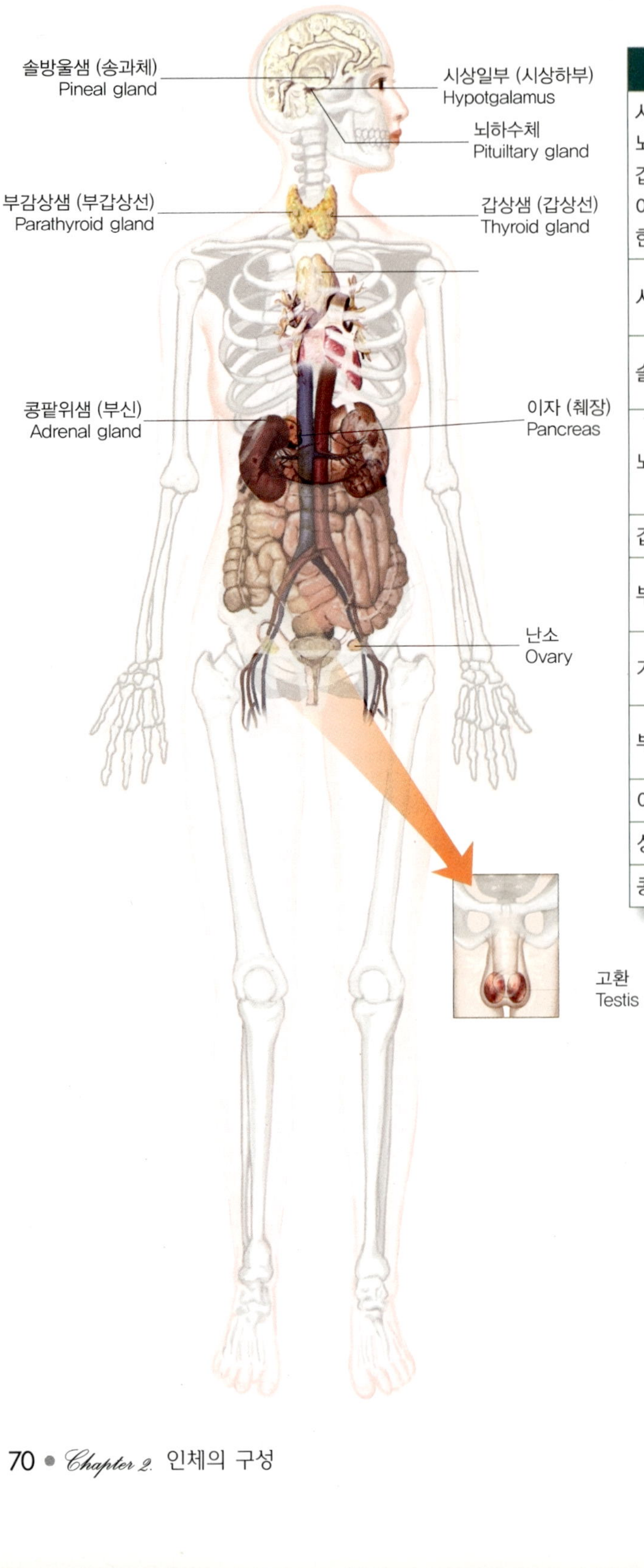

기관 및 구성요소	역할 및 기능
시상하부, 솔방울샘, 뇌하수체, 갑상샘, 부갑상샘, 가슴샘, 부신, 이자, 성샘, 콩팥, 다양한 호르몬	신경계통보다 천천히 작용하며 신체기관의 전반적인 조절을 담당, 탄수화물 · 지방 · 단백질 등의 대사과정 조절을 돕고 생식에 중요한 역할, 신체의 체액과 전해질 균형조절
시상하부	자율신경 및 체성신경 조절, 뇌하수체 기능 직접 조절
솔방울샘	멜라토닌을 생성 · 분비하여 수면, 생식과 바이오리듬 조절
뇌하수체	우리 몸에 중요한 여러 가지 호르몬을 분비하여 내분비계의 다른 기관들의 호르몬 분비 자극
갑상샘	신진대사 촉진 및 제어, 칼슘 조절
부갑상샘	호르몬을 분비하여 칼슘조절에 중요한 역할
가슴샘(흉선)	면역반응 일으키는 세포 성숙 조절, 림프 면역 기관
부신	신진대사, 심혈관계통, 호흡계통 활동 조절
이자	혈액의 혈당 수준 조절
성샘(생식샘)	생식기능 발현
콩팥	노폐물 배설, 체내 항상성 유지

핵심문제 Ccheck point Exercises

1. 모든 생물의 가장 기본적인 기능적 · 구조적 구성 단위는 무엇인가?

① 세포(cell) ② 조직(tissue)
③ 기관(organ) ④ 계통(system)

2. 진핵세포의 세포주기가 올바른 것은 무엇인가?

① S기(DNA 합성기) → G1기(제1휴지기) → G2기(제2휴지기)
② G2기(제2휴지기) → S기(DNA 합성기) → G1기(제1휴지기)
③ G1기(제1휴지기) → G2기(제2휴지기) → S기(DNA 합성기)
④ G1기(제1휴지기) → S기(DNA합성기) → G2기(제2휴지기)

3. 세포의 유사분열 시 가장 짧은 기간으로 방추사가 양극으로 이동하는 시기는?

① 전기 ② 중기
③ 후기 ④ 말기

4. 조직(tissue)의 4대 기본 분류 중 허파의 공기주머니는 어느 부분에 해당하는가?

① 상피조직 ② 결합조직
③ 근육조직 ④ 신경조직

5. 다음 중 체액균형과 감염에서 인체를 보호하는 역할을 하는 계통은?

① 근육계통
② 외피계통
③ 림프계통 및 면역계계통
④ 신경계통

6. 세포막을 이동하는 방법 중에서 수동이동과 연관이 없는 것은?

① 여과 ② 삼투압
③ 세포내 이입 ④ 확산

7. 인체의 기본조직에 해당하지 않는 것은?

① 뼈대조직 ② 신경조직
③ 상피조직 ④ 결합조직

8. 사람 몸에 이식하기 위하여 실험실에서 조직과 기관을 인공적으로 만드는 것은?

① 세포공학 ② 이식공학
③ 인간공학 ④ 조직공학

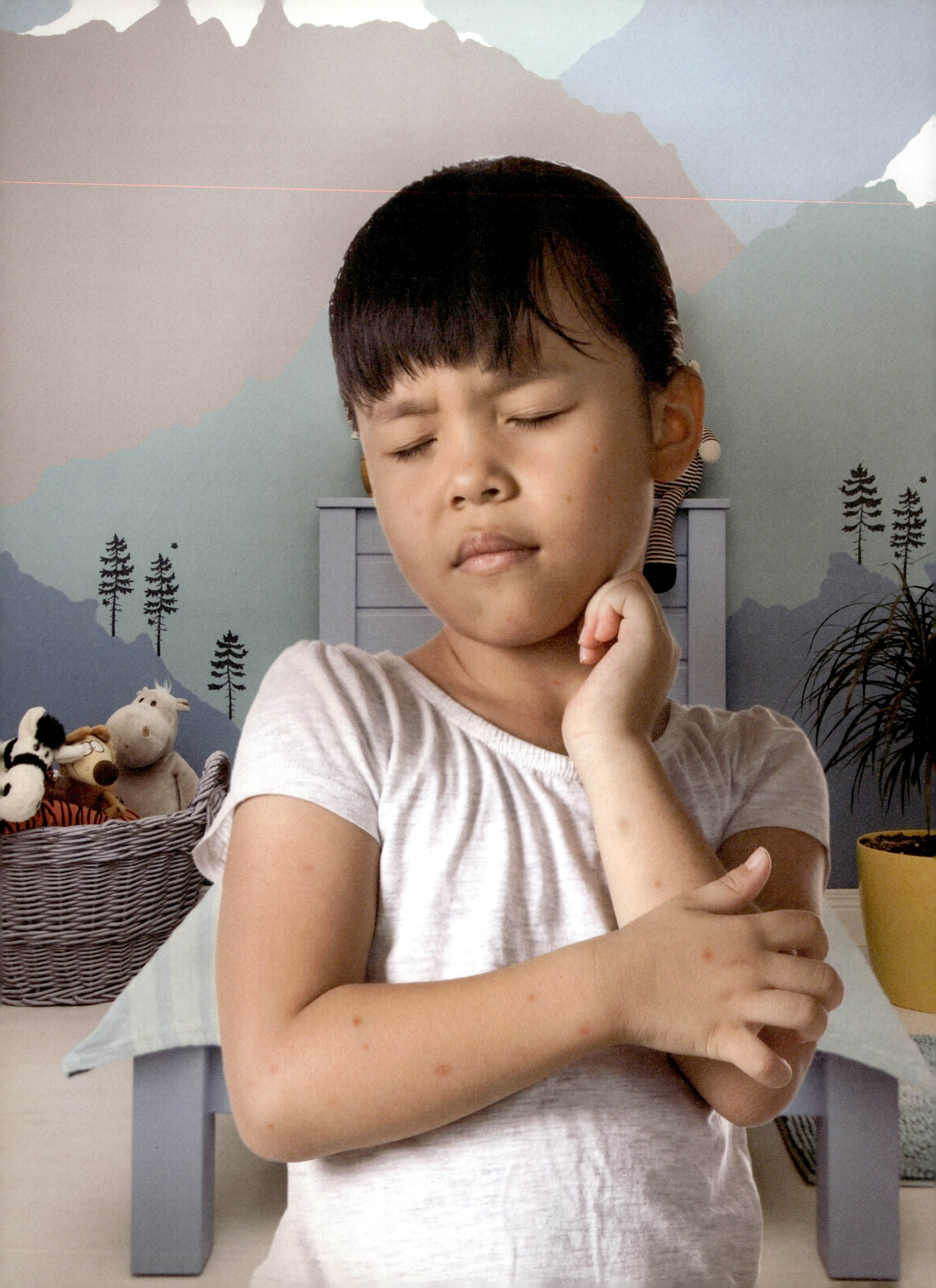

Chapter 3.

외피계통

Integumentary system

1. 외피계통의 구조
2. 외피계의 손상

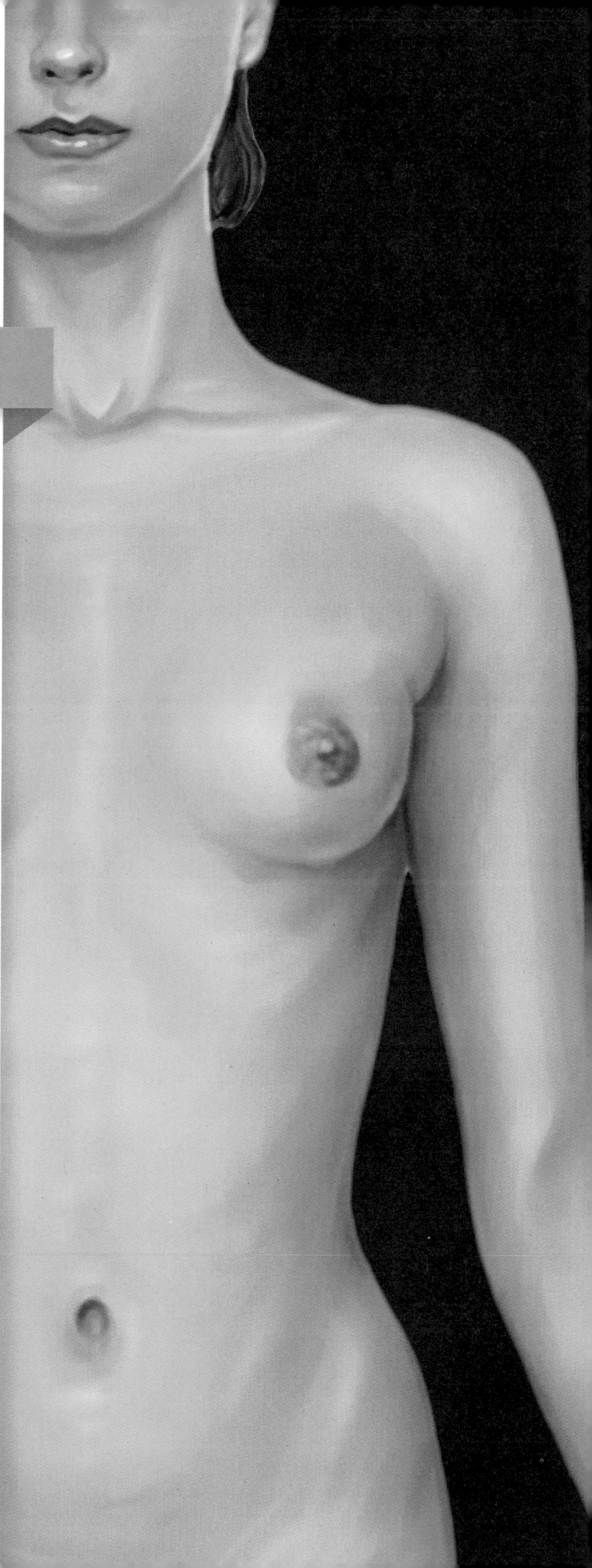

학습목표

외피계통의 구조와 기능을 설명할 수 있다.

외피계통 부속기관의 구조와 기능을 설명한다.

피부손상의 치유과정을 설명할 수 있다.

외피계통에서 발생하는 질환에 대한 특징을 설명한다.

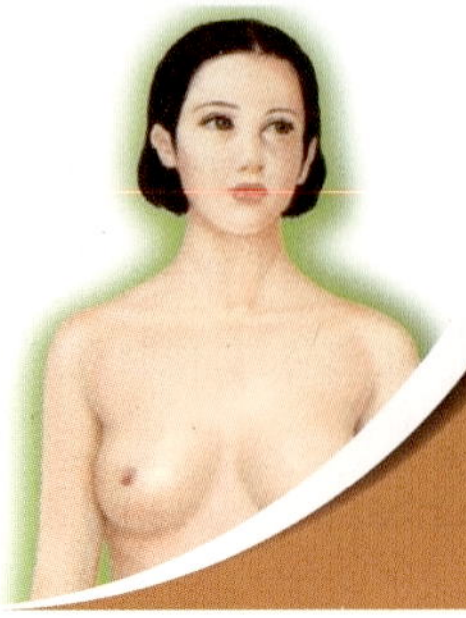

Chapter 3. 외피계통

Integumentary system

1. 외피계통의 구조 Structure of the Integumentary System

외피계통은 우리 몸의 표면을 덮고 있는 피부skin와 털hair, 손 · 발톱nail, 부속 분비샘 등을 총칭하는 것이지만 피부만을 지칭할 때도 일반적으로 사용되는 용어이다. 외피계통은 체중의 약 7~8%를 차지하며 인체의 계통 중에서 외부환경에 가장 많이 노출되어 있고 눈으로 직접 확인이 가능하기 때문에 피부의 색깔, 질감, 건조함, 흉터 등에 대한 주의깊은 관찰을 통해 우리의 일반적인 건강상태를 확인할 수 있는 계통이기도 하다.

외피계통은 다음과 같은 기능을 통해 다양하고 중요한 생명기능을 수행한다.

① **보호기능** : 외피계통은 신체를 보호하는 막으로서의 기능을 수행하고 다양한 미세 물질과 화학 물질로부터 몸을 보호하는 기능을 한다.

② **체온조절** : 외피계통에는 땀샘과 모세혈관이 풍부하게 분포하고 있어 체온조절에 기여한다.

③ **분비작용** : 땀샘을 통해 요소urea, 염분, 물 등을 배출하면서 배설기관으로서의 역할도 수행한다.

④ **비타민 D 생산** : 표피세포는 자외선을 이용하여 비타민 D를 합성한다.

⑤ **감각기능** : 외피계통은 신경말단 부위와 연결된 감각수용기를 가지고 있어서 촉각 · 통각 · 압각 · 온도감각을 감지하여 몸의 표면 상태에 대한 감각정보를 수용하는 기능을 한다.

1. 피부 Skin

인체에서 가장 큰 기관 organ 인 피부는 촉각, 압각, 통각, 냉각 및 온각 등의 수용기이며 두꺼운 상피조직으로 되어 있는 바깥층의 표피 epidermis 와 표피의 안쪽에 섬유성 결합조직으로 이루어진 진피 dermis, 그리고 진피 아래에 느슨한 그물모양의 결합조직과 풍부한 지방으로 이루어진 피부밑조직 subcutaneous tissue 으로 구성된다.

일반적으로 성인의 피부 무게는 평균 9kg이며 표면적은 약 1.6~1.9m^{2}이고 두께는 평균 1~4mm이지만 손 · 발바닥에서는 두껍고 음경이나 음낭 등에서는 얇다. 또한 성별, 연령, 외부환경 등에 따라 개인마다 다양하다. 그리고 피부색은 표피 바닥층의 색소 성분에 따라 황색, 백색, 흑색 등으로 나타나게 된다. 그림 3-1

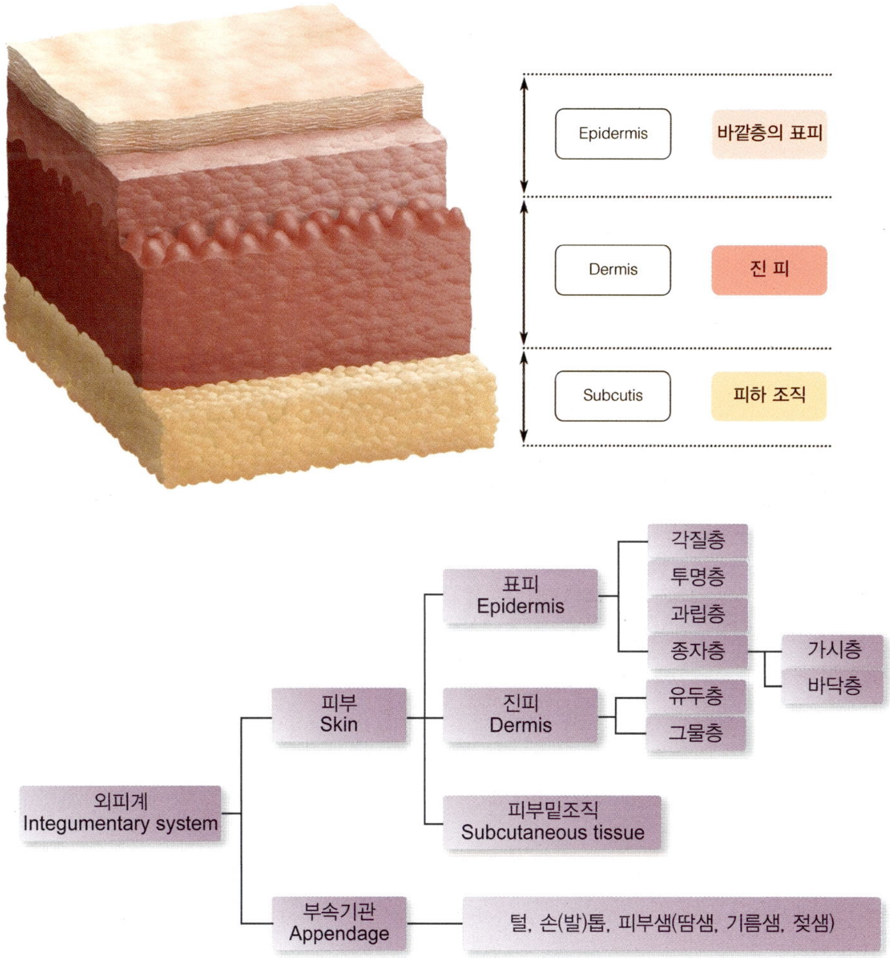

그림 3-1 외피계통의 분류

(1) 표피 Epidermis

표피는 외부에서 관찰 가능한 피부의 가장 바깥층으로서 각질세포keratinocyte, 멜라닌세포melanocyte, 촉각세포tactile epithelial cell, 수상돌기세포dendritic cell의 4개 세포로 구성된 중층편평상피세포로 이루어져 있다. 두께는 손과 발바닥은 0.8~1.4mm 정도이지만 다른 부위에서는 이보다 얇은 두께를 나타낸다. 표피는 위층에서부터 아래로 각질층stratum corneum, 투명층stratum lucidum, 과립층stratum granulosum, 가시층stratum spinosum, 바닥층stratum basale으로 구분된다.

표피에는 혈관blood vessel, 림프관lymphatics, 그리고 신경이 분포하지 않으며 가장 아래쪽에 있는 바닥층의 각질세포에서 분열된 새로운 세포들이 2~4주 간에 걸쳐 표면쪽으로 밀려 올라가면서 재생되어 표면에서 떨어져 나가는 죽은 각질세포를 대체하게 된다. 바닥층에서 생성된 피부는 표면으로 밀려 올라가면서 각질화keratinization가 이루어지게 되는데 가시층은 다각형의 각질세포가 8~10겹으로 밀집해 있는 층이고 3~5겹의 각질세포층으로 구성된 과립층은 각질화 과정이 시작되는 층이다. 그림 3-2

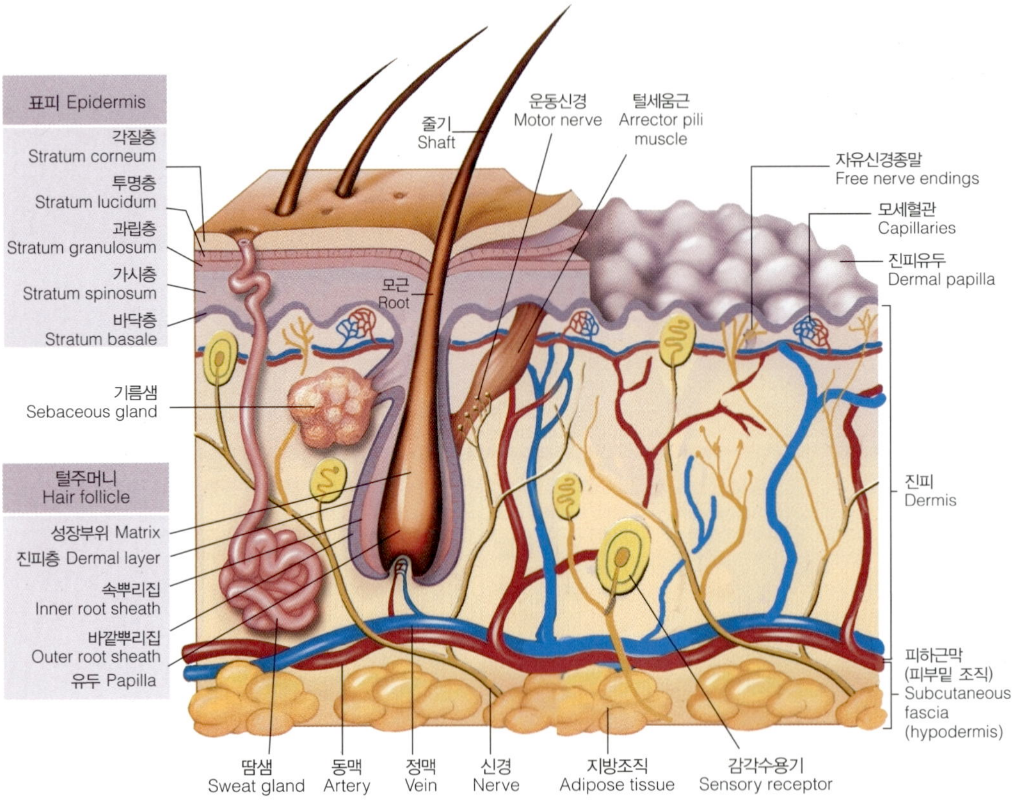

그림 3-2 외피계통의 분류

각질화 과정에서 각질세포가 케라틴 단백질로 채워지고 세포의 핵과 소기관이 해체되면서 세포는 죽어 가는데 완전히 각질화된 세포는 죽은 세포이기 때문에 사실상 각질층은 25~30겹의 죽은 각질세포로 이루어져 있다. 매일 5억 개의 세포가 죽는데 1년에 약 0.7kg에 이른다. 이런 지속적인 소멸과 재생은 피부가 손상을 받은 후에 빠르게 회복되는 데 중요한 역할을 한다.

투명층은 각질층 아래에 위치하고 있으며 2~3겹의 세포층 두께를 가진 얇고 투명한 광택이 나는 층으로 손바닥이나 발바닥과 같이 두꺼운 피부에서만 볼 수 있다.

멜라닌세포 melanocytes 는 표피 깊숙한 곳에 위치하여 피부색 결정에 가장 큰 영향을 주는 세포이다. 멜라닌세포는 멜라닌 melanin 을 생산하여 각질세포에 축적하는데 멜라닌은 황적색에서 갈색까지 다양한 색깔을 띤다. 멜라닌세포의 수는 인종에 관계없이 거의 비슷한데 이는 피부색이 멜라닌세포의 수가 아닌 멜라닌세포의 활성도나 멜라닌의 양과 분포양상에 따라 결정된다는 것을 의미한다. 멜라닌의 양은 유전에 의해 영향을 받으며 자외선의 노출 정도에도 관련성이 있는데 자외선 노출은 멜라닌의 색을 더 어둡게 하고 멜라닌세포에 의한 멜라닌의 생성량을 증가시킨다.

카로틴 carotene 은 피부가 노란색을 띠게 하는 피부 색소이며 카로틴이 함유된 음식을 많이 섭취하였을 때 피부 각질층과 피부밑 조직에 축적된다. 붉은 색 피부는 혈액의 붉은 색소인 헤모글로빈 hemoglobin 에 의한 것으로 입술과 같이 모세혈관이 표면 가까운 곳에 위치한 부위에서는 더 붉은 색을 나타내게 된다. 그림 3-3

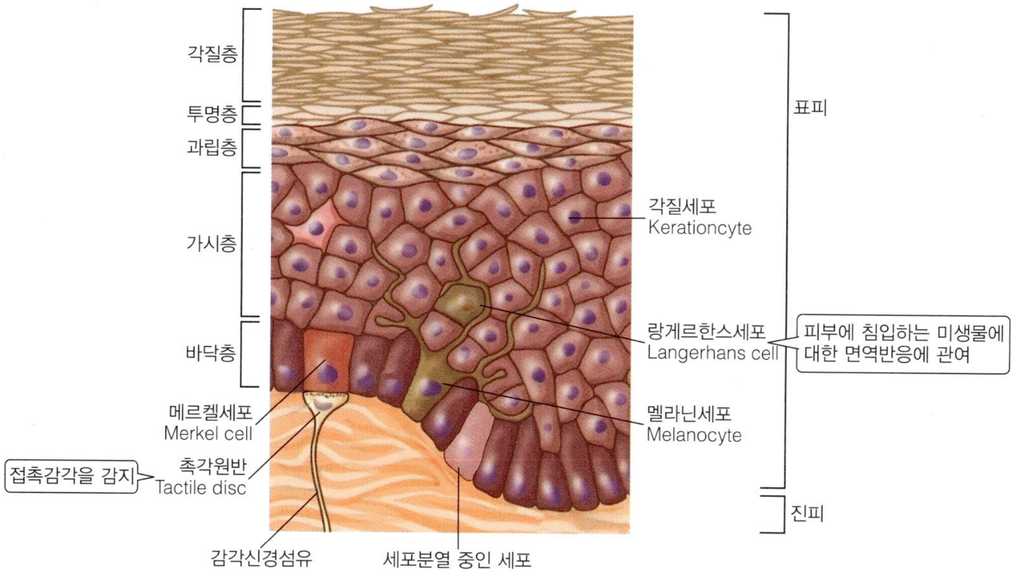

그림 3–3 표피층과 세포

you know

• **햇빛에 피부가 타는 이유**

피부의 색이나 톤에 관계없이 모든 피부는 태양광선의 노출에 반응하여 피부를 보호하기 위해 좀더 많은 멜라닌을 생성하여서 검게 타게 됨.

• **햇빛에 탄 피부가 다시 제 색깔로 돌아오는 이유**

자외선 노출에 의해 증가된 멜라닌 합성에 의해 검게 탄 피부는 자외선으로부터 차단이 되면 멜라닌을 함유한 각질세포가 떨어져 나가게 되므로 다시 원래의 피부색으로 돌아오게 됨.

• **주근깨** Freckle

멜라닌세포가 국소적으로 과도한 활성화가 이루어져서 멜라닌이 패치 형태로 피부에 축적된 반점

case study

피부색으로 알아보는 질병

• **백색증** Albinism

멜라닌 생성부족으로 피부, 털, 눈 또는 눈에만 색소가 없거나 부족한 유전장애로 털은 희고 피부는 창백해지며 눈의 홍채가 붉은색을 띰.

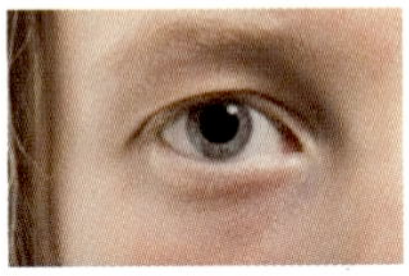

• **백반증** Vitiligo

자가면역반응에 의해 표피의 멜라닌세포가 소멸하여 피부에 불규칙하고 다양한 형태의 흰 반점이 나타나는 것

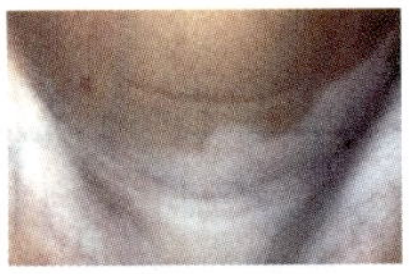

• **청색증** Cyanosis

혈류가 감소하면서 산소부족으로 인해 피부가 푸른빛을 나타냄.

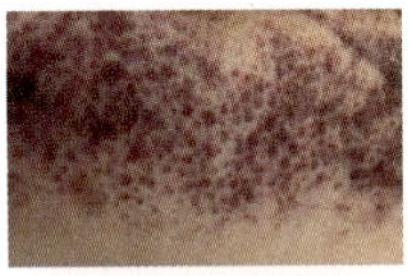

• **황달** Yellow jaundice

간에서 생긴 질병으로 인해 빌리루빈bilirubin이 밖으로 배출되지 않고 인체 안에서 누적되어 진한 노란색 빛깔을 띠게 되며 특히 눈에서 쉽게 확인됨.

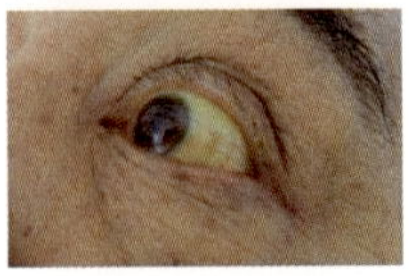

• **홍반** Erythema

운동, 더위, 감정변화 등의 이유로 진피의 혈관이 확장되어 혈류가 증가함에 따라 피부가 비정상적으로 붉은 색을 나타냄.

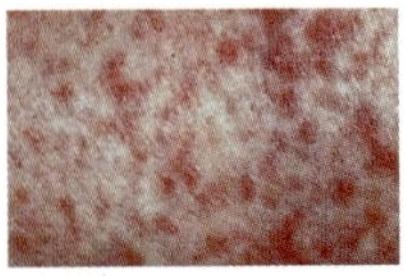

• **혈종** Hematoma

외상외부 타격, 혈우병, 영양부족, 대사이상 등에 의해 멍이 피부를 통해 관찰됨.

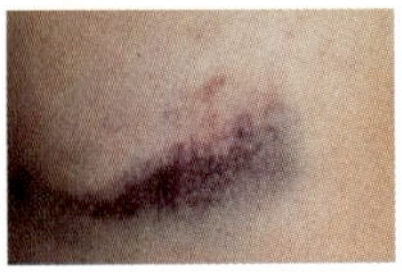

(2) 진피 Dermis

진피는 표피 아래에 있는 두께 0.3~3mm 정도의 두꺼운 층으로 강하고 탄력성이 있는 결합조직층으로서 진피의 세포는 고유결합조직에 있는 섬유모세포 fibroblast, 큰포식세포 macrophage, 비만세포 master cell, 백혈구 white blood cell 등의 세포로 구성된다.

또한 모세혈관 capilaries, 교원질 섬유와 탄력섬유 collageneous and elastic fiber, 불수의근 involuntary muscles, 신경종말 nerve ending, 림프혈관 lymph vessels, 모낭 hair follicles, 땀샘 sudoriferous gland, 기름샘 sebaceous gland 등이 존재한다. 진피는 경계가 명확하지 않지만 2개의 층으로 구분할 수 있는데 바깥쪽의 유두층 papillary layer과 안쪽의 그물층 망상층, reticular layer이다.

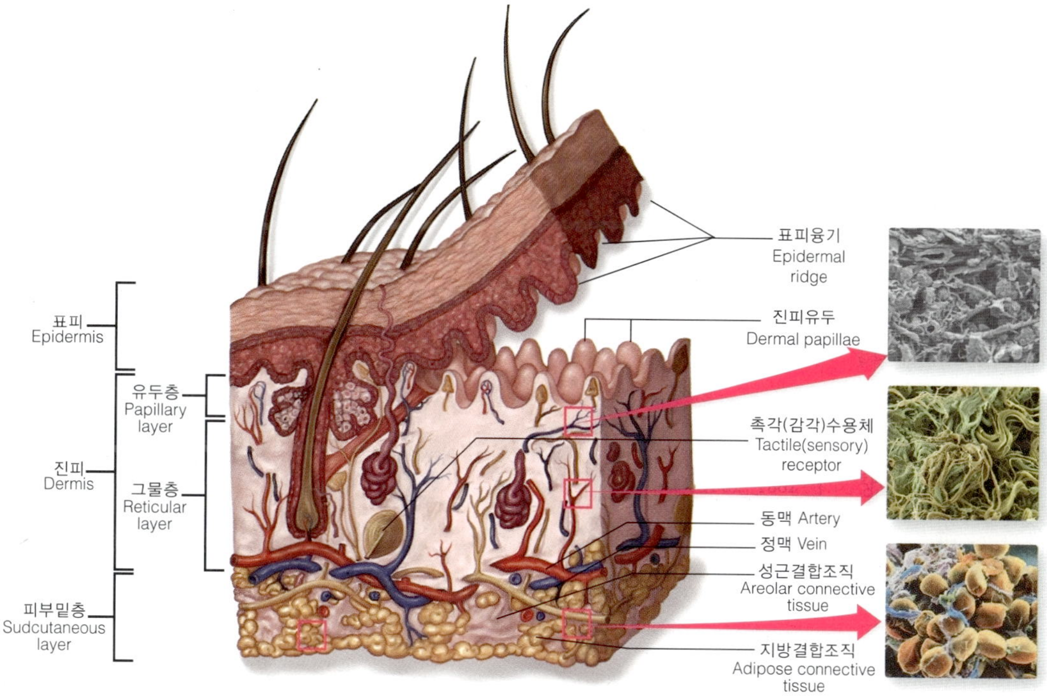

그림 3-4 진피의 구조

진피는 표피와 다르게 혈관과 신경섬유가 분포하고 있어 외부환경의 변화를 감지할 수 있고 교원질섬유와 탄력섬유는 몸을 움직일 때 피부에 탄력성을 제공한다. 이런 성질은 피부가 외부자극이나 인체가 움직일 때 손상받는 것을 방지해 주는 역할을 한다. 자극을 받은 피부는 자극이 제거되면 원래의 모양으로 되돌아오지만 노인이나 태양광선에 노출이 많은 사람들은 피부가 단단해지고 탄성이 줄어들게 된다. 그림 3-4 참조

유두층은 진피의 얕은 층으로 전체 진피의 약 20%를 차지하고 있으며 매우 얇은 아교섬유와 탄력섬유를 포함한 성근결합조직으로 이루어져 있다. 유두층에는 작은 유두가 돌출되어 있는데 진피에서 표피쪽으로 돌출한 부분을 진피유두dermal papilla라 하며, 진피쪽으로 돌출된 표피의 부분을 표피능선epidermal ridge이라고 한다.

진피유두에는 표피세포에 영양을 공급하는 모세혈관과 다양한 감각신경종말이 있어 표피 표면의 변화를 끊임없이 감지한다. 또한 진피가 표피에 부착되는 것을 도와주며 피부표면의 주름 형성에 관여한다. 특히 손 · 발바닥, 그리고 손 · 발가락의 굽힘면에서는 진피유두가 일정한 배열을 이루고 있어 특수한 무늬를 나타내는데 이를 지문fingerprint이라고 하며 일생 동안 변하지 않고 사람마다 독특한 문양을 나타내기 때문에 개인을 식별하는 데 사용된다.

그물층은 진피의 깊은 층으로 진피 두께의 약 80%를 차지하며 결합조직 섬유다발이 그물형태를 이루면서 인체 각 부위의 기능에 맞게 일정한 방향으로 배열되어 피부의 부위마다 각기 다른 방향의 주름을 형성한다. 이를 분할선line of cleavage, 랑거선 Langer's line, 긴장선 tension line이라고 한다. 외과적 수술 시에 이 선을 따라 절개를 하면 흉터를 최소화할 수 있기 때문에 이 선을 따라 피부를 절개한다.

진피의 혈관은 몸 전체 혈액의 5%를 차지하는데 진피뿐만 아니라 표피까지 영양소를 공급해 주며 온도조절에 관여한다. 내부 장기에서 더 많은 혈액과 열이 필요할 때 진피혈관을 수축하여 몸순환으로 혈액을 보내고 더운 날씨에는 반대로 몸으로부터 열을 방출하여 체온을 낮추는 기능을 한다.

you know

• 추울 때 얼굴이 창백해지고 더울 때 붉어지는 이유

피부에 있는 혈관들은 체온 조절에 중요한 역할을 하는데, 추운환경에 지속적으로 노출되어 체온이 떨어지면 내부 체온을 보존하기 위해 피부의 혈관수축vasoconstriction을 통하여 피부로 흐르는 혈액의 양을 줄이게 된다. 이 때문에 피부는 창백한 색을 띠게 된다. 반대로 체온이 상승할 경우 피부를 통해 혈액의 열을 발산하기 위해 피부의 혈관확장vasodilation이 일어나게 되고 이로 인해 피부는 붉은 빛을 띠게 된다.

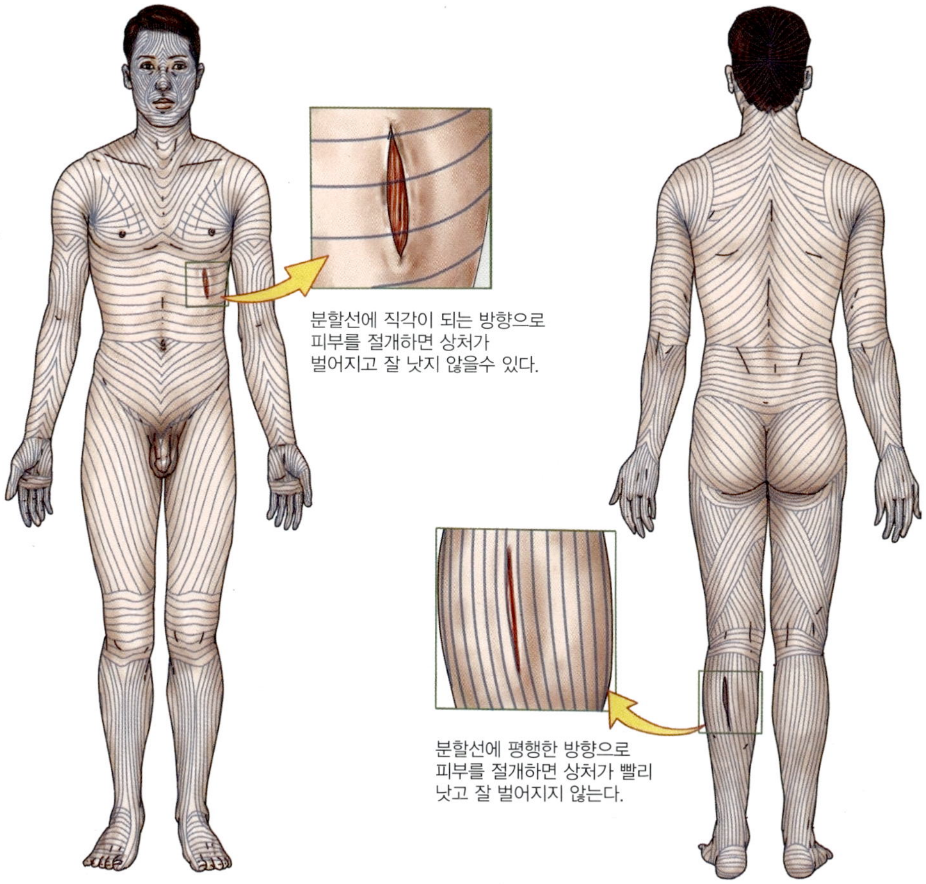

그림 3-5　인체의 분할선

(3) 피부밑조직 Hypodermis, Subcutaneous tissue

피부의 가장 깊은층에 위치하며 피부밑층 subcutaneous layer, 얕은 근막 superficial fascia 이라고도 부른다. 피부밑조직은 성긴결합조직과 지방결합조직으로 구성되어 있어 지방을 축적하고 피부를 피부 아래 구조물에 고정시키는 역할을 한다.

피부밑조직에는 피부에 분포하는 많은 혈관과 신경들이 주행하고 있으며 얼굴 표정을 짓는데 작용하는 얼굴과 목의 뼈대 근육들은 피부밑조직에 부착되어 있다.

특히 피부밑조직은 지방조직이 발달되어 있어 신체 깊은 곳에 위치한 조직을 보호하거나 체온조절을 위한 절연체 역할을 하며 에너지를 저장한다. 지방조직의 분포는 인체 부위와 성별, 연령 및 영양상태에 따라 다르나 배와 엉덩이 부위에서 잘 발달되어 있고 남성보다는 여성에게 더 발달되어 있다.

피부밑조직의 바깥쪽은 진피와 단단하게 결합하고 있으나 안쪽은 뼈막, 근막, 널힘줄 등과 느슨하게 결합되어 있어 피부에 가해지는 충격에 의한 손상을 방지한다.

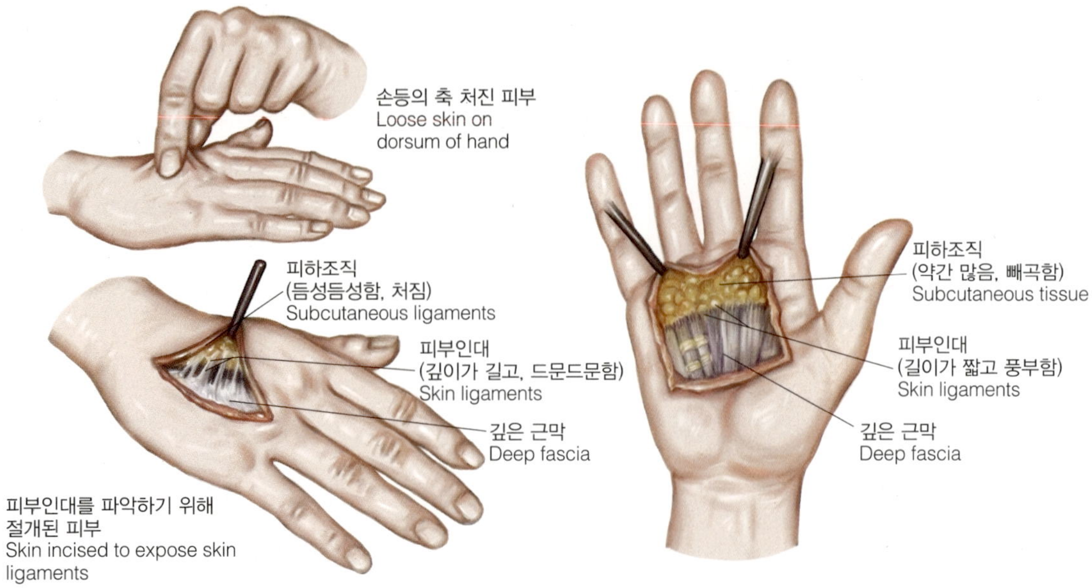

그림 3-6 피부밑조직에서의 피부인대

작은 섬유성 띠 fibrous band 인 피부인대 skin ligament, retinacula cutis 는 진피의 속면 deep surface 에서 피부밑조직을 통과하여 깊은 근막 deep fascia 에 부착하는데 이 인대의 길이와 치밀도 density 가 피부와 피부아래에 있는 구조물 사이에서의 가동성 mobility 을 결정한다. 손등처럼 피부인대가 길고 양이 적으면 피부의 가동성이 증가하는 반면에, 손바닥에서와 같이 인대의 길이가 짧고 풍부하면 깊은 근막과 피부가 견고하게 부착되기 때문에 가동성이 줄어들게 된다. 그림 3-6 참조

2. 외피계통의 부속기관

피부는 특수화된 많은 구조물들을 포함하고 있다. 대표적인 것으로 피부 자체의 세포가 각질 keratin 로 변하면서 단단해지게 되는데 이런 표피의 변형 기관을 각질기관 keratin organ 이라고 한다. 소나 양의 뿔, 어류나 파충류의 비늘이 이에 해당하며 인간에 있어서는 털과 손·발톱이 각질기관에 속한다.

(1) 손·발톱 Nails

손·발톱은 손·발등의 표피가 각질화된 각질판 horny plate 으로 손가락과 발가락의 먼쪽 끝을 보호하고, 뛰거나 발로 차거나 물건을 잡을 때 부상과 심한 일그러짐을 예방한다. 우리가 눈으로 볼 수 있는 부분은 손·발톱 몸통 조체, nail body 이며 피부 속에 묻혀 있는 부분을 손·발톱뿌리 조근, nail root, 이들을 받치고 있는 부분을 손·발톱바닥 조상, nail bed 이라고 한다. 그림 3-7 참조

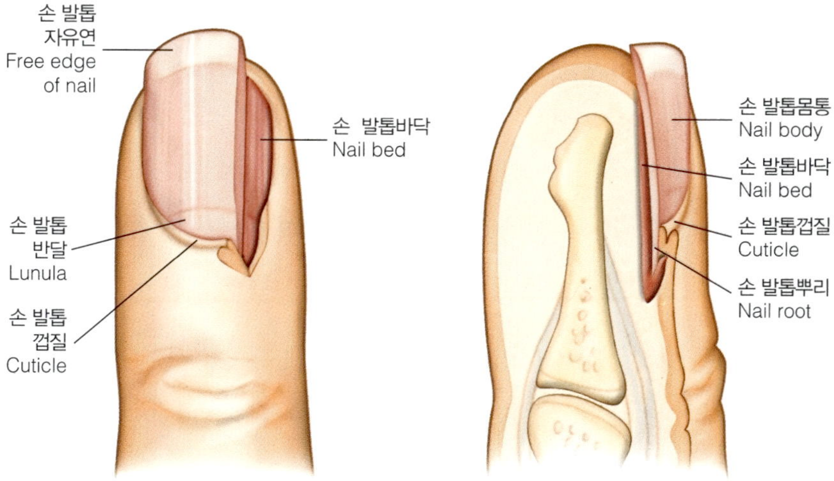

그림 3-7 손 · 발톱의 구조

손 · 발톱은 손 · 발톱뿌리에 위치한 특수한 상피세포에 의해 형성되는데, 이 세포들이 자라서 손 · 발톱바닥을 형성하고 실질적인 표피층 부위가 되면 각질층이 단백질로 채워지는 각질화가 일어난다. 이때 세포가 건조되고 수축shrink 되어 표면으로 밀려 올라가면서 세포 내부가 케라틴keratin 이란 단단한 단백질로 채워진다.

손 · 발톱은 정상적으로 매주 0.5~1mm 정도 자라며 손 · 발톱 아래 부위는 혈관에 의해 붉은빛을 띠지만, 손 · 발톱의 몸통과 뿌리의 경계부에 있는 반달 모양의 손 · 발톱반달lunula 은 피부 바닥층이 두껍고 혈관 분포도 적으며 바탕질이 덜 투명하여 흰색을 띤다. 손 · 발톱바닥은 표피의 종자층가시층, 바닥층과 진피로 되어 있는 부드러운 조직으로 특히 뿌리 부분의 아래층을 손 · 발톱바탕질조기질, nail matrix 이라고 하는데 손 · 발톱의 성장 및 재생을 주관한다. 따라서 손 · 발톱이 다양한 원인에 의해 손상을 받더라도 손 · 발톱바탕질이 정상적으로 작용한다면 재생이 가능하다.

손 · 발톱이 살과 맞닿는 바깥쪽 부분과 몸쪽 경계 부위에는 피부주름에 의해 감싸져 있는데 이를 손 · [발톱]주름nail fold 이라고 하며, 손 · 발톱 몸쪽의 손 · 발톱주름은 얇은 손 · 발톱껍질cuticle 또는 손 · [발톱]위 허물eponychium 로 손 · 발톱의 몸쪽 부분을 덮고 있다.

(2) 털 Hair

털은 머리털hair of head, 눈썹eyebrow, 속눈썹eyelash, 수염bread, 귀털hair of tragus, 코털hair of vestibule of nose, 겨드랑털axillary hair, 두덩털pubic hair 등으로 구분하는데 겨드랑털과 수염 및 두덩털은 사춘기 이후에 나오게 되므로 성모sexual hair 라고 한다. 발생 5주경

에 배아의 몸 전체가 가늘고 연한 솜털로 덮이는데 이를 배냇솜털 lanugo 이라고 하며 배냇솜털은 출생 후에 가늘고 색소가 없거나 옅은 색의 솜털 vellus 로 대체된다. 종말털 terminal hair 은 일반적으로 굵고 색소가 있으며 솜털보다 긴 것으로 머리카락, 눈썹 등이 해당한다. 사춘기에 겨드랑이와 음부에서 종말털이 솜털을 대체한다.

털 체모 은 입술과 손 · 발바닥, 귀두, 소음순, 젖꼭지 등을 제외한 대부분의 피부에 분포하며 피부에 전해지는 물체를 감지하는 역할, 체온 조절, 피부 보호, 눈 보호 속눈썹, 곤충과 먼지와 같은 큰 입자를 걸러주는 역할 코털 등의 기능을 한다.

털의 굵기, 모양과 색깔은 인종, 성별, 나이 등 개인에 따라 다르다. 털은 손톱과 같이 케라틴이라고 부르는 섬유성 단백질로 이루어진 유연성이 있는 구조이며 일반적으로 피부 밖으로 나와 눈에 보이는 부분을 털줄기 모간, shaft of hair, 피부 속에 박혀 있는 부분을 털뿌리 모근, root of hair 라고 하며 진피의 털주머니 follicle 까지 이어져 있다.

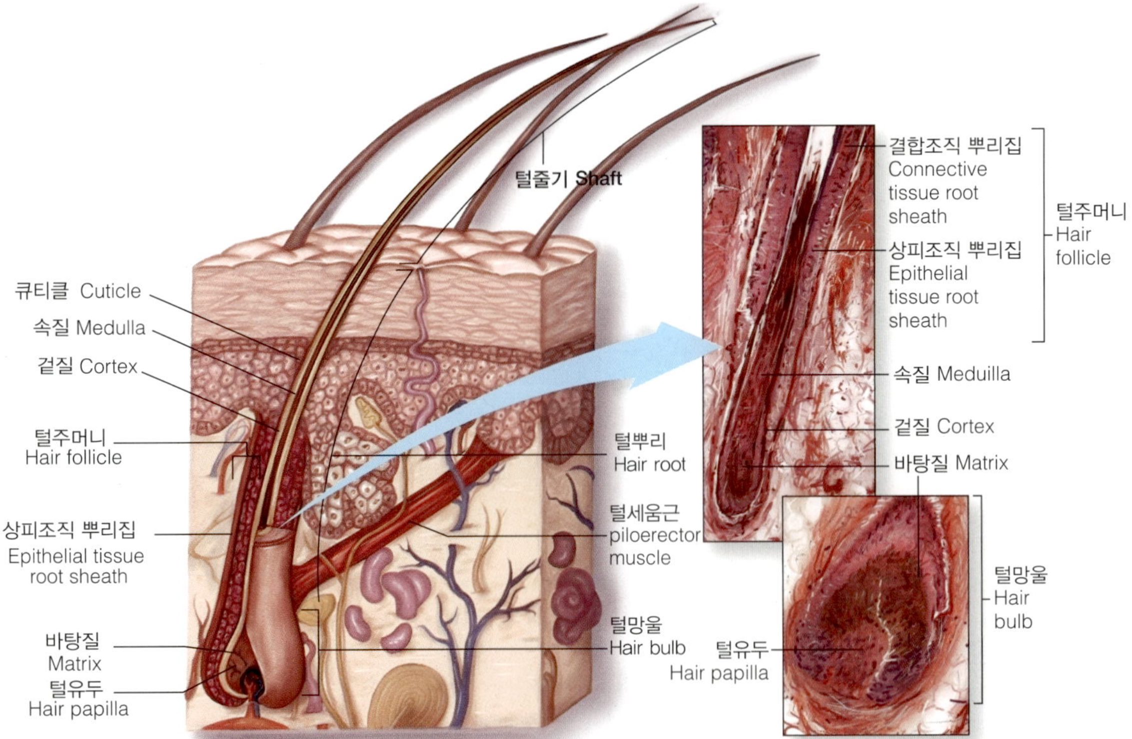

그림 3-8 털의 구조

털은 3층 구조로 되어 있는데 중심부를 이루는 가느다란 털속질 medulla of hair 과 이를 둘러싸고 있는 털겉질 cortex of hair, 그리고 겉질 바깥쪽에서 비늘처럼 배열된 털껍질 cuticle of hair 이 있다.

털뿌리 아래 끝에 팽대된 부분이 털망울모구 hair bulb, 털망울 아래 끝에 오목하게 들어간 부분은 털유두모유두 hair papilla이며 이곳에 모세혈관그물이 형성되어 털의 성장에 필요한 영양을 공급한다. 털유두 바로 위를 덮는 한 층의 표피세포가 털바탕질hair matrix을 형성하여 털의 성장을 주도하는데 털바탕질의 세포들이 활발한 분열을 통해 새로운 털을 만들어 피부 표면으로 밀어내게 된다.

털주머니hair follicle는 상피세포로 형성되며 표피가 진피 속으로 대롱관 모양으로 함입되어 형성된 것으로 털의 발생을 주관하며, 진피의 혈관을 통해 영양공급을 받는다.

털주머니의 경사된 쪽에는 지방을 분비하는 기름샘과 민무늬근육으로 된 털세움근입모근, arrector pili muscle이 있다.

이 근육은 진피의 유두층 사이에 걸쳐 있으며 이완된 상태에서 대부분의 털주머니가 피부 표면에 비스듬하게 놓이기 때문에 털이 납작해지고 추위나 공포에 대한 반응으로 근육이 수축하면 털이 똑바로 서게 되어 표면에 소름을 돋게 하고 기름샘을 압박하여 기름이 방출된다. 그림 3-8 참조

you know

• 면도를 하면 털이 굵어지는가?

털은 털주머니의 기저부에서 세포가 분열하면서 성장하는데, 새로운 세포가 지속적으로 만들어지고 오래된 세포는 표면으로 밀려 올라간다. 이렇게 올라간 세포는 혈관에서 멀어지면서 영양공급이 중단되어 각질화 과정을 거치게 된다. 따라서 면도나 이발은 털주머니 기저부에 영향을 미치지 못하기 때문에 이발을 자주하면 모발이 빨리 자라고 두꺼워진다는 속설은 잘못된 상식이다.

• 머리카락 색깔의 결정

피부색처럼 머리카락의 색도 우리 몸이 생산하는 멜라닌의 양과 형태에 따라 달라진다. 일반적으로 털망울에 있는 멜라닌세포가 털뿌리세포에 공급하는 멜라닌의 양이 많으면 머리카락의 색은 더 검은 색을 띠게 되며, 그 양에 따라 갈색이나 금발이나 백발 등 여러 색이 나타나게 된다. 노화가 진행됨에 따라 색소가 덜 생성되면 털의 색이 옅어지게 된다. 회색 머리카락은 털주머니의 멜라닌 생성이 감소한 결과이며 흰 머리카락은 멜라닌 생성이 완전히 멈추면서 나타나게 되고 빨간 머리카락은 철분이 포함되어 변형된 멜라닌 때문에 생긴다.

• 곱슬머리와 생머리

털줄기의 단면이 편평하고 리본 모양이면 곱슬머리, 타원 모양이면 웨이브 머리, 원형이면 생머리가 된다.

(3) 피부기름샘 Sebaceous gland

피부기름샘은 손바닥과 발바닥을 제외한 온몸에 분포되어 있으며 단순꽈리샘 simple alveolar gland 이다. 대부분의 기름샘은 털주머니와 연계되어 있고 털주머니의 윗부분으로 구멍이 열려 있어 이곳을 통하여 기름을 배출하지만 털이 없는 음경귀두 · 음핵 · 입술 같은 곳에서는 표피의 표면으로 바로 열린다.

기름샘은 피부 표면에 피부기름 피지, sebum 을 분비하여 피부와 털을 기름지게 하고 먼지를 모으며 털과 피부를 부드럽고 매끈하게 하여 털이 쉽게 부서지지 않도록 하며 표피가 손상되는 것을 방지한다. 피부기름의 생산은 안드로겐이나 테스토스테론과 같은 호르몬에 의해 영향을 받기 때문에 유아기 때보다 안드로겐의 생산이 증가하는 사춘기 때에 활발해지며 나이가 들수록 감소하게 된다. 그림 3-9

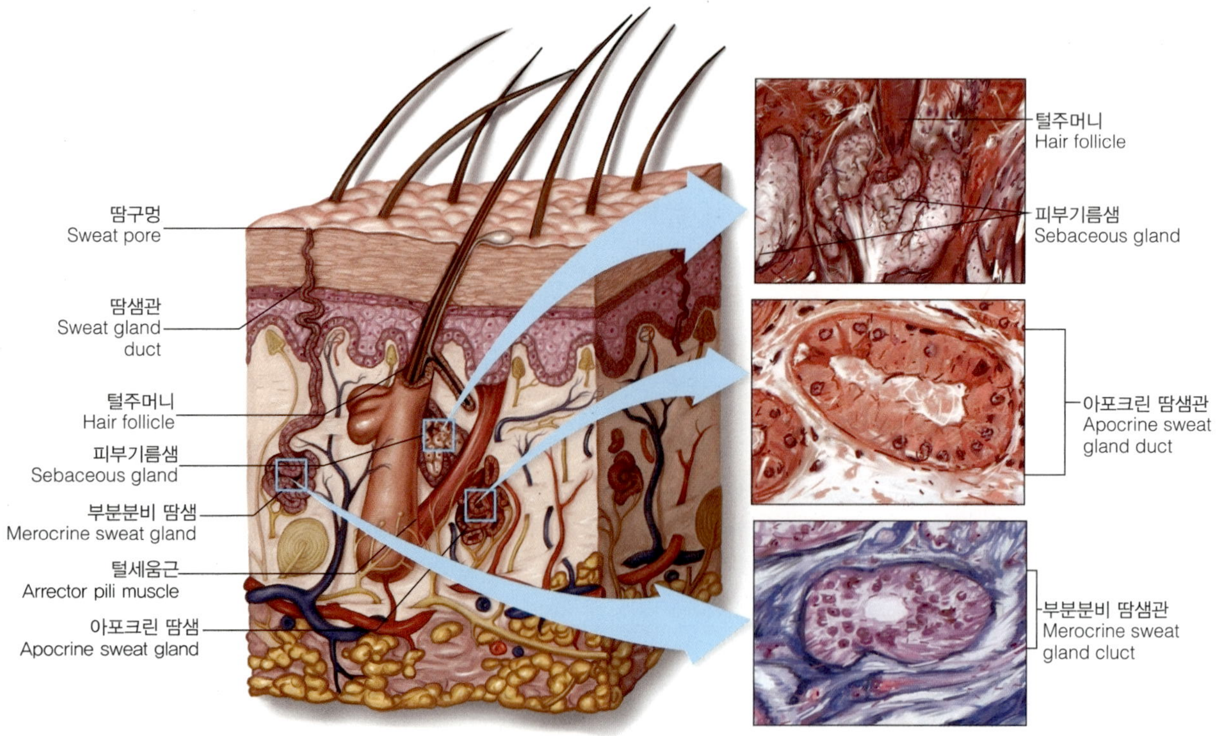

그림 3-9 피부 외분비샘의 구조

(4) 땀샘 Sweat gland

땀은 체온 상승을 방지해 주는데 오직 포유류에게만 땀샘이 존재한다. 사람은 약 250만 개 이상의 땀샘이 젖꼭지와 바깥생식기를 제외한 피부 전체에 걸쳐 분포해 있으며 스트레스와 열에 대한 반응으로 분비가 증가하는데 하루 평균 500mL의 땀을 배출한다.

땀샘은 손바닥, 발바닥, 이마, 윗입술 등 신체 전반에 걸쳐 퍼져 있으며, 실제로 땀을 생성하는 일반적인 샘분비땀샘 에크린샘, eccrine sweat gland 과 겨드랑이, 젖꽃판, 바깥귀길, 음부, 항문주위 등에 있는 부분분비땀샘 아포크린샘, apocrine sweat gland 으로 구분된다.

샘분비땀샘은 단순대롱샘 simple tubular gland 으로 코일 모양으로 꼬인 분비 부분은 진피 깊은 곳과 피부밑조직에 위치하고 있으며 피부 표면에 있는 땀구멍으로 이어진다. 땀은 땀샘의 분비세포를 지나가는 혈액의 여과액으로서 세포외 배출 exocytosis 에 의해 분출되고 99%의 물과 염분 및 대사물질 요소, 암모니아, 요산 로 이루어져 있으며 증발을 통해 체온 조절을 돕는 것이 주된 기능이다.

부분분비땀샘은 샘분비땀샘과 다르게 안드로겐의 영향을 받기 때문에 사춘기 이후에 성적 매력을 발산할 때 활성화되고 배출관이 털주머니와 연결되어 있으며 샘분비땀샘보다 크기가 커서 큰땀샘 대한선 largest sweat gland 이라고도 한다. 이곳의 분비물은 땀에 지방 성분과 단백질이 포함된 특수한 종류의 땀을 생산하며 가끔 우유색 또는 노란색을 띠기도 한다. 처음 분비될 때는 냄새가 없지만 피부 박테리아에 의해 분해되며 특유의 냄새를 함유하여 몸 냄새의 주 원인이 되기도 한다. 그림 3-9 참조

(5) 젖샘 Mammary gland

젖샘 유선 은 피부밑조직 내에 있는 변형된 부분분비땀샘으로 여성의 젖 유방 mamma 내에 있다. 남자의 젖샘은 평생 동안 기능을 하지 않고 흔적만 남아 있는데 여자의 경우에는 사춘기, 임신기, 수유기, 폐경기 등을 통해 시기적으로 큰 변화를 나타낸다.

젖은 연령이나 임신 등에 따라 크기와 모양이 다양하게 변하지만 일반적으로 2~6번째 갈비뼈 사이, 복장뼈 sternum 가장자리와 겨드랑이 중간에 위치하며 크기는 샘조직 glandula tissue 자체의 양이 아닌 샘조직을 싸고 있는 지방의 양에 의해 결정된다. 따라서 크기와 젖 분비량과의 관계는 거의 무관하다.

젖은 큰가슴근의 표면을 덮는 큰가슴근막 위에 얹혀 있는 반구형의 봉우리로 앞면 끝의 중심부에 짙은 색의 젖꼭지 유두 nipple 가 돌출해 있으며 이곳으로 12~15개의 젖샘관구멍 유공 opening of lactiferous duct 이 열려 있다. 젖꼭지 주위를 둘러싼 부분을 젖꽃판 유륜 areola of nipple 이라고 한다.

젖의 내부는 젖꼭지를 중심으로 부채꼴 모양을 한 15~20개의 젖샘엽 유선엽 lactiferous lobe 으로 되어 있고 각각의 젖샘엽으로부터 분비관인 젖샘관 유관 lactiferous duct 이 형성되고 젖꽃판 밑에서 젖이 고이는 젖샘관팽대 유관동 lactiferous sinus 를 형성한 후 젖샘관구멍으로 열리게 된다. 그림 3-10 참조

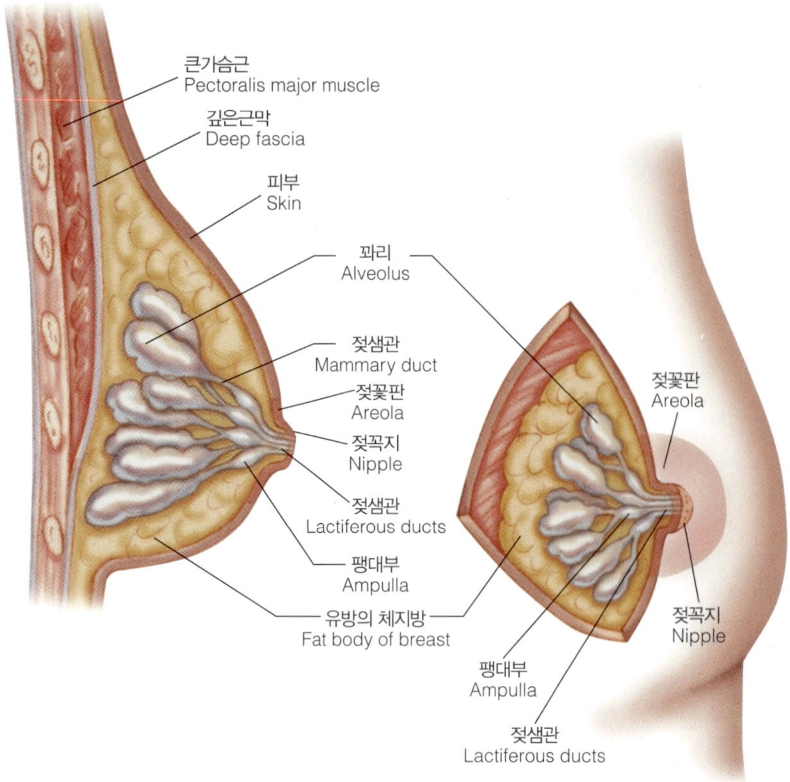

그림 3-10 젖샘의 구조

Check point

1. 표피를 바깥에서부터 안으로 층을 구분하면 각질층stratum corneum, 투명층stratum lucidum, 과립층stratum granulosum, 가시층stratum spinosum, 바닥층stratum basale으로 나누어진다.
2. 홍반 : 운동, 더위, 감정변화 등의 이유로 진피의 혈관이 확장되어 혈류가 증가함에 따라 피부가 비정상적으로 붉은 색을 나타나는 질환
3. 젖샘 : 피부밑조직 내에 있는 변형된 부분분비땀샘으로 여성의 유방 내에 있는 것

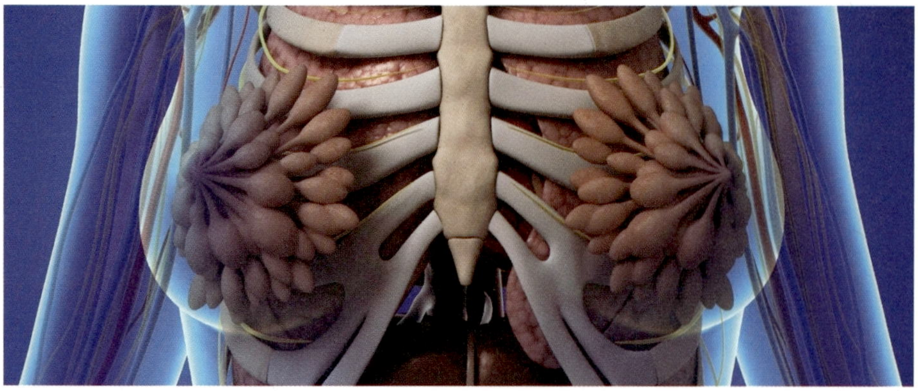

2. 외피계의 손상 Skin Disorders

1. 외피계 손상의 치유과정

손상된 조직은 재생 regeneration 또는 섬유화 fibrosis를 통해 복구된다. 재생은 손상된 세포를 똑같은 유형의 세포로 복구하는 것이고, 섬유화는 조직 손상의 정도가 심하여 재생이 불가능할 경우 흉터조직으로 상처를 메워 손상된 부분을 다시 결합하는 과정이다. 따라서 피부 손상의 치유과정에서 재생과 섬유화가 역할을 하게 된다. 피부의 치유과정의 속도와 회복정도는 손상부위의 넓이와 깊이 그리고 치유과정에서 발생하는 감염 등에 의해 영향을 받게 된다. 그림 3-11 참조

피부의 일반적인 상처 치유과정은 다음과 같다.

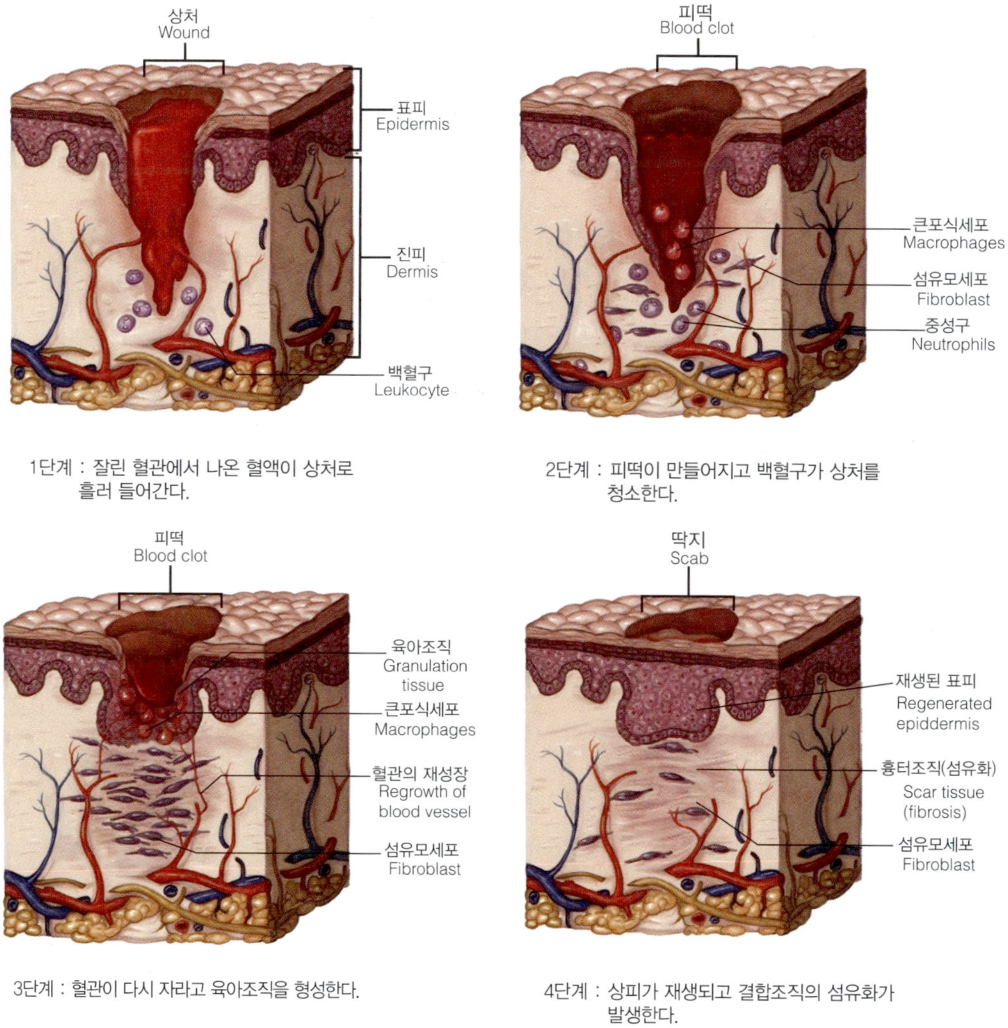

그림 3-11 피부상처의 치유 단계

1단계 : 피부에 상처가 발생하게 되면 손상된 혈관에서 상처부위로 혈액이 흘러 들어가게 되고 이때 혈액을 통해 상처부위로 응고단백질, 다량의 백혈구 및 항체가 운반된다.

2단계 : 상처난 부위에 피떡blood clot이 형성되어 외부로부터의 병원체 침입을 막는 장벽 역할을 하며 큰포식세포와 중성구는 세포의 파편들을 제거한다.

3단계 : 손상된 혈관이 재생되고 육아조직이 형성되며 큰포식세포가 응고된 피를 제거하기 시작한다. 또한 섬유모세포는 콜라겐 섬유를 만들어 낸다.

4단계 : 상처 가장자리 바닥층의 세포 분열에 의해 표피가 재생된다. 재생된 표피들은 상처의 위바깥쪽으로 이동하며 결합조직은 섬유화로 대체된다.

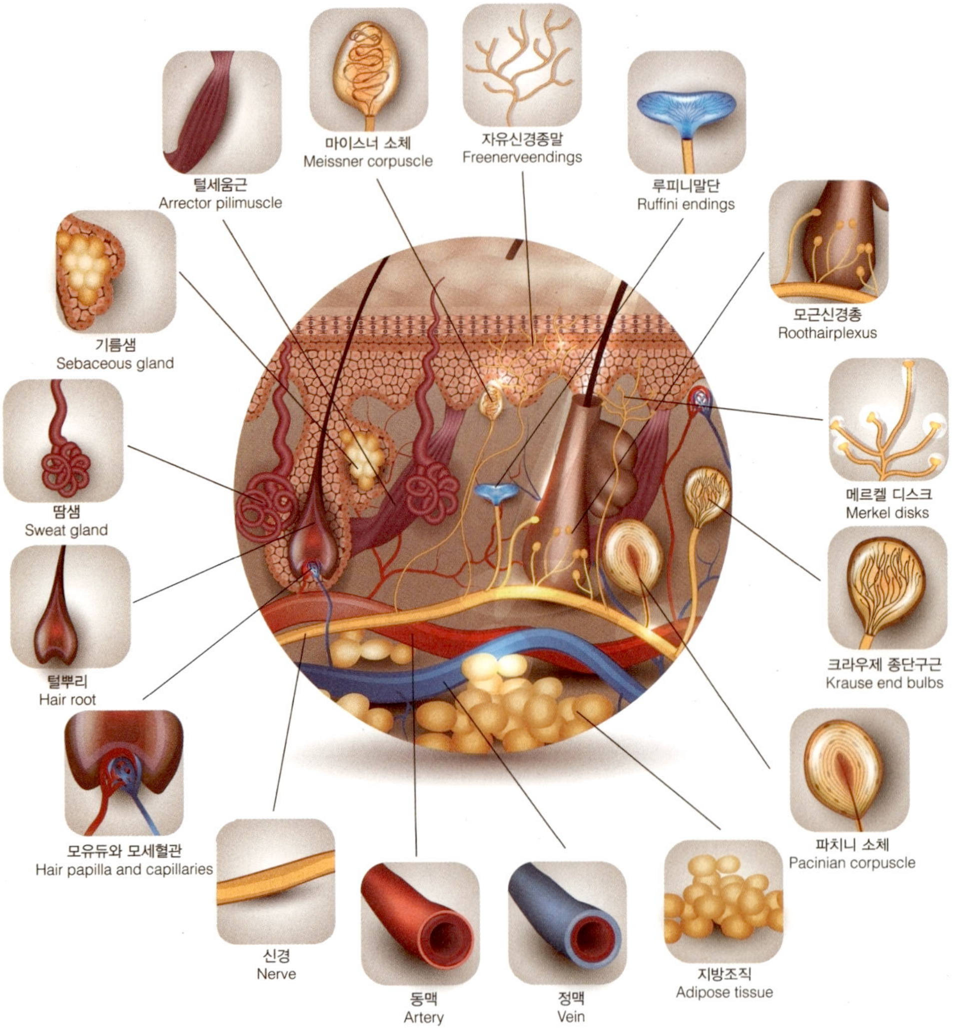

2. 외피계의 일반적 질환

피부질환은 피부에 발생한 부분적인 감염이나 손상 등이 병리학적으로 피부조직을 변화시킨 것을 의미한다.

표 3-1 외피계의 일반적 질환과 특징

질환	특징
대상포진 shingles	수두를 일으키는 수두대상포진바이러스에 의해 유발됨. 작열감을 동반한 수포물집가 패치처럼 형성되며 심한 통증을 동반하는데 통증은 수포가 나은 뒤에도 지속될 수 있음. 수두를 앓고 난 후 체내 신경계통에 남아 있는 바이러스가 재활성화되면서 유발될 수 있음. 대상포진바이러스 herpes zoster 의 zoster는 그리스어로 '벨트'라는 뜻
두드러기 hives	알레르기 반응에 의해 발생한 붉은 색의 피부 융기병변 및 발진과 심한 가려움을 동반함.
무좀 athlete's foot	일반적인 진균감염으로 습한 발가락 사이나 손가락에 잘 생기며 가려움증, 발적, 피부탈락을 유발함. 족부백선 tina pedis 이라고도 불리며 완선 jock itch 은 서혜부에 생긴 진균감염을 의미함.
발진건선 psoriasis	만성 · 염증성 피부질환으로 피부가 건조해지며 발적과 딱딱한 발진이 원형의 비늘처럼 형성되며 두피, 팔꿈치, 무릎에서 호발함.
비듬 dandruff	머리의 표피가 떨어져 나가서 머리카락 사이로 흰색 또는 회색의 각질이 형성된 것
소양증 pruritus	감염이나 화학물질, 세정액, 진드기 등 다양한 자극 물질에 노출되었을 때 발생하는 피부 가려움증
수포 blister	표피 아래 또는 표피 내에 액체가 채워진 얇은 주머니가 화상이나 지나친 마찰에 의해 발생하는 것
습진 eczema	비전염성 피부염증으로 가려움증을 동반한 붉은 수포가 특징으로 피부 각질이나 딱지를 동반할 수 있으며 비늘처럼 벗겨지기도 함.
여드름 acne	기름샘에서 피부기름의 과도한 분비로 인해 피부기름관이 막힌 것으로 박테리아에 감염됨으로써 커지게 됨.
욕창 bed sores	피부의 혈액순환장애로 뼈돌출부위에 압력이 가해져 발생하는 것으로 장기 침상환자에게서 호발함.
종기 boil	표피, 털주머니, 분비샘에 발생한 급성염증
찰과상 abrasion	피부의 기계적인 손상이나 수술을 위해 이루어진 절개 부위에 호발함.
피부염 dermatitis	식물이나 화학물질 같은 다양한 자극에 의해 발생한 피부 염증으로 홍반 erythema , 구진 papule , 소포, 딱지를 동반함.
포진 cold sore	제1형 단순포진바이러스에 의해 생긴 조그만 수포로 입술이나 구강의 점막에 잘 생기며 열성수포 fever blister 라고도 함
켈로이드 keloid	피부의 상처치유 과정에서 콜라켄 형성에 의해 과성장한 반흔조직

3. 화상 Burn

화상은 일반적으로 열에 의해 발생하지만 방사선, 유해화학물질, 햇볕, 감전 등에 의한 경우도 있다. 화상은 손상을 받은 조직의 깊이에 따라 1~3도 화상으로 분류하지만 피부 전체의 층과 그 밑에 있는 근육, 힘줄, 신경, 뼈조직까지 손상받은 것을 4도 화상으로 분류하기도 한다. 그림 3-12, 표 3-1 참조

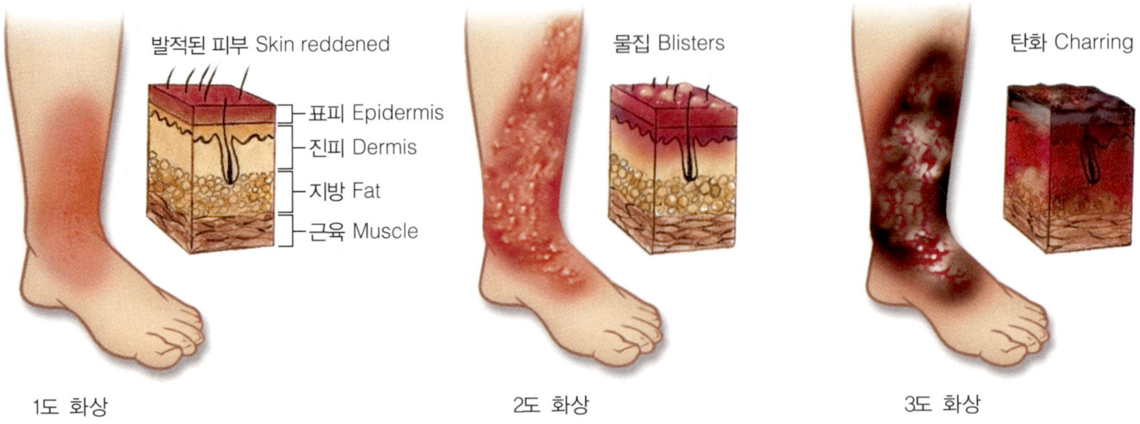

그림 3-12 화상의 분류

표 3-2 화상의 분류에 따른 특징

구분	특징
1도 화상 (얕은 부분층 화상)	• 표피에 국한된 손상 • 발적 redness, 통증 동반 • 물집 blistering 없음. • 3~5일 정도에 회복되며 흉터 발생 없음. 예 가벼운 햇볕 화상
2도 화상 (깊은 부분층 화상)	• 표피 전체와 진피에 손상 • 통증, 발적, 물집(손상 깊이에 비례) 동반 • 물집을 터트리지 않도록 주의해야 함(감염 위험). • 2~4주 정도에 걸쳐 회복되며 흉터 발생 있음. 예 심한 햇볕 화상, 뜨거운 물, 화학물질에 의한 화상
3도 화상 (전체층 화상)	• 표피, 진피, 피부밑조직 모두 손상 • 감각수용체 파괴(통증 없음) • 피부전체 손실로 인한 탈수 발생 • 감염의 위험성 높음. • 피부재생에 한계가 있어 피부이식 고려 예 부식성 화학물질, 불, 매우 뜨거운 물에 장시간 노출

case study

화상 평가의 9법칙Rule of nines

화상의 경중을 판단하기 위해 임상적으로 [9의 법칙(rule of nines)]을 이용하여 화상 입은 신체의 체표면적(total body surface area, TBSA)을 계산한다. 이것은 주요 신체 부위가 몸 전체 표면적에서 각각 9% 가량을 차지한다는 법칙으로 성인을 기준으로 다음과 같이 구분하여 계산한다.

① 머리와 목 : 체표면의 9%, 팔 하나(앞 : 4.5, 뒤 : 4.5) : 9%

② 몸통 앞부분 : 18%, 몸통 뒤부분 : 18%

③ 다리 하나 (앞 : 9, 뒤:9)=18%

④ 샅 : 1%

이러한 분류는 나이에 따라 다소 차이가 있는데 소아에서는 머리와 목 부분이 19%를 차지하는 것으로 계산한다.

⑤ 9법칙을 적용한 화상 평가의 예 : 몸의 25%를 넘는 2도 화상

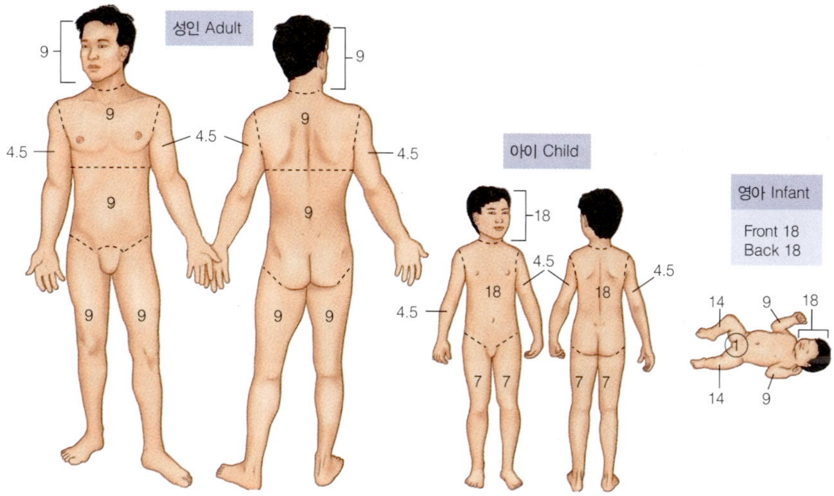

4. 피부암 Skin cancer

피부암은 다양한 연령대에서 발생할 수 있는데 머리와 목에 흔히 발생하며 햇볕에 자주 노출되는 부위에서 발생할 확률이 높다. 평소에 있던 점이 커졌는지 점이 많아지거나 새로운 피부 병변이 나타났는지 등 피부 변화에 대한 정기적인 관찰과 검진이 필요하다. 피부암의 주요 세 가지 유형은 기저세포암종basal cell carcinoma, 편평세포암종squamaous cell carcinoma, 악성흑색종malignant melanoma 등이다. 표 3-3 참조

표 3-3 피부암의 유형과 특징

유형	모양	특징
기저세포암	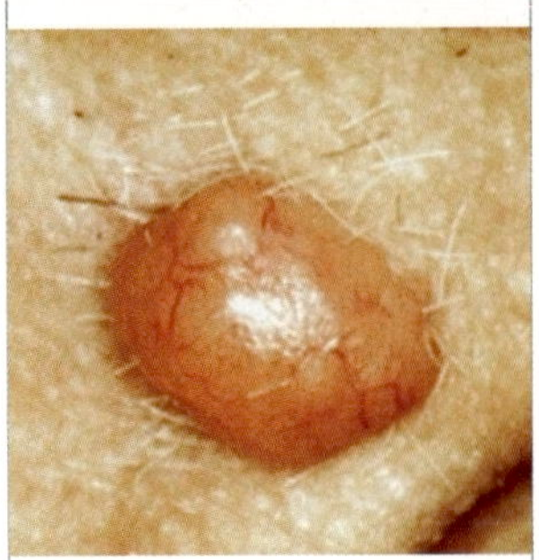	• 피부암 중 가장 흔한 유형으로 전이가 되지 않고 국소적이어서 위험성이 적음. • 기저세포에서 시작되며 초기에는 피부 위로 작게 솟아난 형태를 띠지만 솟아난 부분이 커지면서 가운데 부분이 움푹하게 꺼지게 됨. • 주로 얼굴 부위에 나타나며 수술적 처치로 병변 제거 가능함.
편평세포암	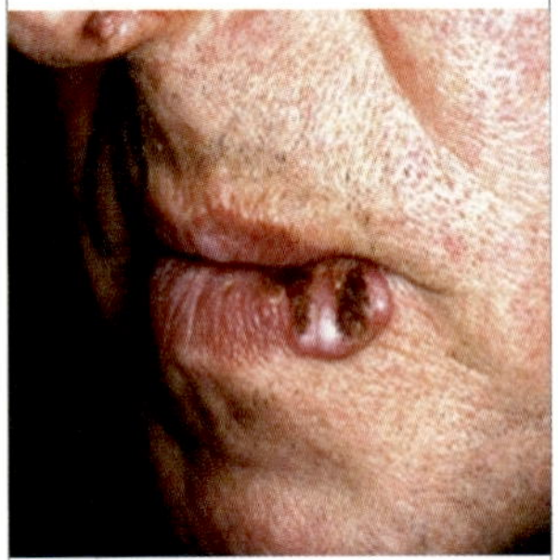	• 가시층의 각질형성세포에서 발생하며 두피, 귀, 아랫입술, 손 등에 병변이 주로 나타남. • 초기에 볼록하고 붉은색을 띠며 비늘모양을 나타내고 후기에 오목한 궤양을 형성함. • 몸의 다른 부위로 전이가 될 수 있으며 초기 발견 시 수술적 처치로 병변 제거 가능함.
악성흑색종	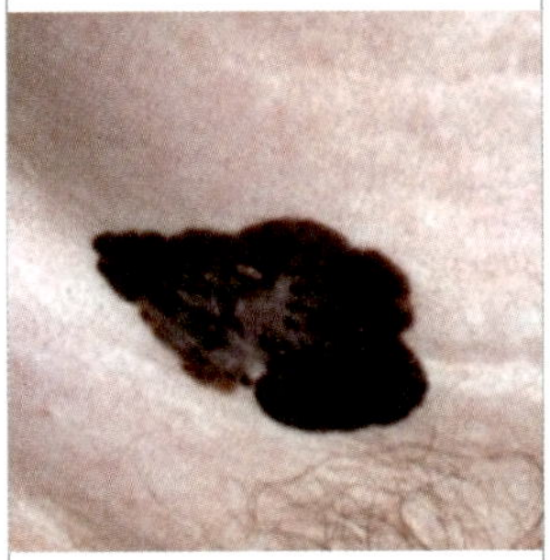	• 전이 속도가 빠르기 때문에 피부암 중 가장 위험성이 높음. • 주로 기존의 점에 있는 멜라닌세포에서 발생하며 심한 햇볕 화상의 병력이 있는 경우에 발생 위험이 높음. • 점의 크기, 색, 가장자리의 형태, 대칭성이 변하는 것이 특징 • 초기 발견 시 수술적 처치로 생존율을 높일 수 있으며 병변이 진행된 경우에는 화학요법, 인터페론 요법, 방사선 요법으로 치료

case study

악성종양을 구분하는 'ABCDE 관찰법'

악성흑색종을 일반 점이나 양성종양과 구분하기 어렵지만 'ABCDE 관찰법'을 이용하여 관찰함으로써 악성종양을 사전에 의심해 볼 수 있다.

유형	모양		특징	
A(asymmetry) 비대칭성	좌우대칭	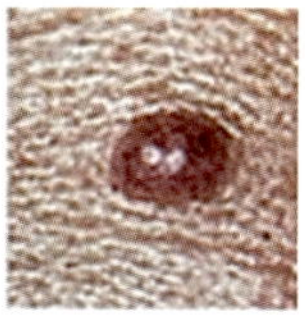	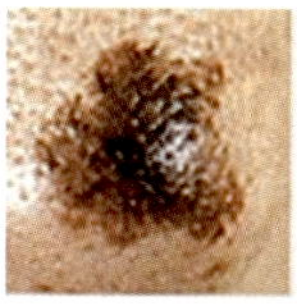	좌우 비대칭
B(border) 경계	가장자리의 경계가 명확한 형태	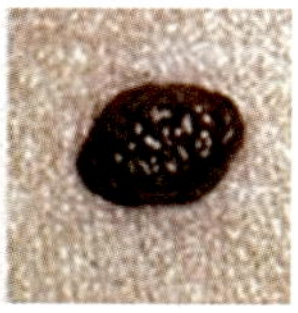	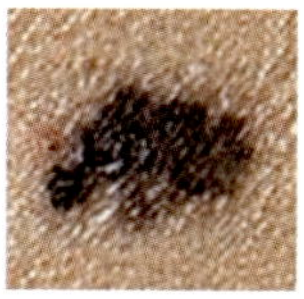	가장자리의 경계가 불규칙적인 형태
C(color) 색깔	한 가지 일정한 색	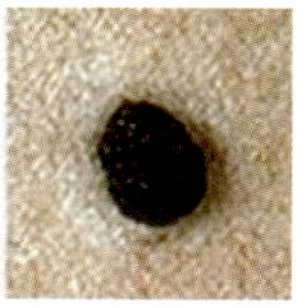	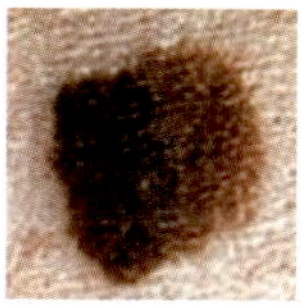	다양한 색과 음영
D(diameter) 직경	직경 0.6cm 이하	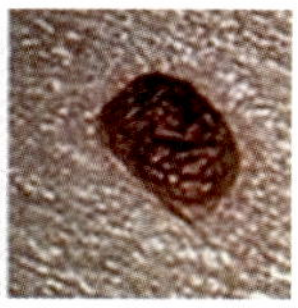	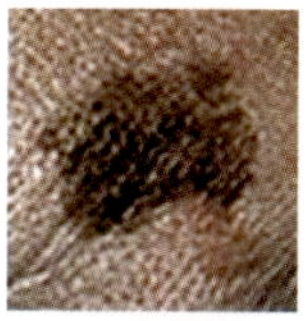	직경 0.6cm 이상
E(evolving) 변화	변화 없음	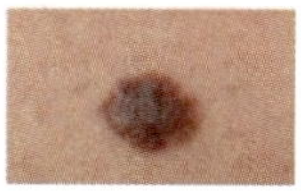	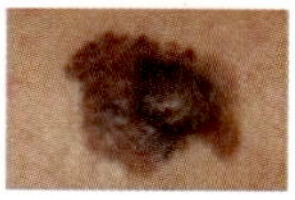	크기, 모양, 색깔의 변화

Check point

1. 섬유화 : 조직 손상의 정도가 심하여 재생이 불가능할 경우에 흉터 조직으로 상처를 메워 손상된 부분을 다시 결합하는 과정
2. 대상포진 : 작열감을 동반한 수포가 패치처럼 형성되며 심한 통증을 동반하는데 통증이 수포가 나은 뒤에도 지속될 수 있는 질환
3. 피부암의 세 가지 유형
   기저세포암종basal cell carcinoma, 편평세포암종squamaous cell carcinoma, 악성흑색종malignant melanoma

핵심문제 Ccheck point Exercises

1. 외피계통의 다섯 가지 주요한 기능을 쓰시오.

① ______________________
② ______________________
③ ______________________
④ ______________________
⑤ ______________________

2. 피부를 구성하는 세 가지 층을 쓰시오.

① ______________________
② ______________________
③ ______________________

3. 표피의 층(layer) 중에서 각질화가 시작되는 층은?

① 각질층
② 투명층
③ 과립층
④ 가시층
⑤ 바닥층

4. 표피의 층(layer) 중에서 두꺼운 피부에서만 볼 수 있는 층은?

① 각질층
② 투명층
③ 과립층
④ 가시층
⑤ 바닥층

5. 빌리루빈이 밖으로 배출되지 못하고 인체 안에서 누적된 것으로 진한 노란색 피부 증상이 나타나는 것은?

① 주근깨
② 여드름
③ 수포
④ 황달
⑤ 켈로이드

6. 표피 세포 중 접촉 감각을 수용하는 기능을 하는 세포는?

① 촉각세포
② 멜라닌세포
③ 각질세포
④ 수상돌기세포

7. 표피, 진피, 피부밑조직까지 모두 손상을 입은 화상은?

① 1도 화상
② 2도 화상
③ 3도 화상
④ 4도 화상

8. 장기 침상환자에서 피부 혈액 순환장애로 뼈의 돌출부가 있는 부위에서 호발하는 것은?

① 종기
② 욕창
③ 포진
④ 대상포진
⑤ 피부염

9. 피부에서 나타나는 악성종양의 특징이 아닌 것은?

① 좌우 비대칭
② 가장자리의 경계가 불규칙함
③ 직경 0.6cm 이하의 크기
④ 크기, 모양, 색깔의 변화
⑤ 다양한 색과 음영

10. 피부 상처의 치유과정 중 혈관재생이 이루어지고 육아조직이 형성되는 단계는?

① 1 단계
② 2 단계
③ 3 단계
④ 4 단계

11. 머리카락과 손 · 발톱의 표피를 채우는 섬유성 단백질은?

① 케라틴
② 카로틴
③ 헤모글로빈
④ 멜라닌

12. 바깥귀길, 겨드랑이, 음부 등에 분포하며 지방 성분과 단백질이 포함된 특수한 종류의 땀을 생산하는 샘은?

① 피부기름샘
② 샘분비땀샘
③ 에크린샘
④ 부분분비땀샘

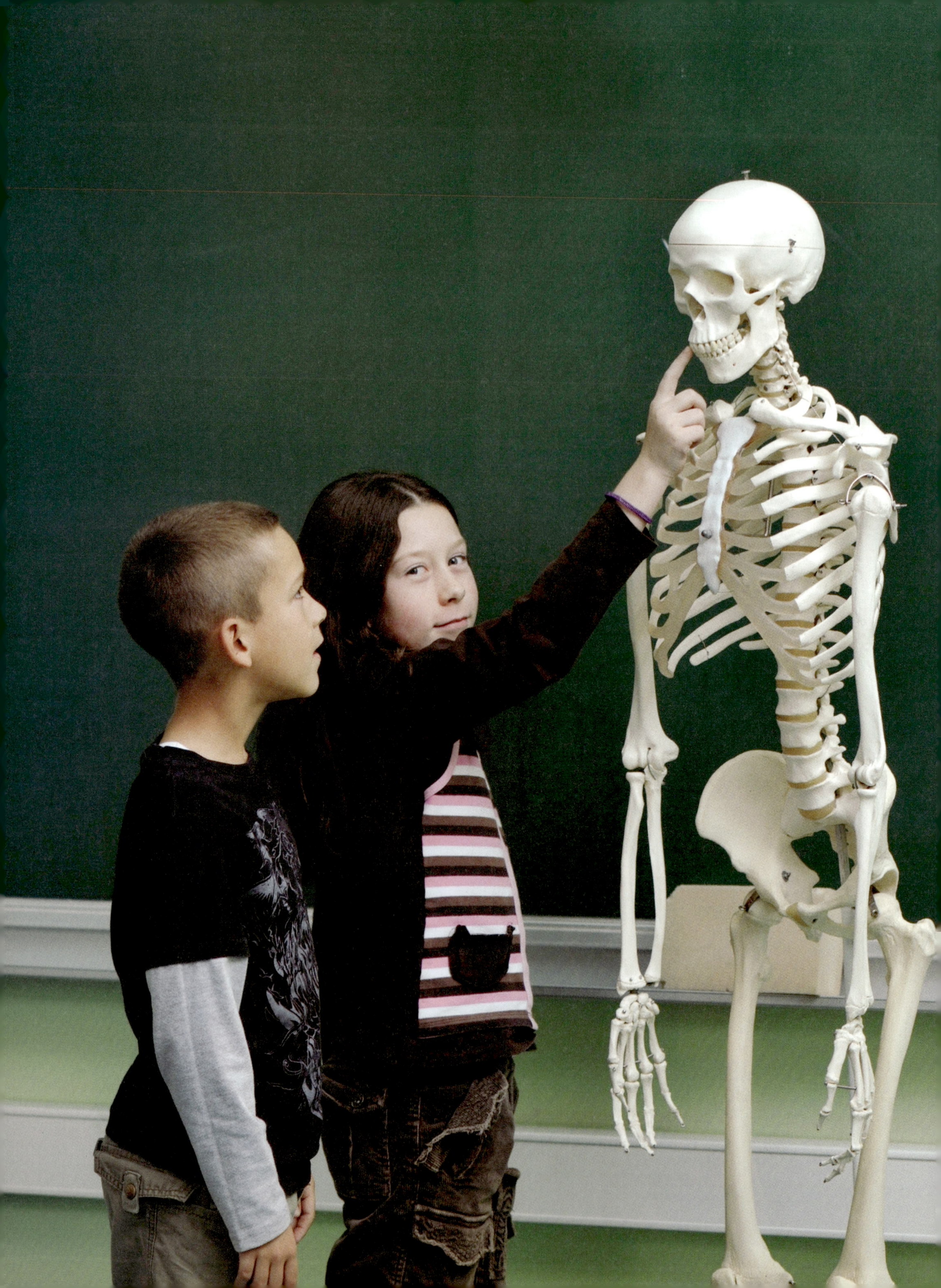

Chapter 4.

뼈대계통

Skeletal system

1. 뼈의 구성
2. 사람의 뼈
3. 관절

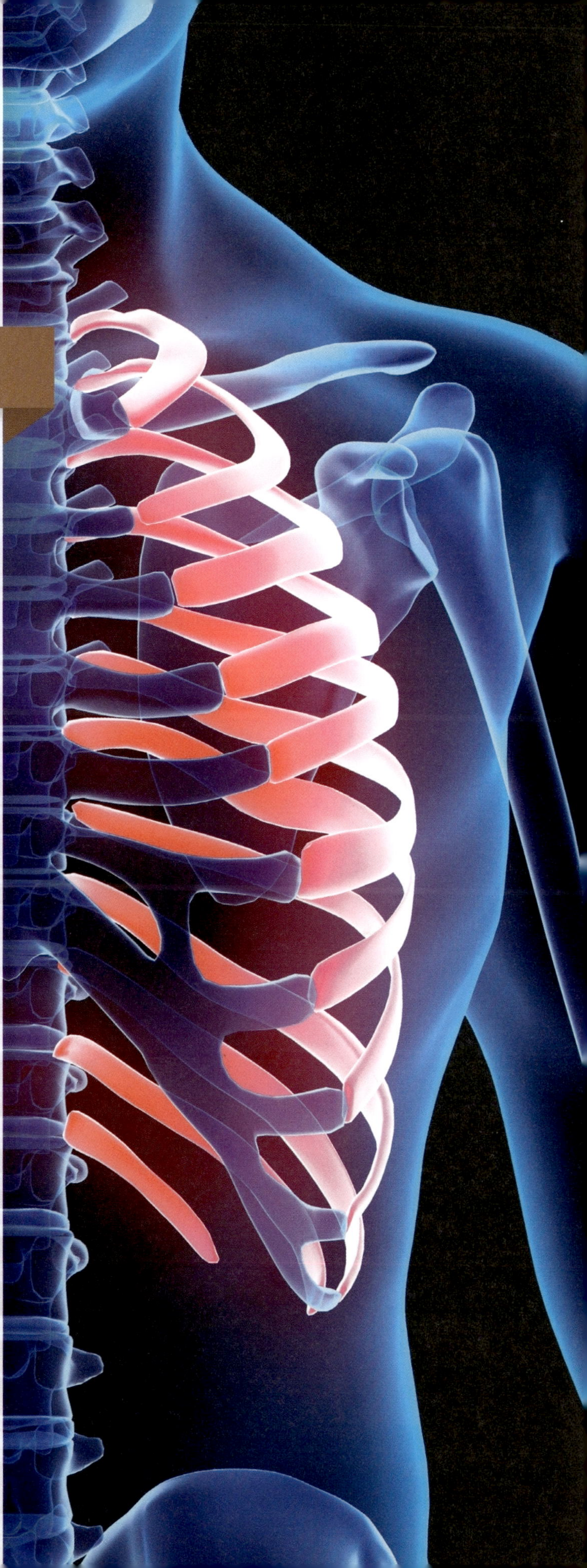

습목표

뼈대계통의 용어와 기능을 설명할 수 있다.

몸통뼈대와 팔다리뼈대를 구분할 수 있다.

몸통과 팔다리뼈대의 구조와 뼈의 표지점을 확인할 수 있다.

관절의 중요한 세 가지 구조적 분류와 각 종류에 대해 설명할 수 있다.

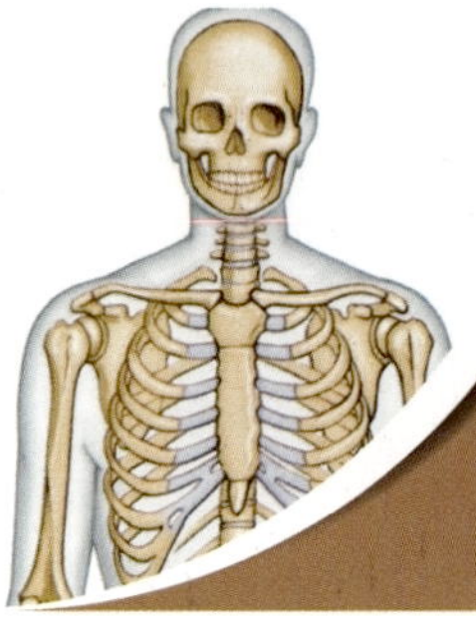

Chapter 4. 뼈대계통
Skeletal system

1. 뼈의 구성 Composition of Bones

1. 뼈대계통 Skeletal system

뼈대계통은 몸의 다른 모든 계통을 위해 기초적인 형태가 되며 강하게 지지하고 움직임을 가능하게 한다. 또 기관을 보호하며, 혈액세포혈구, blood cell를 만들고 전해질과 산-염기균형acid-base balance 유지, 미네랄 저장, 운동이 일어날 때 지지대의 역할 등을 돕는다.

뼈는 기본적으로 골격근skeletal muscles에 의해 움직이게 된다. 뼈대계통 구조의 변화에 대해 이해하기 위해서는 세포와 조직 단위부터 시작할 필요가 있으나 먼저 우리 몸의 뼈에 대해 알아야 한다.

2. 뼈대계통의 구조 Structure of Skeletal system

인체의 뼈는 크게 몸통뼈대축성골격, axial skeleton와 팔다리뼈대사지골격, appendicular skeleton로 나누어진다. 몸통뼈대는 머리 · 목 · 몸통을 이루는 뼈로 구성되어 있으며 팔다리뼈대는 팔, 다리, 그리고 팔과 다리를 몸통과 연결해 주는 이음뼈연결대, girdle로 구성되어 있다.

3. 뼈의 분류

(1) 긴뼈 장골, Long bone

뼈의 너비보다 길이가 더 길고 뭉뚝한 끝을 가지고 있다면 긴뼈로 간주된다. 팔, 다리, 손가락과 발가락의 뼈는 긴뼈이다. 손가락뼈 지골, phalange 중 가장 먼쪽의 뼈는 길다고 할 수 없으나 너비보다 길이가 길고 뭉뚝한 끝을 가지고 있기 때문에 긴뼈로 분류된다. 이 장의 뒷부분에서 긴뼈의 구조 및 발달과 변화에 대해 다루었다.

(2) 짧은뼈 단골, Short bone

짧은뼈는 너비보다 길이가 길지 않고 입방형에 가까우며 손목과 발의 뼈 중 몸쪽 뼈가 짧은뼈로 분류된다.

(3) 납작뼈 편평골, Flat bone

납작뼈는 납작하게 물건의 형태를 뜨는 점토의 얇은 판같이 생겼다. 머리뼈 두개골, cranial bone, 갈비뼈 늑골, ribs, 복장뼈 흉골, sternum는 모두 납작뼈이다.

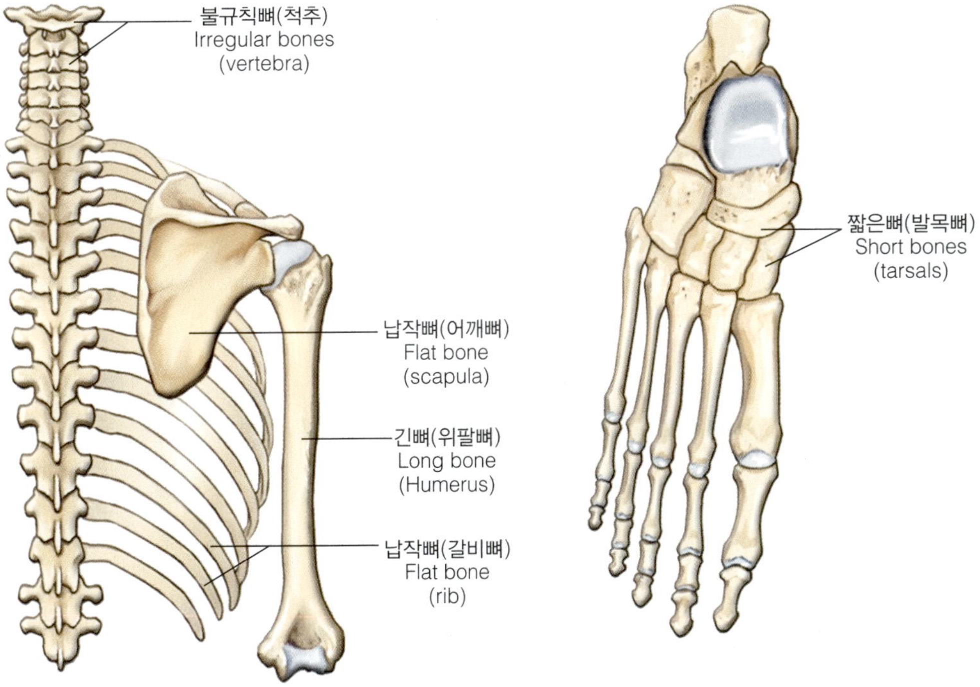

그림 4-1 뼈의 분류

(4) 불규칙뼈 불규칙골, Irregular bone

불규칙뼈는 다른 어떤 분류에도 속하지 않고 힘줄건, tendon과 인대ligament가 붙을 자리를 제공하는 튀어나온 돌기process 및 가시spine와 능선ridge을 가지고 있다. 힘줄은 뼈에 근육을 붙이고, 인대는 뼈에 뼈를 붙이는 역할을 한다. 허리뼈추골, vertebra는 불규칙뼈의 대표적인 예이다.

(5) 종자뼈 종자골, Sesamoid bone

종자뼈는 참깨씨처럼 생겼다. 종자뼈는 마찰이 많은 힘줄 안에서 형성되며, 힘줄이 뼈융기에서 움직임으로 인해 마모되는 것을 방지하는 데 도움을 준다. 우리 몸에는 최소 두 개의 종자뼈가 있으며 무릎뼈슬개골, patella가 그 예이다. 무릎뼈는 매우 큰 참깨씨 모양을 하고 있다. 각 무릎뼈는 무릎 앞을 가로지르는 무릎인대슬인대, knee ligament를 보호한다.

Check point

1. 몸통뼈대 : 머리 · 목 · 몸통을 이루는 뼈로 구성된 뼈대
2. 팔다리뼈대 : 팔, 다리, 그리고 팔과 다리를 몸통과 연결해 주는 이음뼈로 구성된 뼈대
3. 종자뼈 : 마찰이 많은 힘줄 안에서 형성되며 힘줄이 뼈융기에서 움직임으로 인해 마모되는 것을 방지하는 데 도움을 주는 뼈

2. 사람의 뼈 Human Bones

1. 뼈 Bones

우리 몸에는 약 206개의 뼈가 있다. 여기에는 두 개의 무릎뼈가 포함된다. 하지만 뼈의 개수는 사람마다 조금씩 다르며 많은 사람들에게서 손가락의 힘줄과 발가락의 관절에 작은 종자뼈가 더 생길 수 있다.

중심축뼈대축성골격, axial skeleton와 팔다리뼈대사지골격, appendicular skeleton 두 개의 부분으로 나누어진 뼈들은 형태에 따라 분류할 수 있다.

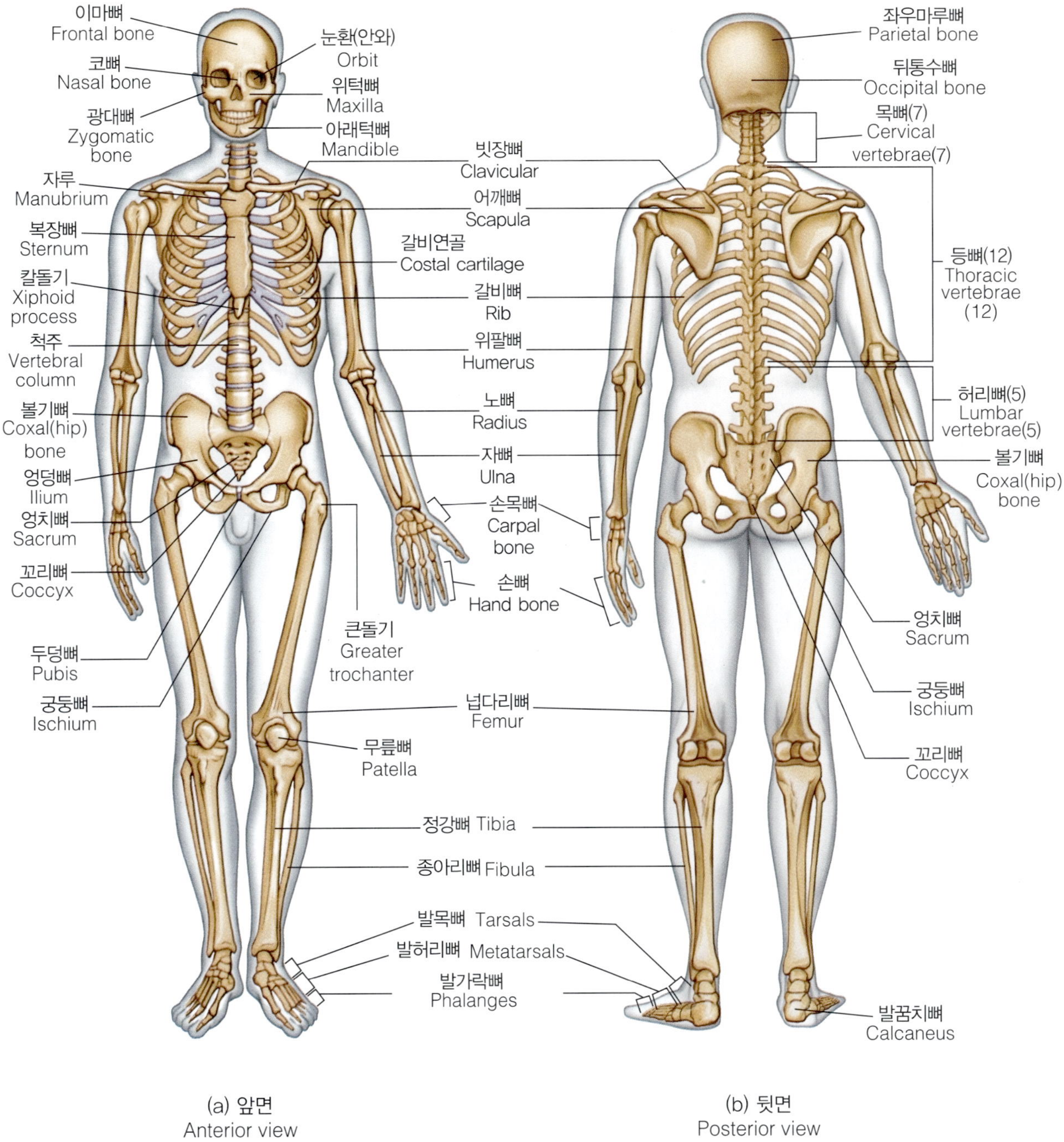
이마뼈
Frontal bone
코뼈
Nasal bone
광대뼈
Zygomatic bone
눈확(안와)
Orbit
위턱뼈
Maxilla
아래턱뼈
Mandible
자루
Manubrium
복장뼈
Sternum
칼돌기
Xiphoid process
척주
Vertebral column
볼기뼈
Coxal(hip) bone
엉덩뼈
Ilium
엉치뼈
Sacrum
꼬리뼈
Coccyx
두덩뼈
Pubis
궁둥뼈
Ischium
빗장뼈
Clavicular
어깨뼈
Scapula
갈비연골
Costal cartilage
갈비뼈
Rib
위팔뼈
Humerus
노뼈
Radius
자뼈
Ulna
손목뼈
Carpal bone
손뼈
Hand bone
큰돌기
Greater trochanter
넙다리뼈
Femur
무릎뼈
Patella
정강뼈 Tibia
종아리뼈 Fibula
발목뼈 Tarsals
발허리뼈 Metatarsals
발가락뼈
Phalanges
좌우마루뼈
Parietal bone
뒤통수뼈
Occipital bone
목뼈(7)
Cervical vertebrae(7)
등뼈(12)
Thoracic vertebrae (12)
허리뼈(5)
Lumbar vertebrae(5)
볼기뼈
Coxal(hip) bone
엉치뼈
Sacrum
궁둥뼈
Ischium
꼬리뼈
Coccyx
발꿈치뼈
Calcaneus
(a) 앞면
Anterior view
(b) 뒷면
Posterior view

그림 4-2 뼈대계통

2. 중심축뼈대 축성골격, Axial skeleton

중심축뼈대는 머리, 목, 그리고 몸통으로 구성하는 뼈를 말하며 머리뼈두개골, cranial bone, 얼굴뼈안면골, facial bone, 척주spinal column, 복장뼈흉골, sternum와 갈비뼈늑골, rib, 그리고 목뿔뼈설골, hyoid bone이다.

머리뼈대두개골격, skull는 8개의 머리뼈와 14개의 얼굴뼈로 구성되어 있으며 머리뼈는 뇌를 보호하고 얼굴뼈는 얼굴표정근안면표정근, facial expression muscle이 붙을 장소를 제공한다.

(1) 머리뼈 Cranial bone

머리뼈는 뇌를 보호하며, 눈 · 코 · 귀 등의 감각기관을 위한 입구가 있다. 머리뼈는 이마를 구성하는 이마뼈전두골, frontal bone, 정수리를 형성하는 두 개의 마루뼈두정골, parietal bone, 뒤통수를 형성하는 뒤통수뼈후두골, occipital bone, 두 개의 관자뼈측두골, temporal bone로 되어 있으며 납작뼈편평골, flat bone이다.

머리뼈에는 많은 공간들이 있는데 이것을 구멍foramen이라고 하며 혈관과 신경이 머리뼈에서 나가거나 머리뼈로 들어갈 수 있는 통로를 제공한다. 뒤통수뼈에는 큰구멍대후두공, foramen magnum이 있는데, 이 구멍을 통해 척수spinal cord가 머리안두개강, cranial cavity에서 빠져 나간다.

바깥뒤통수융기외후두융기, external occipital protuberance는 뒤통수뼈의 뒷면에 있다. 이 융기는 근육이 붙는 다른 뼈들과 마찬가지로 전형적으로 남자가 여자보다 더 크다. 이러한 근육에 대한 자세한 내용은 근육계통muscular system에서 다룬다.

벌집뼈사골, ethmoid bone와 나비뼈접형골동, sphenoid bone는 불규칙뼈로 머리안바닥을 형성하는 주된 뼈이다. 벌집뼈는 벌집체판사판, cribriform plate이라는 구조물을 포함하고 있다. 벌집체판에는 많은 구멍들이 있으며 이 구멍으로 첫째 뇌신경cranial nerve의 끝이 통과하여 코안에서 냄새를 맡을 수 있게 한다. 벌집뼈는 코안에서 코선반비갑개, nasal concha이라고 불리우는 가쪽 뼈모서리를 형성한다.

나비뼈는 바깥에서 보면 관자뼈측두골, temporal bone 바로 옆에 위치하고 있으며 안에서 보면 터키안장sella turcica이라고 불리는 주요한 구조물을 형성하고 있다. 뇌하수체pituitary gland가 이 안장에 의해 둘러싸여 있다.

(2) 얼굴뼈 안면골, Facial bone

얼굴뼈에는 두 개씩인 코뼈 비골, nasal bone, 눈물뼈 누골, lacrimal bone, 광대뼈 관골, zygomatic bone, 아래코선반 하비갑개, inferior nasal concha, 위턱뼈 상악골, maxilla, 입천장뼈 구개골, palatine bone와 한 개씩인 아래턱뼈 하악골, mandible와 보습뼈 서골, vomer가 있다. 머리뼈의 얼굴 부분은 많은 종류의 다른 뼈들이 복잡하게 구성하고 있다.

7개의 뼈가 눈확 안와, orbit을 형성하고 있다. 코의 중간쯤에서 코뼈와 코연골이 만나는 부분을 느낄 수 있다. 보습뼈는 코중격 비중격, nasal septum의 아랫부분을 형성하고 콧구멍 비공, nostril을 오른쪽과 왼쪽으로 나눈다. 벌집뼈는 코중격의 위부분과 코안에서 위와 중간가쪽 모서리를 형성하고 아래코선반은 아래가쪽 모서리를 형성한다. 광대뼈는 관자뼈 측두골, temporal bone와 함께 완벽한 모양의 활을 뺨에서 형성한다. 그 활의 깊은 곳으로 근육들이 지나간다.

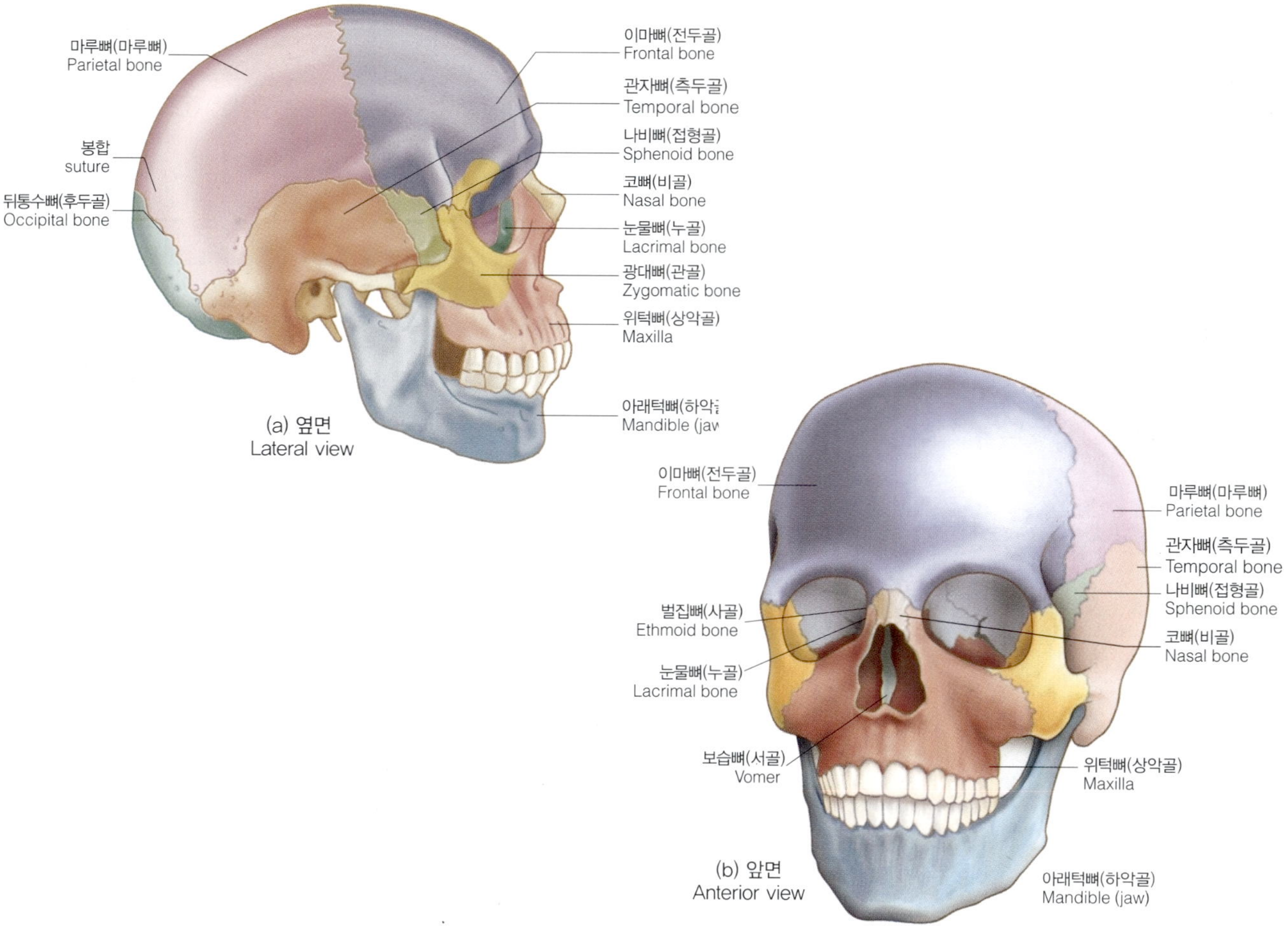

그림 4-3 머리뼈와 얼굴뼈

뼈들의 3차원적 형태와 위치에 대해 아는 것은 중요하다. 위턱뼈는 턱의 윗부분을 형성하고 입안mouth cavity 천장에서 단단입천장의 앞면을 형성한다. 아래턱뼈는 턱의 아래부분을 형성하고 아래턱뼈와 관자뼈가 관절하는 턱관절악관절, temporomandibular joint: TM joint만 머리뼈에서 유일하게 움직일 수 있는 관절이다.

이마뼈, 벌집뼈, 나비뼈, 그리고 위턱뼈는 공간을 가지고 있으며 이 공간을 굴sinus이라고 하며 각각의 굴은 위치한 뼈이름으로 붙인다. 이 굴들은 점막으로 둘러싸여 있고 공기로 가득 차 있으며 들이마신 공기를 따뜻하고 습기있게 만들고 목소리를 공명시키는 역할을 한다.

(3) 척주Spinal column

어른의 척주는 26개의 뼈로 구성되어 있으며, 척추뼈추골,vertebra와 엉치뼈천추, sacrum, 그리고 꼬리뼈미추, coccyx 등 세 가지 형태로 구성되어 있다.

척주는 7개의 목뼈경추, cervical vertebra, 12개의 등뼈흉추, thoracic vertebra, 5개의 허리뼈요추, lumbar vertebra, 1개의 엉치뼈, 그리고 1개의 꼬리뼈로 되어 있다.

척주는 앞이나 뒤에서 보면 직선으로 보이지만 옆에서 보면 S자 형태의 곡선으로 되어 있다. S자 형태의 굽이curvature는 시간이 지나면서 만들어진다. 신생아의 척주는 C자 모양이고 영아가 기어다니기 시작하면서 머리를 들어 앞을 보기 시작하면 목굽이경추만곡, cervical curvature가 형성된다. 그리고 허리굽이요추만곡, lumbar curvature는 유아가 걷기 시작하면서 만들어진다.

각각의 척추뼈는 불규칙뼈불규칙골, irregular bone이며, 몸통체, body과 척추뼈구멍추공, vertebral foramen, 가시돌기극상돌기, spinous process와 두 개의 가로돌기횡돌기, transverse process를 가지고 있다. 척추뼈의 몸통은 우리 몸의 무게를 지탱하고 가시돌기와 가로돌기는 힘줄건, tendon과 인대ligament를 부착시킬 공간을 제공한다. 척추뼈구멍은 척수가 척추를 지나갈 수 있게 한다. 척수신경spinal nerve은 척수에서 척추뼈 사이로 나온다.

각각의 척추뼈 사이에는 척추사이원반추간판, intervertebral disk이라는 섬유연골로 된 부드러운 물체가 있다. 이 척추사이원반은 몸무게를 지탱하고 충격을 흡수하며 걸을 때 척추뼈에 가해지는 충격을 흡수하는 역할을 한다.

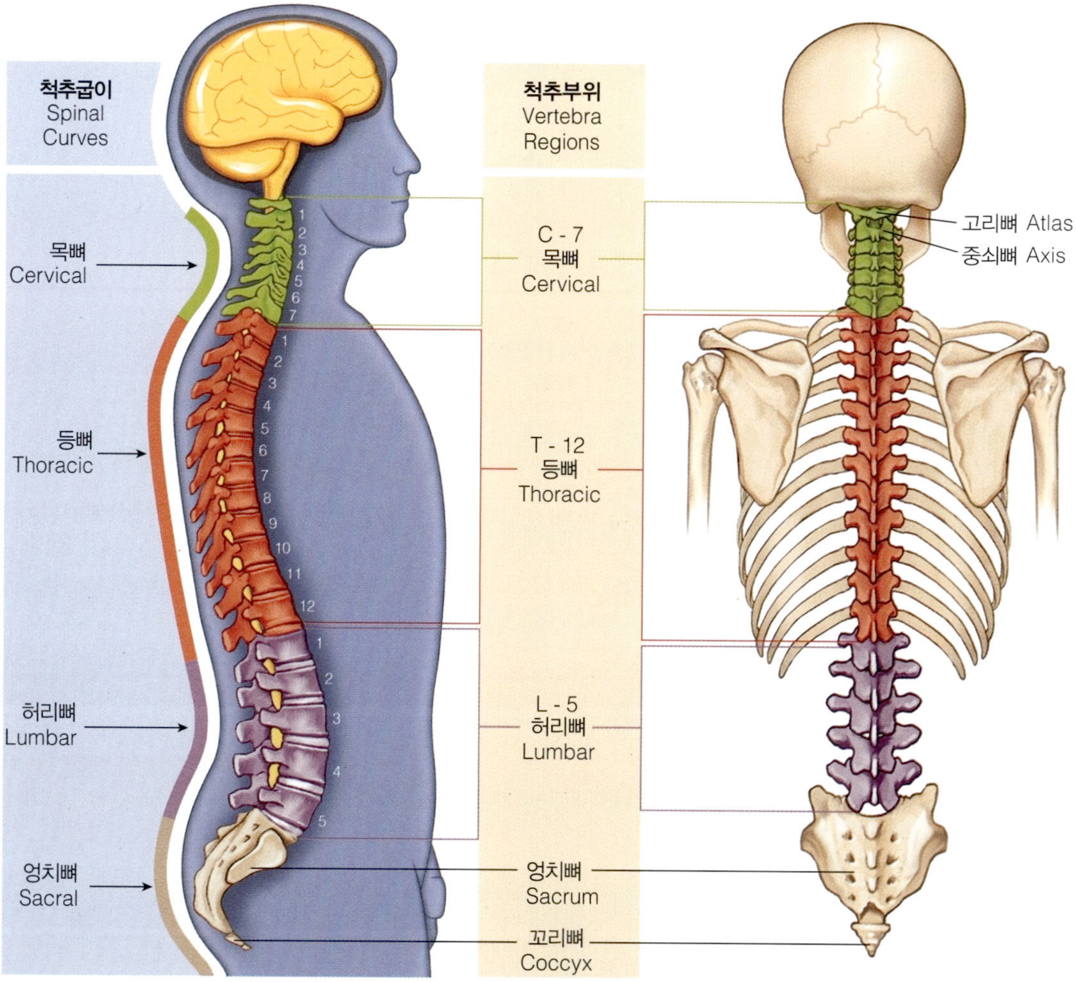

그림 4–4 척추

(4) 목뼈 경추, Cervical vertebra

7개의 목뼈는 가로돌기 횡돌기, transverse process에 구멍을 가지고 있고 이 구멍으로 척추동맥 추골동맥, vertebral artery이 지나가 머릿속으로 들어간다. 척추동맥은 순환계통 circulatory system에서 더 자세하게 다룰 예정이다. 목뼈는 척추뼈 중 유일하게 가로구멍 횡돌기공, transverse foramen을 가지고 있다.

처음 두 개의 목뼈인 고리뼈 환추, atlas와 중쇠뼈 축추, axis는 그 모양이 독특한데, 몸통 대신 덩이 괴, mass가 있고, 척수 spinal cord가 지나가는 매우 큰 척추구멍 추공, vertebral foramen을 가지고 있는 첫째목뼈를 고리뼈라 하며, 말뚝처럼 생긴 치아돌기 dens process를 가진 둘째목뼈를 중쇠뼈라고 한다.

(5) 등뼈 흉추, Thoracic vertebra

12개의 등뼈는 척추뼈 중 유일하게 갈비오목늑골와, costal facet이 있다. 갈비오목은 등뼈의 몸통과 가로돌기횡돌기, transverse process에 있으며 갈비뼈와 관절한다. 등뼈는 첫째 등뼈를 T1이라 하며 마지막 열두 번째 등뼈는 T12라고 표기한다.

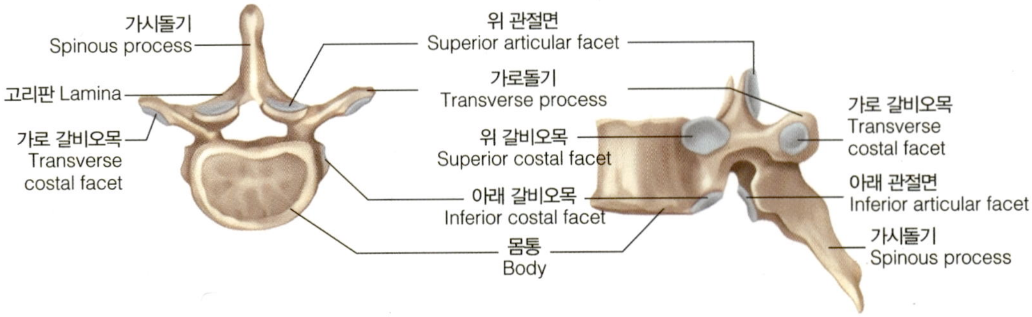

그림 4-5 등뼈

(6) 허리뼈 요추, Lumbar vertebra

5개의 허리뼈는 우리 몸의 무게를 지탱하기 때문에 가장 크고 단단하다. T12와 L1은 나란히 위치하고 있으나 조금 차이가 있다. T12에는 갈비뼈늑골, rib와 관절하는 관절면인 갈비오목이 있으나 L1에는 없다.

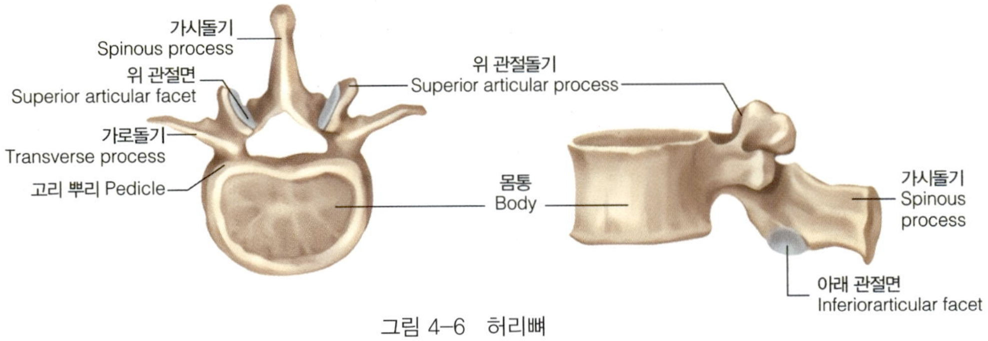

그림 4-6 허리뼈

(7) 엉치뼈 천추, Sacrum와 꼬리뼈 미추, Coccyx

엉치뼈와 꼬리뼈는 몸통뼈대로 척주vertebral column의 가장 아래 끝에 위치한다. 엉치뼈는 태아 때는 분리된 5개의 뼈로 구성되며 어른이 되면서 하나의 뼈로 융합된다. 꼬리뼈도 태아 때는 4~5개의 뼈로 구성되나 어른이 되면서 하나의 뼈로 융합된다. 그래서 태아 때는 33~34개로 되어 있던 척추가 어른이 되면서 26개의 뼈로 구성된다.

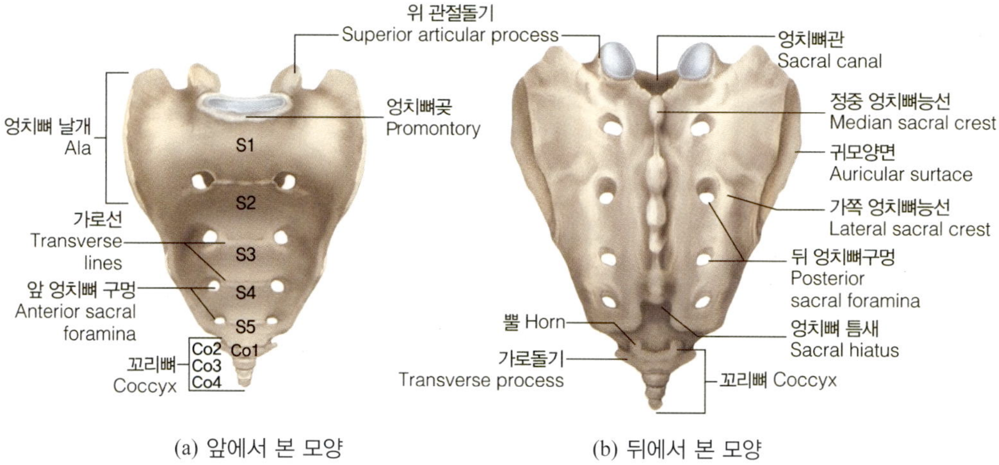

그림 4-7 엉치뼈와 꼬리뼈

(8) 복장뼈 흉골, Sternum

복장뼈는 납작뼈로 구성되어 있으며 복장뼈자루 흉골병, manubrium, 복장뼈몸통 흉골체, body, 그리고 칼돌기 검상돌기, xiphoid process 세 개의 부분으로 이루어져 있다. 복장뼈는 심장을 보호하고 갈비뼈가 부착할 수 있는 공간을 제공하여 가슴을 감싸는 형태가 되도록 한다. 복장뼈자루에는 팔이음뼈 상지대, pectoral or shoulder girdle가 부착하고 칼돌기는 복장뼈의 가장 아래 부분에 위치한다. 그림 4-8 참조

(9) 갈비뼈 늑골, Rib

사람의 갈비뼈는 12쌍으로 가슴안 흉강, thoracic cavity의 허파 폐, lung를 보호한다. 갈비뼈 중 위 7쌍은 갈비연골 늑연골, costal cartilage에 의해 각각 복장뼈 흉골, sternum와 직접적으로 관절하며 이 7쌍의 갈비뼈를 참갈비뼈 진성늑골, true ribs라고 한다. 여덟째부터 열두 번째 갈비뼈는 참갈비뼈와는 달리 각각 따로 복장뼈와 관절하지 않기 때문에 거짓갈비뼈 가성늑골, false ribs라고 한다.

여덟째에서 열번째 갈비뼈는 갈비연골이 하나로 합쳐져서 복장뼈와 관절하지만, 열한 번째와 열두 번째 갈비뼈는 복장뼈와 관절하지 않기 때문에 뜬갈비뼈 부유늑골, floating ribs라고 한다. 갈비연골은 유리연골 hyaline cartilage이다. 갈비뼈는 뒤에서는 등뼈 흉추, thoracic vertebra의 몸통 체, body, 가로돌기 횡돌기, transverse process와 관절한다. 그림 4-8 참조

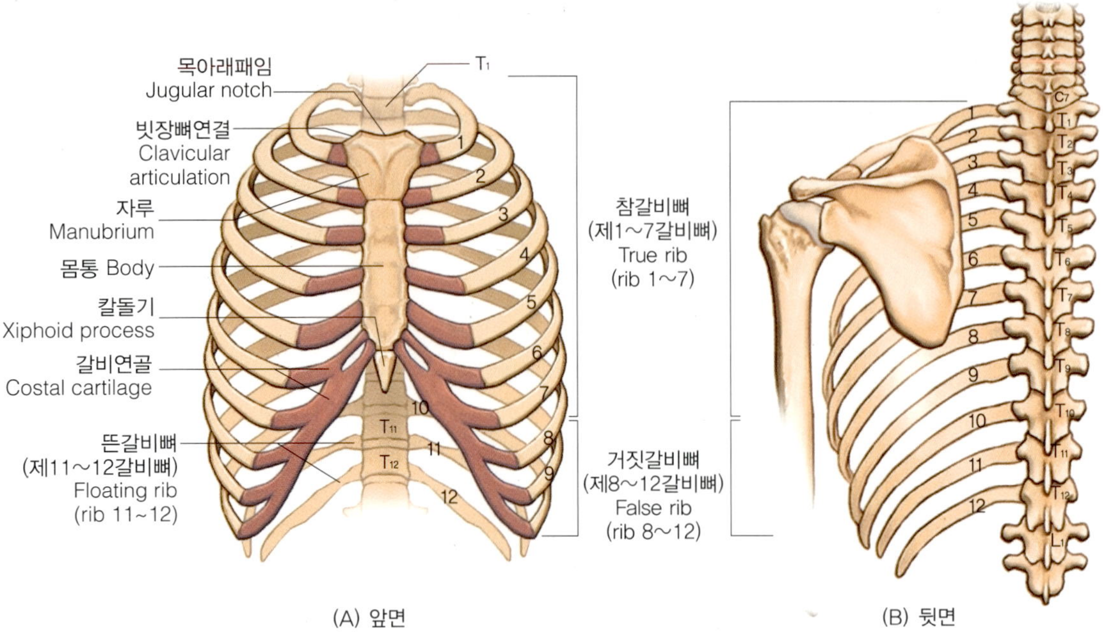

그림 4-8 복장뼈 및 갈비뼈

(10) 목뿔뼈 설골, Hyoid bone

목뿔뼈는 U자 모양으로 목부위의 앞쪽에 위치하며 아래턱뼈 하악골, mandible와 후두 larynx 사이에 있다. 목뿔뼈는 다른 뼈와는 관절하지 않으며 근육에 의해 매달려 있는 모양으로 턱과 목 사이의 각을 형성한다.

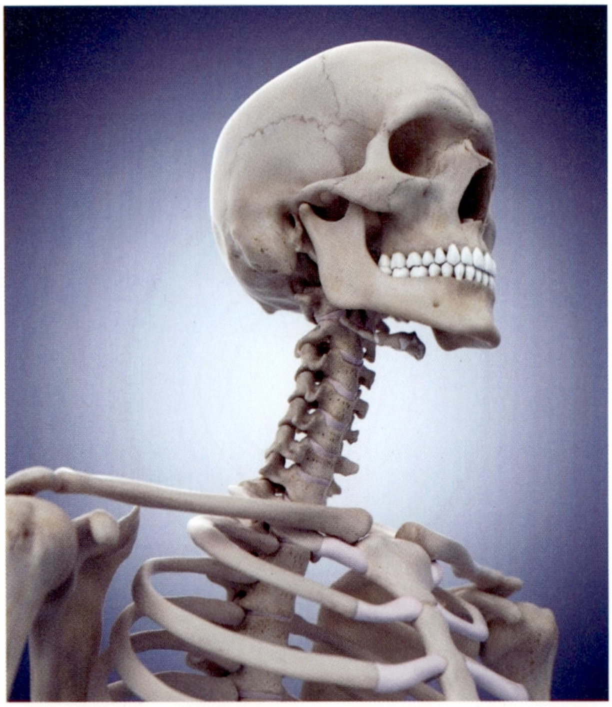

3. 팔다리 뼈대 사지골격, Appendicular skeleton

팔다리뼈대는 팔뼈와 다리뼈, 그리고 몸통뼈대 축성골격, axial skeleton에 팔과 다리를 연결해 주는 이음뼈 연결대, girdle로 되어 있다. 팔이음뼈 상지대, pectoral girdle는 팔뼈를, 다리이음뼈 하지대, pelvic girdle는 다리뼈를 몸통뼈대에 연결한다.

팔이음뼈 shoulder girdle인 빗장뼈 쇄골, clavicle와 어깨뼈 견갑골, scapula는 팔을 몸통뼈대에 연결시키는 역할을 한다. 빗장뼈는 약간 S자 모양으로 어깨를 몸 가쪽에서 지탱하고 가슴근육에 의해 어깨가 안쪽으로 당겨지는 것을 방지한다. 그림 4-9

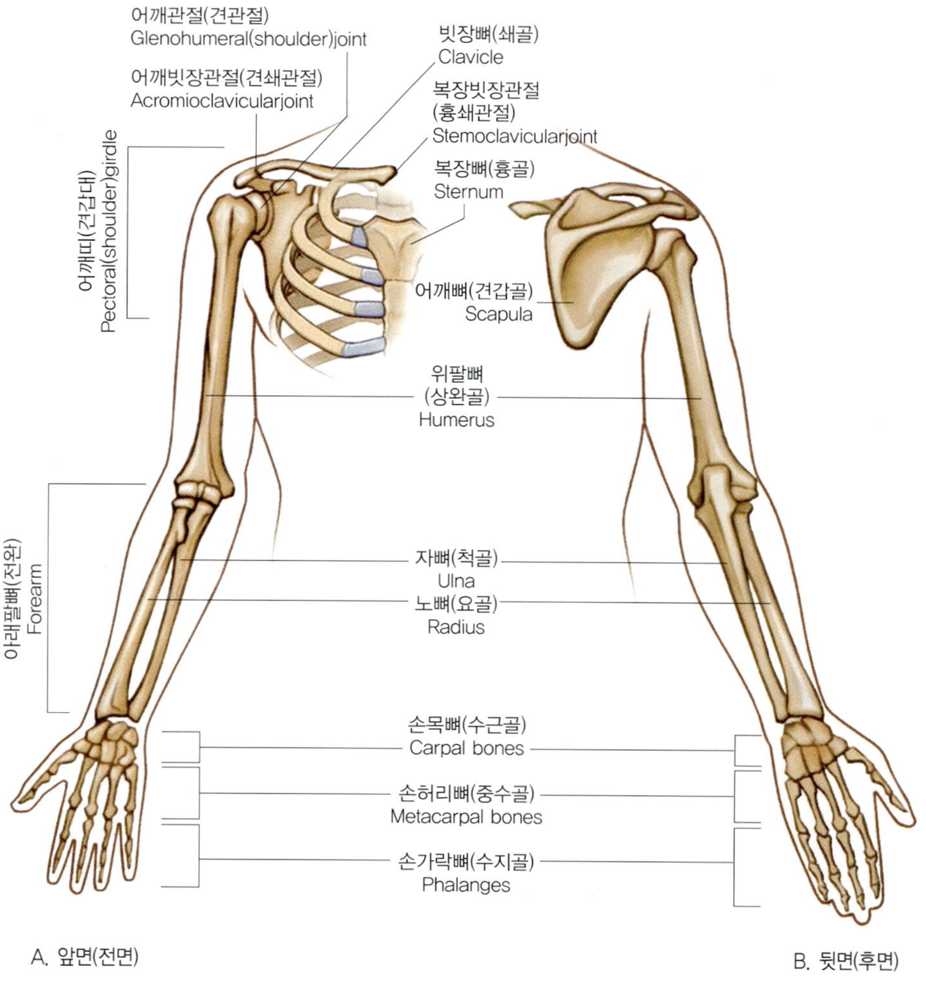

그림 4-9 팔뼈의 구성

어깨뼈는 앞면이 부드러워 갈비뼈가 미끄러지기 쉬운 구조이며 뒷면은 어깨뼈가시 견갑극, spine of scapula가 있어 근육이 부착된다. 어깨뼈에는 세 개의 튀어나온 구조물이 있는데 빗장뼈와 관절하는 봉우리 견봉, acromion, 근육이 부착되는 부리돌기 오훼돌기, coracoid process, 그리고 위팔뼈 상완골, humerus와 관절하는 접시오목 관절강, glenoid cavity으로 모두 어깨뼈의 가쪽에 위치하고 있다. 그림 4-10 참조

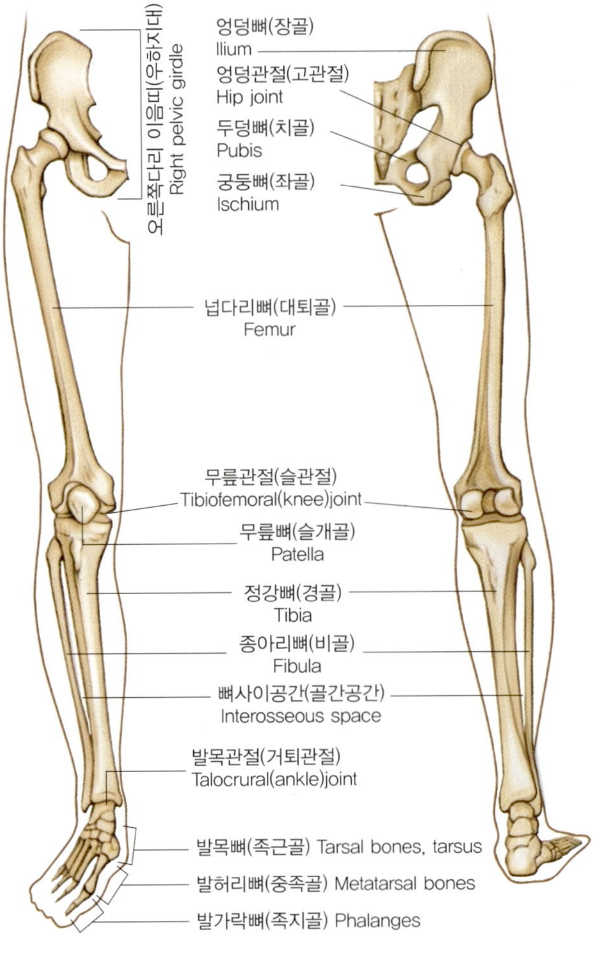

그림 4-10 다리뼈의 구성

4. 팔뼈와 다리뼈

팔을 구성하는 뼈는 위팔뼈, 노뼈, 자뼈, 손목뼈 수근골, carpal bones, 손허리뼈 중수골, metacarpal bones, 그리고 손가락뼈 지골, phalanges이다.

(1) 위팔뼈 상완골, Humerus

위팔뼈는 팔뼈 중 몸쪽에 위치한 긴뼈로 다음과 같은 많은 구조물을 가지고 있다.

① **머리** Head : 위팔뼈의 몸쪽 끝에 위치하며 어깨뼈의 접시오목과 관절한다.

② **큰결절** 대결절, Greater tubercle · **작은결절** 소결절, Lesser tubercle : 두 개의 결절에는 근육의 힘줄이 부착한다.

③ **세모근거친면** 삼각근조면, Deltoid tuberosity : 뼈에 있는 울퉁불퉁한 부분으로 근육의 힘줄이 부착되는데 어깨세모근 삼각근, deltoid muscle 이 부착한다.

④ **위팔뼈작은머리** 상완골소두, Capitulum : 위팔뼈의 먼쪽 끝에 위치한 원형의 부드러운 면으로 노뼈와 관절한다.

⑤ **위팔뼈도르래** 상완골활차, Trochlea : 위팔뼈의 먼쪽 끝에 위치한 도르래 모양의 부드러운 면으로 자뼈와 관절한다.

⑥ **가쪽위관절융기** 외측상과, Lateral epicondyle · **안쪽위관절융기** 내측상과, Medial epicondyle : 관절융기 과, condyle 는 관절에서 다른 뼈와 관절하는 부드러운 면이다. 위팔뼈에서는 머리, 위팔뼈작은머리 그리고 위팔뼈도르래와 같이 특별하게 불린다. 위관절융기 상과, epicondyle 는 관절융기 옆에 위치하며 힘줄이 부착하는 거친 튀어나온 구조물로 바깥쪽과 안쪽에 있다.

⑦ **팔꿈치오목** 주두와, Olecranon fossa : 오목은 뼈에서 움푹 파인 것을 말한다. 팔꿈치오목은 위팔뼈 먼쪽끝 뒷면에 움푹 파인 곳으로 자뼈에 이는 팔꿈치머리 주도, olecranon 와 관절한다.

(2) 노뼈 요골, Radius

노뼈는 아래팔에 있는 긴뼈로 다음과 같은 구조물로 구성되어 있다. 그림 4-11 참조

① **머리** : 노뼈의 머리는 몸쪽에 위치하며 위팔뼈 상완골, humerus 의 위팔뼈작은머리 상완골소두, capitulum 와 관절한다.

② **붓돌기** 경상돌기, Styloid process : 송곳처럼 뾰족하게 튀어나온 것을 의미하며 노뼈에서는 먼쪽에 위치하고 엄지손가락 쪽 손목뼈 수근골, carpal bones 의 틀을 잡는 데 도움을 준다.

(3) 자뼈 척골, Ulna

자뼈는 아래팔에 있는 긴뼈 중 하나로 다음과 같은 구조물로 구성되어 있다. 그림 4-11 참조

① **팔꿈치머리**주두, Olecranon : 자뼈의 몸쪽에 있는 갈고리처럼 생긴 구조물로 위팔뼈상완골, humerus의 팔꿈치오목주두와, olecranon fossa과 관절한다.

② **도르래패임**활차절흔, Trochlear notch : 자뼈의 몸쪽 끝에 있는 부드러운 표면으로 위팔뼈도르래상완골활차, trochlea와 관절한다.

③ **붓돌기**경상돌기, Styloid process : 자뼈의 붓돌기는 손목뼈의 안쪽에 틀을 제공한다.

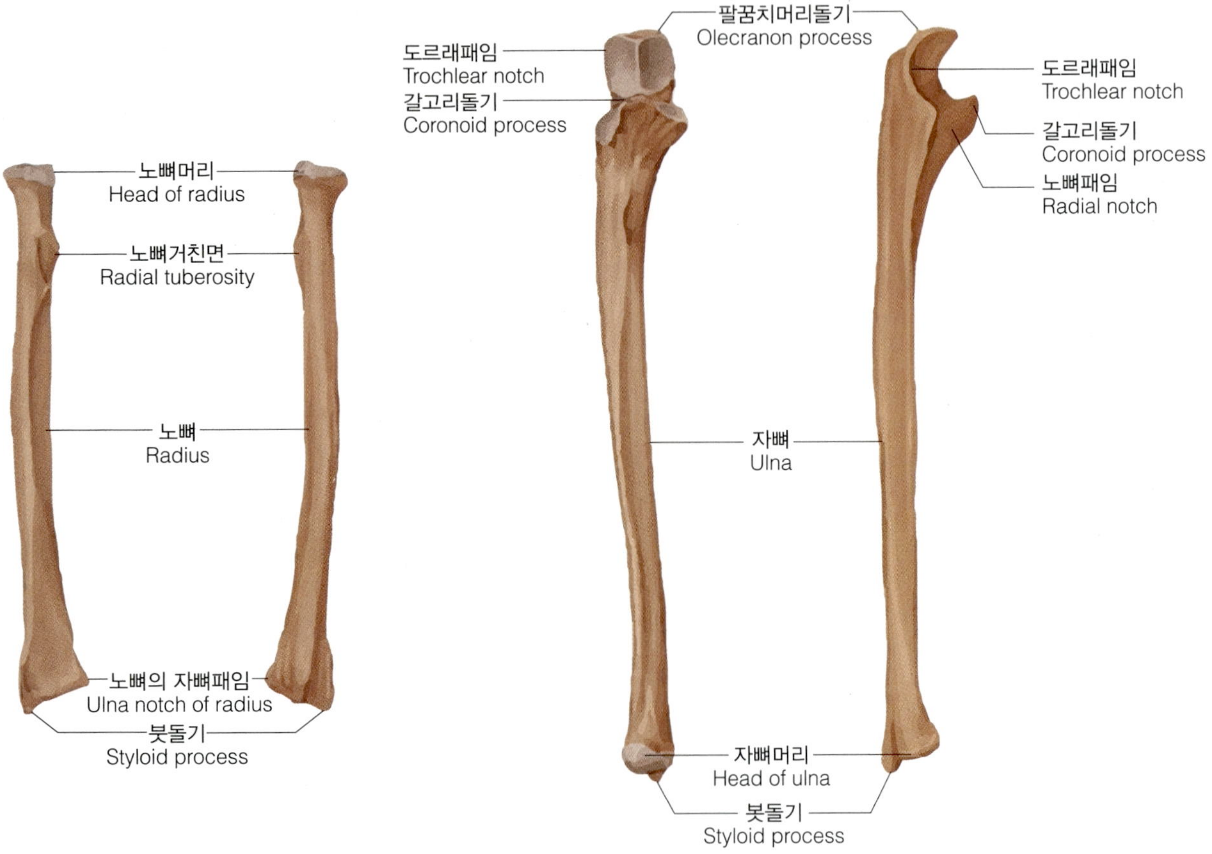

(a) 노뼈 (b) 자뼈

그림 4-11 노뼈와 자뼈

(4) 손목뼈 Carpal bone

손목에 있는 8개의 짧은뼈들을 손목뼈라고 한다. 주사위 모양의 8개 뼈가 두 열로 배열되어 좌우 또는 앞뒤로 움직일 수 있게 한다. 몸쪽 열은 엄지손가락쪽에서부터 손배뼈주상골, scaphoid, 반달뼈월상골, lunate, 세모뼈삼각골, triquetrum, 그리고 콩알뼈두상골, pisiform로 구성되어 있으며 먼쪽 열은 큰마름뼈대능형골, trapezium, 작은마름뼈소능형골, trapezoid, 알머리뼈유두골, capitate, 그리고 갈고리뼈유구골, hamate로 구성되어 있다. 그림 4-12

(5) 손허리뼈 Metacarpal bones

5개의 손허리뼈는 긴뼈로 손바닥을 구성한다. 손허리뼈의 번호는 엄지손가락이 첫째이고 새끼손가락이 다섯째가 된다.

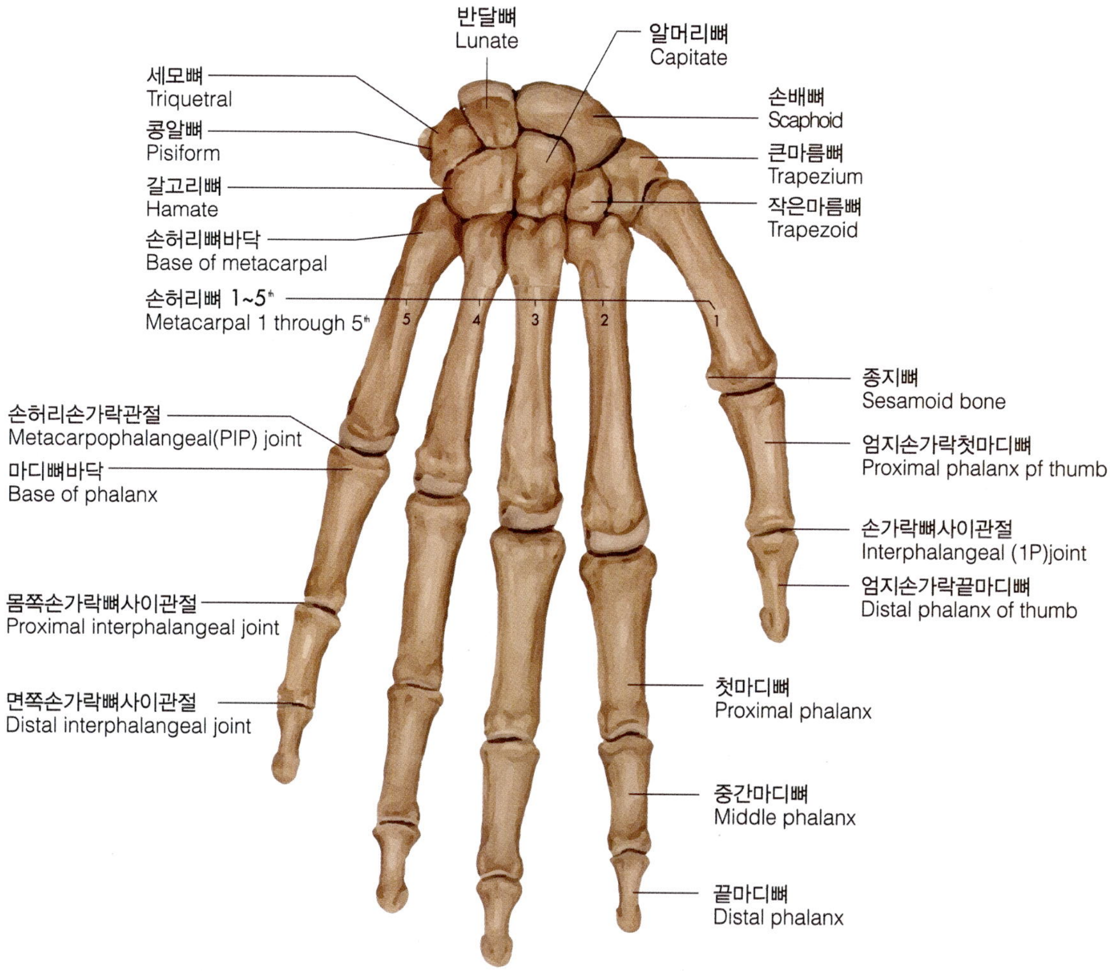

그림 4-12 손 뼈

(6) 손가락뼈 Phalanx bone

14개의 손가락뼈는 긴뼈로 손가락을 형성하고 위치에 따라 첫마디뼈 기절골, proximal phalange, 중간마디뼈 중절골, middle phalange, 그리고 끝마디뼈 말절골, distal phalange 라고 한다. 엄지손가락뼈가 첫째, 새끼손가락뼈가 다섯째이다. 사람들이 결혼반지는 왼쪽 넷째손가락의 첫마디에 낀다.

(7) 다리이음뼈 Pelvic girdle

오른쪽과 왼쪽 다리이음뼈 하지대, pelvic girdle 는 다리뼈 하지, lower limb 를 몸통뼈대인 엉치뼈 천추, sacrum 와 연결해 준다. 각각의 다리이음뼈는 3개의 뼈로 구성되어 있는데 엉덩뼈 장골, ilium, 궁둥뼈 좌골, ischium, 그리고 두덩뼈 치골, pubis 이다. 이 3개의 뼈는 함께 융합되어 볼기뼈 관골, hip bone 를 형성한다.

엉덩뼈는 다리이음뼈에서 가장 위에 위치한 뼈이고 궁둥뼈는 가장 아래에 위치하며 두덩뼈는 가장 앞에 위치한다. 이 세 개의 뼈가 합쳐져서 가쪽에 형성된 구조물인 절구 관골구, acetabulum 가 넙다리뼈 대퇴골, femur 와 관절하는 부드러운 표면을 가진 엉덩관절 고관절, hip joint 이다. 오른쪽과 왼쪽 다리이음뼈는 엉치뼈, 꼬리뼈 미추, coccyx 와 함께 골반 pelvis 을 형성하고, 엉덩뼈와 엉치뼈가 관절하는 부분을 엉치엉덩관절 천장관절, sacroiliac joint 이라고 한다.

엉덩뼈는 넙다리뼈와 관절하여 엉치 엉덩관절을 형성한다. 오른쪽과 왼쪽 다리이음뼈는 앞에서도 섬유연골로 관절하는데 이부분을 두덩결합 치골결합, pubic symphysis 이라고 한다. 그림 4-13

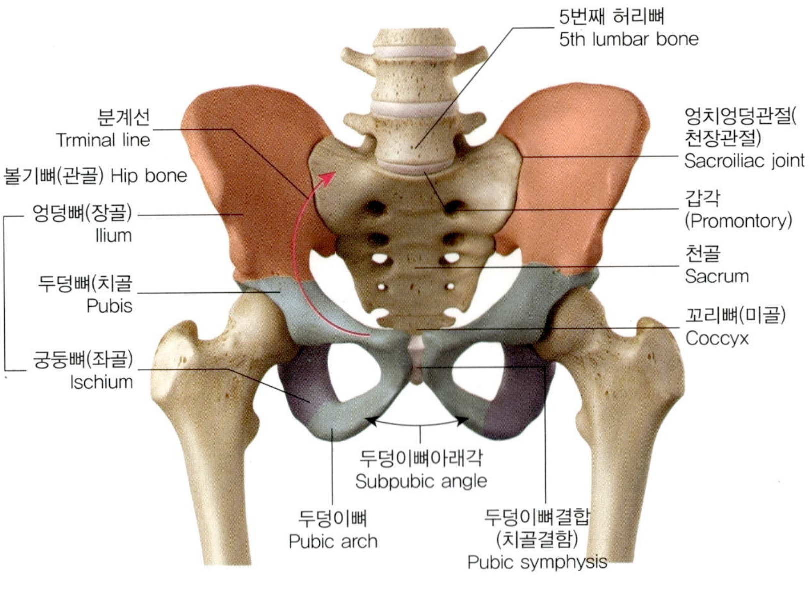

그림 4-13 다리이음뼈의 구성

남자의 골반과 여자의 골반은 큰 차이가 있다. 여자 골반이 남자 골반보다 더 넓고 얕으며 골반가장자리 골반상협부, pelvic brim 가 더 원형에 가까우며 위골반문 골반상구, pelvic inlet 이 더 크다. 이러한 차이는 임신 · 출산과 관련이 있다.

(8) 다리뼈 하지뼈, Bones of the lower limb

다리뼈는 넙다리뼈 대퇴골, femur, 정강뼈 경골, tibia, 종아리뼈 비골, fibula, 발목뼈 족근골, tarsal, 발허리뼈 중족골, metatarsal, 그리고 발가락뼈 지골, phalanx 를 포함한다.

(9) 넙다리뼈 대퇴골, Femur

넙다리뼈는 다리의 몸쪽에 위치한 뼈로 다음과 같은 구조물로 구성되어 있다.

① **머리** : 넙다리뼈의 머리는 공처럼 생긴 원형의 구조물로 넙다리뼈의 몸쪽에 위치하고 다리이음뼈 하지대, pelvic girdle 의 볼기뼈구 관골구, acetabulum 와 관절한다. 그림 4-14

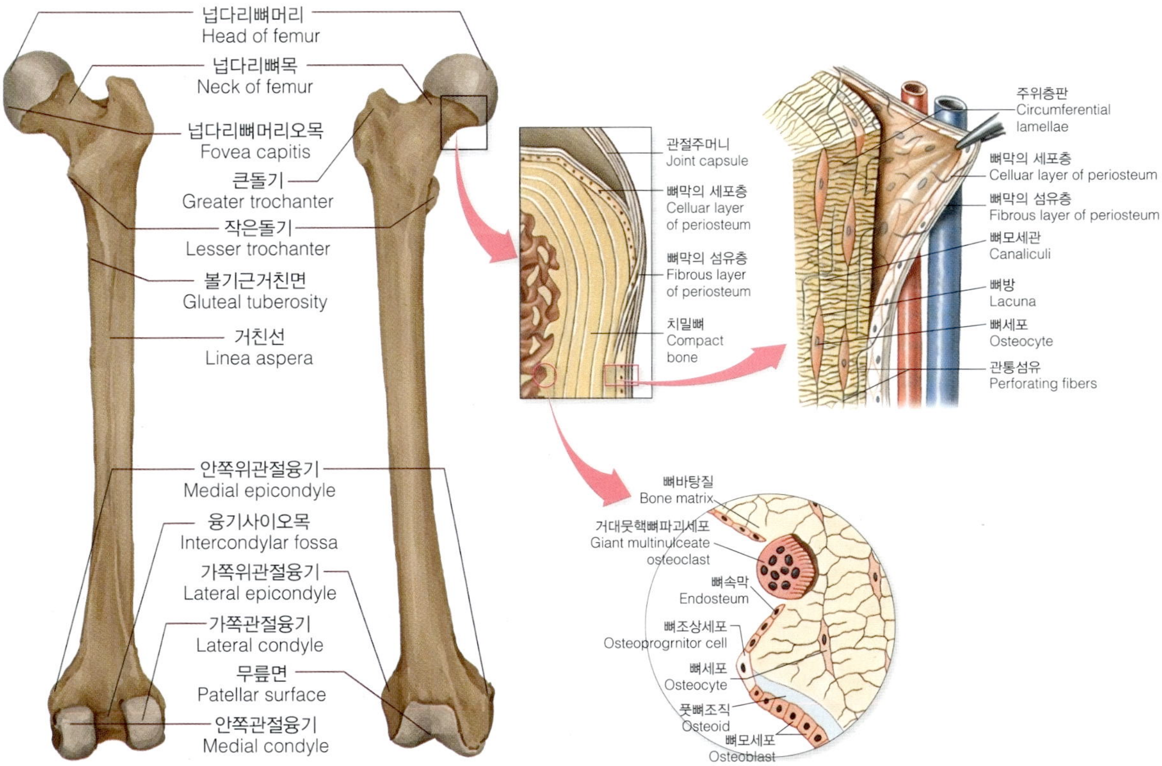

그림 4-14 넙다리뼈

② **목** : 넙다리뼈의 목은 머리와 뼈몸통을 연결한다.

③ **큰돌기** 대전자, Greater trochanter · **작은돌기** 소전자, Lesser trochanter : 위팔뼈의 결절 tubercle 과 비슷하나 돌기가 결절보다 좀 더 많이 튀어나와 있다. 결절과 마찬가지로 돌기에도 힘줄 건, tendon 이 부착한다.

④ **안쪽관절융기** 내측과, Medial condyle · **가쪽관절융기** 외측과, Lateral condyle : 넙다리뼈의 먼쪽 끝에 위치한 관절융기 관,condyle 는 부드러운 표면을 가지고 있으며 정강뼈 경골, tibia 와 관절하고 뒤쪽으로 좀 더 튀어나와 있다.

⑤ **안쪽위관절융기** 내측상과, Medial epicondyle · **가쪽위관절융기** 외측상과, Lateral epicondyle : 위관절융기는 위팔뼈의 안쪽위관절융기와 가쪽위관절융기와 비슷하게 먼쪽 끝에 위치하며 관절융기쪽에 있는 거친 돌기로 힘줄이 부착한다.

(10) 무릎뼈 슬개골, Patella

무릎뼈는 종자뼈 종자골, sesamoid bone 로, 무릎인대 슬개인대, patellar ligament 안에 위치하며 무릎관절 슬관절, knee joint 에서 넙다리뼈 대퇴골, femur 와 정강뼈가 지나치게 미끄러져서 손상되는 것을 방지한다.

(11) 정강뼈 경골, Tibia

정강뼈는 종아리에 있는 뼈 중에서 좀 더 크고 단단한 뼈로 무릎관절에서 넙다리뼈와 관절하며 다음과 같은 구조물을 가지고 있다. 그림 4-15 참조

① **안쪽관절융기** 내측과, Medial condyle 와 **가쪽관절융기** 외측과, Lateral condyle : 정강뼈의 안쪽관절융기와 가쪽관절융기는 무릎관절에서 넙다리뼈의 안쪽관절융기, 가쪽관절융기와 각각 관절한다.

② **정강뼈거친면** 경골조면, Tibial tuberosity : 위팔뼈의 세모근거친면과 비슷하게 힘줄이 부착하며 거친 영역이다.

③ **앞모서리** 전연, Anterior border, anterior crest : 정강뼈의 앞모서리는 뼈의 앞부분을 따라 있는 날카로운 모서리로 이 부분은 피부와 매우 가까이에 있으며 일반적으로 정강이라고 한다.

④ **안쪽복사** 내과, Medial malleolus : 안쪽위관절융기가 돌출한 것을 말하며 발목 안쪽의 덩어리를 형성하고 힘줄이 여기에 부착한다.

(12) 종아리뼈 비골, Fibula

종아리뼈는 정강뼈 경골, tibia에 비해 크기가 작은 뼈로 정강뼈의 가쪽에 위치하나 무릎관절 슬관절, knee joint에서 넙다리뼈 대퇴골, femur와 관절하지는 않는다. 종아리뼈의 몸쪽 끝인 머리는 정강뼈와 관절하고, 먼쪽 끝 발목에서 형성된 덩어리를 가쪽복사 외과, lateral malleolus라고 한다. 그림 4-15 참조

가쪽복사에는 힘줄이 부착되며 발목을 고정하여 가쪽으로 틀어지는 것을 방지한다. 노뼈와 자뼈 사이에 있는 뼈사이막 골간각, interosseous membrane과 비슷하게 정강뼈와 종아리뼈 사이에도 뼈를 따라 길게 뼈사이막이 위치하고 있다.

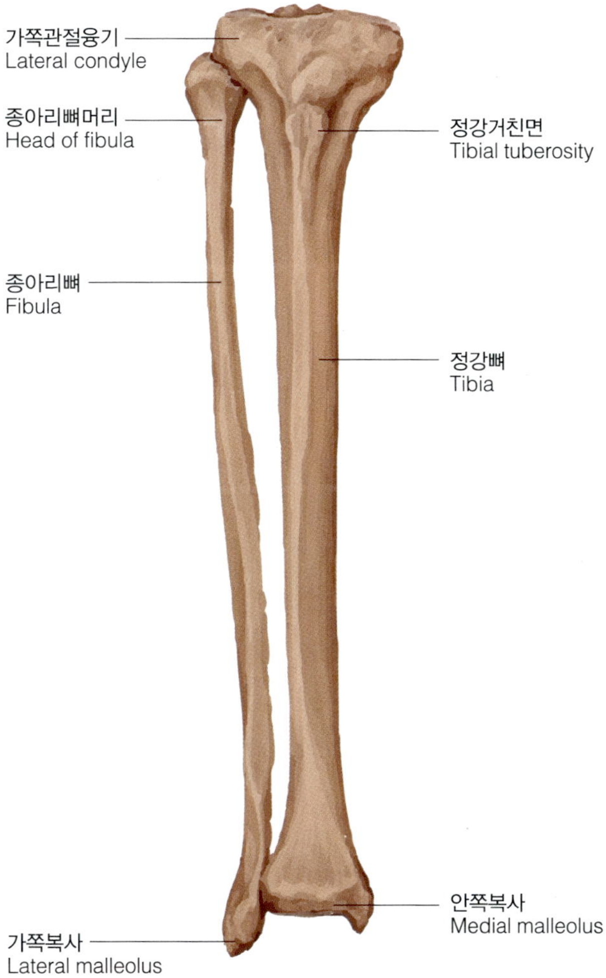

그림 4-15 종아리뼈 및 정강뼈

(13) 발목뼈 족근골, Tarsal bones

발목뼈는 발목ankle과 발foot에 있는 짧은뼈단골, short bone로 7개로 구성되어 있다.

① **목말뼈** 거골, Talus : 정강뼈의 먼쪽끝과 관절한다.

② **발꿈치뼈** 종골, Calcaneus : 뒤꿈치를 형성하며 여기에는 종아리근육과 발꿈치뼈를 연결하는 발꿈치힘줄종골건, calcaneal tendon, Achilles tendon이 부착한다.

③ **발배뼈** 주상골, Navicular : 큰 배 모양의 뼈이다.

④ **쐐기뼈** 설상골, Cuneiform와 **입방뼈** 입방골, Cuboid : 세 개의 쐐기뼈와 입방뼈는 발목의 먼쪽 열에 위치하고 있으며 입방뼈가 가장 가쪽에 있다. 그림 4-16 참조

(14) 발허리뼈 중족골, Metatarsal bones

다섯 개의 발허리뼈는 발목뼈족근골, tarsal bones, 발가락뼈phalanges와 관절하며 손목뼈수근골, carpal bones와 마찬가지로 엄지발가락 쪽이 첫째이고 새끼발가락 쪽이 다섯째이다.

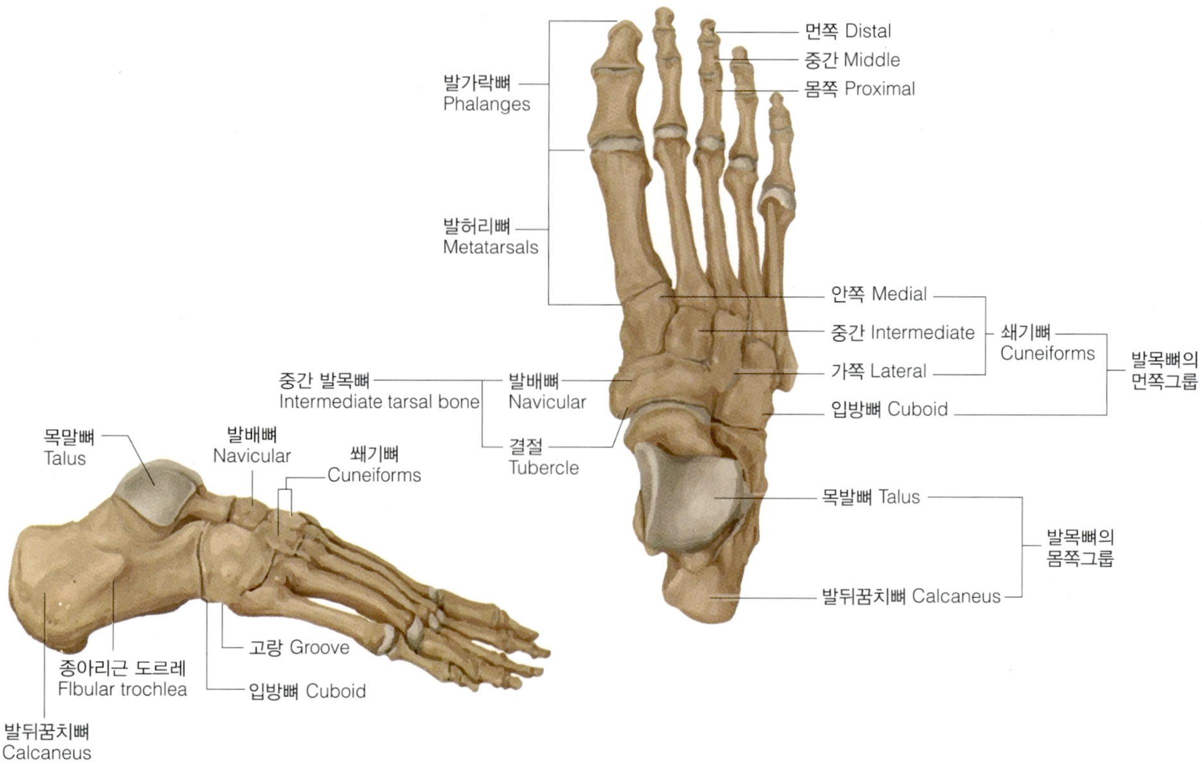

그림 4–16 발뼈

(15) 발가락뼈 Phalanges

① 14개의 긴뼈로 발가락을 형성하는 발가락뼈는 그들의 위치에 따라 첫마디뼈 기절골, proximal phalange, 중간마디뼈 중절골, middle phalange, 끝마디뼈 말절골, distal phalange 라고 하며 엄지발가락을 첫째, 그리고 새끼발가락을 다섯째라고 한다.

② 발목뼈 족근골, tarsal bones 와 발허리뼈 중족골, metatarsal bones 에는 세로활 종족궁, longitudinal arch 과 가로활 황족궁, transverse arch 이 형성되어 있으며 이것은 발자국으로 확인할 수 있다. 뼈에 부착되는 강한 인대 건, ligament 가 세로활과 가로활을 지지해 주어 발바닥 전체가 땅에 닿지는 않는다.

5. 뼈대계통 골격계통 의 조직학

뼈대계통의 뼈를 좀더 잘 이해하기 위해 이 장에서는 뼈대계통의 조직학적 구조인 세포와 섬유 그리고 바탕질의 역할 및 뼈, 유리연골, 탄력연골, 섬유연골에 대해 살펴보고자 한다.

(1) 뼈조직

뼈 bone 는 역동적이며 매일 변화가 일어나는 조직으로 이러한 것들을 이해하기 위해서는 세포 cell 와 섬유 fiber, 그리고 바탕질 기질, matrix 에 대한 이해가 필요하다.

뼈모세포 골모세포, osteoblast 와 뼈파괴세포 파골세포, osteoclast 는 뼈세포 골세포, osteocyte 의 한 종류로 뼈모세포는 뼈조직을 형성하고 뼈파괴세포는 뼈를 파괴한다. 이 두 세포 모두 뼈대계통에서 고유기능을 하는 중요한 세포이다. 뼈모세포는 아교섬유 교원섬유, collagen fiber 와 단백질 및 탄수화물 분자의 부드러운 바탕질을 형성하여 새로운 뼈를 만든다. 또한, 단단한 무기질 결정체 mineral crystal 가 바탕질에 침착될 수 있게 한다.

무기질 결정체는 대부분 인산칼슘염인 수산화인회석결정 hydroxylapatite crystal 으로 되어 있어서 바탕질을 단단하게 만든다. 아교섬유는 바탕질에 유연성을 제공하며 이러한 과정은 보도나 선교갑판을 만드는 것과 비슷하다. 시멘트가 보도나 선교갑판을 단단하게 만들고 철골을 보도와 선교갑판에 넣음으로써 유연성이 있도록 하는 것과 유사하다. 그래서 충분한 수산화인회석결정이 없다면 뼈는 단단해지지 않는다. 또한 아교섬유가 없다면 뼈는 잘 부러지게 된다.

뼈조직에는 매우 밀도가 높고 체계적인 치밀뼈 치밀골, compact bone 와 해면질과 같은 형태의 해면뼈 해면골, cancellous bone 두 가지 종류가 있다. 그림 4-17 참조

(2) 치밀뼈 치밀골, Compact bone

치밀뼈는 긴뼈의 몸통과 납작뼈의 표면에서 볼 수 있으며 뼈단위 골원, osteon 가 연속하여 배열되어 있다. 중심관 하버스관, central canal 에는 혈관과 신경이 포함되어 있다. 바탕질 기질, matrix 은 뼈층판 골층판, bone lamella 이라고 불리우는 동심원 층이 관 canal 주위에 형성되어 있다.

뼈세포 골세포, osteocyte 는 중심관 주위의 원 안에 정렬되어 있는 뼈방 골소강, bone lacuna 에서 발견되며 뼈세포 주위에 바탕질을 증착시킴으로써 그들 스스로를 뼈방에 넣는다. 바탕질의 작은 틈새인 뼈모세관 골세관, bone canaliculi 은 뼈세포가 다른 뼈세포나 중심관에 도달하여 영양분을 공급할 수 있게 한다.

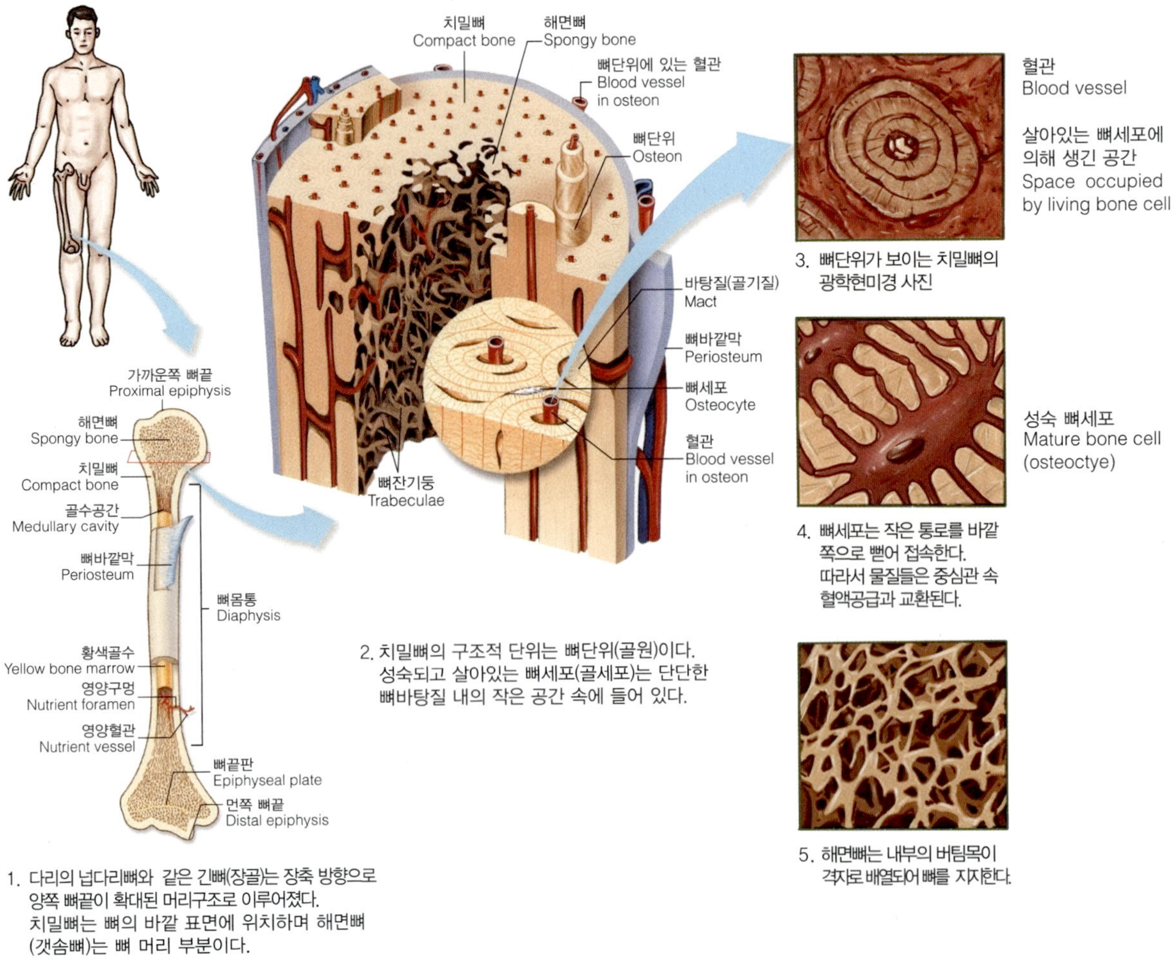

그림 4-17 뼈의 구조

뼈세포가 중심관과 뼈모세관을 통해 영양공급을 받는 것은 중요하며 바탕질의 밀도가 높기 때문에 이러한 구조물이 필요하다. 확산은 이러한 무기질 결정체인 바탕질에서는 작동하지 않는다.

(3) 해면뼈 해면골, Cancellous bone, spongy bone

해면뼈는 긴뼈의 끝이나 납작뼈와 불규칙뼈의 중간에서 볼 수 있다. 납작뼈를 자르면 얇은 치밀뼈 사이에 해면뼈가 있는 것을 확인할 수 있다. 해면뼈는 치밀뼈처럼 정비되어 있지 않으며 중심관도 없다. 바탕질에는 뼈잔기둥 골소주, bony trabecula 이라고 불리는 섬세한 조각과 판이 있다. 뼈잔기둥 사이 공간은 해면뼈가 해면질처럼 보이게 한다.

(4) 연골 Cartilage

연골 물렁뼈 은 뼈대계통에서 중요한 역할을 하며 뼈대계통 골격계통, skeletal system 에서 연골은 세 가지 종류가 있다. 유리연골 hyaline cartilage, 탄력연골 elastic cartilage, 그리고 섬유연골 fibrocartilage 이다. 이 세가지 연골은 모두 같은 세포와 섬유, 그리고 바탕질을 가지고 있으며 섬유의 배열에 따라 서로 다른 연골이 형성된다.

연골을 형성하는 세포를 연골세포 chondrocyte 라고 하며, 연골세포는 프로테오글리칸 proteoglycan 과 물로 된 바탕질을 생성한다. 프로테오글리칸은 기본적으로 단백질분자와 탄수화물로 구성되어 있으며 바탕질은 현미경으로 보면 거품이 있는 맑은 젤라틴처럼 보인다.

젤라틴은 기본적으로 단백질, 설탕 탄수화물, 그리고 물로 되어 있기 때문에 바탕질과 비슷하다. 거품은 치밀뼈에 있는 뼈방과 비슷하고, 연골세포는 세포방 lacuna 에 그들 스스로를 모든 방향의 바탕질에 침착시키고 연골방에 자신을 배치한다. 연골섬유는 아교섬유 교원섬유, collagen fiber 로 만들어진다.

뼈와는 다르게 연골에는 연골세포에 영양분을 공급하는 혈관이 없다. 이런 차이점 때문에 뼈의 바탕질과 연골의 바탕질이 서로 다르게 보인다. 연골의 바탕질은 젤라틴 같고 뼈의 바탕질은 시멘트 같다.

뼈의 바탕질과 연골의 바탕질에 잉크를 떨어뜨리면 연골의 바탕질에는 잉크가 확산되나 뼈에서는 확산되지 않는다. 연골세포는 이러한 방식으로 바탕질을 가로질러 확산을 이용하여 영양분을 공급받고 노폐물을 배설하므로 직접적인 혈액공급은 필요하지 않다. 바탕질을 통한 확산은 직접 혈액을 공급하는 것보다는 느린 과정이다.

① 유리연골 Hyaline cartilage

유리연골은 긴뼈의 끝을 덮고 있고, 갈비뼈의 갈비연골 늑연골, costal cartilage과 코의 코연골 비연골, nasal cartilage에서 관찰할 수 있다. 바탕질은 젤라틴처럼 보이며 부드럽고 맑다. 세포방 lacuna에서 연골세포가 보이며 아교섬유는 너무 가늘어서 거의 보이지 않는다.

② 탄력연골 Elastic cartilage

탄력연골은 귀의 귓바퀴 auricle, 목의 후두덮개 후두개, epiglottis에서 볼 수 있으며 다른 연골과 같은 연골세포, 바탕질, 그리고 세포방을 가지고 있으나 섬유의 방향이 다르다. 탄력연골에서 섬유는 모든 방향으로 진행되어 연골에 탄력이 있다. 좋은 예로 귓바퀴는 어느 방향으로도 잡혀지고 즉시 원래 모양으로 돌아온다.

③ 섬유연골 Fibro cartilage

섬유연골은 척추사이원반 추간판, intervertebral disk, 두덩결합 치골결합, pubic symphysis, 그리고 무릎의 관절반달 관절반원, meniscus에서 볼 수 있다. 섬유연골도 다른 연골과 같은 연골세포와 바탕질을 가지고 있으나 아교섬유가 매우 잘 보이며 오직 한 방향으로만 진행한다. 섬유의 이러한 배열은 섬유연골이 심한 충격에서도 견딜 수 있게 해 준다. 예를 들어 걸을 때마다 넙다리뼈 대퇴골, femur가 정강뼈 경골, tibia에 충격을 가하는데 무릎의 반달모양의 관절이 넙다리뼈와 정강뼈 사이에서 이러한 충격을 흡수하여 관절의 손상을 예방한다.

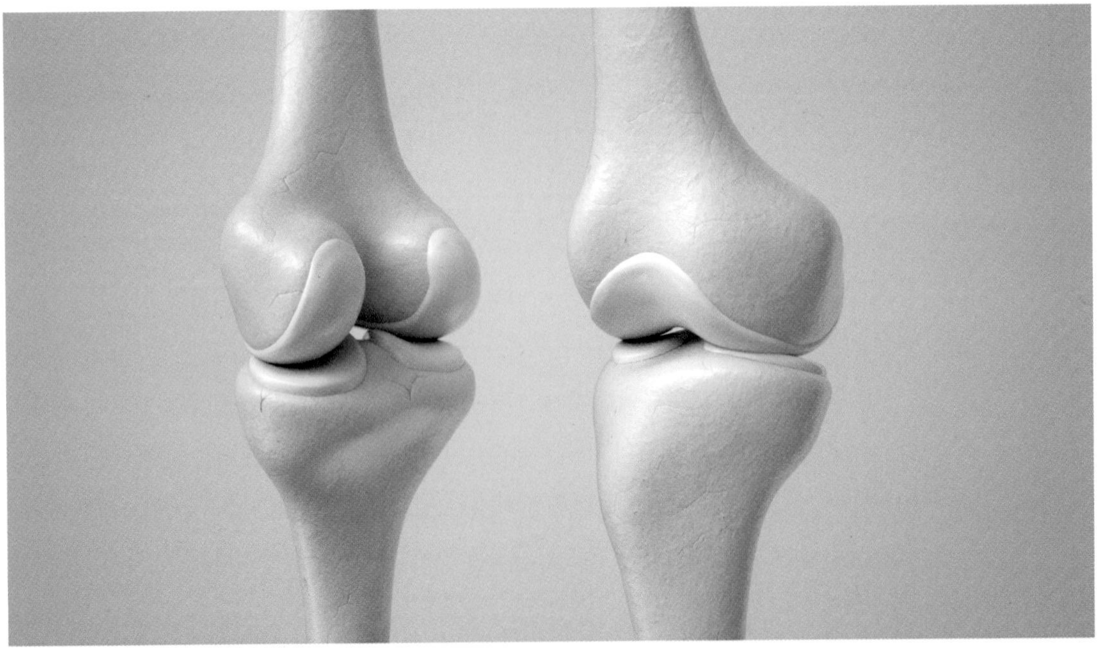

6. 긴뼈의 구조

지금까지 뼈와 뼈대계통의 조직학을 살펴보았고 지금부터 긴뼈의 구조에 대해 살펴보도록 한다. 여기에서는 긴뼈의 육안해부적 구조와 조직학을 같이 언급하기로 한다.

뼈끝골단, epiphysis은 긴뼈의 뭉뚝한 끝부분으로 각각의 뼈끝은 관절연골articular cartilage로 덮여 있고 이 관절연골은 유리연골hyaline cartilage이다. 관절연골은 긴뼈 끝에 다른 뼈가 관절할 수 있도록 부드러운 표면을 제공한다. 해면뼈는 뼈끝에서 볼 수 있고 적색골수red bone marrow가 해면뼈의 잔기둥골소주, trabecula 사이 공간에 차 있다.

뼈몸통골간, diaphysis은 긴뼈의 몸통을 말하며 치밀뼈로 구성되어 있다. 몸통에는 치밀뼈의 빈 공간이 있고 이것을 뼈속질공간골수공간, marrow cavity이라고 하며 황색골수yellow bone marrow로 차 있어서 골수공간은 뼈의 무게를 감소시킨다.

뼈몸통은 뼈바깥막골외막, periosteum이라고 하는 섬유성 막을 가지고 있으며 이것은 몸쪽뼈끝근위골단, proximal epiphysis 관절연골의 끝에서 시작하여 먼쪽뼈끝원위골단, distal epiphysis 관절연골의 끝까지 연결되어 있다. 뼈바깥막은 몸통을 둘러싸며 뼈모세포골모세포, osteoblast의 근원이다. 몸통 안에 있는 골수공간은 뼈속막골내막, endosteum으로 싸여 있으며 이것은 뼈파괴세포파골세포, osteoclast의 근원이다. 영양동맥nutrient artery은 몸통의 구멍foramen을 통해 뼈로 들어가서 치밀뼈의 많은 중심관 속 혈관을 형성한다.

적색골수는 복장뼈흉골, sternum와 같은 납작뼈, 척추뼈추골, vertebra와 같은 불규칙뼈, 그리고 긴뼈, 뼈끝골단, epiphysis의 해면뼈 공간에 있다. 적색골수에는 적혈구red blood cell와 백혈구white blood cell, 그리고 혈소판platelet을 생성하는 줄기세포stem cell가 있다.

황색골수는 완전히 성장한 긴뼈의 골수공간marrow cavity에서 볼 수 있다. 발달 중인 긴뼈의 골수공간에는 원래 적색골수가 들어 있으나 완전히 성장하면 대부분 지방조직으로 대치되어 황색골수가 된다. 황색골수의 지방은 뼈보다 밀도가 낮기 때문에 뼈의 무게를 줄인다. 황색골수에서는 혈액 세포가 생성되지 않으나 극심한 빈혈이 있을 경우에는 다시 적색골수로 바뀔 수 있다. 뼈 중심에 있는 지방물질이 황색골수이다.

지금까지 뼈끝을 싸고 있는 관절연골을 포함한 긴뼈의 구조에 대해 설명하였다. 연골은 두 개 혹은 그 이상의 뼈가 관절하도록 부드러운 표면을 제공한다.

다음은 뼈들이 관절하는 여러 가지 다른 종류에 대해 설명한 것이다.

7. 뼈의 발생

(1) 막속뼈 되기

아기 머리뼈대두개골격, skull의 납작뼈는 막속뼈되기막내골화, intramembranous ossification라 불리는 과정을 통해 만들어진다. 뼈모세포골모세포, osteoblast는 머리뼈막 안의 참착된 뼈에서 시작되며 이 막은 결국 머리뼈의 납작뼈로 대체된다. 아기 머리뼈의 정수리 부분을 보면 뼈모세포가 머리의 막 안 여러 부위에 침착되어 마루뼈두정골, parietal bone, 이마뼈전두골, frontal bone, 뒤통수뼈후두골, occipital bone의 중심을 형성하고 뼈들이 융합될 때까지 바깥쪽으로 침착된다. 그림 4-18

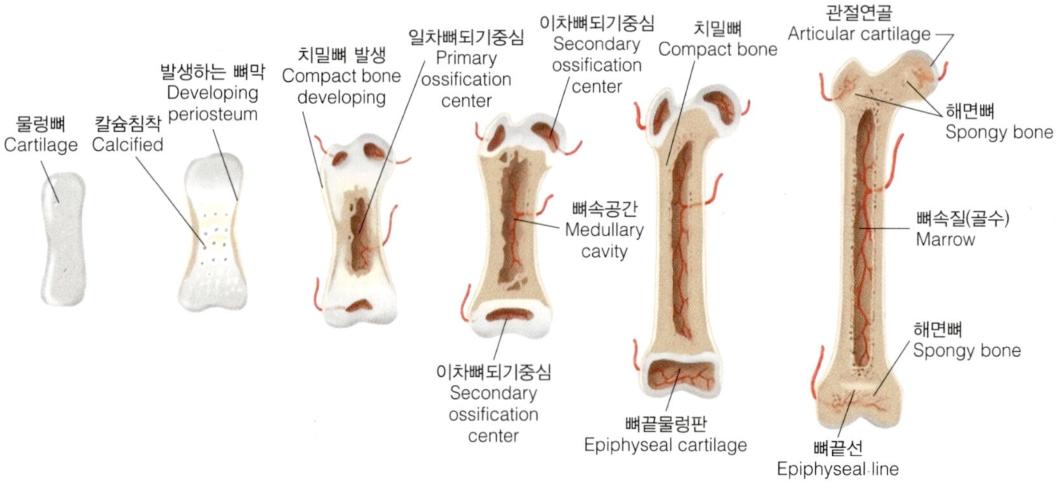

그림 4-18 뼈의 발생과 성장

출생 시에 머리뼈의 낱개뼈 사이에서 숫구멍천문, fontanelle을 볼 수 있으며 이마뼈와 마루뼈 사이에 부드러운 반점 같은 큰 숫구멍을 볼 수 있다. 이 머리뼈들이 만나 형성하는 관절을 봉합suture이라고 하며 숫구멍은 어른이 된 후 완전히 닫혀 더 이상 성장하지 않는다. 그때까지 막에서 뼈모세포가 계속적으로 침착되어 지속적으로 성장하여 뼈가 된다. 이러한 과정으로 머리뼈가 계속적으로 크게 자랄 수 있다.

(2) 연골뼈되기연골내골화, Endochondral ossification

아기 팔다리뼈대의 긴뼈는 좀 다른 과정으로 형성된다. 태아기에 연골뼈되기로 만들어진다. 이 과정은 말 그대로 연골 안에서 뼈의 발달이 이루어지는 것으로 긴뼈가 작은 유리연골모형hyaline cartilage model에서 시작된다.

뼈모세포가 모형의 몸통 부위에서 침착되기 시작하여 뼈고리bony collar가 형성되고 이것이 몸통에 있는 연골로 가는 혈액 공급을 중단시켜 연골에 빈 공간이 생기는데 이것을 골수공간marrow cavity이라고 한다. 혈관이 태아의 뼈를 뚫고 들어가 골수공간에서 줄기세포를 만드는데 이것을 적색골수라고 한다.

이차뼈되기중심이차골화중심, secondary ossification center은 각각의 뼈끝에서 시작되며 혈관이 뚫고 들어가 잔기둥골소주, trabecula사이에서 적색골수가 형성된다. 연골세포는 뼈끝과 뼈몸통 사이에서 지속적으로 연골을 형성하고 뼈의 길이를 성장시키는데 이 부분을 뼈끝판골단판, epiphyseal plate이라고 한다. 뼈모세포는 긴뼈의 성장이 끝날 때까지 뼈끝판에서 지속적으로 침착한다. 연골뼈되기로 만들어지는 뼈에는 등뼈, 갈비뼈, 복장뼈, 어깨뼈, 그리고 골반뼈가 있다.

8. 뼈의 성장

막뼈되기와 연골속뼈되기는 태아기에서 뼈 성장bone growth의 과정이다. 출생 후 뼈는 두 가지 과정으로 자라는데 연골속성장endochondral growth과 덧붙이성장부가성장,appositional growth이다.

(1) 연골속성장연골내골성장

신생아의 뼈대계통은 지속적으로 성장하며 연골세포가 뼈끝판을 지속적으로 확장하는 동안 뼈모세포는 긴뼈의 뼈끝판에서 계속적으로 침착한다.

연골세포와 뼈모세포는 신생아가 사춘기가 될 때까지 계속 성장하며 사춘기가 되면 성호르몬이 뼈모세포를 자극하여 연골세포가 연골을 형성하는 것보다 더 빨리 뼈로 침착시킨다. 뼈세포는 결국 뼈끝판을 닫고 연골세포의 성장도 멈추게 되어 더 이상 자라지 않는다. 뼈끝판의 성장이 모두 끝난 후 그 자리에 남은 것을 뼈끝선골단선, epiphyseal line이라고 한다.

(2) 덧붙이성장Appositional growih

덧붙이성장은 모든 종류의 뼈에서 발생되며 긴뼈의 경우 길이성장보다는 단단하게 만드는 데 관여한다. 뼈바깥막골각, periosteum의 뼈모세포는 뼈몸통골간, diaphysis에서 뼈를 침착하고 뼈끝에 있는 해면뼈의 잔기둥에서는 뼈의 해리스선Harriss line을 따라 침착된다. 이러한 과정으로 뼈는 압력에 더 강해지게 된다.

앉을 수 있게 된 후 아기의 근육은 기는 것과 걷는 것이 발달하게 된다. 이것은 뼈에 더 많은 압력을 가하게 되는데 근육이 뼈끝에 힘줄의 형태로 부착하기 때문이다. 위팔뼈 상완골, humerus의 결절 tubercle과 넙다리뼈의 큰돌기 대전자, trochanter는 더 많은 압력을 받기 때문에 덧붙이성장으로 지속적으로 커지게 된다. 이러한 과정은 척추뼈와 같은 다른 뼈들의 돌기 process와 가시 spine에서도 관찰할 수 있다.

지금까지 뼈의 발생과 지속적인 성장이 어떻게 이루어지는지를 살펴본 결과, 뼈는 동적인 조직이라는 것을 알 수 있다.

9. 뼈대계통의 기능

지금까지 뼈대계통의 해부학적 구조에 대해 알아보았고 이제부터는 뼈의 기능에 대해서 살펴보기로 한다.

뼈대계통은 지지나 움직임을 가능하게 하고 장기를 보호하며 산-염기와 전해질 균형에 관여하고 혈액을 만드는 등 중요한 여섯 가지 기능을 한다.

(1) 지지

척주 spinal column는 출생 때는 C자 모양이나 기기 시작하고 걷기 시작하면서 발달하여 S자 모양이 되고 몸무게를 지지하는 역할을 한다. 허리뼈 요추, lumbar vertebra는 몸무게의 대부분을 지지하기 때문에 더 단단해진다. 넙다리뼈 대퇴골, femur와 정강뼈 경골, tibia는 몸무게를 지지하기 위해 덧붙이성장을 통해 더 단단해진다.

(2) 움직임

움직임에 있어서 뼈의 배열은 매우 중요하다. 아기의 손은 출생 시 14개의 손가락뼈 지골, phalange를 가지고 있다. 만일 손가락이 많은 뼈와 관절로 되어 있지 않다면 그 어떤 것도 잡을 수 없을 것이다.

어른의 척주는 26개의 뼈로 되어 있고 각각의 뼈는 관절하여 약간의 움직임이 가능하다. 척추뼈 사이의 모든 관절은 선 자세에서 손으로 본인의 발가락을 건드릴 수 있게 한다. 만일 어깨관절 견관절, shoulder joint, 팔꿉관절 주관절, elbow joint, 손목관절 요골수근관절, wrist joint, 그리고 손가락에 관절이 없다면 둘째손가락으로 본인의 코를 건드릴 수 있을까?

(3) 보호

아기의 납작뼈는 막속뼈되기로 머리뼈를 형성하여 뇌를 보호한다. 갈비뼈와 복장뼈는 허파와 심장을 보호하기 위해 발달한다. 척추뼈는 척추뼈구멍추공, vertebral foramen을 통해 척수spinal cord를 보호하고, 머리뼈안의 안장sella turcica은 뇌하수체pituitary gland를 보호하기 위해 발달한 구조물이다.

(4) 산-염기 균형

혈액의 수소이온지수pH를 정상적으로 유지하는 것은 매우 중요하다. 혈액의 수소이온지수가 낮으면 산증이 나타나는데 산증은 혈액에 너무 많은 자유수소이온들이 포함되어 있는 상태이다. 인산칼슘은 용액에서 칼슘이온과 인산이온을 형성하는 이온으로 결합된 분자이다. 만일 혈액의 수소이온지수가 너무 낮으면 인산이온이 과도하게 자유수소이온과 결합하여 결국 수소이온지수가 상승하게 되는데 이때 인산이온은 완충작용을 하여 정상 혈액 수소이온지수로 바꾸는 역할을 한다.

(5) 전해질 균형

뼈는 칼슘 저장고 역할을 하며 음식물을 통하여 칼슘을 섭취하게 된다. 칼시트리올calcitriol을 충분히 섭취하면 칼슘은 혈액에 흡수될 것이고 만일 이러한 과정이 증가하면 혈액의 칼슘 수치가 정상보다 높아지고 칼슘이 뼈에 침착될 것이다. 만일 칼슘을 충분히 섭취하지 않아서 혈중 칼슘 수치가 정상보다 내려가면 항상성을 유지하기 위해 뼈에서 혈액으로 칼슘이 재흡수된다.

(6) 혈액생성

적혈구, 백혈구, 그리고 혈소판은 적색골수에 있는 줄기세포에 의해 형성된다. 혈액생성에 대한 것은 심혈관계통cardiovascular system에서 좀더 자세히 설명할 것이다.

Check point

1. 척주 : 26개의 뼈로 구성되어 있으며 척추뼈와 엉치뼈, 그리고 꼬리뼈 등 세 가지 형태로 구성된 중심축뼈대 중 하나
2. 허리뼈 : 우리 몸의 무게를 지탱하기 때문에 가장 크고 단단한 중심축뼈대 중 하나
3. 뼈대계통에서 연골의 종류는 유리연골hyaline cartilage, 탄력연골elastic cartilage, 섬유연골fibrocartilage

3. 관절 Joints

1. 관절의 분류

두 개 혹은 그 이상의 뼈들이 만나 형성하는 것을 관절 joint 이라고 한다. 관절은 구조 혹은 가능한 움직임의 개수에 따라 분류할 수 있다. 구조에 따라 관절을 섬유관절 fibrous joint, 연골관절 cartilaginous joint 그리고 윤활관절 synovial joint 로 나누며 각 관절의 소분류를 유형 type 이라고 하며 분류에 포함된다.

(1) 섬유관절 fibrous joint

섬유관절은 뼈 사이에서 섬유조직을 가지고 있으며 다음과 같은 세 가지의 유형을 가지고 있다.

봉합 Suture : 완전히 닫히기 전까지 뼈 사이에는 섬유성 막이 있다. 봉합은 머리뼈 사이에서 볼 수 있으며 부동관절 immovable joint 이다.

못박이관절 Gomphosis : 섬유성 인대 fibrous ligament 로 이틀 dental socket 에서 치아를 잡아 주고 있으며 부동관절이다.

인대결합 Syndesmosis : 뼈사이막 골간막, interosseous membrane 에 의해 형성되어 있으며 노뼈 요골, radius 와 자뼈 척골, ulna 사이, 정강뼈 경골, tibia 와 종아리뼈 비골, fibula 사이에서 볼수 있고 인대결합은 손을 돌리는 정도인 약간의 움직임이 가능하다.

(2) 연골관절 Carttaginous articulation

연골관절은 뼈 사이에 연골을 가지고 있으며 두 가지의 유형을 가지고 있다.

섬유연골결합 Symphysis : 두덩결합 치골결합, pubic symphysis 은 두덩뼈 치골, pubic bone 사이에 있는 섬유연골로 이 관절은 출산 과정에서 좀 더 탄력이 있어 약간 움직일 수 있다.

유리연골결합 Synchondrosis : 어린이의 긴뼈 장골, long bone 뼈끝과 뼈몸통 골간, diaphysis 사이에서 관찰되며 부동관절이다. 그림 4-20 참조

(3) 윤활관절 Abarticulation

윤활관절은 관절공간을 둘러싸고 있는 관절주머니 관절낭, joint capsule에 의해 형성된 관절안 관절강, joint cavity을 가지고 있다. 주머니는 관절하는 뼈의 뼈바깥막 골외막, periosteum과 함께 섬유성 결합조직으로 구성되어 있다. 관절공간은 윤활막 활막, synovial membrane으로 싸여 있고 이 윤활막에서는 미끄러운 윤활액 활액, synovial fluid이 생성된다.

윤활액은 뼈가 관절하여 발생할 수 있는 열을 감소시키는 윤활 역할과 관절공간에서 관절연골로 덮여 있는 뼈 표면에 영양분을 공급하고 노폐물을 배설하는 역할을 한다. 윤활막이 확장되어 주머니처럼 생긴 구조물을 윤활주머니 윤활낭, bursa라고 하며 이것은 힘줄이 뼈에 쓸리지 않게 하는 완충작용을 한다. 그림 4-20 참조

넙다리뼈 대퇴골, femur, 정강뼈 경골, tibia, 그리고 무릎뼈 슬개골, patella가 형성하는 무릎관절 슬관절, knee joint이 대표적인 윤활관절이다. 무릎관절은 넙다리뼈의 먼쪽끝이 평평한 표면의 정강뼈와 관절하기 때문에 실제적으로 불안정한 관절이다.

다음의 다섯 가지의 인대가 무릎을 지지하는 데 도움을 준다.

① **안쪽곁인대** 내측측부인대, Medial collateral ligament와 **가쪽곁인대** 외측측부인대, Lateral collateral ligament는 넙다리뼈의 위관절융기 상과, epicondyle와 정강뼈 및 종아리뼈의 위관절융기에 부착하며 무릎의 좌우 움직임을 예방한다.

② **앞십자인대** 전십자인대, Anterior cruciate ligament와 **뒤십자인대** 후십자인대, posteior cruciate ligament는 넙다리뼈와 정강뼈에 부착하며 넙다리뼈의 관절융기 사이에서 X자 모양으로 교차되어 앞십자인대는 정강뼈의 앞에, 뒤십자인대는 정강뼈의 뒤에 부착한다. 이 인대는 정강뼈에서 넙다리뼈가 앞이나 뒤로 과도하게 미끌어지는 것을 예방한다.

③ **무릎인대** 슬개인대, Patellar ligament는 무릎뼈에서 정강뼈로, 넙다리앞칸의 넙다리네갈래근 대퇴사두근, quadriceps muscle을 정강뼈의 정강뼈결절 경골조면, tibial tuberosity에 부착시킨다.

두 개의 C자 모양의 섬유연골 보호대인 관절반달 관절반월, meniscus은 넙다리뼈와 정강뼈사이에 위치하며 각각의 관절반달은 넙다리뼈 관절융기에 가해지는 충격을 흡수하고 좌우로 움직이는 것을 예방한다. 구조적으로 관절은 세 가지 형태가 있다.

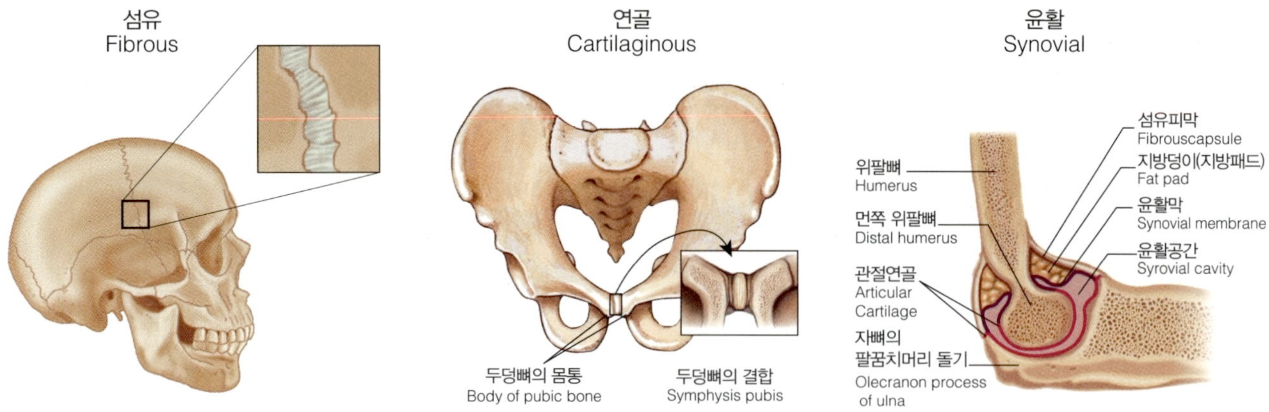

그림 4-19 관절의 분류

2. 윤활관절의 종류

사람 몸에는 여섯 가지의 윤활관절이 있다.

(1) **경첩관절**(접번관절, Hinge joint) : 한 방향으로 움직이는 관절로 문의 경첩과 같다.

〔예〕 팔꿉관절 주관절, elbow joint

(2) **절구관절**(구상관절, Ball and socket joint : 공 같은 하나의 뼈가 다른 뼈의 움푹 패인 구조물에 고정된 관절로 모든 방향으로 움직일 수 있다.

〔예〕 엉덩관절 고관절, hip joint

(3) **안장관절**(안상관절, Saddle joint) : 뼈와 관절하는 면의 한쪽이 오목하며 모든 방향으로 운동이 가능하나 돌림은 제한적이다.

〔예〕 엄지손가락의 손목손허리 뼈관절 수근중수관절, carpometacarpal joint

(4) **평면관절**(활주관절, Gliding joint : 관절하는 면이 평평하며 뼈가 서로 미끄러지는 움직임을 하는 관절이다.

〔예〕 손이 위아래로 움직일 때의 손목뼈 수근골, carpal bone

(5) **타원관절** Ellipsoial joint : 작은 절구관절이다.

〔예〕 손을 좌우로 움직일 때 손목뼈, 손허리손가락관절 중수지관절, metacarpophalnageal joint

(6) **중쇠관절**(차축관절, Pivot joint : 뼈의 기둥과 뼈의 고리가 관절한다.

〔예〕 고리뼈 환추, atlas 와 중쇠뼈 축추, axis 가 관절하여 머리를 돌림.

case study

• **골절** Bone fractures

뼈의 골절에는 다양한 종류가 있으며, 일반적인 형태는 다음과 같다.

가는선골절은 뼈가 완전히 어긋나거나 부러지지 않고 X-ray 상에서 골절 부위가 머리카락과 같이 보인다. **단순 또는 폐쇄골절**은 피부에 상처 없이 일어난 골절이다. **나선형 골절**은 사고로 인해 뼈가 심하게 뒤틀렸을 경우에 생긴다. **불완전굴곡골절**은 뼈가 불완전하게 부러진 것으로 어린이에게서 많이 일어나는데 뼈가 어른에 비해 연약하고 유연하기 때문이다.

분쇄골절은 뼈의 일정한 부위가 조각난 것이다. **복합(개방성)골절**은 파괴된 뼈가 피부 밖으로 드러난 것이다. 분쇄골절과 복합골절의 경우에 뼈가 일단 맞추어진 후에도 깊숙한 곳의 조직이 박테리아에 감염될 수 있기 때문에 예후가 좋지 않으며 다시 골절이 생길 가능성도 높다.

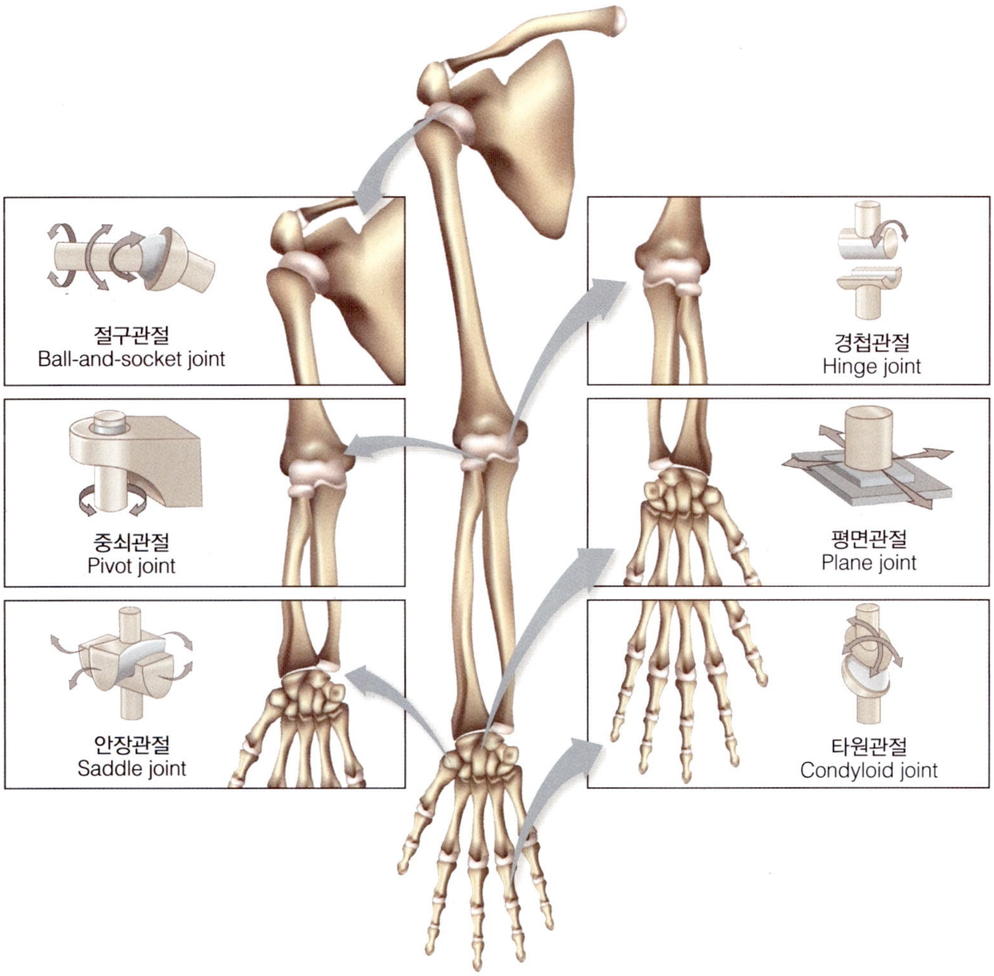

그림 4-20 6가지 윤활관절

case study

- **척추사이원반탈출증** Herniated Disc

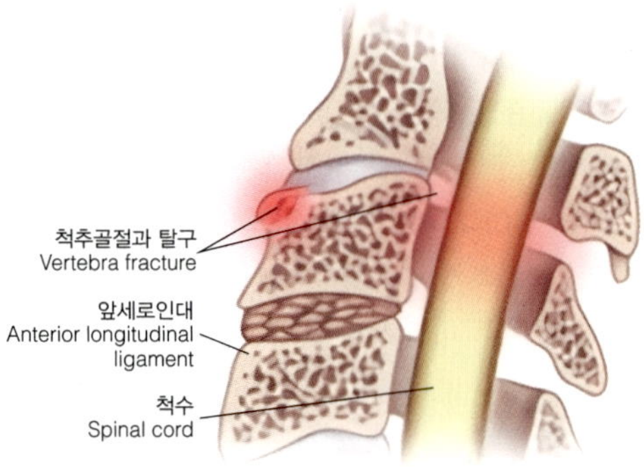

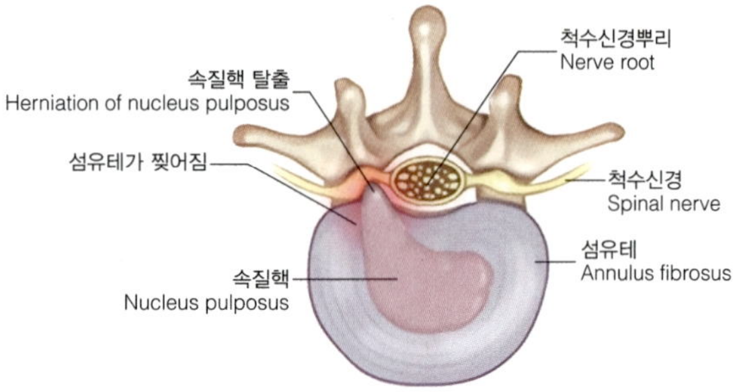

Check point

1. 관절을 구조에 따라 구분하면 섬유관절fibrous joint, 연골관절cartilaginous joint 그리고 윤활관절synovial joint 등으로 정리할 수 있다.
2. 우리 몸에 있는 여섯 가지의 윤활관절은 경첩관절, 절구관절, 안장관절, 평면관절, 중쇠관절, 타원관절
3. 관절치환술 : 관절의 손상이 매우 심한 경우에 시행되며 관절하는 뼈 표면을 금속합금으로 대체하고 관절의 움푹 들어간 부분은 플라스틱으로 대용하는 수술

case study

• **관절염** Arthritis

매일 관절joint을 사용하기 때문에 관절염과 같은 관절 문제가 생길 수 있다. 관절염은 관절에 염증이 생긴 것으로 100가지 이상의 종류가 있으며 어떤 관절은 관절 외에 다른 조직에도 영향을 줄 수 있다. 미국의 질병관리센터Centers for Disease Control and Prevention; CDC에 따르면 관절염은 미국에서 장애의 가장 흔한 원인으로 1,900만 명 이상의 성인이 이 질환에 걸린다는 보고가 있다. 모든 관절염은 관절의 움직임을 뻣뻣하게 하고 통증을 유발한다. 지속적인 통증은 피로감을 유발한다. 관절염에는 뼈관절염과 류마티스관절염이 있다.

① **뼈관절염**골관절염, Osteoarthritis : 가장 흔한 관절염으로 40세 이상 어른에게서 발생되며 85%가 70세 이상 어른에게서 증상들이 나타난다. 나이가 들면서 관절의 마모나 관절연골의 손상 또는 거칠어지는 변화에 의해 발생한다. 뼈관절염이 있는 관절이 움직일 때 나는 소리를 마찰음crepitus이라고 하며, 관절염이 주로 발생하는 곳은 손가락, 엉덩관절, 무릎, 그리고 척추뼈이다. 뼈관절염은 항염증제제를 사용하여 증상을 완화시키고 물리치료로 기능을 증진시키는 치료를 시행한다.

② **류마티스관절염**Rheumatoid arthritis; RA : 자가면역질환으로 나이와 상관없이 발생하며 어린이에게서 발병하는 것은 소아류마티스관절염juvenile RA이라고 한다.

류마티스관절염은 우리 몸의 면역체계immune system가 관절의 구조물을 공격하는 것으로 항체antibody가 관절의 윤활막활막, synovial membrane을 실수로 공격하여 염증을 일으키게 되면 윤활막이 두꺼워지고 염증세포가 효소를 생산하여 관절연골을 녹인다. 이렇게 녹여진 연골의 침식된 부분이 관절하는 다른 뼈와 융합되는데 이것을 관절굳음증ankylosis이라고 한다.

류마티스관절염은 완화와 악화가 반복되고 관절의 손상은 계속 진행된다. 이 질환의 관리는 장기간 관절 손상을 최소화하는 것이 중요하며 치료 방법에는 항염증제제, 면역억제제 및 관절치환술이 있다.

관절치환술은 관절의 손상이 매우 심한 경우에 시행되며 관절하는 뼈 표면을 금속합금으로 대체하고 관절의 움푹 들어간 부분은 플라스틱으로 대용한다. 뼈에 부착하는 금속부분은 표면에 많은 구멍이 있는데 이것은 뼈모세포골모세포, osteoblast가 금속표면으로 침착되어 단단하게 결합될 수 있도록 한다. 관절치환술은 성공적으로 움직임을 회복시킬 수 있으며 인공무릎관절은 20년 이상 지속된다.

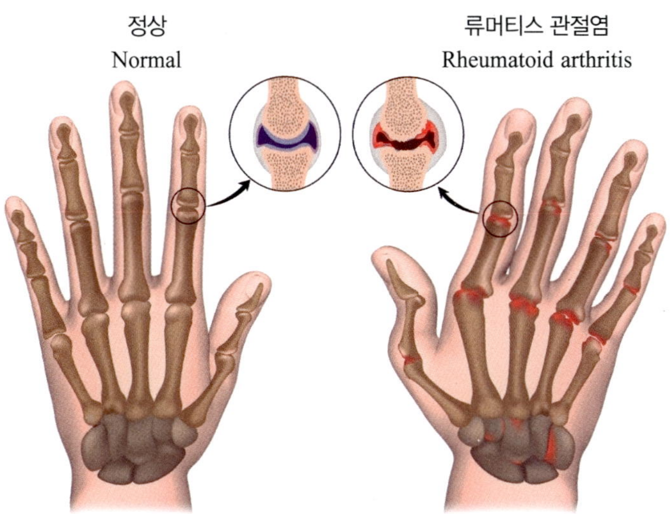

핵심문제 Ccheck point Exercises

1. 인체의 뼈의 개수는 몇 개인가?

① 200개
② 203개
③ 206개
④ 210개

2. 다음 중 납작뼈(편평골, flat bone)에 해당되는 것은 무엇인가?

① 손가락뼈 지골, phalange
② 머리뼈 두개골, cranial bone
③ 허리뼈 추골, vertebra
④ 무릎뼈 슬개골, patella

3. 팔이음뼈(상지대, pectoral girdle)는 무엇인가?

① 빗장뼈 쇄골, clavicle 와 어깨뼈 견갑골, scapula
② 봉우리 견봉, acromion, 부리돌기 오훼돌기, coracoid process
③ 위팔뼈 상완골, humerus, 접시오목 관절와, glenoid cavity
④ 노뼈 요골, radius, 자뼈 척골, ulna

4. 다음 중 섬유연골(fibrocartilage)에 해당하는 것은?

① 귓바퀴 auricle
② 척추사이원반 추간판, intervertebral disk
③ 갈비뼈 늑골, rib
④ 후두덮개 후두개, epiglottis

5. 다음 중 윤활관절(synovial joint)의 연결이 맞는 것은?

① 경첩관절 접번관절, hinge joint
 – 중쇠뼈 축추, axis
② 절구관절 구상관절, ball and socket joint
 –고리뼈 환추, atlas
③ 안장관절 안상관절, saddle joint
 –손목뼈 수근골, carpal bone
④ 타원관절 ellipsoid joint
 –허리손가락관절 중수지관절, metacarpophalangeal joint

6. 뼈대계통의 역할과 관계가 먼 것은?

① 몸의 다른 계통을 지지하고 보호
② 혈액세포 생성
③ 산–염기 균형 유지
④ 미네랄 생성

7. 척주에 관한 설명 중 잘못된 것은?

① 26개의 뼈로 구성되어 있다.
② 엉치뼈는 2개이다.
③ 등뼈는 12개이다.
④ 허리뼈는 5개이다.

8. 연골의 종류가 아닌 것은?

① 유리연골 ② 아교연골
③ 탄력연골 ④ 섬유연골

Chapter 5.

근육계통

Muscular system

1. 근육
2. 뼈대근육
3. 부위별 근육계통

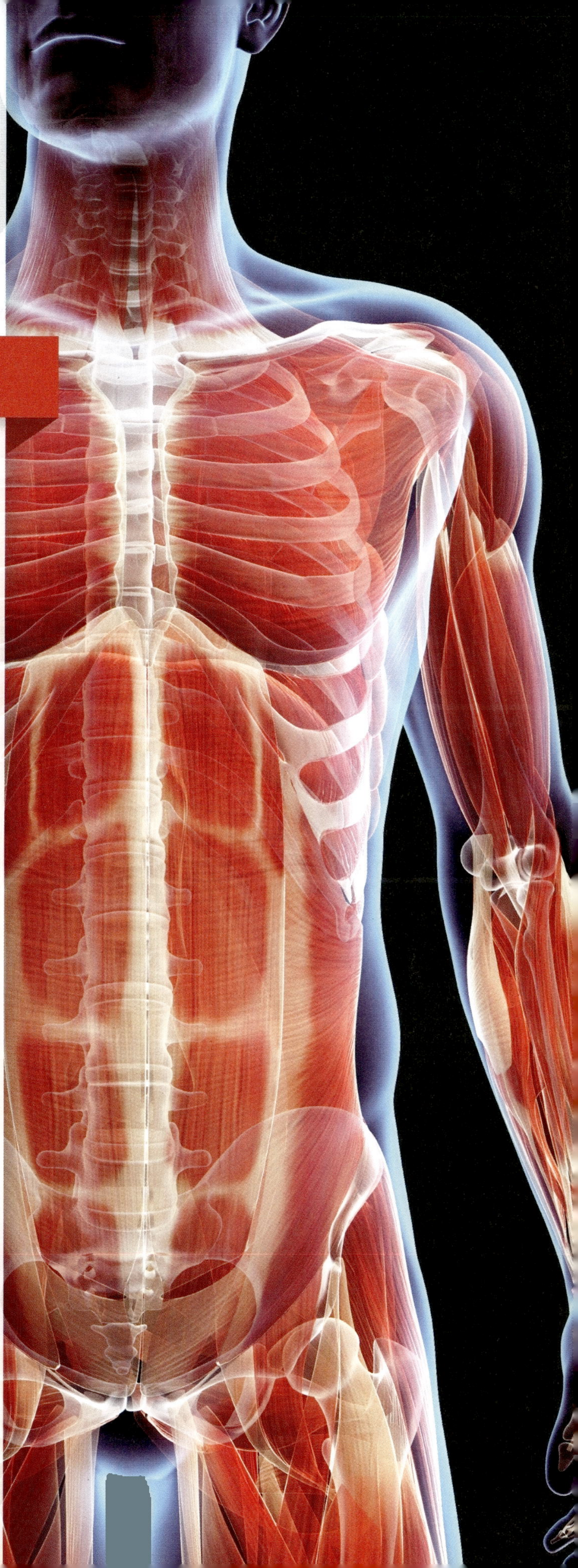

학습목표

1. 근육계통의 기능을 설명할 수 있다.
2. 뼈대근육의 이는곳과 닿는곳을 알 수 있다.
3. 근육의 3가지 유형을 설명할 수 있다.
4. 부위별 근육계통과 부위 간의 상관관계를 설명할 수 있다.

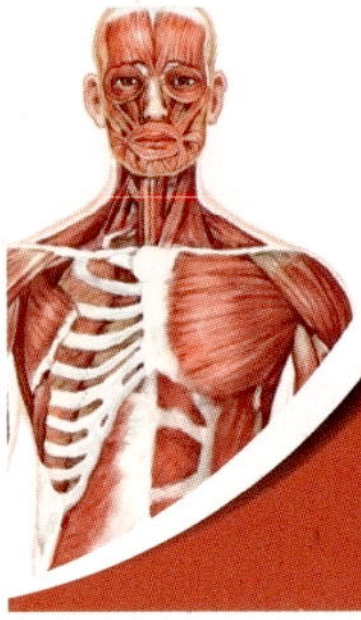

Chapter 5. 근육계통

Muscular system

1. 근육 Muscles

근육계통은 모든 신체 부위를 체계적으로 움직이기 위한 힘을 제공하는 조직으로 구성되어 있으며, 각 부위를 자유롭게 움직이기 위해 능동적으로 수축하여 힘을 제공한다. 근육계통은 생명을 유지하는 신체의 중요한 기능 시스템으로, 의지에 따라 움직이거나 보거나 느끼거나 또는 호흡 · 소화 · 혈액 순환 등과 같은 활동을 만들어 낸다.

> *you know*
>
> 인체에는 총 650개의 근육이 있으며, 체중의 40%를 차지한다.

1. 근육계통의 기능

(1) 신체 활동

뼈대근육은 모든 신체 부위를 자발적으로 움직이게 한다. 음식으로부터 얻은 화학적 에너지를 운동이라는 물리적 에너지로 바꾸어 힘을 제공하는 몸의 엔진이라고 할 수 있다.

(2) 자세와 안정성

뼈대근육은 신체의 골격을 안정시켜 적절한 자세를 유지해 준다. 신체의 일부 관절은 약하고 불안정하기에 근육은 이러한 관절을 지지해 주는 역할을 한다.

(3) 열 생성

몸에서 생성되는 많은 에너지가 근육에서 소비되는 동시에 높은 신진 대사율의 결과로 근육은 많은 양의 열을 생성한다. 특히 추울 때 근육에 의해 생성된 열은 체온을 유지하는 데 많은 도움이 된다.

(4) 순환 작용

심장근육은 신체의 혈액순환에 중요한 역할을 한다. 일정하고 지속적인 심장의 펌프 작용을 통해 온 몸 구석구석까지 혈액을 공급한다.

(5) 소화 작용

위장과 같은 기관의 부드러운 근육민무늬근육은 음식의 소화과정을 돕는다.

2. 근육의 유형

근육은 모든 신체 동작을 위한 힘을 제공하는 조직으로 특별한 유형의 세포로 구성되어 있으며, 뼈대근육, 민무늬근육 및 심장근육 등의 세 가지 유형의 근육이 있다.

(1) 뼈대근육 골격근

체중의 대부분은 뼈대근육이 차지하며 모든 자발적인 신체 활동을 담당한다. 이 근육은 항상 뼈에 붙어 있고 다른 부위의 동작을 만들어 내기 때문에 '뼈대근육'이라고 부른다.

(2) 민무늬근육 평활근

이 근육은 위, 장, 혈관과 같은 부드러운 신체 기관을 형성한다. 음식의 소화와 같은 비자발적인 신체 활동에 관여하며 현미경으로 볼 때 다른 두 종류의 근육과는 달리 줄무늬가 없어서 '민무늬근육'이라고 부른다.

(3) 심장근육 심근

심장근육은 심장에만 있는 매우 강한 비자발적 근육이다. 혈액 공급을 위한 혈관 내 압력과 힘은 심장근육의 수축에 따라 생성된다. 그림 5-1

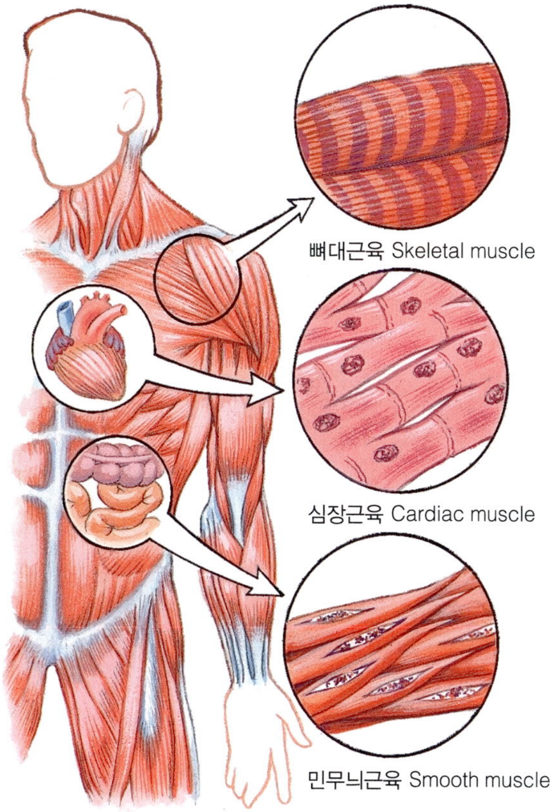

그림 5-1
뼈대근육, 심장근육 및 민무늬근육

Check point

1. 인체에 있는 근육의 수는 650개
2. 근육의 기능은 신체 활동, 자세와 안정성, 열 생성, 순환 작용, 소화 작용
3. 근육의 유형 세 가지
   – 뼈대근육, 민무늬근육, 심장근육

2. 뼈대근육 Skeletal Muscles

1. 뼈대근육의 일반 해부학

대부분의 뼈대근육은 힘줄을 통해 두 개의 뼈 사이에 붙어 있다. 힘줄은 단단한 결합섬유로 이루어진 결합조직으로서 근육을 뼈에 단단히 고정시키는 역할을 한다. 특히 근육 운동 시 힘줄에 부하되는 과중한 장력을 견디기 위해 피복으로 싸여져서 뼈에 고정되어 있다.

근육 수축 시, 근육섬유의 길이가 줄어들고 힘줄 또한 당겨짐으로써 뼈가 움직이게 된다. 즉, 뼈 중 하나가 고정되어 있는 다른 뼈 쪽으로 당겨지는 것이다. 이때 근육 양 끝에 있는 힘줄의 길이는 일정하며 중간 근육 섬유만이 수축한다. 힘줄을 통해 근육에 연결되어 있는 고정 뼈의 위치를 이는곳 기원점, origin point 이라고 하며, 근육과 연결되어 움직이는 뼈의 위치를 닿는곳 삽입점, insertion point 이라고 한다.

you know

- 근육은 수축 · 이완만 하기 때문에 물체를 밀지 못하고 오직 당기는 동작만 가능하다.
- 뇌 한쪽의 운동피질은 몸 반대쪽에 있는 근육 활동을 제어한다. 예를 들어, 오른쪽 운동피질은 몸을 반으로 나눠 왼쪽에 있는 근육들을 제어한다.

2. 뼈대근육의 이름

뼈대근육은 위치, 이는곳 및 닿는곳, 이는곳의 수, 모양, 크기, 방향 및 기능 등 다양한 요인에 따라 명칭한다.

(1) 근육의 위치

많은 경우 근육의 해부학적 영역에 따라 명칭이 붙는다. 예를 들어 배곧은근 복직근 과 배가로근 복횡근 은 복부에 있으며, 앞정강근 전경골근 과 같은 부위 근육은 그들이 붙어 있는 뼈의 부위 경골의 앞쪽 부분 의 이름을 따서 명칭한다. 위팔노근 완요근 과 같이 두 영역의 이름을 합쳐 부위 위팔 와 뼈 노근 의 이름을 따서 명칭하기도 한다.

(2) 근육의 이는곳 및 닿는곳

일부 근육은 고정된 뼈 이는곳 와 움직이는 뼈 닿는곳 사이의 연결을 기반으로 명칭한다. 이런 근육은 붙어 있는 뼈의 이름을 알면 매우 쉽게 식별할 수 있다. 예를 들어 목빗근 복장뼈와 빗장뼈를 머리뼈의 유양돌기에 연결 과 뒤통수이마근 뒤통수와 정면 이마에 연결 등이 있다.

(3) 근육의 이는곳의 수

일부 근육은 하나 이상의 뼈 또는 한 뼈가 두 개 이상의 위치에 연결되거나 하나 이상의 이는곳을 가진다. 2개의 이는곳을 가진 근육으로는 위팔두갈래근 상완이두근 이 있으며, 3개의 이는곳을 가진 근육으로는 위팔세갈래근 상완삼두근 이 있다. 또한 4개의 이는곳을 가진 넙다리네갈래근 대퇴사두근 이 있다.

(4) 근육의 모양과 크기 및 방향

모양에 따라 근육을 분류하는데 어깨세모근 삼각근 은 삼각형 모양, 앞톱니근 전거근 은 톱니 또는 톱 모양, 큰마름근 대능형근 은 마름모 또는 다이아몬드 모양이다. 근육의 크기는 같은 영역에서 발견되는 두 근육을 구별하는 데 사용된다. 볼기 주위에는 3개의 근육이 크기에 따라 큰볼기근 대둔근, 중간볼기근 중둔근, 그리고 작은볼기근 소둔근 으로 나뉜다.

또한 근육 섬유가 움직이는 방향에 따라 근육을 분류한다. 예를 들어 복부에는 넓고 편평한 근육들이 있다. 섬유가 똑바로 위아래로 움직이는 근육을 배곧은근 복직근, 횡방향 왼쪽에서 오른쪽 으로 움직이는 근육을 배가로근 복횡근, 그리고 비스듬히 움직이는 근육을 배빗근 복사근 이라고 명칭한다.

(5) 근육의 기능

근육은 수행하는 기능의 유형에 따라 분류한다. 아래팔 대부분의 근육이 동일한 영역에 위치하고 모양과 크기가 비슷하기 때문에 해당 기능에 따라 명칭한다. 예를 들어 앞팔의 굽힘근육은 손목과 손가락을 구부리고 손뒤침근은 손목을 회전시켜 손바닥이 보이게 위로 굴리는 역할을 한다. 또한 다리의 모음근육은 양다리를 안쪽으로 모으는 역할을 한다.

3. 뼈대근육의 그룹화

you know

일반적으로 근육은 작용근 · 대항근이 쌍으로 동시에 활동한다.

뼈대근육은 정확한 활동을 하기 위해 대부분 홀로 동작하지 않고 그룹으로 동작한다. 신체의 특정 활동을 생성하는 근육을 작용근이라고 하며 이는 항상 같은 뼈에 반대 활동을 하는 대항근과 쌍을 이룬다.

예를 들어 위팔두갈래근은 팔꿈치에서 팔을 구부리고, 대항근인 위팔세갈래근은 팔을 뻗는다. 반대로 위팔세갈래근이 팔을 뻗을 때, 위팔두갈래근은 대항근으로 활동한다.

작용근과 대항근은 서로 쌍을 이룰 뿐만 아니라 다른 근육의 작용근 역할을 하기도 한다. 협동근은 운동을 안정시키고 불필요한 동작을 줄이는 데 도움이 되는 근육으로서 주로 작용근 근처의 동일한 뼈에 연결되어 있다. 뼈대근육은 닿는곳을 고정된 이는곳에 더 가깝게 움직임으로써 고정근이 이는곳을 안정적으로 유지하도록 하는 역할을 한다. 예를 들어 팔로 무거운 물건을 들어 올릴 때 몸통 주위의 고정근이 몸을 똑바로 세우고 균형을 유지하기에 이러한 동작이 용이하게 된다.

4. 뼈대근육의 조직

뼈대근육의 섬유는 여러 기능을 수행하기 위하여 신체의 다른 조직과는 다른 구조를 가지고 있다. 즉 독특한 세포소기관이 뼈대근육에만 존재한다.

근육섬유마디근절는 근육섬유의 세포막으로서 근육세포를 자극하는 전기화학적 신호의 지휘자 역할을 한다. 근육섬유에는 전기화학적 신호를 전달하는 데 도움이 되는 가로세관T-tubules이 근육속막근초에 연결되어 있다. 근육세포질그물은 근육 수축에 중요한 칼슘이온Ca^{2+}의 저장창고 역할을 한다.

세포의 '발전소'라고 할 수 있는 미토콘드리아는 근육세포에 풍부하게 존재하며 당을 분해하여 ATP 형태의 에너지를 활성근육에 공급한다. 대부분의 근육섬유 구조는 세포의 수축구조인 근육원섬유근원섬유로 이루어져 있으며, 근육원섬유는 반복적으로 배열된 근육섬유마디로 구성되어 있다. 근육섬유마디는 근육섬유의 기능적 기본단위이다.

(1) 근육섬유마디근절 구조

근육섬유마디는 두 종류의 단백질 섬유굵은 필라멘트와 가는 필라멘트로 이루어져 있다. 굵은 필라멘트는 수많은 굵은 근육미세섬유미오신로 구성되어 있으며 근육을 수축시키는 역할을 한다.

한편 가는 필라멘트는 다음의 3개 단백질로 이루어져 있다.

① **가는 근육미세섬유**Actin : 가는 근육미세섬유는 나선형 구조로, 가는 필라멘트의 대부분을 차지하고 있으며 근육 수축 시 굵은 근육미세섬유가 연결되어 가는 근육미세섬유를 움직이는 결합 부위를 포함한다.

② **트로포미오신**Tropomyosin : 트로포미오신은 가는 근육미세섬유의 굵은 근육미세섬유 결합 부위를 감싸고 있는 긴 단백질 섬유이다.

③ **트로포닌**Troponin : 트로포닌은 트로포미오신에 단단히 결합되어 근육 수축 시 트로포미오신을 굵은 근육미세섬유 결합 부위로부터 이동시킨다. 그림 5-2

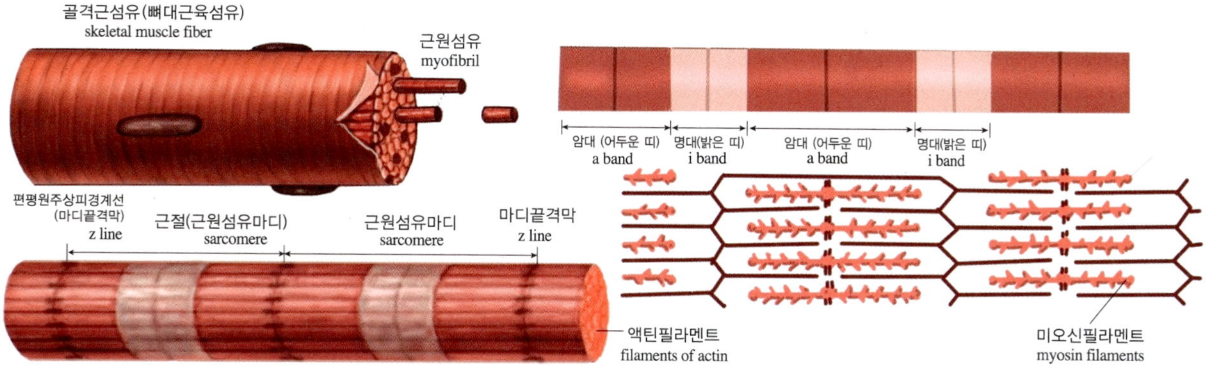

그림 5-2 근원섬유마디 구조

Check point

1. 이는곳 : 힘줄을 통해 근육에 연결되어 있는 고정 뼈의 위치
2. 협동근 : 운동을 안정시키고 불필요한 동작을 줄이는 데 도움이 되는 근육으로서 주로 작용근 근처의 동일한 뼈에 연결되어 있는 근육
3. 근육섬유마디근절 : 근육섬유의 세포막으로서 근육세포를 자극하는 전기화학적 신호의 지휘자 역할

3. 부위별 근육계통 Regions of Muscular System

you know

신체에서 가장 바쁘게 활동하는 근육은 눈 근육으로, 하루에 약 100,000번 움직인다.

1. 머리와 목

머리와 목의 근육은 씹기, 삼키기, 말하기, 표정, 눈의 움직임 등 다양한 활동을 한다. 이러한 동작을 위해선 신체의 다른 부위에 비해 빠르고 섬세하며 강력한 근육이 요구된다.

얼굴근육은 몸의 다른 근육에 비해 독특한 특성을 가지고 있다. 대부분의 근육이 뼈에만 연결되어 동작하는 반면 얼굴근육은 뼈와 피부에 연결되어 있다. 큰광대근대광골근과 입둘레근구륜근을 포함한 얼굴근육은 다양한 표정을 만들기 위해 피부를 당기거나 말하고 먹기 위해 뺨과 입술을 움직인다.

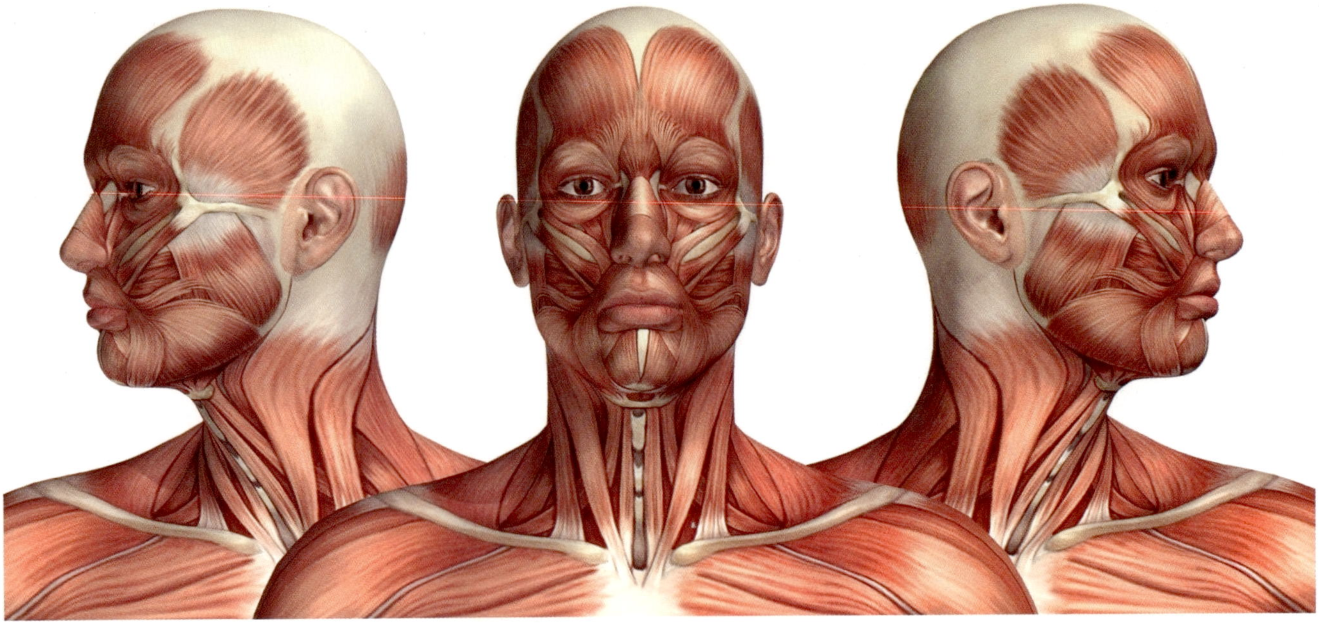

머리와 목을 구성하는 근육

씹기근육 저작근 은 아래턱뼈 하악골 를 움직여 입을 닫고, 물고, 씹는 기능을 담당한다. 깨물근 교근 과 관자근 측두근 은 무언가를 씹을 땐 턱을 강하게 하고, 말할 땐 부드럽게 들어올린다.

혀에 얽혀 있는 근육은 씹기와 삼키는 데 필요한 복잡한 동작과 더불어 의사소통을 위한 말하기 기능을 수행한다. 이 중 4개의 외근은 혀와 주변 뼈에 연결되어 있기 때문에 거의 모든 방향으로 혀를 움직이며 4개의 내근은 말하기와 같이 정교한 작업이 필요할 때 혀의 모양을 미세하게 변형한다.

눈에는 6개의 외근이 눈알을 한 바퀴 돌리거나 상하좌우로 굴리기 위해 빠르고 정교하게 움직인다. 또한 눈 안쪽에 위치한 내근은 동공을 확장시키거나 수정체를 수축시켜 깨끗하고 명확한 시력을 만들어 눈의 피로를 줄이는 역할을 한다.

가운데 귀 또한 머리와 목 근육계통에 포함하여 다룬다. 몸에서 가장 작은 근육인 등자근 등골근 의 길이는 약 1mm 정도이며 고막에서 귀 안쪽으로 전달되는 진동의 진폭을 줄여 귀의 손상을 예방하는 역할을 한다.

목빗근 흉쇄유돌근 과 등세모근 승모근 을 포함한 목 근육은 머리와 목의 전반적인 동작을 담당한다. 몸의 왼쪽과 오른쪽에 있는 근육이 쌍으로 작동할 때에 머리와 목이 앞으로 굽혀지거나 뒤로 젖혀진다. 각자 개별적으로 작동하면 머리가 좌우로 회전하거나 목이 좌우로 구부려진다. 특히 목 근육은 신체의 근육 중 가장 큰 내구성을 가지고 있어서 지속적으로 머리를 들어올림으로써 앞을 바라보는 자세를 유지하게 한다.

(1) 얼굴근육 : 머리덮개근육, 귀 주위근육

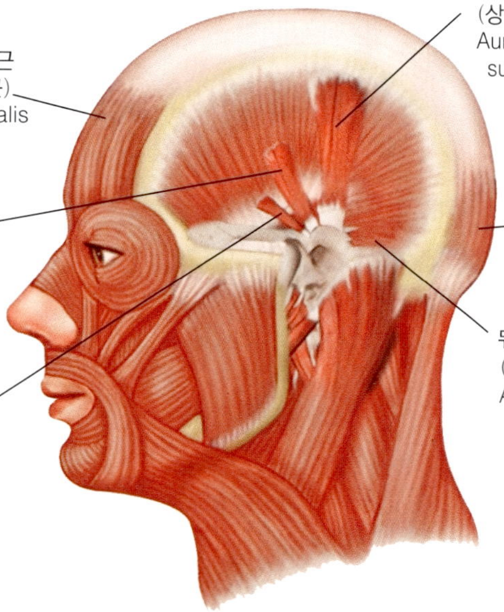

그림 5-3 얼굴근육 : 머리덮개근육, 귀 주위근육

근육이름	이는곳	닿는곳	작용
머리덮개근육			
뒤통수이마근 (후두전두근) Occipitofrontalis	• 이마힘살 : 머리덮개 널힘줄 • 뒤통수힘살 : 위목덜미선 가쪽 꼭지돌기	• 눈썹과 피부	• 눈썹을 올려 놀란 표정을 지음 • 이마에 주름을 만듦
관자마루근 (측두두정근) Temporoparietalis	• 귀의 위와 앞부분의 관자근막	• 머리덮개널힘줄의 가쪽	• 머리덮개를 팽팽하게 함 • 관자부분의 피부를 뒤로 당김
귀 주위근육			
앞귓바퀴근 (전이개근) Auricularis anterior	• 앞쪽 측두근막	• 귀의 연골	• 귓바퀴를 앞쪽으로 당김
위귓바퀴근 (상이개근) Auricularis superior	• 머리덮개널힘줄	• 귀의 연골	• 귓바퀴를 들어 올림
뒤귓바퀴근 (후이개근) Auricularis posterior	• 꼭지돌기	• 귀의 연골	• 귓바퀴를 뒤쪽으로 당김

(2) 얼굴근육 : 눈 주위근육

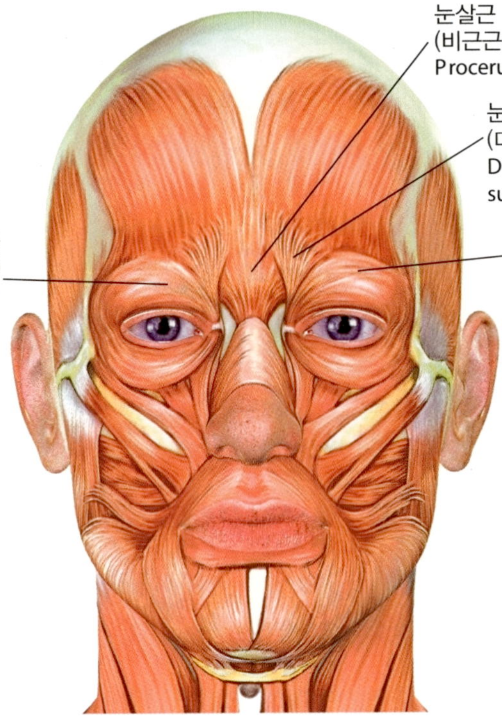

그림 5-4 얼굴근육 : 눈 주위근육

근육이름	이는곳	닿는곳	작용
눈살근 (비근근) Procerus	• 코뼈	• 콧등과 미간 사이	• 코끝으로 사선주름을 지음
눈둘레근 (안륜근) Orbicularis oculi	• 눈확의 안쪽모서리	• 눈 주위 피부	• 눈꺼풀을 조임 • 눈을 감음
눈썹내림근 (미모하체근) Depressor supercilii	• 눈둘레근 섬유	• 눈썹의 피하조직	• 눈썹을 아래로 당김
눈썹주름근 (추미근) Corrugator supercilii	• 눈확 위 모서리 안쪽	• 눈썹 안쪽의 피부	• 눈썹을 내리고 이마에 주름 형성 • 눈살을 찌푸릴 때 주름을 짓게 함

(3) 얼굴근육 : 바깥눈 근육

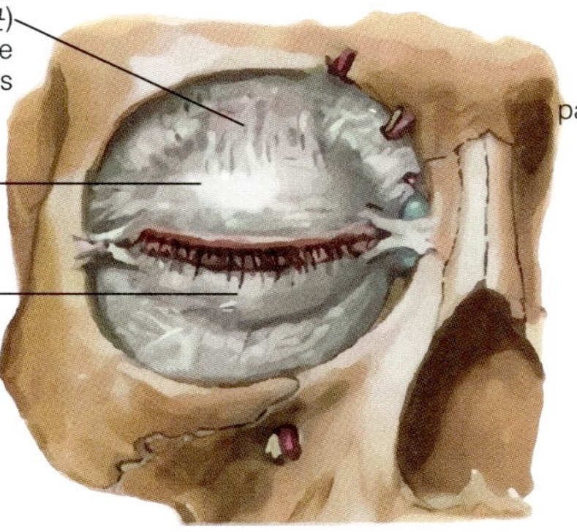

그림 5-5 얼굴근육 : 바깥눈 근육(얕은층)

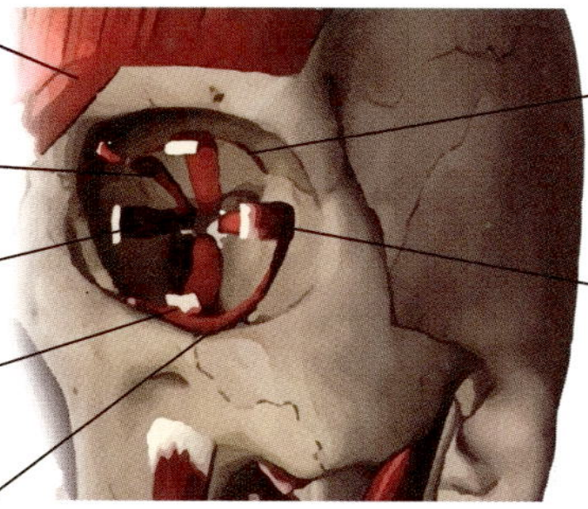

그림 5-6 얼굴근육 : 바깥눈 근육(깊은층)

근육이름	이는곳	닿는곳	작용
눈꺼풀올림근 (안검거근) Levator palpebrae superioris	• 나비 뼈에서 눈꺼풀의 피부와 근막	• 위쪽 눈꺼풀	• 위 눈꺼풀을 들어 올림
위눈꺼풀판근 (상검판근) Superior tarsus	• 나비 뼈에서 위 눈꺼풀의 피부와 근막	• 위쪽 눈꺼풀	• 위 눈꺼풀을 내림
아래눈꺼풀판근 (하검판근) Inferior tarsus	• 아래곧은근	• 아래쪽 눈꺼풀	• 위 눈꺼풀과 아래 눈꺼풀의 사이(안검열)를 넓힘
위곧은근 (상직근) Superior rectus	• 눈확	• 눈알	• 눈알을 위로 올리거나 안쪽으로 돌림
아래곧은근 (하직근) Inferior rectus	• 눈확	• 눈알	• 눈알을 아래로 당기거나 가쪽 돌림
안쪽곧은근 (내측직근) Medial rectus	• 눈확	• 눈알	• 눈알을 코 쪽으로 모으고 수평으로 수축
가쪽곧은근 (외측직근) Lateral rectus	• 눈확	• 눈알	• 눈알을 관자 쪽으로 벌리고 수평으로 수축
위빗근 (상사근) Superior oblique	• 눈확	• 눈알	• 광대뼈 쪽으로 시선을 내리거나 옆으로 더욱 벌려줌
아래빗근 (하사근) Inferior oblique	• 눈확	• 눈알	• 광대뼈 쪽으로 향하게 가쪽 돌림 시키고 코 쪽으로 시선을 모음

(4) 얼굴근육 : 코와 입 주위 근육

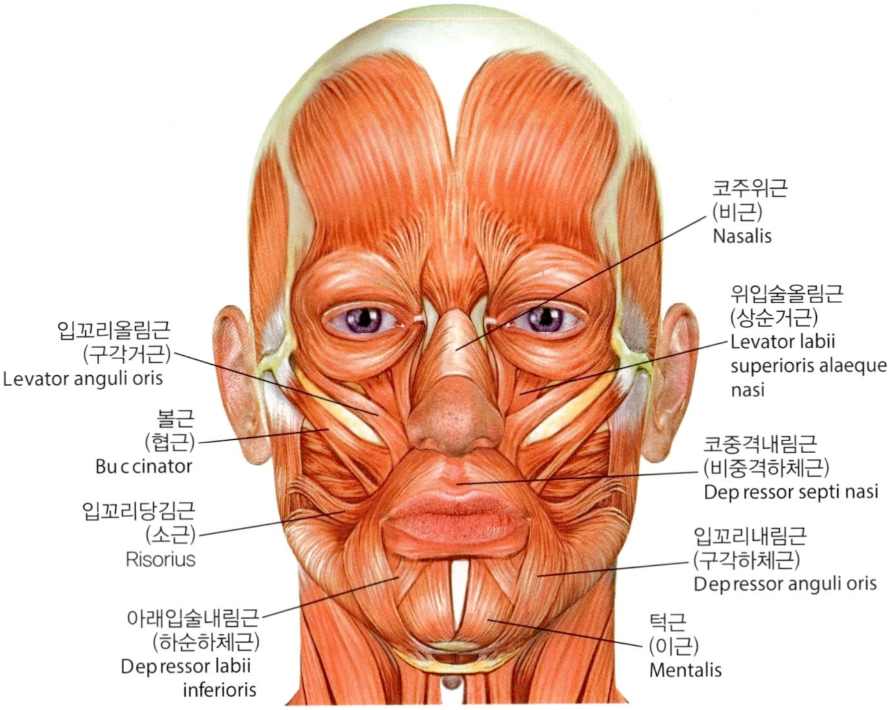

그림 5-7 얼굴근육 : 코와 입 주위 근육

근육이름	이는곳	닿는곳	작용
코주위근 (비근) Nasalis	• 위턱뼈 송곳니 융기	• 코 연골의 널힘줄	• 콧방울을 당김
코중격내림근 (비중격하체근) Depressor septi nasi	• 위턱뼈의 앞니 부분	• 코의 익상 뒷부분	• 콧구멍을 누름
위입술올림근 (상순거근) Levator labii superioris alaeque nasi	• 광대뼈	• 윗입술 피부 사이	• 코의 중격을 아래로 끌어 내림 • 입을 위로 올림
입둘레근 (구륜근) Orbicularis oris	• 입술 주위 근육섬유	• 입술의 피부와 점막	• 입을 닫고 입술을 오므림
큰광대근 (대관골근) Zygomaticus major	• 광대뼈	• 입꼬리	• 입꼬리를 뒤 위로 당김 (웃을 때)
작은광대근 (소관골근) Zygomaticus minor	• 눈둘레근의 근육섬유	• 입꼬리 (윗입술)	• 코입술고랑을 깊게 함 (슬플 때)
입술올림근 (상순거근) Levator labii superioris	• 위턱뼈 이마돌기의 위부분 광대뼈 눈확면	• 위입술 가쪽 부위	• 위입술을 가쪽으로 올려 싫은 표정을 지음

(계속)

근육이름	이는곳	닿는곳	작용
입꼬리올림근 (구각거근) Levator anguli oris	• 위턱뼈	• 입꼬리	• 입꼬리를 올림
볼근 (협근) Buccinator	• 위턱뼈와 아래턱뼈	• 입둘레근	• 볼을 압박하여 공기를 내뿜음
아래입술내림근 (하순하체근) Depressor labii inferioris	• 아래턱뼈 가쪽면	• 아래입술의 피부	• 아래입술을 내리고 가쪽으로 당김
입꼬리내림근 (구각하체근) Depressor anguli oris	• 아래턱뼈 빗선 위의 넓은 목근	• 입둘레근이나 이곳의 피부	• 입꼬리를 내리고 슬픈 표정을 지음
입꼬리당김근 (소근) Risorius	• 넓은 목근보다 얕은 층의 깨물근 위 근막	• 입꼬리의 피부	• 입꼬리를 당김
턱끝근 (이근) Mentalis	• 아래턱뼈의 앞니 오목면	• 턱 끝의 피부	• 아래입술을 위로 당기거나 앞으로 내밈

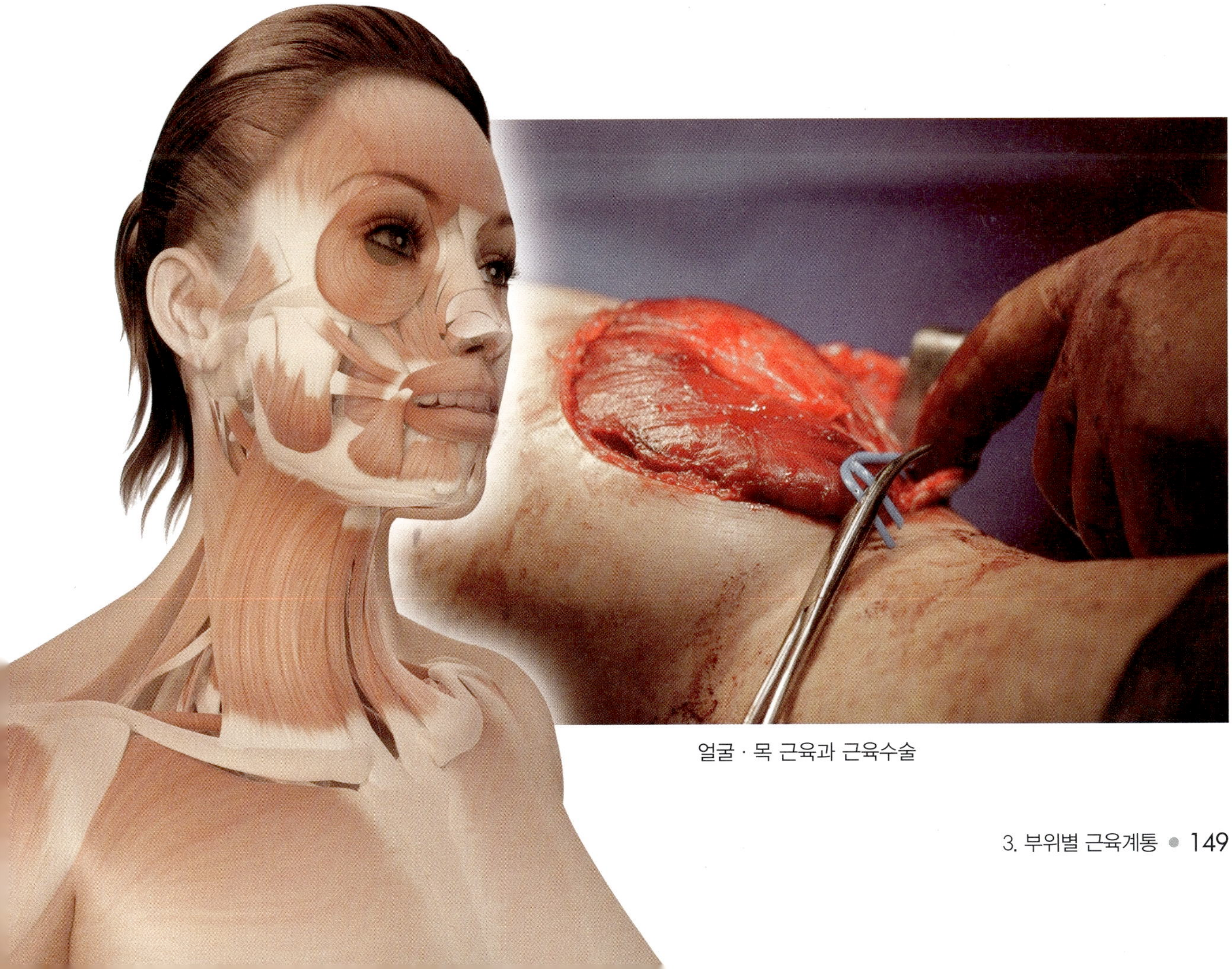

얼굴 · 목 근육과 근육수술

(5) 얼굴근육 : 씹기근육

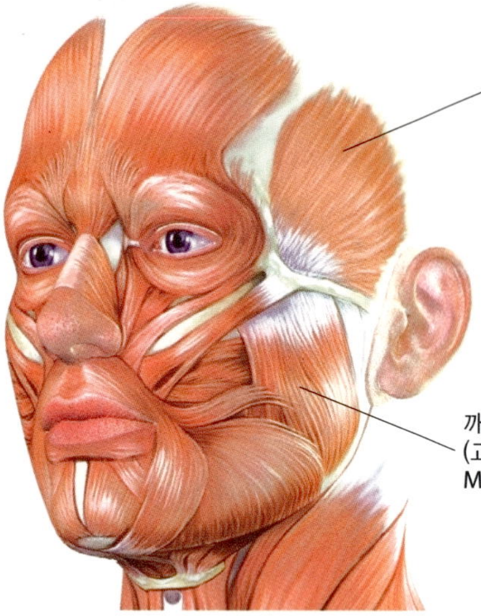

그림 5-8 얼굴근육 : 씹기근육(얕은층)

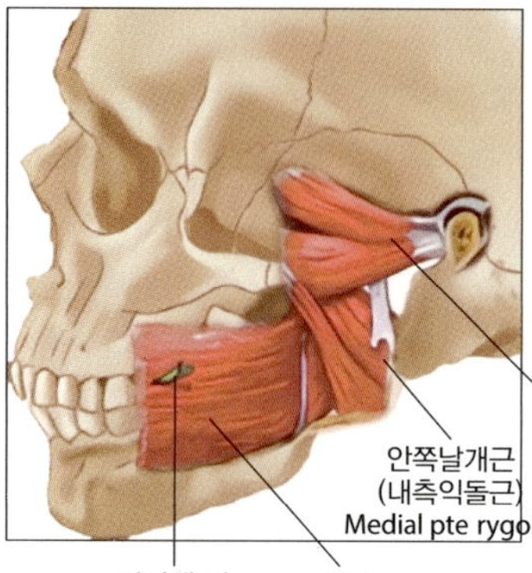

그림 5-9 얼굴근육 : 씹기근육(깊은층)

근육이름	이는곳	닿는곳	작용
관자근 (측두근) Temporalis	• 관자우묵의 바닥 관자근막	• 아래턱뼈의 근육돌기	• 아래턱을 올림 • 아래턱을 내림
깨물근 (교근) Masseter	• 얕은 부분 : 광대활의 아래모서리 • 깊은 부분 : 광대활의 안쪽면	• 아래턱뼈의 근육돌기 가쪽면	• 아래턱을 올림
안쪽날개근 (내측익돌근) Medial pterygoid	• 가쪽날개판의 안쪽면	• 아래턱뼈의 턱뼈가지의 안쪽면	• 아래턱을 내밀고 올림 • 씹을 때 치아를 돌림
가쪽날개근 (외측익돌근) Lateral pterygoid	• 가쪽날개판의 가쪽면	• 아래턱뼈 턱뼈목의 앞턱관절주머니	• 아래턱을 내밈 • 관절원반을 앞으로 당김

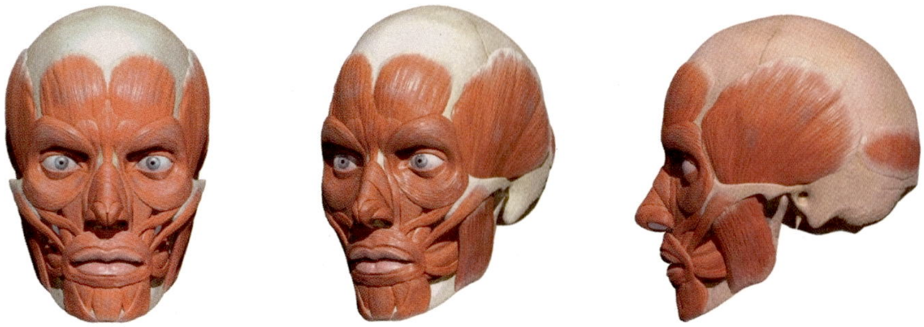

방향에 따른 얼굴 근육

(6) 혀 근육

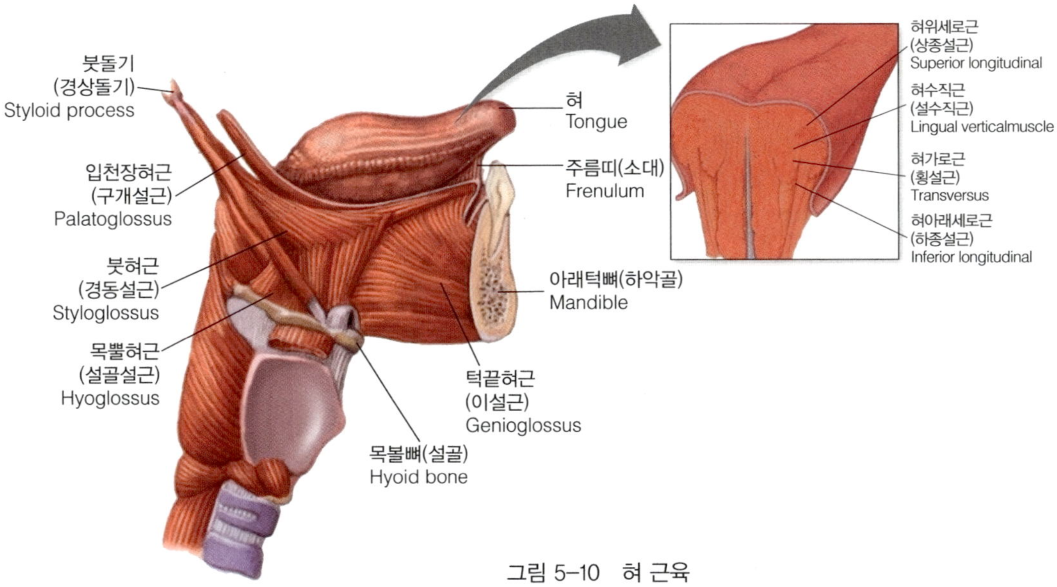

그림 5-10 혀 근육

근육이름	이는곳	닿는곳	작용
턱끝혀근 (이설근) Genioglossus	• 아래턱뼈의 턱 끝 결절	• 아래쪽 근육섬유 : 목뿔뼈몸통 • 중간근육섬유 : 혀 아래면 • 위근육섬유 : 혀끝	• 뒤쪽 근육섬유에 의해 혀를 내밈 • 앞쪽 근육섬유에 의해 혀를 들임 (붓혀근의 도움)
목뿔혀근 (설골설근) Hyoglossus	• 목뿔뼈 몸통과 큰뿔	• 혀 모서리	• 혀 모서리를 아래로 당김 • 턱끝혀근과 같이 혀를 내림
붓혀근 (경동설근) Styloglossus	• 붓돌기의 앞 모서리	• 혀의 옆면	• 혀를 들임
입천장혀근 (구개설근) Palatoglossus	• 입천장 널힘줄	• 혀의 뒤 가쪽 부분	• 혀를 올림
혀위세로근 (상종설근) Superior longitudinal	• 혀의 뒤쪽과 혀의 정중족격으로부터 뒤쪽의 점막 밑 결합조직	• 근섬유가 앞쪽으로 비스듬히 달려 점막 밑 결합조직과 혀의 모서리에 부착	• 혀끝과 옆면을 감아 올림
혀수직근 (설수직근) Lingual vertical muscle	• 혀 등 쪽의 점막 밑 결합조직	• 혀의 배쪽 부위 결합 조직	• 혀를 평평하게 하고 넓힘
혀가로근 (횡설근) Transversus	• 혀의 정중족격	• 혀 가쪽 모서리 위의 점막 밑 결합조직	• 혀를 좁아지게 하고 늘어나게 함
혀아래세로근 (하종설근) Inferior longitudinal	• 혀의 뿌리	• 혀끝	• 혀끝을 말지 않고 아래로 돌림

(7) 입천장과 인두

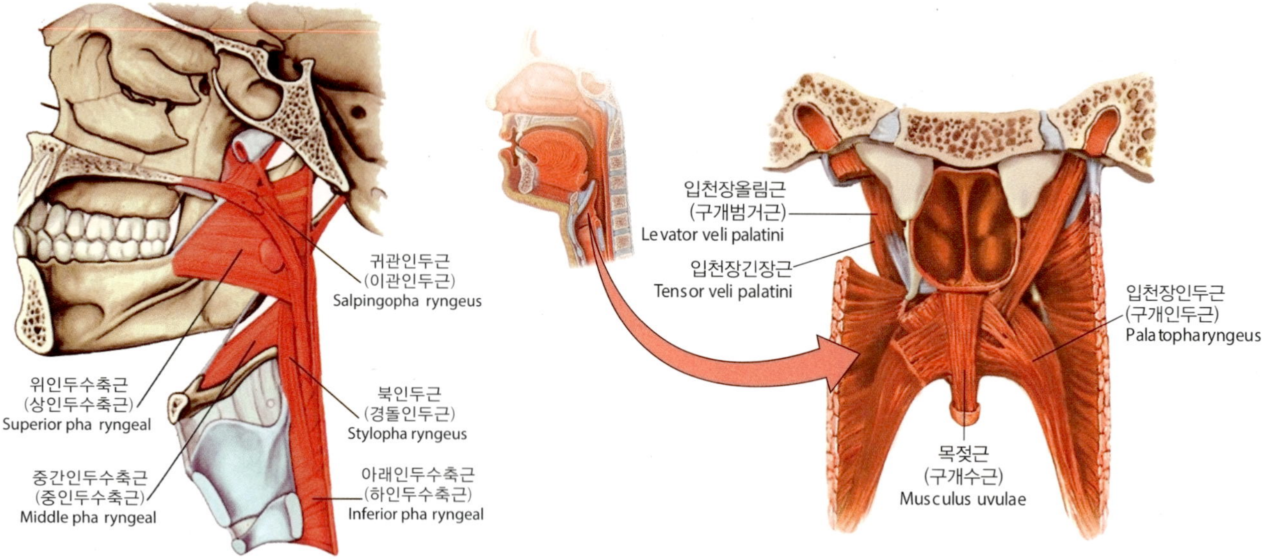

그림 5-11 입천장과 인두

근육이름	이는곳	닿는곳	작용
입천장올림근 (구개범거근) Levator veli palatini	• 관자뼈 암석부분의 아래면 • 귀인두관 연골의 안쪽면	• 근육섬유는 정중선으로 아래 안쪽으로 달려 양쪽의 근육섬유가 합쳐짐	• 음식물 삼킬 때
입천장긴장근 (구개범장근) Tensor veli palatini	• 배 모양오목, 나비 뼈 가시 • 귀인두관의 가쪽 부분	• 힘줄은 날개갈고리를 돌아 물렁입천장의 널힘줄에 닿음 • 입천장 뼈의 뒷부분	• 물렁입천장을 긴장시킴 • 음식물 삼킬 때 귀인두관염
목젖근 (구개수근) Musculus uvulae	• 입천장 널힘줄	• 목젖의 점막	• 목젖을 올림
입천장인두근 (구개인두근) Palatopharyngeus	• 물렁입천장	• 방패연골의 뒷 모서리 • 인두의 넓힘줄	• 인두를 좁힘 • 인두를 올림 • 코인두를 닫음
붓인두근 (경돌인두근) Stylopharyngeus	• 붓돌기의 안쪽 부분	• 방패연골의 위 뒤쪽 모서리 • 일부의 근육섬유는 인두 수축근과 섞임	• 인두를 올리고 넓힘
귀관인두근 (이관인두근) Salpingopharyngeus	• 귀인두관 인두구멍	• 입천장인두근과 섞임	• 코인두를 좁힘
위인두수축근 (상인두수축근) Superior pharyngeal	• 뼈와 턱밑	• 인두후벽	• 인두수축

(계속)

근육이름	이는곳	닿는곳	작용
중간인두수축근 (중인두수축근) Middle pharyngeal	• 목뿔뼈의 위뿔, 아래뿔 붓목뿔 인대	• 인두의 정중솔기 위쪽에서는 위인두수축근과 섞임 • 아래쪽 근육섬유는 아래인두수축근과 섞임	• 음식물을 삼킬 때 인두를 수축시킴
아래인두수축근 (하인두수축근) Inferior pharyngeal	• 방패연골의 비스듬선 • 반지연골 옆면반지방패근의 뒤 모서리	• 인두의 정중솔기 위쪽에서는 중간인두수축근과 섞임 • 아래쪽 근육섬유는 수평으로 달리며 식도의 돌림근육층과 섞임	• 음식물을 삼킬 때 인두를 수축시킴

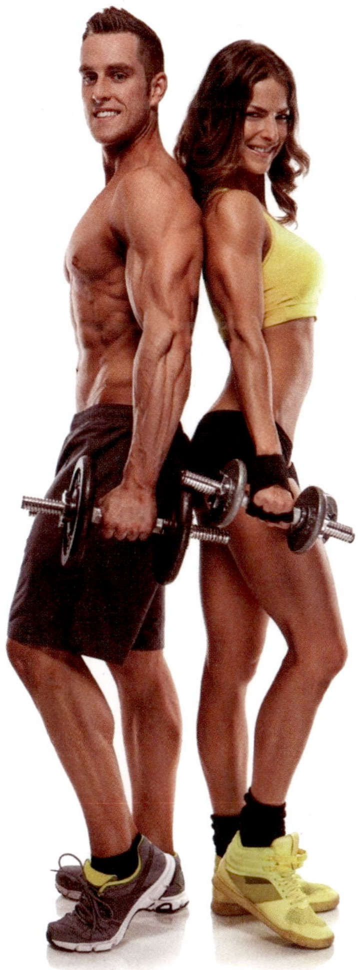

(8) 후두

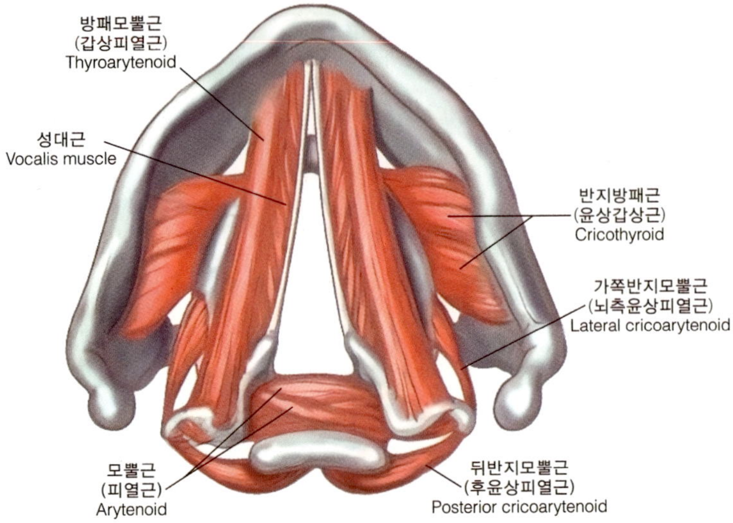

그림 5-12 후두

근육이름	이는곳	닿는곳	작용
반지방패근 (윤상갑상근) Cricothyroid	• 후두 가장 아래쪽	• 반지 모양 기관 고리의 위쪽 끝	• 반지연골활을 올림 • 반지연골 위모서리를 뒤로 기울임
모뿔근 (피열근) Arytenoid	• 양쪽 삼각형 연골	• 윤상연골 위	• 성문폐쇄
방패모뿔근 (갑상피열근) Thyroarytenoid	• 방패연골판의 안쪽면 아래쪽 반지방패인대	• 모뿔연골의 바닥과 앞 모서리	• 모뿔연골을 앞으로 당겨 성대주름을 이완시키고 짧게 함 • 모뿔연골을 안쪽으로 돌려 성대문을 닫음
뒤반지모뿔근 (후윤상피열근) Posterior cricoarytenoid	• 반지연골의 뒷면 넓은 부분	• 모뿔연골의 근육돌기	• 모뿔연골을 돌리고 기울여 성대를 분리하고 성대문을 염
가쪽반지모뿔근 (뇌측윤상피열근) Lateral cricoarytenoid	• 반지연골활의 위모서리	• 모뿔연골의 근육돌기 앞 모서리	• 모뿔연골을 안쪽으로 돌려 성대주름을 가깝게 하고 성대문을 닫음

key word

성대문glottal은 말이나 노래를 할 때 올바른 소리가 나오게 담당하는 기관으로 4개의 근육 즉, 뒤반지목뿔근(벌림) · 가쪽반지목뿔근(모음) · 방패모뿔근(풀림/단축) 및 반지방패근(긴장/늘임)으로 구성되어 있다.

(9) 빗장목 근육

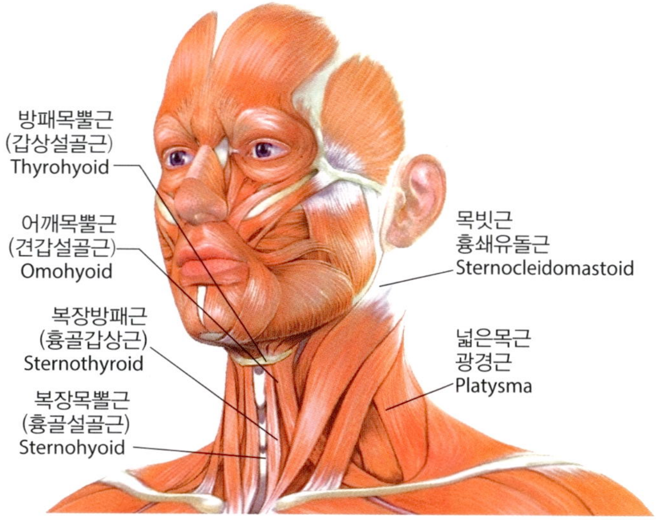

그림 5-13 빗장목 근육

근육이름	이는곳	닿는곳	작용
넓은목근 (광경근) Platysma	• 큰 가슴근과 어깨 세모근 부위의 피부 밑조직	• 아래턱뼈의 아래모서리 입술 밑의 피부 입꼬리 턱 끝	• 아래턱을 내림 • 입술을 내림 • 목의 피부를 당김
목빗근 (흉쇄유돌근) Sternocleidomastoid	• 복장갈래 : 복장뼈자루의 앞면 • 빗장갈래 : 빗장뼈 안쪽 1/3의 윗면	• 꼭지돌기의 가쪽 반과 위목덜미선의 가쪽 반	• 양측작용 : 머리를 굽힘 • 한쪽작용 : 머리를 굽히고 돌림

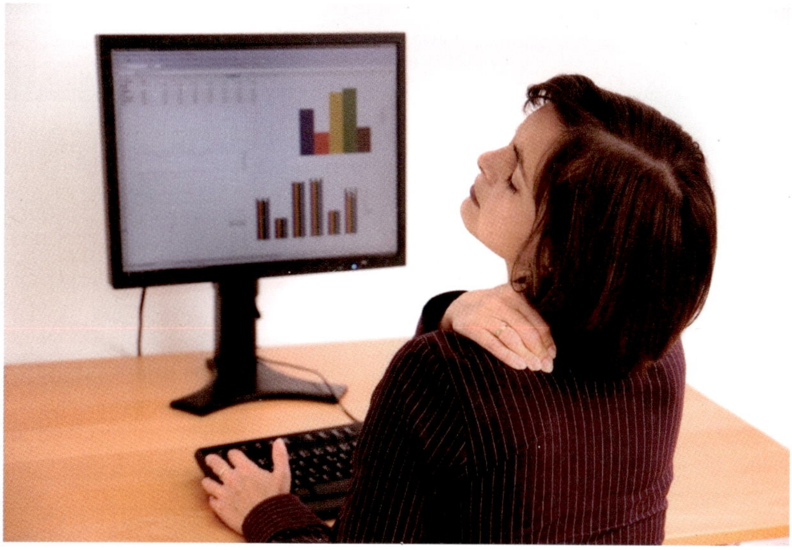

(10) 목뿔위 목 근육

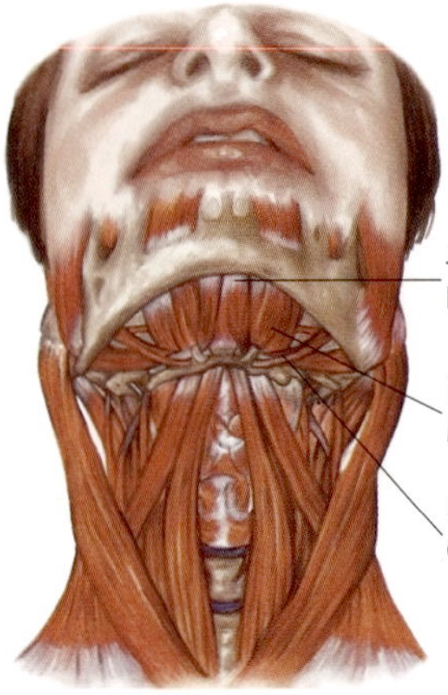

그림 5-14 목뿔위 목 근육(정면)

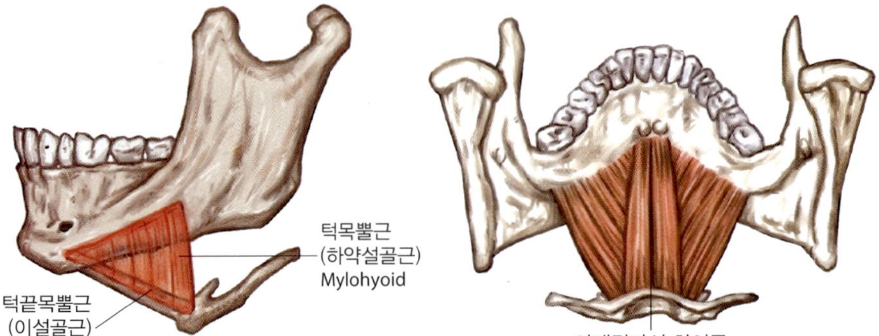

그림 5-15 목뿔위 목 근육(후면)

근육이름	이는곳	닿는곳	작용
두힘살근 (악이복근) Digastric	• 뒤힘살 : 관자뼈 꼭지패임 • 앞힘살 : 아래턱뼈 두힘살근 오목	• 목뿔뼈의 몸통과 큰 뿔옆	• 목뿔뼈와 혓바닥을 올림 • 목뿔뼈를 고정
턱목뿔근 (하악설골근) Mylohyoid	• 아래턱뼈의 턱목뿔근선	• 턱끝부터 목뿔뼈까지 정중솔기 목뿔뼈	• 목뿔뼈와 혓바닥을 올림 • 아래턱뼈를 내림
붓목뿔근 (경돌설골근) Stylohyoid	• 관자뼈 붓돌기 시작부위	• 목뿔뼈 몸통과 큰뿔이 만나는 부위	• 목뿔뼈와 혓바닥을 올림
턱끝목뿔근 (이설골근) Geniohyoid	• 아래턱뼈 턱 끝가시	• 목뿔뼈 몸통의 앞면	• 목뿔뼈와 혀를 올림

(11) 목뿔아래 목 근육

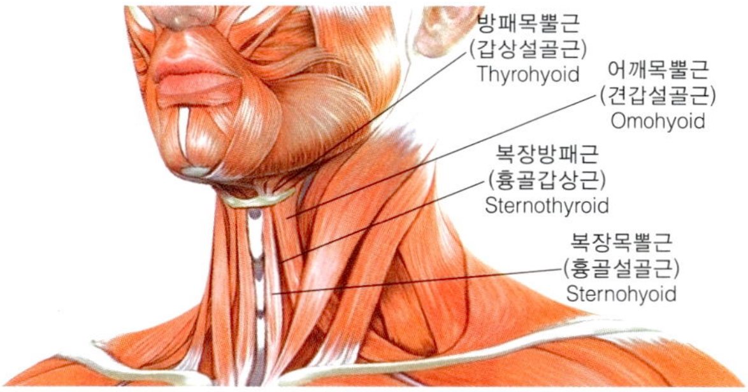

그림 5-16 목뿔아래 목 근육

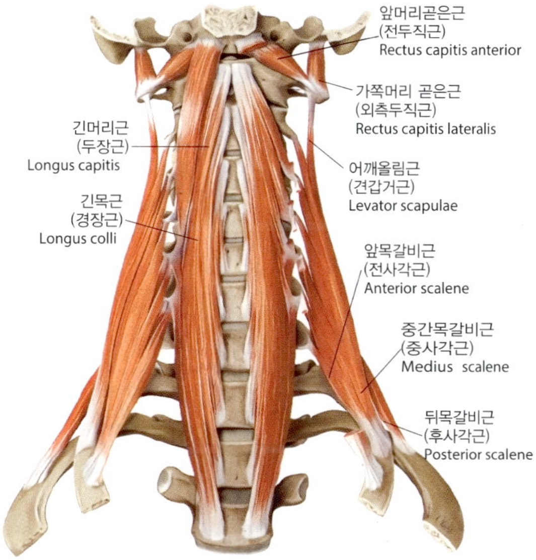

그림 5-17 척주 앞 · 가쪽 근육

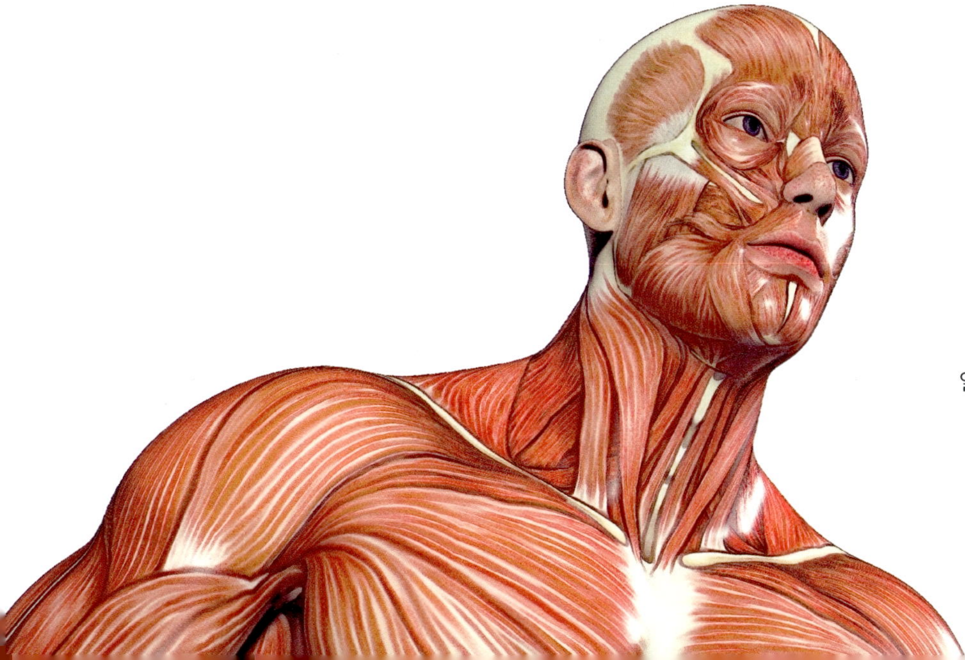

얼굴과 상체 근육

근육이름	이는곳	닿는곳	작용
복장목뿔근 (흉골설골근) Sternohyoid	• 복장뼈자루의 뒷면 • 뒤복장빗장인대 빗장뼈의 안쪽 끝	• 목뿔뼈 몸통의 아래모서리 안쪽 부분	• 후두와 목뿔뼈를 내림 • 목뿔뼈를 고정
복장방패근 (흉골갑상근) Sternothyroid	• 복장뼈자루의 뒷면 첫째 갈비뼈 연골의 끝	• 방패연골의 비스듬선	• 후두와 방패연골을 내림
방패목뿔근 (갑상설골근) Thyrohyoid	• 방패연골의 비스듬선	• 목뿔뼈 몸통의 아래모서리	• 후두와 목뿔뼈를 내림 • 방패연골을 올림
어깨목뿔근 (견갑설골근) Omohyoid	• 아리힘살: 어깨뼈 위모서리 • 위힘살: 가시위인대 목빗근 뒤의 힘줄	• 목뿔뼈 몸통의 아래모서리	• 목뿔뼈를 안정시킴 • 목뿔뼈와 후두를 내리고 들임
척주 앞 근육			
긴머리근 (두장근) Longus capitis	• 제 3~6번째 목뼈가로돌기	• 뒤통수뼈바닥의 아랫면	• 목뼈와 머리를 굽히고 돌림
긴목근 (경장근) Longus colli	• 아래 비스듬 부분 : 위쪽 3개 등뼈와 아래쪽 3개 목뼈 • 위 비스듬 부분 : 제 3~5번째 목뼈 가로돌기 앞 결절	• 제 2~4번째 목뼈 몸통과 제5~6번째 목뼈 가로돌기	• 양쪽 작용 : 목뼈와 머리를 굽히고 돌림 • 한쪽 작용 : 척주를 작용하는 쪽의 가쪽으로 굽힘
앞머리곧은근 (전두직근) Rectus capitis anterior	• 고리뼈 가로돌기	• 뒤통수뼈바닥	• 머리를 굽히고 돌림
가쪽머리곧은근 (외측두직근) Rectus capitis lateralis	• 고리뼈 가로돌기	• 뒤통수뼈 목정맥구멍돌기 아랫면	• 머리를 가쪽으로 굽힘
가쪽 척주 근육			
앞목갈비근 (전사각근) Anterior scalene	• 제 3~6번째 목뼈의 가로돌기	• 첫째 갈비뼈	• 양쪽 작용 : 목뼈를 굽히고 돌림 • 한쪽 작용 : 작용하는 쪽으로 가쪽 굽힘
중간목갈비근 (중사각근) Medius scalene	• 아래쪽 6개 목뼈의 가로돌기	• 첫째 갈비뼈	• 양쪽 작용 : 목뼈를 굽히고 돌림 • 한쪽 작용 : 작용하는 쪽으로 가쪽 굽힘
뒤목갈비근 (후사각근) Posterior scalene	• 제 4~6목뼈의 가로돌기	• 둘째 갈비뼈	• 양쪽 작용 : 목뼈를 굽히고 돌림 • 한쪽 작용 : 작용하는 쪽으로 가쪽 굽힘
어깨올림근 (견갑거근) Levator scapulae	• 제 1~4목뼈 가시돌기	• 어깨뼈 위각	• 어깨뼈 올림

(12) 뒤쪽 척추근육

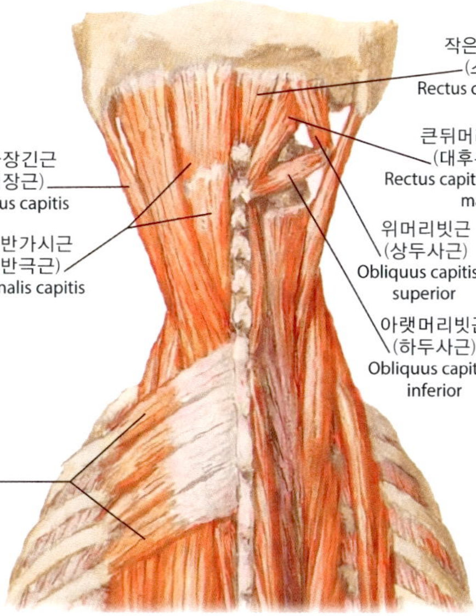

그림 5-18 뒤쪽 척추근육

근육이름	이는곳	닿는곳	작용
작은뒤머리곧은근 (소후두직근) Rectus capitis posterior minor	• 제 1 목뼈 뒷고리	• 뒤통수뼈의 아래목돌미선	• 머리를 젖힘 • 같은 방향으로 돌림
큰뒤머리곧은근 (대후두직근) Rectus capitis posterior major	• 제 2 목뼈 가로돌기	• 뒤통수뼈의 아래목돌미선	• 머리를 젖힘
위머리빗근 (상두사근) Obliquus capitis superior	• 제 1 목뼈의 가시돌기	• 뒤통수뼈의 아래목돌미선	• 머리를 젖히고 가쪽으로 굽힘
아랫머리빗근 (하두사근) Obliquus capitis inferior	• 제 2 목뼈의 가시돌기	• 제 1 목뼈의 가로돌기	• 머리돌림
머리반가시근 (두반극근) Semispinalis capitis	• 제 4~7 목뼈의 가로돌기	• 뒤통수뼈의 바깥면	• 한쪽만 작용 시 얼굴을 동측으로 돌림 • 양쪽 작용 시 머리 폄
머리가장긴근 (두최장근) Longissimus capitis	• 제 3 목뼈~제 3 등뼈 가로돌기	• 관자뼈 꼭지돌기	• 한쪽만 작용 시 얼굴을 동측으로 돌림 • 양쪽 작용 시 머리 폄
머리널판근 (두판상근) Splenius capitis	• 목덜미 인대, 제 7 목뼈~제 3 등뼈 가시돌기	• 뒤통수뼈의 위목덜미선, 관자뼈 꼭지돌기	• 한쪽만 작용 시 얼굴을 동측으로 돌림 • 양쪽 작용 시 머리 폄

key word

목은 목빗근을 사이에 두고 해부학적으로 앞목삼각anterior triangle of neck과 뒷목삼각posterior triangle of neck으로 나뉜다.

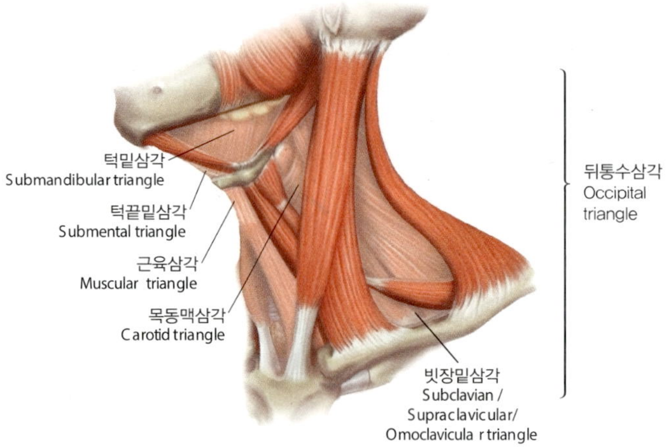

앞 · 뒤목삼각

앞목삼각Anterior triangle of the neck

앞목삼각은 턱밑에 있는 역삼각형으로 각 경계면은 다음과 같다.

아래쪽(꼭지점)	목아래패임(경절흔)
앞쪽	턱부터 목아래패임까지 이어지는 목 중심선
뒤쪽	앞측 목빗근
위쪽(밑면)	아래턱뼈 밑면에서 꼭지돌기까지 이어지는 가상선

앞목삼각은 다음과 같이 4개의 작은 삼각형으로 나뉜다.

① 턱끝밑삼각Submental triangle : 아래턱뼈 밑면에서 꼭지돌기까지 이어지는 가상선, 어깨목뿔근의 위힘살 그리고 목빗근으로 구성되어 있다.

② 턱밑삼각Submandibular triangle : 위쪽은 아래턱뼈 밑면에서 꼭지돌기까지 이어지는 가상선, 앞쪽은 뒤힘살근의 앞힘살 그리고 뒤는 뒤힘삼근의 뒤힘살과 붓목뿔근으로 구성되어 있다.

③ 근육삼각Muscular triangle : 턱부터 목아래패임까지 이어지는 목 중심선, 위목뿔근의 위힘살 그리고 목빗근으로 구성되어 있다.

④ 목동맥삼각Carotid triangle : 두힘살근의 뒤힘살, 위목뿔근의 위힘살, 그리고 앞측 복빗근으로 구성되어 있다.

(계속)

key word

뒷목삼각Posterior triangle of the neck

뒷목삼각의 경계는 다음과 같다.

아래쪽(꼭지점)	목빗근과 등세모근이 뒤통수뼈의 위목덜미선상과 합쳐지는 곳
앞쪽	뒤측 목빗근
뒤쪽	앞측 등세모근
위쪽(밑면)	앞쪽 1/3의 빗장뼈

뒷목삼각은 다음과 같이 2개의 작은 삼각형으로 나뉜다.

① 뒤통수삼각Occipital triangle : 뒤목삼각의 큰 부위로 앞쪽은 빗장뼈, 뒤쪽은 등세모근, 아래쪽은 어깨목뿔근 그리고 바닥은 머리널판근, 어깨올림근 및 중간목갈비근으로 구성되어 있다.

② 빗장밑삼각Subclavian/supraclavicular/omoclavicular triangle : 뒤목삼각의 작은 부위로 위쪽은 어깨목뿔근의 아래힘살, 아래쪽은 빗장뼈, 밑면은 뒤측 목빗근 그리고 바닥은 첫째 갈비뼈와 앞톱니근의 첫째 가락돌기로 구성되어 있다.

뒤통수밑삼각Suboccipital triangle

뒤통수밑삼각은 다음 3개의 뒤통수밑근육들로 구성되어 있다.(작은머리곧은근도 뒤통수밑근육이나 삼각에는 포함되지 않는다)

① 큰뒤머리곧은근(위쪽 및 안쪽)
② 윗머리빗근(위쪽 및 가쪽)
③ 아랫머리빗근(아래쪽 및 가쪽)

뒤통수밑삼각의 바닥은 뒤고리뒤통수막과 고리뼈의 뒤궁이며 머리반가시근 바로 아래 고밀도의 섬유지방조직으로 덮여 있다. 특히 척추동맥과 첫째 목신경이 지나는 임상적으로 중요한 부위다.

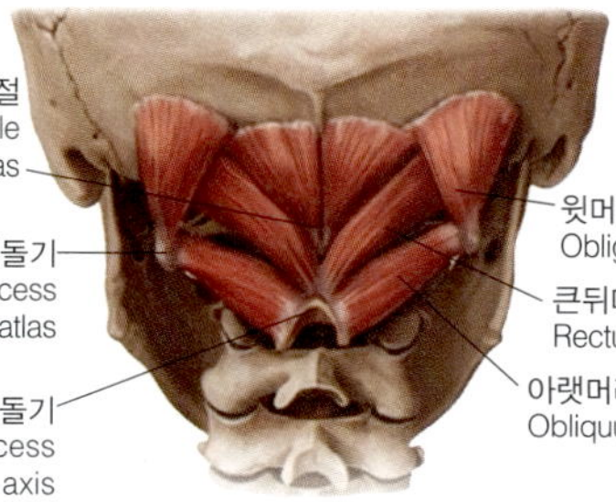

뒤통수밑삼각

2. 가슴과 등

가슴과 등의 근육은 가슴목 아래부터 복부 위까지과 어깨 근육을 포함한다. 이 근육은 공 던지기, 하늘 올려다 보기, 손 들기와 같이 팔과 머리를 움직이는 것과 관련된 많은 활동을 제어한다. 특히 신체 기능 중 하나인 호흡은 가슴과 등의 갈비뼈에 연결된 근육에 의해 제어된다. 또한 어깨의 가동운동범위를 증가시키거나 사고를 예방하기 위해 안정적인 동작이 요구된다.

가슴 앞에 있는 작은가슴근소흉근과 앞톱니근전거근은 앞쪽 갈비뼈에서 어깨뼈로 이어져 있으며 어깨뼈를 앞이나 좌우로 움직여서 밀기와 던지기 또는 펀칭 등과 같은 활동을 위해 함께 동작한다.

등 뒤쪽에 있는 등세모근승모근, 큰마름근대능형근, 어깨올림근견갑근은 어깨뼈와 빗장뼈를 여러 척추와 뒤통수뼈에 고정시키는 역할을 한다. 이 근육이 수축하면 어깨를 으쓱하듯 가슴을 위로 들어 올리게 되므로 어깨뼈는 가슴과 등의 중앙으로 당겨지게 된다. 또한 등세모근은 목 뒤쪽을 잡아당겨 머리를 들어 올려 직립 상태를 유지하게 한다.

위팔과 위팔뼈를 움직이려면 가슴과 등의 9개 근육이 사용되며, 주요 근육인 부리위팔근오훼완근과 큰가슴근대흉근은 위팔뼈를 어깨뼈와 갈비뼈 앞쪽에 연결하고 몸을 숙여 팔을 앞으로 쭉 뻗어 움켜잡는 동작을 할 때 팔을 굽히고 내회전시킨다.

팔의 뒤쪽에 있는 큰원근대원근과 넓은등근광배근은 머리 위 선반에 있는 물건을 내려 당길 때 팔을 어깨뼈와 척추 쪽으로 내회전시키는 역할을 한다. 어깨세모근삼각근과 가시위근극상근은 어깨뼈와 위팔뼈 위쪽에 연결되어 팔을 외회전시키거나 굽히고 펴는 역할팔을 들어 올리거나 공을 던지는 동작 등을 한다. 위팔뼈의 회전은 어깨뼈에서부터 위팔뼈까지 이어져 있는 어깨밑근견갑하근, 가시아래근극하근, 작은원근소원근에 의해 이루어진다. 이 3개의 근육에 가시위근극상근을 더해 위팔뼈 머리부위를 둘러싼 총 4개의 근육을 돌림띠근회전근개이라고 부르며, 위팔뼈를 제자리에 고정시켜 탈구를 예방하는 역할을 한다. 또한 어깨뼈를 회전시켜 공을 던지거나 망치질 동작 등의 활동을 한다.

팔과 등의 근육은 팔과 흉곽대를 움직이는 것 외에도 숨을 마시거나 내쉬는 호흡 과정을 도와준다. 가로막횡격막은 강하고 얇은 돔 모양의 근육으로 가슴 아래 부분 전체에 퍼져 있어 가슴안흉강을 배안복강으로부터 분리하고, 수축 시 배안을 하강시켜 가슴안의 공간을 넓힘으로써 폐에 더 많은 공기를 채울 수 있게 한다. 또한 바깥갈비사이근외늑간근이라는 갈비뼈 사이에 있는 작은 근육은 숨을 깊이 들이마실 때 갈비뼈를 들어 올려 가슴과 폐가 확장되게 하여 더 많은 공기를 채울 수 있게 한다. 반대로 숨을 내쉴 때는 가로막이 이완되어 가슴안의 부피가 감소되고 압력으로 인해 공기가 폐에서 배출된다. 그리고 속갈비사이근내늑간근의 수축으로 갈비뼈를 눌러 가슴 안을 더욱 더 수축시켜 폐에서 더 많은 공기를 배출한다. 그림 5-19 참조

가슴과 등을 구성하는 근육은 다음과 같다.

(1) 얕은 가슴부위 근육 (천층 흉부근)

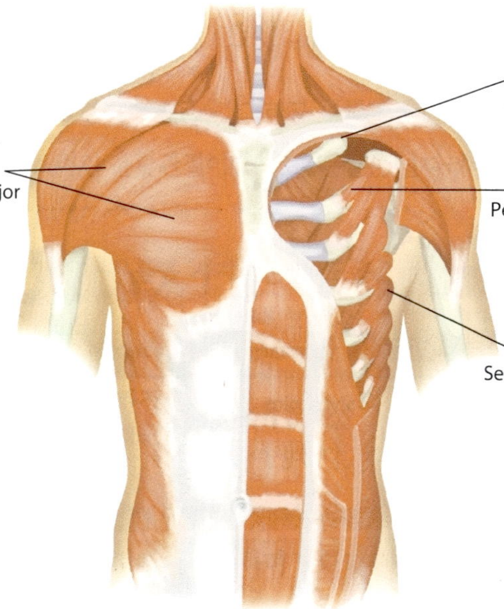

그림 5-19 얕은 가슴부위 근육

근육이름	이는곳	닿는곳	작용
큰가슴근 (대흉근) Pectoralis major	• 빗장뼈 복장쪽 반, 복장뼈 제 2~6번째 갈비뼈 연골, 배 바깥빗근 널힘줄	• 위팔뼈의 큰결절	• 팔을 벌림 • 팔을 앞으로 당김 • 팔을 안쪽으로 돌림
작은가슴근 (소흉근) Pectoralis minor	• 제 2~5번째 갈비뼈의 바깥쪽	• 어깨뼈의 부리돌기 • 어깨뼈를 아래로 당김	• 어깨뼈를 앞으로 당김
빗장밑근 (쇄골하근) Subclavius	• 첫째 갈비뼈	• 빗장뼈 아랫면	• 빗장뼈를 아래로 당김
앞톱니근 (전거근) Serratus anterior	• 위쪽 8~9개의 갈비뼈 바깥 면	• 어깨뼈 안쪽모서리 갈비면	• 어깨뼈를 모음 • 어깨뼈가 고정되어 있을 때 갈비뼈를 올림

(2) 깊은 가슴부위 근육 (심층 흉부근)

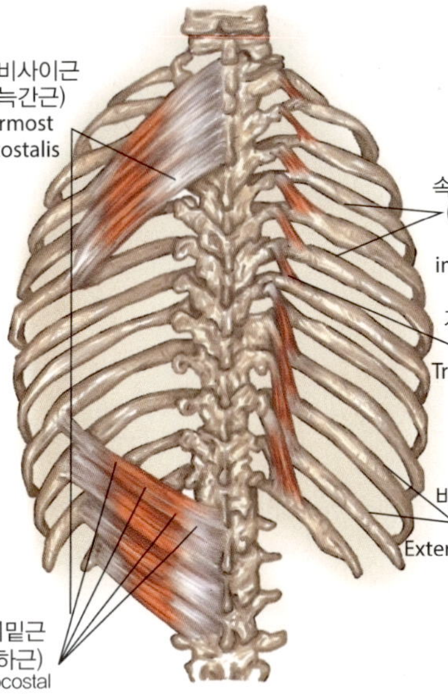

그림 5-20 깊은 가슴부위 근육

근육이름	이는곳	닿는곳	작용
바깥갈비사이근 (외늑간근) External intercostalis	• 갈비뼈 아래모서리	• 갈비뼈의 위모서리	• 호흡 때 갈비 사이 공간 지지 • 갈비뼈를 올림
속갈비사이근 (내늑간근) Internal intercostalis	• 갈비뼈 연골과 갈비뼈의 윗면	• 갈비뼈고랑의 모서리, 갈비뼈연골	• 호흡 때 갈비뼈를 올려 갈비뼈 사이 공간을 좁힘
맨속갈비사이근 (최내늑간근) Innermost intercostalis	• 갈비뼈의 사이근	• 늑골면	• 갈비뼈 사이를 둘러막음
가슴가로근 (흉횡근) Transversus thoracis	• 복장뼈몸통 아래 안쪽과 칼돌기	• 위쪽 6개 갈비 사이 신경의 앞가지	• 숨을 내쉴 때 갈비뼈 연골을 내림
위뒤톱니근 (상후거근) Serratus posterior superior	• 제 7 목뼈 극돌기~ 제 2 등뼈 극돌기, 척추상인대	• 갈비뼈	• 갈비뼈를 움직여 흉강 크기 증가
아래뒤톱니근 (하후거근) Serratus posterior inferior	• 제 11, 12 등뼈 극돌기	• 제 11,12 등뼈 극돌기	• 호흡 시 갈비뼈 고정
갈비올림근 (늑골거근) Levatores costarum	• 제 7~11 등뼈 가로돌기	• 갈비뼈의 바깥면	• 척주를 세움 • 척주를 돌림
갈비밑근 (늑하근) Subcostal muscles	• 갈비뼈가 가까운 곳의 갈비뼈 안쪽 면	• 2~3개 아래의 갈비뼈의 위모서리	• 갈비뼈를 내림
가로막 (횡격막) Diaphragm	• 제 7~12 갈비뼈	• 중앙의 힘줄	• 호흡운동에 중요한 역할

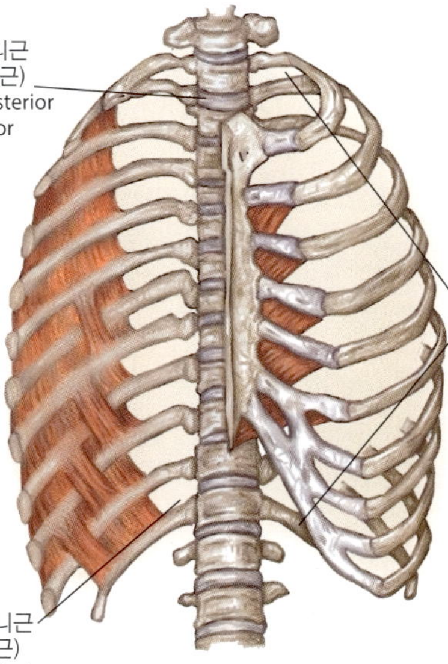

그림 5-21 깊은 등부위 근육

3. 복부, 허리와 골반

복부, 허리와 골반의 근육은 호흡에 중요한 역할을 하는 가로막에 의해 가슴으로부터 분리되어 갈비뼈와 골반 띠 사이에 위치한다. 특히 배안 내부의 중요한 장기들을 보호하는 데 중요한 역할을 한다. 또한 몸통의 움직임이나 자세 및 신체의 안정성을 유지하는 데 중요한 역할을 한다.

배벽복벽은 갈비뼈 아래에서 골반 위까지 몸 앞면에 위치하고 복부근육에는 배가로근복횡근, 배곧은근복직근, 배바깥빗근외복사근, 배속빗근내복사근 등이 있다. 이 근육은 함께 동작하여 몸통을 앞이나 옆으로 구부리고 좌우로 회전시킨다. 복부 근육은 몸의 자세와 안정성에 중요한 역할을 하는 동시에 다양한 활동호흡, 배변 등을 할 때 배안을 압박하여 내부 기관에 압력을 가해 지지하는 역할을 한다.

척추세움근척추기립근과 허리네모근요방형근을 포함한 허리근육은 수축 시 척추를 중심으로 몸통이 뒤로 젖혀지거나 좌우로 구부러지게 한다. 이 근육은 척추를 똑바로 세우고 몸의 균형을 유지하는 데 중요한 역할을 한다.

골반 주위의 엉덩이 근육은 허리와 허벅지에 연결되어 있으며 큰허리근대요근과 넙다리뒤근육슬와부근육군은 몸의 무게를 지탱하고 이동 시 추진력을 향상시키는 역할을 한다. 또한 큰허리근과 엉덩근장골근은 몸통을 앞으로 구부리거나 엉덩이 관절고관절에서 허벅지를 외회전시키는 역할을 한다. 그림 5-21~5-26

복부, 허리와 골반을 구성하는 근육은 다음과 같다.

(1) 배 근육(복근)

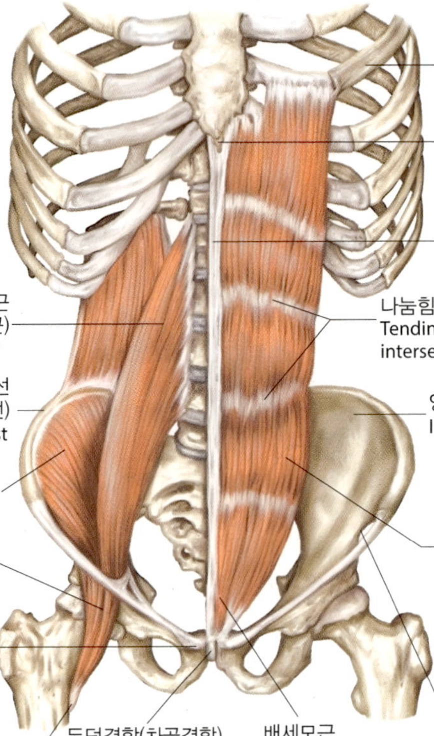

그림 5-22 배 근육 (정면)

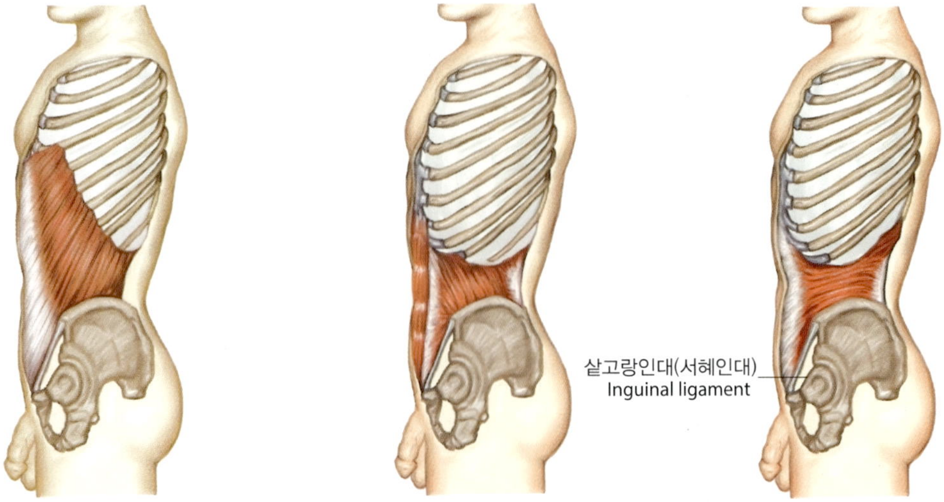

그림 5-23 배 근육 (측면) : 얕은 층 → 깊은 층

근육이름	이는곳	닿는곳	작용
배곧은근 (복직근) Rectus abdominis	• 두덩뼈 앞면 두덩뼈 인대	• 칼돌기 5~7번째 갈비뼈 연골	• 배를 누름 • 내장 보호 • 강하게 숨을 내쉴 때 작용
배세모근 (추체근) Pyramidalis	• 두덩뼈 앞면 두덩뼈 인대	• 배꼽과 두덩뼈 사이의 백색선	• 배를 누름 • 내장 보호
허리네모근 (요방형근) Quadratus lumborum	• 엉덩허리인대 엉덩뼈능선의 뒷부분	• 12번째 갈비뼈의 아래 모서리 위쪽 4개 허리뼈의 가로돌기	• 양쪽 작용 : 마지막 갈비뼈를 내리고, 몸통을 굽힘 • 한쪽 작용 : 척주를 가쪽 으로 굽히고 숨을 들이 쉴 때 가로막의 작용을 도움
배바깥빗근 (외복사근) External abdominal oblique	• 아래쪽 8개 갈비뼈의 바깥면	• 엉덩이능선 앞쪽, 백색선 • 아래쪽 3개의 갈비뼈	• 배를 누름 • 내장 보호 • 강하게 숨을 내쉴 때 작용
배속빗근 (내복사근) Internal abdominal oblique	• 등허리근막, 엉덩뼈 능선, 샅고랑인대의 가쪽	• 연골 백색선 두덩뼈능선	• 배를 누름 • 내장 보호 • 강하게 숨을 내쉴 때 작용
배가로근 (복횡근) Transversus abdominis	• 아래쪽 6개 갈비뼈 연골의 속 면 등허리 근막의 중간층, 엉덩뼈능선의 앞쪽 2/3	• 백색선 두덩뼈능선	• 배를 누름 • 내장 보호 • 강하게 숨을 내쉴 때 작용

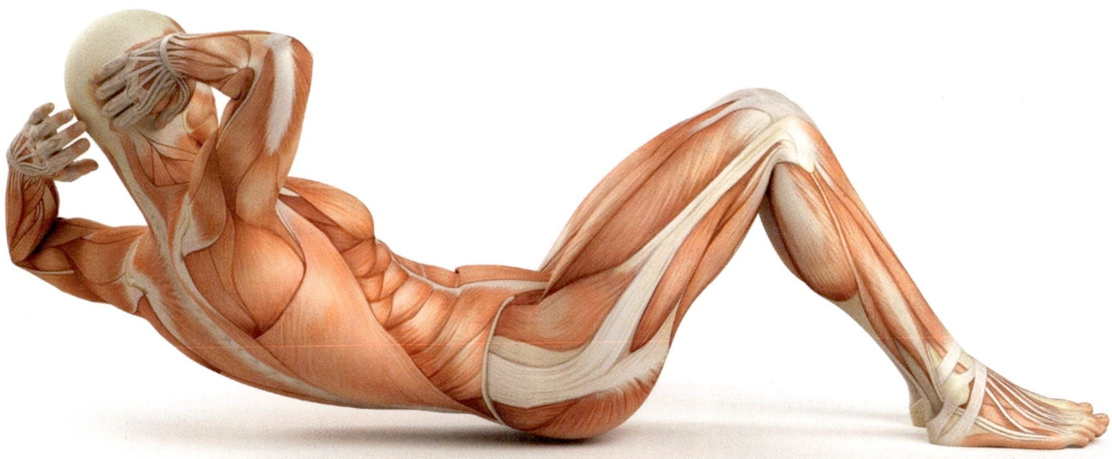

(2) 등 · 허리 근육

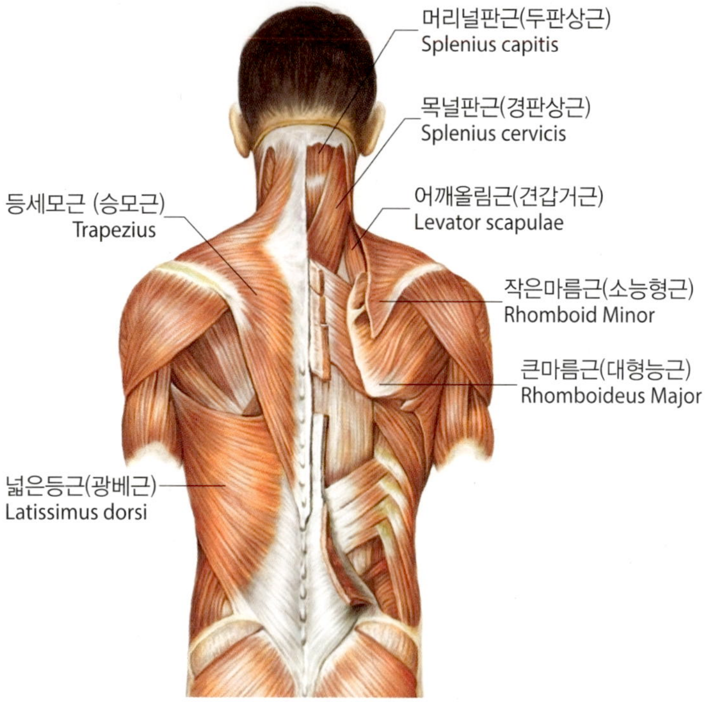

그림 5-24　등 · 허리 근육 (얕은 층)

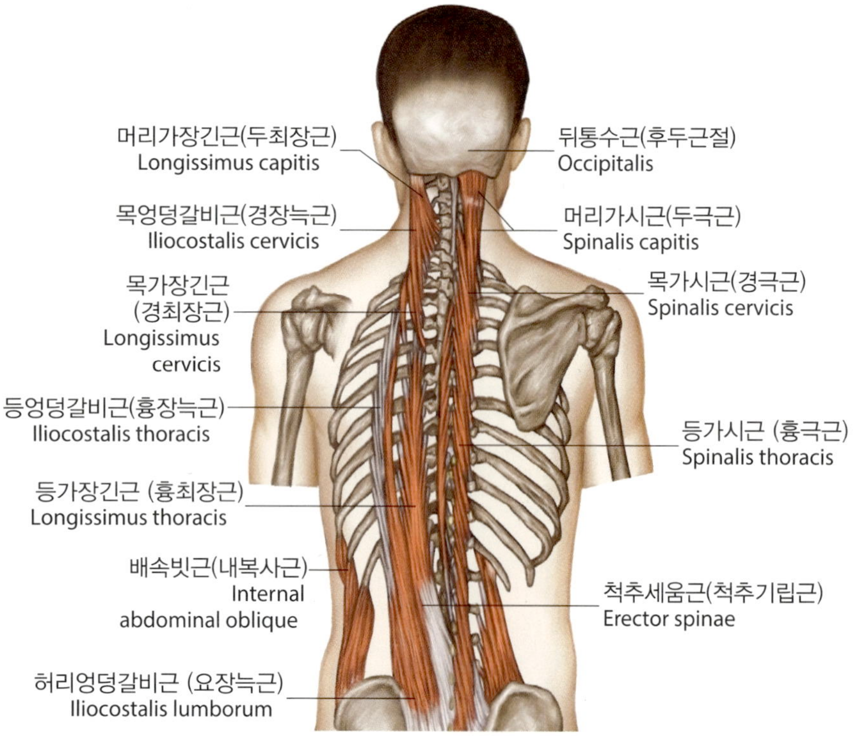

그림 5-25　등 · 허리 근육 (깊은 층 1)

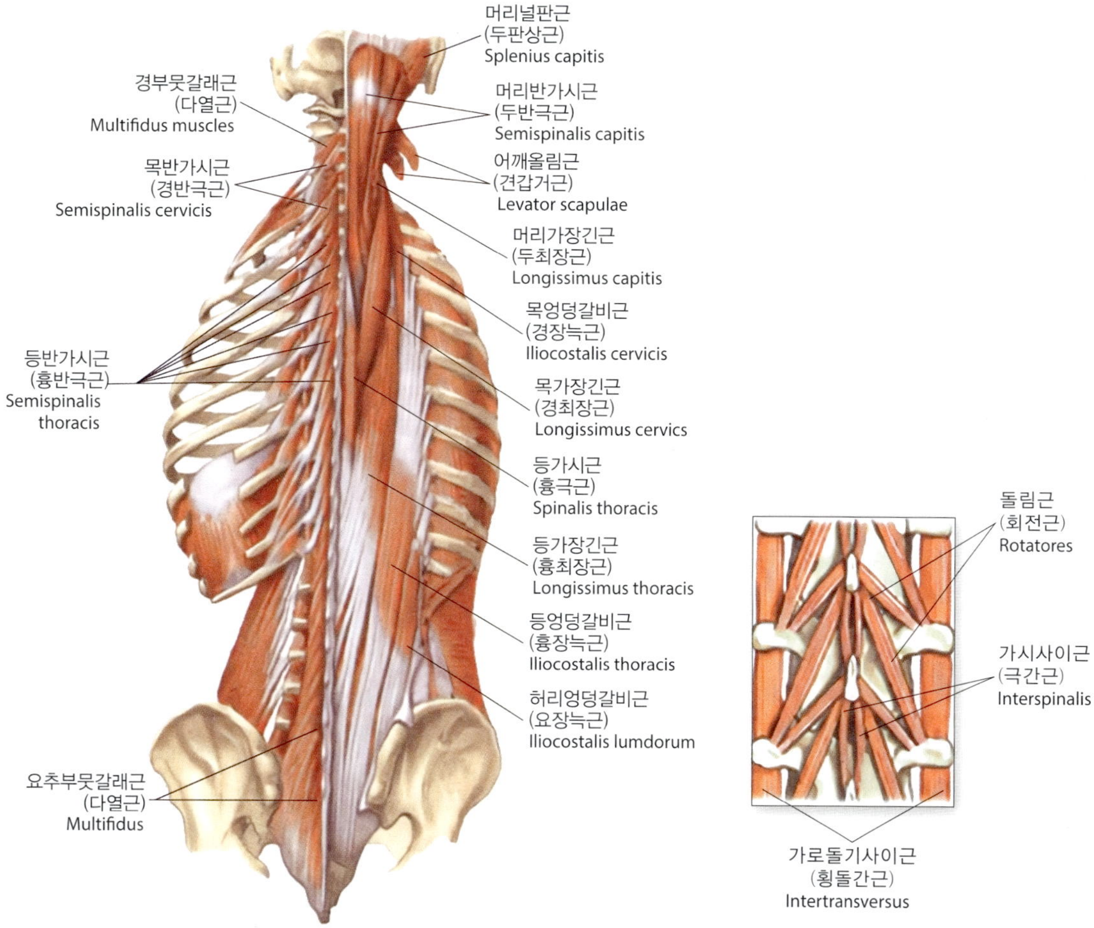

그림 5-26 등 · 허리 근육 (깊은 층 2)

근육이름	이는곳	닿는곳	작용
등세모근 (승모근) Trapezius	• 뒤통수뼈융기 위목덜미선 안쪽 1/3 목덜미인대 일곱번째 목뼈 가시돌기 • 모든 등뼈 가시돌기	• 빗장뼈의 가쪽 1/3 어깨뼈가시 봉우리	• 어깨뼈를 모음 • 턱을 기울임 • 어깨를 돌림
어깨올림근 (견갑거근) Levator scapulae	• 고리뼈 가로돌기 • 중쇠뼈 가로돌기 • 제 3~4 목뼈 가로돌기	• 어깨뼈의 안쪽모서리 윗부분	• 어깨뼈를 올림
작은마름근 (소능형근) Rhomboid minor	• 목덜미인대 일곱 번째 목뼈 가시돌기 • 첫째 등뼈 가시돌기	• 어깨뼈 안쪽모서리	• 어깨뼈를 돌림 • 어깨뼈를 모음
큰마름근 (대능형근) Rhomboid major	• 제 2~5 등뼈 가시돌기	• 어깨뼈 안쪽모서리	• 어깨뼈를 돌림 • 어깨뼈를 모음

근육이름	이는곳	닿는곳	작용
넓은등근 (광배근) Latissimus dorsi	• 제 7~12등뼈의 가시돌기 • 등허리 근막 엉덩뼈능선 아래쪽 제 3~4 갈비뼈	• 위팔뼈 결절사이고랑	• 위팔뼈를 안쪽으로 돌림 • 위팔뼈를 모음 • 위팔뼈를 폄
머리널판근 (두판상근) Splenius capitis	• 목덜미인대의 아랫부분 일곱번째 목뼈 가시돌기 • 위쪽 제 3~4 등뼈의 가시돌기	• 관자뼈 꼭지돌기 윗목덜미선의 가쪽 부분	• 머리와 목을 폄 • 머리와 목의 가쪽 굽힘
목널판근 (경판상근) Splenius cervicis	• 제 3~6 등뼈의 가시돌기	• 위쪽 3~4개의 목뼈 가로돌기 뒤 결절	• 머리와 목을 폄 • 머리와 목의 가쪽 굽힘
목엉덩갈비근 (경장늑근) Iliocostalis cervicis	• 제 3~6 갈비뼈의 갈비뼈각	• 제 3~6 목뼈의 가로돌기	• 척주를 폄 • 척주의 가쪽 굽힘 • 척주의 돌림
등엉덩갈비근 (흉장늑근) Iliocostalis thoracis	• 허리엉덩갈비근의 닿는곳 안쪽의 아래 6개 갈비뼈의 갈비뼈각	• 위쪽 6개 갈비뼈 갈비뼈 각의 위모서리	• 척주를 폄 • 척주의 가쪽 굽힘 • 척주의 돌림
허리엉덩갈비근 (요장늑근) Iliocostalis lumborum	• 엉덩뼈능선 허리뼈 가시돌기	• 아래 6~7개 갈비뼈 갈비뼈각	• 척주를 폄 • 척주의 가쪽 굽힘 • 척주의 돌림
머리가장긴근 (두최장근) Longissimus capitis	• 위쪽 제 4~5 등뼈 가로 돌기 • 아래쪽 제 3~4 목뼈 관절 돌기	• 꼭지돌기의 뒤모서리	• 척주를 폄 • 척주의 가쪽 굽힘 • 척주의 돌림
목가장긴근 (경최장근) Longissimus cervicis	• 위쪽 4~5개 등뼈 가로돌기	• 제 2~6 목뼈 가로돌기	• 척주를 폄 • 척주의 가쪽 굽힘 • 척주의 돌림
등가장긴근 (흉최장근) Longissimus thoracis	• 허리뼈 가로돌기 엉치뼈 뒷면	• 등뼈 가로돌기	• 척주를 폄 • 척주의 가쪽 굽힘 • 척주의 돌림
머리가시근 (두극근) Spinalis capitis	• 위쪽 6~7개 등뼈 가로돌기 • 일곱째 목뼈 가시돌기 목덜미 인대 아래 부분	• 위목덜미선과 아랫목덜미선 사이의 뒤통수뼈	• 척주를 폄 • 척주의 가쪽 굽힘 • 척주의 돌림
목가시근 (경극근) Spinalis cervicis	• 제 1~2 등뼈 가시돌기 • 일곱 번째 목뼈 가시돌기	• 둘째(또는 3~4번째) 목뼈 가시돌기	• 척주를 폄 • 척주의 가쪽 굽힘 • 척주의 돌림

(계속)

근육이름	이는곳	닿는곳	작용
등가시근 (흉극근) Spinalis thoracis	• 제 1～2 허리뼈 가시돌기 • 제 11～12 등뼈 가시돌기	• 위쪽 4～8개 등뼈가시돌기	• 척주를 폄 • 척주의 가쪽 굽힘 • 척주의 돌림
머리반가시근 (두반극근) Semispinalis capitis	• 위쪽 6개 등뼈의 가로돌기 • 일곱 번째 목뼈의 가로돌기	• 뒤통수뼈의 위목덜미선과 아래목덜미선	• 척주를 폄 • 척주의 가쪽 굽힘 • 머리 · 갈비뼈 · 골반을 폄
목반가시근 (경반극근) Semispinalis cervicis	• 위쪽 6개 등뼈의 가로돌기 • 아래 4개의 목뼈 관절돌기	• 2～5 목뼈의 가시돌기	• 척주를 폄 • 척주의 가쪽 굽힘 • 머리 · 갈비뼈 · 골반을 폄
등반가시근 (흉반극근) Semispinalis thoracis	• 아래 6개 등뼈 가로돌기	• 위쪽 4개 등뼈 가시돌기 • 아래 2개의 목뼈 가시돌기	• 척주를 폄 • 척주의 가쪽 굽힘 • 머리 · 갈비뼈 · 골반을 폄
뭇갈래근 (다열근) Multifidus	• 엉치뼈 뒷면 뒤엉치 엉덩인대 • 허리뼈 꼭지돌기 • 등뼈가로돌기 • 아래쪽 4개의 목뼈 관절돌기	• 위 척추뼈의 가시돌기	• 척주를 폄 • 척주의 가쪽 굽힘 • 척주의 돌림
돌림근 (회전근) Rotatores	• 척추뼈 가로돌기	• 위 척추뼈의 척추뼈 고리판	• 척주 돌리는 것을 도움
	• 긴돌림근(longus)과 짧은돌림근(brevis)이 있음		
가시사이근 (극간근) Interspinalis	• 허리뼈에서 둘째 목뼈까지 척추뼈의 가시돌기	• 위 척추뼈의 가시돌기	• 척추를 펴는 것을 도움
가로돌기사이근 (횡돌간근) Intertransversus	• 모든 척추뼈의 가로돌기	• 위 척추뼈의 가로돌기	• 척주가 가쪽 돌리는 것을 도움

key word

척추기립근 척추세움근, Spinal erector spinae

등에 있으며 엉치뼈와 엉덩뼈에서 척추와 갈비뼈, 일부는 머리뼈에도 길게 이어져 있는 근육을 말한다. 척추기립근은 몸통 밖에서 안으로 엉덩갈비근iliocostalis, 가장긴근longissimus, 가시근spinalis 순서로 위치하며 'I Love Spine'으로 속칭한다.

(3) 골반 근육

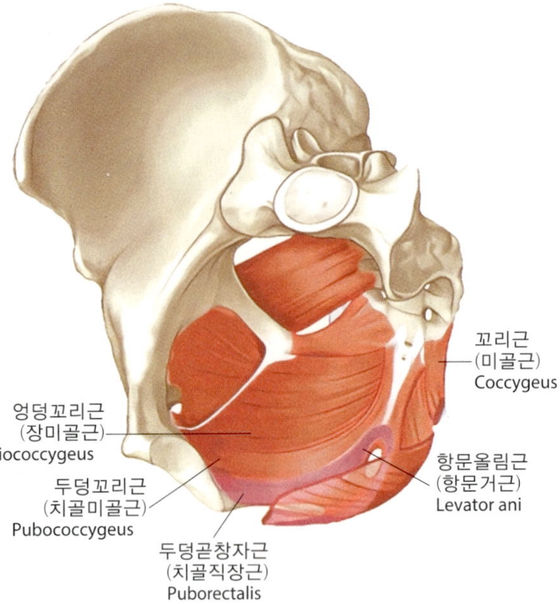

그림 5-27 골반 근육

근육이름	이는곳	닿는곳	작용
꼬리근 (미골근) Coccygeus	• 항문괄약근의 후부	• 항문올림근 뒤쪽	• 골반내장의 지지. 복강내압 증대의 저항
엉덩꼬리근 (장미골근) Iliococcygeus	• 항문괄약근의 후부	• 넓은 섬유판 힘줄고리의 뒷부분 꼬리뼈	• 골반내장의 지지, 복강내압 상승에 저항
두덩꼬리근 (치골미골근) Pubococcygeus	• 항문의 꼬리인대, 꼬리뼈의 측면	• 궁둥뼈의 힘줄고리	• 골반내장의 지지, 복강내압 상승에 저항
두덩곧창자근 (치골직장근) Puborectalis	• 항문과 피부가 만나는 항문 가장자리	• 두덩뼈 위 곧창자 주위	• 휴식 중에는 오므려져 있다가 배변 시에만 열려 배변 조절
항문올림근 (항문거근) Levator ani	• 항문 등 쪽에 반원주 모양	• 앞쪽 두덩뼈 뒷면 • 뒤쪽 항문꼬리인대, 엉치뼈 아래와 꼬리뼈 아래의 옆면	• 골반 속 모든 기관들 지지 • 밤에 배뇨를 자제하게 함

4. 팔과 손

팔과 손의 근육은 신체의 다양한 힘과 속도 및 정밀도를 요구하는 일상적인 여러 활동을 수행하도록 만들어졌다. 웨이트 리프팅이나 무거운 물체 들기와 같은 활동은 팔 근육의 강한 힘을 필요로 하며, 글쓰기와 그림 그리기 및 타이핑 등은 팔 근육의 동일한 속도와 정밀도가 필요하다. 한편 복싱이나 공 던지기와 같은 격한 운동의 경우에는 팔 근육과 손 근육이 동시에 강하고 빠르게 작동해야 한다.

위팔 근육은 팔꿈치 관절에서 아래팔을 구부리거나 펴는 역할을 한다. 위팔 앞쪽 위팔뼈상완골와 어깨뼈견갑골로부터 노뼈요골와 자뼈척골에 이어져 있는 3개의 근육인 위팔근상관근, 위팔두갈래근상완이두근, 위팔노근완요근은 그룹으로 아래팔을 구부리는 동작을 담당한다. 또한 위팔두갈래근은 노뼈를 회전시켜 손바닥을 앞쪽으로 회전시키는 역할을 한다. 위팔 뒤쪽에 있는 위팔세갈래근상완삼두근은 위팔뼈를 어깨뼈 뒤로 젖히는 펴짐근신근 역할을 한다. 이름에서 알 수 있듯이 위팔세갈래근은 위팔뼈와 어깨뼈에 기원을 둔 세갈래 근육을 말하며 하나로 합쳐져서 자뼈에 있는 팔꿈치머리주두에 삽입된다.

손목 · 손 · 손가락을 움직이는 대부분의 근육은 위팔 앞쪽에 있으며 얇은 띠 모양의 근육들로 위팔뼈와 노뼈 및 자뼈로부터 긴 힘줄을 통해 손목과 손허리뼈중수골 및 손가락뼈에 삽입된다. 노쪽손목굽힘근요측수근굴근과 얕은손가락굽힘근천지굴근 같이 아래팔 앞쪽에 있는 근육은 손목과 손가락을 구부리는 굽힘근굴근 역할을 하며 이 근육의 힘줄은 손목 관절에 있는 작은 구멍을 통과한다. 반복적인 동작이나 외상으로 인한 손목 부위의 염증은 주위가 저리거나 아픈 손목관절증후군carpal tunnel syndrome을 유발하기도 한다.

앞쪽의 굽힘근과 반대로 작용하는 펴짐근조정근, extensor인 자쪽손목굽힘근척측수근굴근과 손가락폄근지신근은 위팔의 뒤쪽에 있으며 손을 뒤로 젖히거나 손가락을 활짝 펴는 동작을 한다. 펴짐근은 위팔뼈에서 손허리뼈와 손가락뼈까지 길고 얇은 힘줄로 연결되어 있으며 굽힘근에 비해 상대적으로 약해서 물건을 쥐었다 놓을 때 쉽게 펼 수 있다.

아래팔 근육에 의한 2가지 특별한 동작인 엎침내회전과 뒤침외회전이 만들어진다. 뒤침은 위팔의 위팔두갈래근과 아래팔의 손뒤침근외회근에 의해 만들어지며 엎침은 아래팔의 원엎침근원회내근에 의해 만들어진다. 손뒤침근과 원엎침근은 모두 위팔뼈와 자뼈에 이는곳을 두고 손목을 돌릴 수 있도록 반대편 노뼈에 삽입된다.

팔과 손을 구성하는 근육은 다음과 같다. 그림 5-27~5-31

(1) 어깨 근육

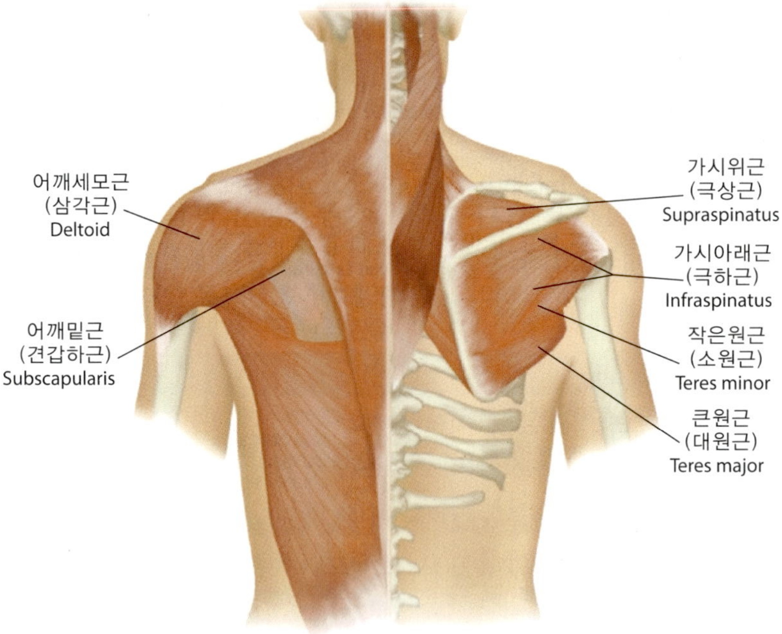

그림 5-28 어깨 근육

근육이름	이는곳	닿는곳	작용
어깨세모근 (삼각근) Deltoid	• 빗장뼈 가쪽 1/3 어깨뼈 가시 봉우리	• 위팔뼈의 세모근거친면	• 팔을 벌림
가시위근 (극상근) Supraspinatus	• 어깨뼈 가시위 오목	• 위팔뼈 큰결절의 위 관절면 • 어깨관절의 관절 주머니	• 팔을 벌릴 때 어깨세모근을 도움 • 위팔뼈머리를 가쪽으로 돌림
가시아래근 (극하근) Infraspinatus	• 어깨뼈 가시아래 오목	• 위팔뼈 큰 결절의 중간 관절면 • 어깨관절의 주머니	• 작은원근과 함께 위팔뼈머리의 가쪽을 돌림
작은원근 (소원근) Teres minor	• 어깨뼈 가쪽 모서리 뒷면	• 위팔뼈 큰결절의 아래 관절면 • 어깨관절의 절주머니	• 위팔뼈머리를 벌림 • 가쪽 돌림 • 뒤로 당김
큰원근 (대원근) Teres major	• 어깨뼈 아래각의 뒷면	• 위팔뼈 결절사이고랑의 안쪽	• 위팔뼈의 벌림 • 위팔뼈의 안쪽 돌림 • 위팔뼈를 뒤로 당김
어깨밑근 (견갑하근) Subscapularis	• 어깨뼈 밑 오목	• 위팔뼈 작은 결절 • 어깨 관절의 주머니	• 위팔뼈의 안쪽 돌림 • 위팔뼈를 앞으로 당김

(2) 위팔 근육

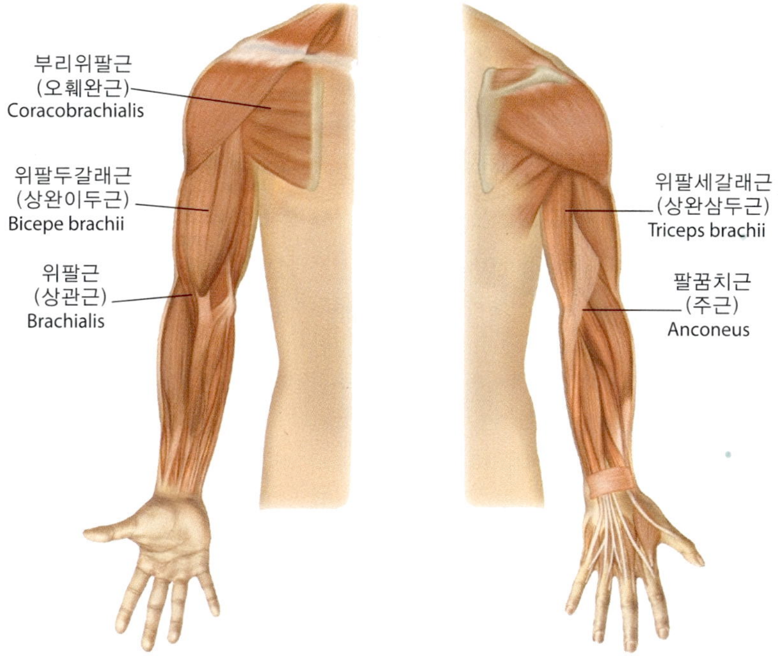

그림 5-29 위팔 근육(전면과 후면)

근육이름	이는곳	닿는곳	작용
위팔 근육 (전완부)			
부리위팔근 Coracobrachialis	• 부리돌기 끝	• 위팔 안쪽모서리의 중간	• 위팔의 굽힘 • 위팔을 약하게 모음
위팔두갈래근 (상완이두근) Biceps brachii	• 관절 위 결절 부리돌기	• 노뼈 거친 면	• 아래팔의 뒤침 • 아래팔을 굽힘
위팔근 (상관근) Brachialis	• 위팔 앞면의 아래쪽 2/3	• 자뼈의 갈고리돌기	• 아래팔을 굽힘
위팔 근육 (후완부)			
위팔세갈래근 (상완삼두근) Triceps brachii	• 긴 갈래 : 관절아래결절 • 가쪽 갈래 : 위팔뼈 뒤 가쪽면 위쪽 반 • 안쪽갈래 : 위팔뼈 뒷면 아래쪽 반	• 팔꿈치머리 위 뒷면 아래팔 깊은 근막	• 아래팔을 폄 • 위팔을 벌렸을 때 긴 갈래는 위팔을 모으는 데 도움을 줌
팔꿈치근 (주근) Anconeus	• 가쪽 위관절융기 • 팔꿈치관절의 뒤 인대	• 팔꿈치머리의 가쪽면 • 자뼈의 뒷면	• 아래팔을 펼 때 위팔세갈래근을 도움

key word

돌림근띠군(회전근개) : 어깨뼈로부터 위팔뼈에 붙어 있는 4개의 근육들로 구성되어 있다. 뒤쪽으로 가시위근 supraspinatus, 가시아래근 infraspinatus, 작은원근 teres minor과 앞쪽으로 어깨밑근 subscapularis이 있다. 영문 앞단어만 따서 'SITS' 근육이라고도 한다.

case study

어깨사각공간 quadrangular space은 겨드랑이 부위에 있는 공간으로 겨드랑이의 앞쪽에서 뒤쪽으로 연결된 통로를 말한다. 이 통로를 지나는 겨드랑신경과 뒤위팔휘돌이동맥이 외상이나 무리한 동작으로 인한 염증 등으로 압박이 되면 어깨세모근 주위와 위팔에 통증이나 저림 증상이 생긴다.

각 경계면은 다음과 같다.

위쪽	작은원근 아래 모서리, Teres minor
아래쪽	큰원근 위 모서리, Teres major
안쪽	위팔세갈래근의 긴갈래 가쪽 모서리, Triceps brachii
가쪽	위팔뼈의 외과목 상완골, Humerus
천장	어깨밑근 견갑하근, Subscapular muscle

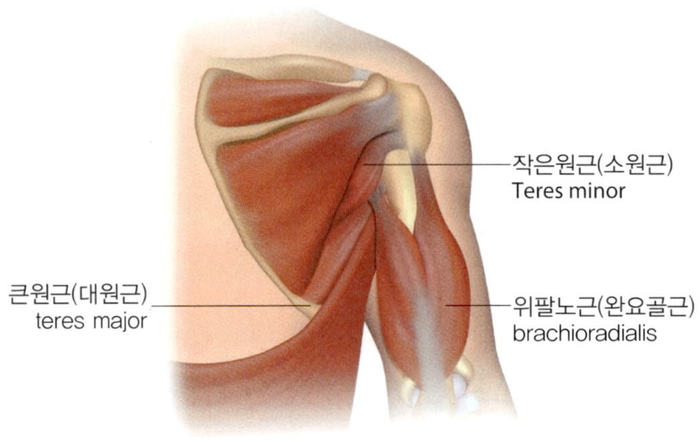

어깨사각공간

(3) 아래팔 근육 (전완부)

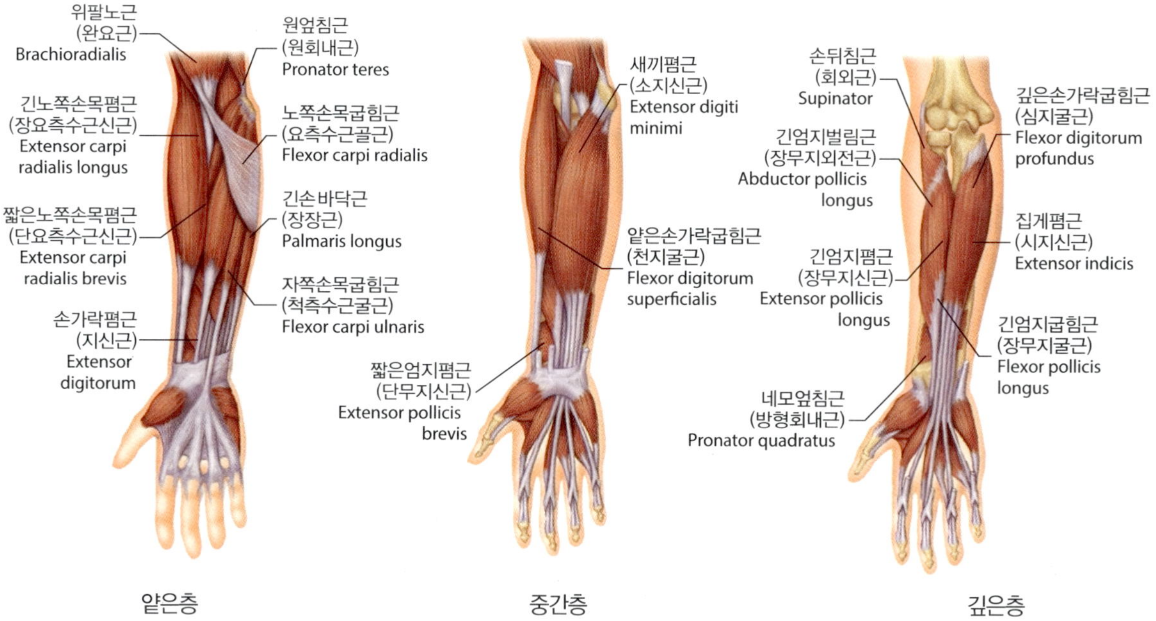

그림 5-30 아래팔 근육 (정면) : 얕은 층 → 깊은 층

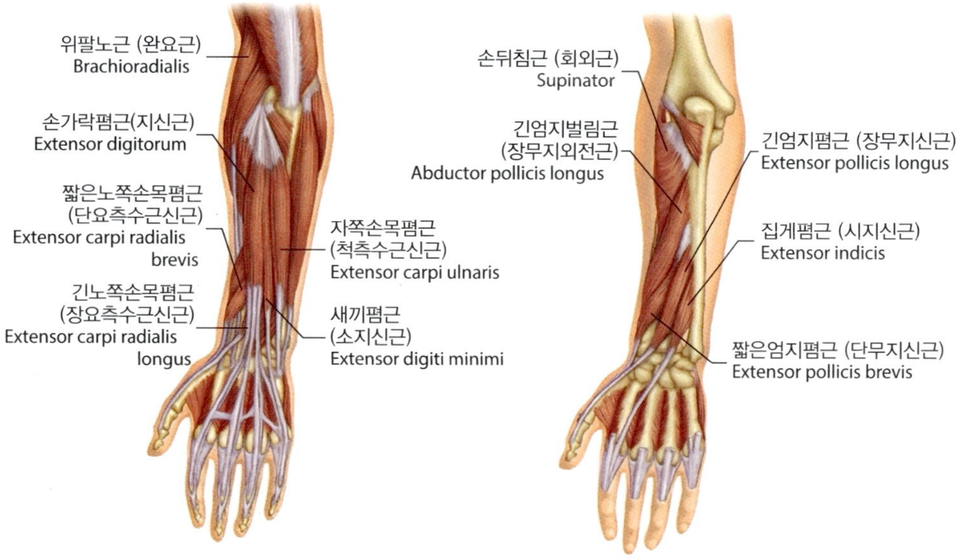

그림 5-31 아래팔 근육 (후면) : 얕은 층 → 깊은 층

근육이름	이는곳	닿는곳	작용
아래팔 근육 (전완부의 얕은 층)			
원엎침근 (원회내근) Pronator teres	• 위팔갈래 : 안쪽위관절융기 • 자갈래 : 자뼈 갈고리돌기 안쪽 면	• 노뼈 가쪽면 중간부	• 아래팔의 엎침
노쪽손목굽힘근 (요측수근굴근) Flexor carpi radialis	• 안쪽위관절융기 아래팔근막	• 2~3번째 손허리뼈바닥	• 손목의 굽힘 • 손의 엎침과 모음
긴손바닥근 (장장근) Palmaris longus	• 안쪽위관절융기	• 가로손목인대 손바닥 널힘줄	• 손목의 굽힘 • 아래팔의 엎침
자쪽손목굽힘근 (척측수근굴근) Flexor carpi ulnaris	• 위팔갈래 : 안쪽위관절융기 • 자갈래 : 자뼈갈고리돌기 안쪽면 자뼈 뒤모서리	• 콩알뼈 갈고리뼈갈고리 다섯번째 손허리뼈바닥	• 손목의 굽힘 • 손목을 모음
얕은손가락굽힘근 (천지굴근) Flexor digitorum superficialis	• 위팔갈래 : 안쪽위관절융기 자뼈 갈고리돌기 안쪽면 • 노갈래 : 노뼈 앞면	• 안쪽 4개 손가락의 중간마디뼈	• 안쪽 4개 손가락 중간뼈와 첫마디뼈의 굽힘 • 손목과 팔꿈치의 굽힘
아래팔 근육 (전완부의 깊은층)			
네모엎침근 (방형회내근) Pronator quadratus	• 자뼈 몸통의 앞면 먼쪽 1/4	• 노뼈 몸통의 앞면 가쪽 모서리 먼 쪽 1/4	• 아래팔의 엎침
깊은손가락굽힘근 (심지굴근) Flexor digitorum profundus	• 자뼈몸통의 앞 안쪽면 • 뼈 사이막 아래팔 깊은 근막	• 안쪽 4개 손가락의 끝마디 뼈	• 안쪽 4개 손가락 끝마디 • 뼈의 굽힘 • 손목을 굽힘
긴엄지굽힘근 (장무지굴근) Flexor pollicis longus	• 노뼈 몸통의 앞면 이웃하는 뼈 사이막 자뼈갈고리돌기의 안쪽모서리	• 엄지손가락 끝마디 뼈	• 엄지손가락 끝마디 뼈의 굽힘

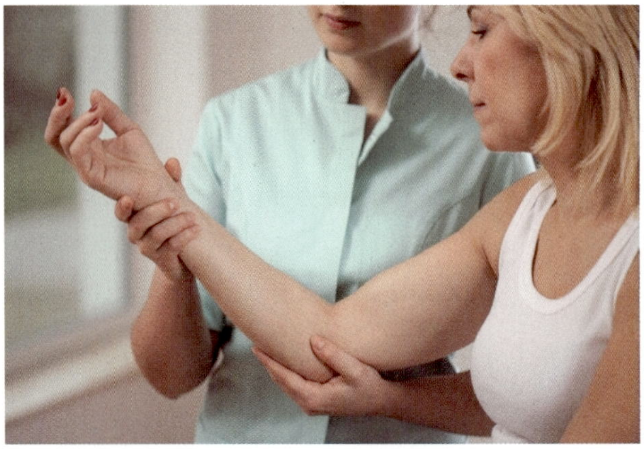

(4) 아래팔 근육 (후완부)

근육이름	이는 곳	닿는 곳	작용
아래팔근육 (후완부의 얕은 층)			
위팔노근 (완요근) Brachioradialis	• 가쪽관절융기위능선의 먼 쪽 2/3 가쪽 근육 사이막	• 노뼈 붓돌기 바닥의 가쪽면	• 위팔두갈래근과 위팔근에 의해 굽힘이 일어난 이후 아래팔을 굽힘 • 약간의 엎침과 뒤침
긴노쪽손목폄근 (장요측수근신근) Extensor carpi radialis longus	• 가쪽관절융기위능선의 먼 쪽 2/3 가쪽 근육 사이막	• 둘째 손허리뼈바닥의 등쪽면	• 손목을 폄 • 손을 벌림
짧은노쪽손목폄근 (단요측수근신근) Extensor carpi radialis brevis	• 가쪽위관절융기 근육 사이막	• 셋째 손가락뼈바닥 뒷면	• 손목을 폄 • 손을 벌림
자쪽손목폄근 (척측수근신근) Extensor carpi ulnaris	• 가쪽위관절 융기 자뼈 뒷모서리	• 다섯째 손허리뼈바닥의 안쪽면	• 손목을 폄 • 손을 벌림
손가락폄근(지신근) Extensor digitorum	• 가쪽 위관절융기 근육 사이막	• 안쪽 4개 손가락 중간 마디뼈와 끝 마디뼈 뒷면	• 안쪽 4개 손가락을 폄 • 손목을 폄
새끼폄근(소지신근) Extensor digiti minimi	• 가쪽 위관절융기 근육 사이막	• 새끼손가락 첫 마디뼈 뒷면	• 새끼손가락을 폄
아래팔 근육 (후완부의 깊은 층)			
손뒤침근 (회외근) Supinator	• 가쪽 위관절융기 팔꿉관절의 가쪽 인대 • 노뼈머리띠인대 • 자뼈의 뒤침근능선	• 노뼈 목 노뼈 몸통 몸쪽 1/3	• 아래팔의 뒤침
긴엄지벌림근 (장무지외전근) Abductor pollicis longus	• 자뼈 뒷면 뼈 사이막 노뼈 뒷면의 중간 1/3	• 첫째 손허리뼈바닥의 노쪽면	• 엄지손가락의 벌림 • 손목의 벌림
긴엄지폄근 (장무지신근) Extensor pollicis longus	• 자뼈 뒷면의 중간막 1/3 뼈 사이막	• 엄지손가락 끝 마디뼈의 바닥	• 엄지손가락 끝마디를 폄
집게폄근 (시지신근) Extensor indicis	• 자뼈 뒷면 뼈 사이막	• 둘째손가락의 첫 마디 뼈 등쪽면	• 둘째손가락의 첫 마디뼈를 폄
짧은엄지폄근 (단무지신근) Extensor pollicis brevis	• 노뼈 뒷면 뼈 사이막	• 엄지손가락의 첫마디 뼈 바닥	• 엄지손가락의 첫 마디뼈를 폄

you know

위팔노근은 무거운 맥주잔을 들 때 주로 사용되기 때문에 맥주 근육beer-drinking muscle이라고 도 부른다.

case study

손목굴증후군 carpal tunnel syndrome

손목터널증후군이라고도 하며 손목뼈 위로 지나가는 인대와 뼈 사이의 빈 공간(손목굴) 중앙을 통과하는 정중신경이 여러 가지 원인으로 압박을 받아 장기적인 통증이나 엄지손가락이 마비되어 잘 움직이지 않는 증상을 말한다.

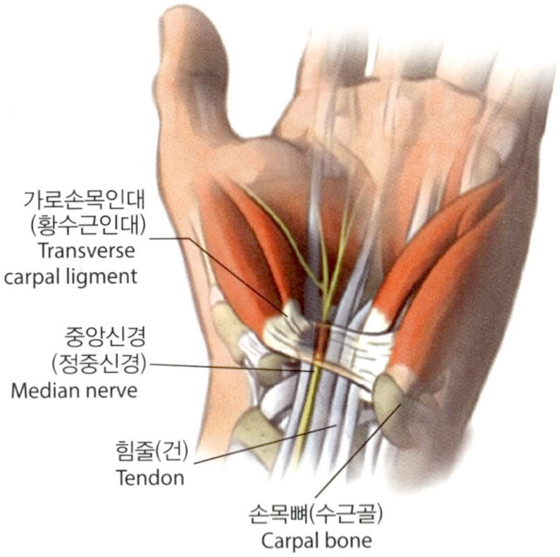

손목굴증후군

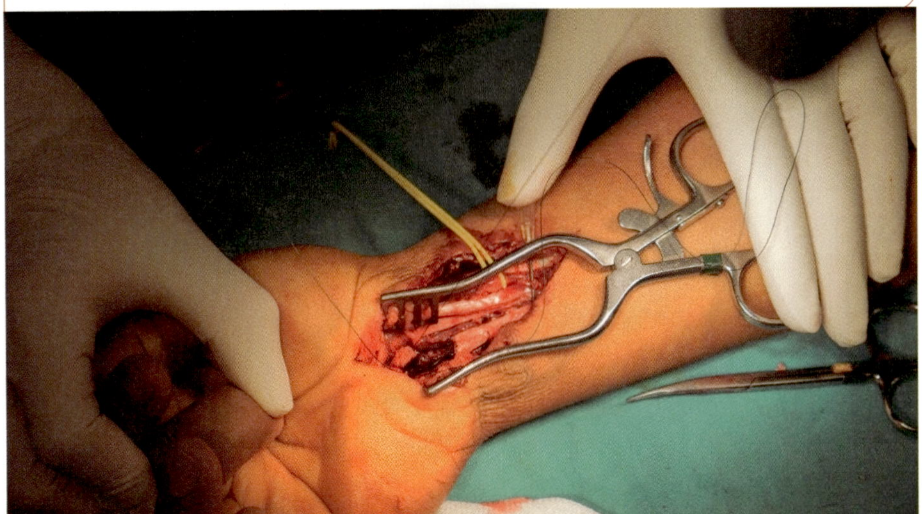

(5) 손 근육 : 외측 · 내측 · 중간 손바닥

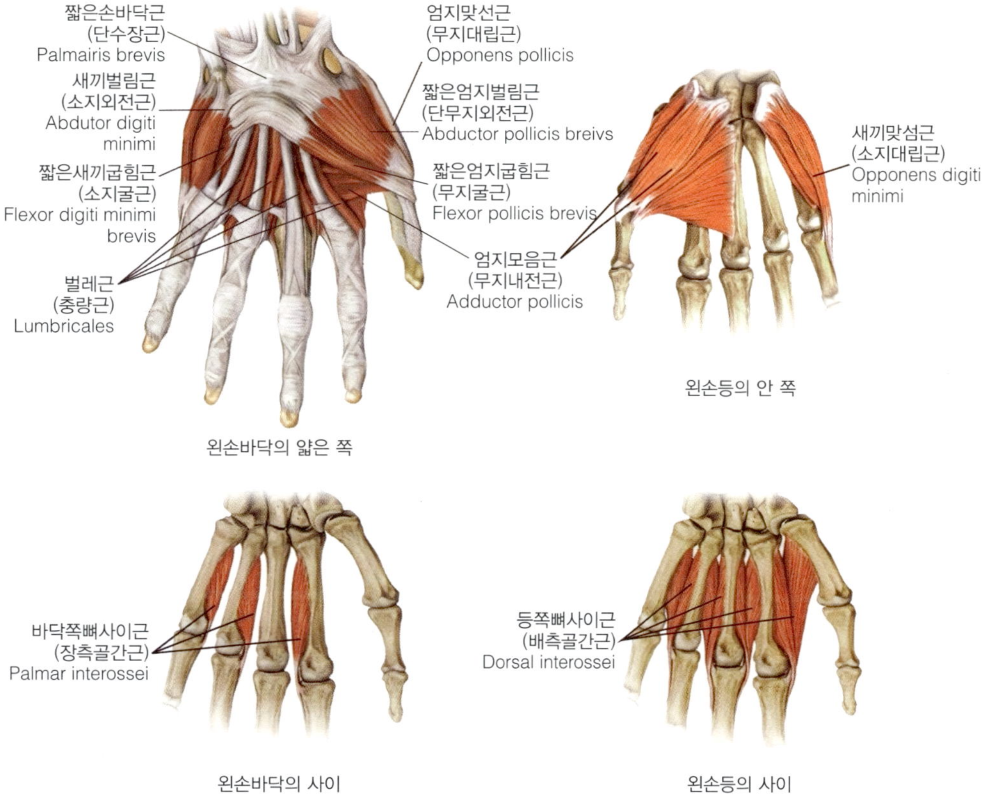

그림 5-32 손 근육 : 외측 · 내측 · 중간 손바닥

근육이름	이는곳	닿는곳	작용
외측 손바닥			
엄지맞섬근 (무지대립근) Opponens pollicis	• 가로손목인대 큰 마름뼈	• 첫째 손허리뼈 노쪽 부분 앞면	• 첫째 손허리뼈를 앞 안쪽으로 돌림 • 각 손가락과 엄지 손가락을 맞서게 함
짧은엄지벌림근 (단무지외전근) Abductor pollicis brevis	• 가로손목인대 손배뼈 큰마름뼈	• 엄지손가락 첫마디 뼈 바닥의 노쪽 부분	• 손바닥에 직각인 방향으로 엄지손가락을 벌림
짧은엄지굽힘근 (무지굴근) Flexor pollicis brevis	• 가로손목인대 큰 마름뼈	• 엄지손가락의 첫마디 뼈 바닥	• 엄지손가락 첫 마디뼈를 굽힘

(계속)

엄지모음근 (무지내전근) Adductor pollicis	• 빗갈래 : 큰마름뼈 작은마름뼈 알머리뼈 2~3번째 손허리뼈 • 가로갈래 : 셋째 손허리뼈 손바닥면	• 엄지손가락 첫마디 뼈 바닥의 자쪽 부분	• 엄지손가락의 모음맞섬에 도움을 줌
내측 손바닥			
짧은손바닥근 (단수장근) Palmaris brevis	• 가로손목인대의 가쪽 부분 손바닥 널힘줄	• 손바닥의 가쪽 모서리	• 손바닥 가쪽 부분의 피부를 주름지게 함
새끼벌림근 (소지외전근) Abductor digiti minimi	• 콩알뼈 자쪽 손목굽힘근의 힘줄	• 새끼손가락 첫마디 뼈바닥	• 새끼손가락을 벌림
짧은새끼굽힘근 (소지굴근) Flexor digiti minimi brevis	• 가로손목인대 갈고리뼈 갈고리 바닥 자쪽 부분	• 새끼손가락 첫마디뼈	• 새끼손가락 첫 마디뼈의 굽힘
새끼맞섬근 (소지대립근) Opponens digiti minimi	• 가로손목인대 갈고리뼈 갈고리	• 다섯째 손허리뼈 자쪽 모서리	• 다섯째 손허리뼈를 앞으로 돌림
중간 손바닥			
벌레근 (충량근) Lumbricals	• 깊은 손가락 굽힘근 힘줄	• 안쪽 4개 손가락의 끝 마디뼈 바닥	• 손허리 손가락관절에서 손가락 굽힘 • 손가락 사이관절에서 손가락 폄
바닥쪽뼈사이근 (장측골간근) Palmar interossei	• 둘째 : 손허리뼈 자쪽 부분 • 셋째 : 넷째 손허리뼈 노쪽 부분 • 넷째 : 다섯째 손허리뼈 노쪽 부분	• 첫째 : 엄지손가락의 첫마디뼈 자쪽 부분 • 둘째 : 둘째 손가락의 첫마디뼈 자쪽 부분 • 셋째 : 넷째 손가락의 첫마디뼈 노쪽 부분 • 넷째 : 새끼손가락의 첫마디뼈 노쪽 부분	• 각각의 근육이 닿는 손가락을 가운데 손가락으로 모음
등쪽뼈사이근 (배측골간근) Dorsal interossei	• 손허리뼈가 이웃하는 부분에서 두 갈래로 일어남	• 첫째 : 둘째 손가락 첫마디뼈 노쪽 부분 • 둘째 : 셋째 손가락의 첫마디뼈 노쪽 부분 • 셋째 : 셋째 손가락의 첫마디뼈 자쪽 부분 • 넷째 : 넷째 손가락의 첫마디뼈 자쪽 부분	• 2~4번째 손가락을 벌림

5. 다리와 발

몸을 지탱하고, 균형을 잡고, 몸을 추진하는 것 등은 다리와 발의 근육 시스템이 하는 일이다. 크고 강한 엉덩이와 넙다리의 근육에서부터 종아리와 작고 정교한 발과 발가락의 근육에 이르기까지 몸을 지탱하고 움직이기 위해 엄청난 힘과 균형을 유지한다.

엉덩이와 골반 및 허벅지의 강한 근육은 유연한 절구관절구상관절, ball and Socket joint인 엉덩관절고관절, hip joint을 중심으로 작동한다. 넙다리 안쪽에 있는 넙다리네갈래근대퇴사두근, Quadriceps femoris과 엉덩허리근장요근, Iliacus 및 넙다리빗근봉공근, Sortorius은 허벅지에서 넙다리를 구부리고 무릎에서 다리를 쭉 펴는 역할을 한다. 반대로 뒤쪽에 있는 넙다리뒤근육슬와부근육군, Hamstring과 큰볼기근대둔근, Gluteus maximus은 넙다리를 뒤로 쭉 펴거나 무릎에서 다리를 구부리는 역할을 한다.

바깥쪽에 있는 중간볼기근중둔근, Gluteus medius은 넙다리를 벌리고 사타구니 주변의 근육은 넙다리를 몸 쪽으로 모으는 역할을 한다. 이 모든 근육은 몸을 앞으로 이동시킬 수 있는 강한 수축력을 제공하는 동시에 몸의 자세와 균형을 유지한다.

you know

한 걸음을 걷기 위해선 200개의 근육이 사용된다.

발목과 발 및 발가락 동작을 위해 많은 근육이 무릎 아래에 위치한다. 장딴지근비복근, Gastrocnemius과 가자미근넙치근, Soleus을 포함한 장딴지 근육은 하나로 합쳐져서 강한 아킬레스건을 형성하여 발뒤꿈치뼈종골, Calcaneus에 삽입된다. 이 근육은 발을 발바닥 쪽으로 굽히거나 발가락을 구부리는 동작까치발을 한다. 앞정강근전경골근, Tibialis anterior과 긴발가락폄근장지신근, Extensor digitorum longus 같은 정강이 근육은 발을 발등 쪽으로 구부리거나 발가락을 펴는 동작을 한다. 또한 종아리 근육은 발목 관절과 발을 안정시키고 신체 균형을 유지하는 역할을 한다.

다리와 발을 구성하는 근육은 다음과 같다. 그림 5-32~5-39

(1) 엉덩 근육 (골반 내측근)

you know

큰허리근psoas major은 샅고랑인대 부근에서 엉덩근iliacus과 결합하여 '엉덩허리근iliopsoas'이 되어 엉덩관절을 교차하고 넙다리뼈의 작은돌기에 삽입한다.

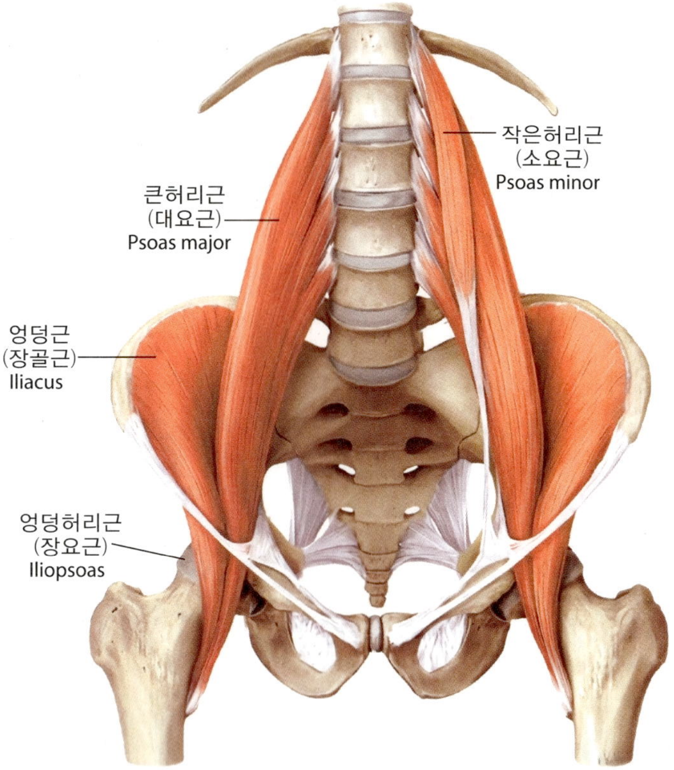

그림 5-33 엉덩 근육

근육이름	이는곳	닿는곳	작용
큰허리근 (대요근) Psoas major	• 허리뼈 가로돌기	• 넙다리뼈의 작은대퇴돌기	• 넓적다리를 굽힘 • 다리가 고정돼 있을 때 척주를 굽힘
작은허리근 (소요근) Psoas minor	• 12번째 등뼈, 첫째 허리뼈	• 두덩근선	• 골반을 굽힘 • 척주를 굽힐 때 큰 허리근을 도움
엉덩근 (장골근) Iliacus	• 엉덩뼈오목의 위쪽 2/3 앞엉덩치엉덩인대	• 큰 허리근의 힘줄, 넙다리뼈의 작은대퇴돌기	• 고관절의 굽힘, 벌림, 가쪽 돌림
엉덩허리근 (장요근) Iliopsoas	• 엉덩뼈 내면	• 넙다리뼈의 작은대퇴돌기	• 넓적다리를 굽힘

(2) 볼기 근육

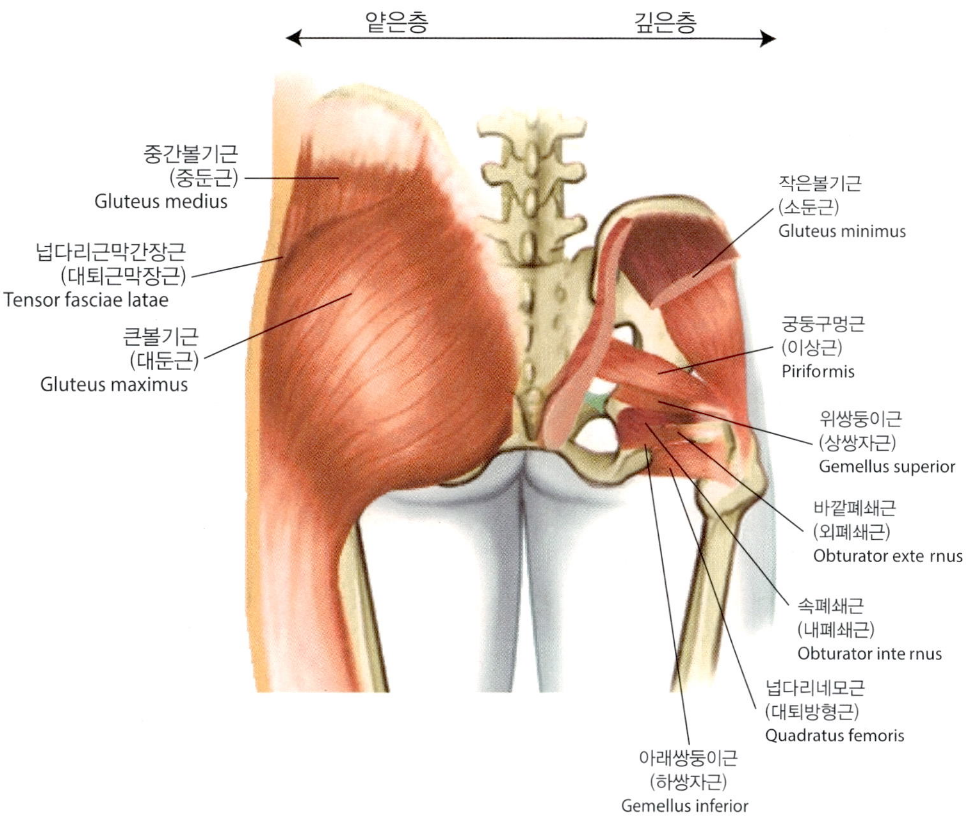

그림 5-34 볼기 근육

근육이름	이는곳	닿는곳	작용
큰볼기근 (대둔근) Gluteus maximus	• 뒤볼기근선 엉치가시인대 • 엉치뼈와 꼬리뼈의 뒷면	• 넙다리뼈의 볼기근	• 넓적다리를 폄 • 넓적다리를 모으고 가쪽으로 돌리는 데 도움을 줌
중간볼기근 (중둔근) Gluteus medius	• 엉덩뼈 바깥면	• 넙다리뼈 큰돌기	• 넓적다리를 벌림 • 다리를 펼 때 넓적다리를 돌림
작은볼기근 (소둔근) Gluteus minimus	• 엉덩뼈 바깥면	• 넙다리뼈 큰돌기	• 넓적다리를 벌림 • 다리를 펼 때 넓적다리를 돌림
궁둥구멍근 (이상근) Piriformis	• 엉치뼈 골반면 • 큰궁둥구멍의 엉치결절인대	• 넙다리뼈 큰돌기	• 넓적다리를 가쪽으로 돌림 • 다리를 굽힐 때 넓적다리를 벌림

(계속)

근육이름	이는곳	닿는곳	작용
위쌍둥이근 (상쌍자근) Gemellus superior	• 궁둥뼈가시의 바깥면	• 넙다리뼈 큰돌기의 안쪽면	• 넓적다리를 가쪽으로 돌림
속폐쇄근 (내폐쇄근) Obturator internus	• 폐쇄구멍의 주변	• 넙다리뼈 큰돌기의 안쪽면	• 넓적다리를 가쪽으로 돌림 • 다리를 굽힐 때 넓적다리를 벌림
바깥폐쇄근 (외폐쇄근) Obturator externus	• 폐쇄구멍의 모서리 • 폐쇄막 폐쇄구멍의 뒤	• 넙다리뼈의 돌기오목	• 넓적다리를 모으고 가쪽으로 돌림
아래쌍둥이근 (하쌍자근) Gemellus inferior	• 궁둥뼈결절의 바깥면	• 넙다리뼈 큰돌기의 안쪽 면	• 넓적다리를 가쪽으로 돌림
넙다리네모근 (대퇴방형근) Quadratus femoris	• 궁둥뼈결적의 가쪽 모서리	• 돌기사이능선	• 넓적다리를 모으고 가쪽으로 돌림
넙다리근막간장근 (대퇴근막장근) Tensor fasciae latae	• 엉덩뼈 바깥 능선의 앞면	• 엉덩정강막근막띠의 중간	• 넓적다리를 굽힘 • 넓적다리를 안쪽으로 돌림

case study

이상근증후근piriformis syndrome은 엉치뼈와 허벅지뼈의 윗부분에 이어져 있는 이상근에 문제가 생김으로써 근육 아래를 지나는 크고 굵은 좌골신경을 눌러 다리에 생기는 방사통을 말한다.

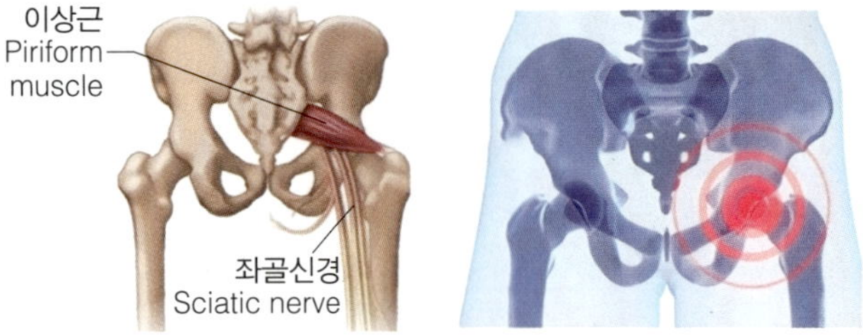

이상근증후근

(3) 앞 넙다리 근육

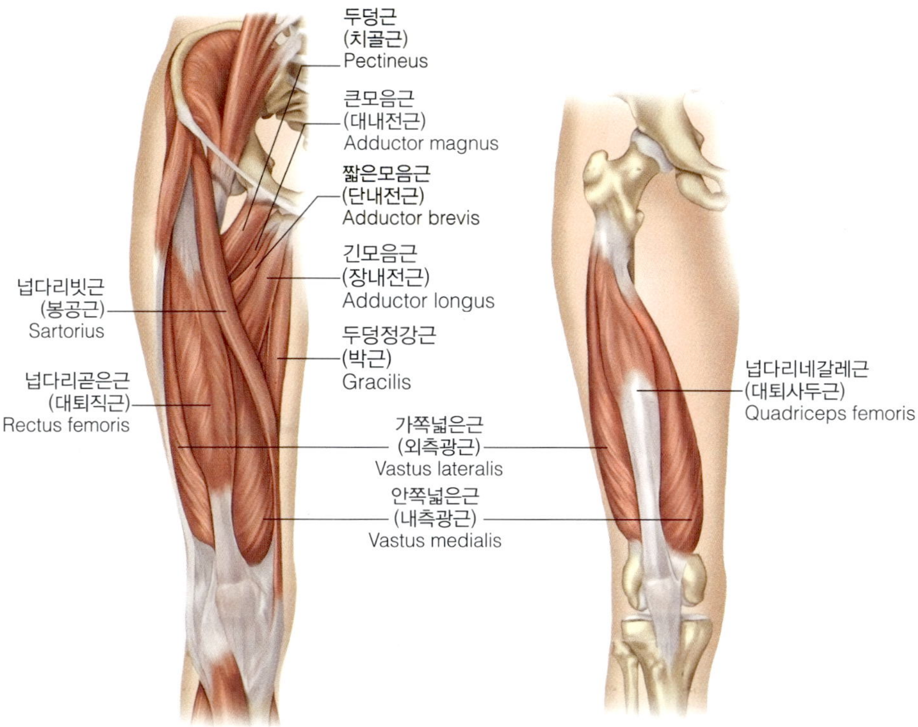

그림 5-35　앞 넙다리 근육

근육이름	이는곳	닿는곳	작용
넙다리빗근 (봉공근) Sartorius	• 위앞엉덩뼈가시 엉덩뼈패임의 위	• 정강뼈 안쪽면의 위	• 넓적다리와 종아리를 굽힘 • 넓적다리를 가쪽으로 돌림
넙다리곧은근 (대퇴직근) Rectus femoris	• 아래앞엉덩뼈가시 볼기뼈절구 위	• 무릎뼈 윗 모서리에 닿아 무릎인대를 거쳐 정강뼈 거친면	• 종아리를 폄 • 넓적다리를 굽힘
가쪽넓은근 (외측광근) Vastus lateralis	• 넙다리뼈 큰돌기 볼기근 거친면 거친선	• 무릎뼈 가쪽 모서리에 닿아 무릎인대를 통해 정강뼈 거친면	• 종아리를 폄
안쪽넓은근 (내측광근) Vastus medialis	• 돌기사이선 아래쪽 거친선	• 무릎뼈의 안쪽에 닿아 무릎인대를 통해 정강뼈 거친면	• 종아리를 폄 • 무릎 뼈를 안쪽으로 당김
무릎관절근 (슬관절근) Articularis genus	• 넙다리뼈 몸통 아래쪽 앞면	• 무릎위주머니 전면과 몸통 쪽 확장면	• 무릎관절의 굽힘, 굽힘 이후의 약간의 안쪽돌림 • 엉덩관절 폄

(계속)

근육이름	이는곳	닿는곳	작용
넙다리네갈래근 (대퇴사두근) Quadriceps femoris	• 아래앞엉덩뼈가시	• 무릎뼈와 무릎인대를 경유하여 정강뼈 거친면	• 무릎관절 폄 • 엉덩관절 굽힘
중간넓은근 (중간광근) Vastus intermedius	• 넙다리뼈 앞쪽과 가쪽면의 위	• 넙다리곧은근과 넓은근의 힘을 깊은 면에 닿아 무릎인대를 통해 정강뼈 거친면	• 종아리를 폄
두덩근 (치골근) Pectineus	• 두덩뼈활의 위쪽	• 정강뼈 안쪽 윗부분	• 종아리의 굽힘과 안쪽 돌림 • 넓적다리를 모음
긴모음근 (장내전근) Adductor longus	• 두덩뼈능선과 두덩뼈결합 사이의 두덩뼈 각 앞부분	• 넙다리뼈의 거친선	• 넓적다리를 모음 • 넓적다리를 굽히고 안쪽으로 돌리는 것을 도움
짧은모음근 (단내전근) Adductor brevis	• 궁둥뼈결절 궁둥뼈가지	• 넙다리뼈의 거친선	• 안쪽다리 휘돌이
큰모음근 (대내전근) Adductor magnus	• 두덩뼈아래가지	• 넙다리뼈 큰돌기에서 거친선을 잇는 선 • 거친선 안쪽관절 융기위선 모음근결절	• 몸쪽 부분은 넓적다리를 모으고 굽힘 • 먼쪽 부분은 넓적다리 펴는 것을 도움
두덩정강근 (박근) Gracilis	• 두덩결합	• 정강뼈 안쪽면의 뒷부분	• 종아리를 굽힘 • 종아리 안쪽 돌림 • 넓적다리를 모음

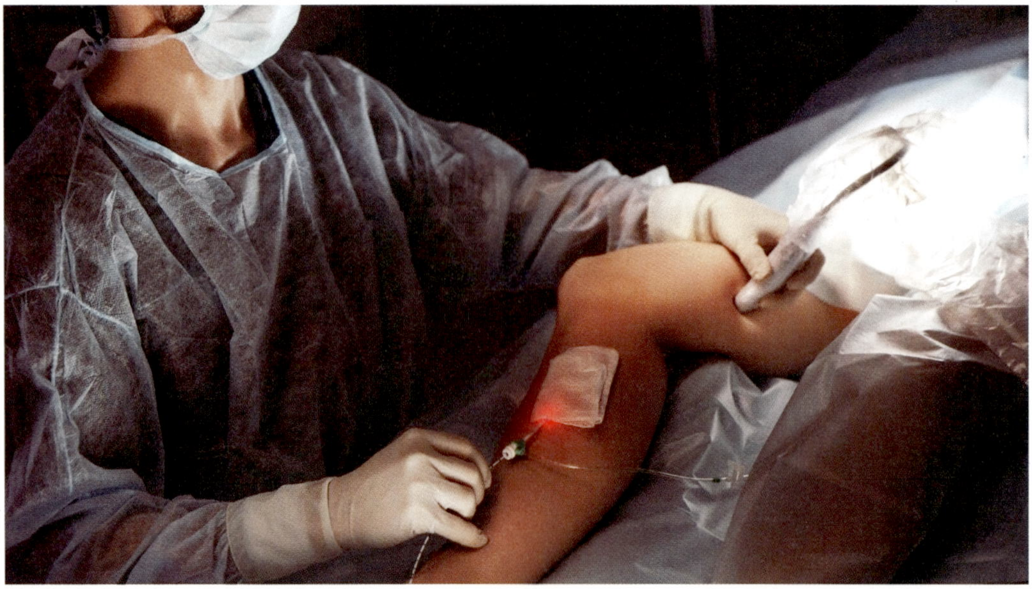

(4) 뒤 넙다리 근육

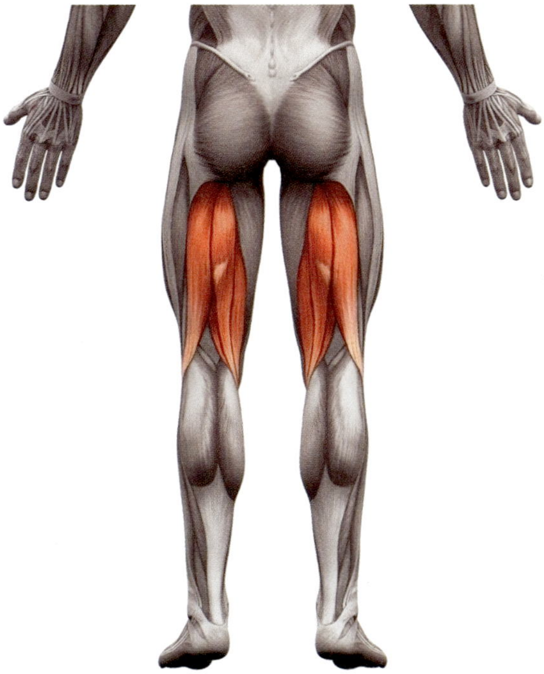

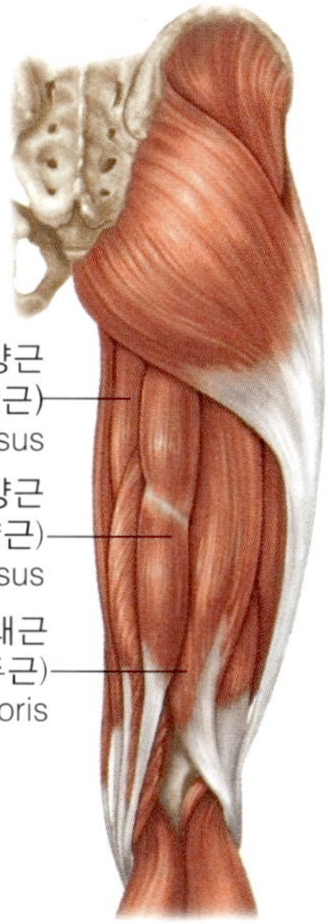

그림 5-36 뒤 넙다리 근육

근육이름	이는곳	닿는곳	작용
넙다리두갈래근 (대퇴이두근) Biceps femoris	• 긴 갈래 : 궁둥뼈결절 • 짧은 갈래 : 넙다리뼈 거친선	• 종아리뼈 머리 정강뼈의 가쪽 관절융기	• 종아리를 굽힘 • 무릎을 절반만 굽힐 때 종아리를 가쪽으로 돌림
반힘줄모양근 (반건양근) Semitendinosus	• 궁둥뼈결절의 위 안쪽면	• 정강뼈의 안쪽 면 윗부분 종아리의 깊은 근막	• 종아리를 굽힘 • 무릎을 반쯤 굽힐 때 종아리를 안쪽으로 돌림
반막모양근 (반막양근) Semimembranosus	• 궁둥뼈결절의 위 가쪽면	• 정강뼈 안쪽관절융기	• 종아리를 굽힘 • 무릎을 반쯤 굽힐 때 종아리를 안쪽으로 돌림

(5) 종아리 근육

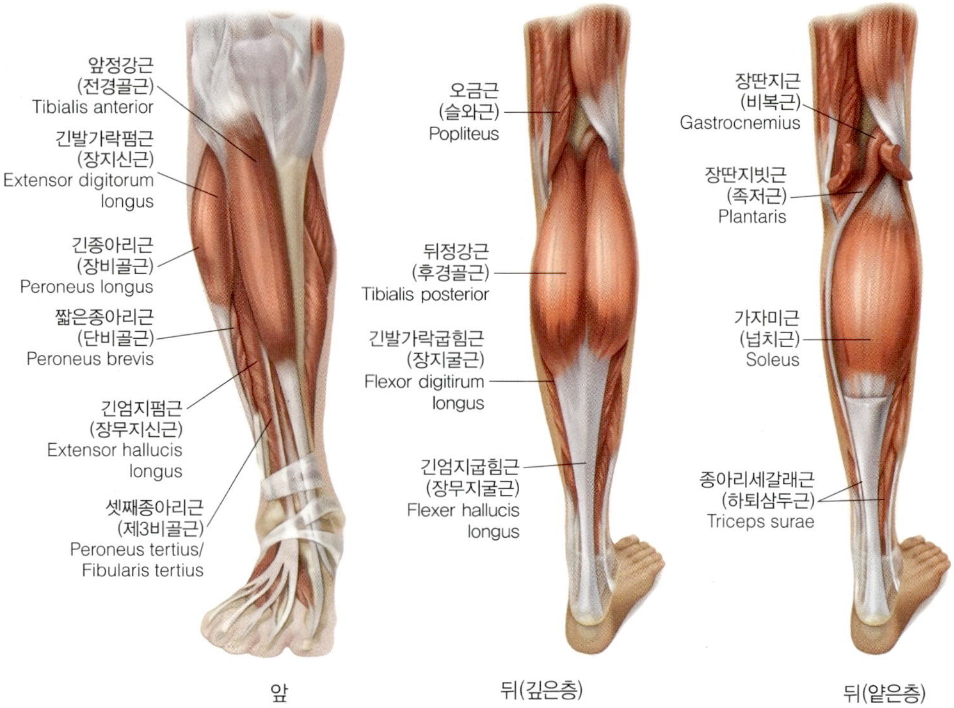

그림 5-37 종아리 근육

근육이름	이는곳	닿는곳	작용
종아리 (하퇴) 앞칸의 근육			
앞정강근 (전경골근) Tibialis anterior	• 정강뼈 가쪽과 정강뼈 가쪽 위의 2/3	• 안쪽 쐐기뼈의 안쪽과 첫째 발허리뼈 바닥	• 발의 등쪽 굽힘 • 발의 안쪽 번짐
긴발가락폄근 (장지신근) Extensor digitorum longus	• 정강뼈의 가쪽 관절과 종아리뼈 앞면의 위쪽 3/4 앞	• 가쪽 네 개 발가락의 중간마디뼈와 끝마디뼈의 등쪽면	• 발가락을 폄 • 발의 등쪽 굽힘
긴엄지폄근 (장무지신근) Extensor hallucis longus	• 종아리뼈 중간의 1/3 앞면과 뼈 사이막	• 엄지발가락 끝 마디뼈의 바닥	• 발가락을 폄 • 발의 등쪽 굽힘
셋째종아리근 (제3비골근) Peroneus tertius / Fibularis tertius	• 종아리뼈 앞면의 아래쪽	• 다섯째 발허리뼈의 바닥 등쪽면	• 발의 등쪽 굽힘 • 발의 가쪽 번짐

(계속)

종아리 (하퇴) 가쪽칸의 근육			
긴종아리근 (장비골근) Peroneus longus	• 정강뼈 가쪽과 종아리뼈 머리와 가쪽의 위쪽 2/3	• 안쪽쐐기뼈의 가쪽면 첫째 발허리뼈의 바닥	• 발의 바닥쪽 굽힘 • 발의 가쪽 번짐
짧은종아리근 (단비골근) Peroneus brevis	• 종아리뼈의 가쪽 면 아래쪽 2/3	• 다섯째 발허리뼈 바닥의 가쪽면	• 발의 바닥쪽 굽힘 • 발의 가쪽 번짐
종아리 (하퇴) 뒤칸의 얕은층 근육			
종아리세갈래근 (하퇴삼두근) Triceps surae	• 안쪽과 가쪽 넙다리뼈의 관절 융기	• 발꿈치 힘줄을 경유하여 발꿈치 뼈	• 발목관절에서 발을 발바닥 쪽으로 구부림
장딴지근 (비복근) Gastrocnemius	• 안쪽 갈래 : 넙다리뼈 안쪽관절 융기와 이웃하는 부분 • 가쪽 갈래 : 무릎관절의 관절주머니	• 발꿈치 힘줄을 통하여 발꿈치뼈	• 발의 바닥쪽 굽힘 • 넙다리뼈를 굽힘
가자미근 (넙치근) Soleus	• 종아라뼈의 머리와 몸통 위쪽 1/3의 뒷면과 정강이뼈의 중간	• 발꿈치 힘줄을 통하여 발꿈치뼈	• 발의 바닥쪽 굽힘
장딴지빗근 (족저근) Plantaris	• 넙다리뼈의 가쪽관절 융기위선	• 발꿈치 힘줄 발꿈치뼈의 뒷면 안쪽부분	• 발의 바닥쪽 굽힘
종아리 (하퇴) 뒤칸의 깊은층 근육			
오금근 (슬와근) Popliteus	• 넙다리뼈의 가쪽관절융기	• 정강뼈 가자미근선 위쪽의 1/4	• 종아리를 굽힘 • 정강뼈를 안쪽으로 돌림
긴발가락굽힘근 (장지굴근) Flexor digitirum longus	• 정강뼈 중간 뒷면	• 가쪽 네 발가락 끝마디뼈	• 발가락을 굽힘 • 발의 바닥쪽 굽힘
긴엄지굽힘근 (장무지굴근) Flexor hallucis longus	• 종아리뼈 뒷면의 아래쪽	• 엄지발가락의 끝 마디뼈 바닥	• 엄지발가락을 굽힘
뒤정강근 (후경골근) Tibialis posterior	• 정강뼈 뒷면의 가쪽과 종아리뼈 안쪽의 위쪽	• 발배뼈 거친 면 • 모든 쐐기뼈의 바닥면 • 2~4번째 발허리뼈 바닥의 발바닥 면	• 발의 바닥 쪽 굽힘 • 발의 안쪽 번짐

you know

장딴지빗근의 가늘고 긴 힘줄은 신경처럼 생겨서 해부 실습 시에 신경으로 착각되는 경우가 있기 때문에 신입생 신경freshman nerve이라고 부르기도 한다.

case study

다리오금 popliteal fossa

다리오금은 무릎 뒤에 얕게 파인 곳으로 넙다리뼈와 정강뼈 주위를 말한다.

천장은 얕은 층에서부터 깊은 층으로 피부와 얕은 근막(작은 복재정맥, 뒤넓다리피부신경의 말단가지, 안쪽종아리피부신경의 뒤신경갈래, 가쪽장단지피부신경 및 안쪽장단지피부신경 등을 포함) 및 깊은 근막으로 구성되어 있다. 바닥은 넙다리뼈의 다리오금 면과 무릎관절의 빗오금인대(사슬와인대) 및 오금근을 덮고 있는 강한 근막으로 구성되어 있다.

각 경계면은 다음과 같다.

	안쪽	가쪽
위쪽	반힘줄모양근, 반막모양근	넙다리두갈래근
아래쪽	장딴지근의 안쪽갈래(내측두)	장딴지근의 가쪽갈래(외측두)

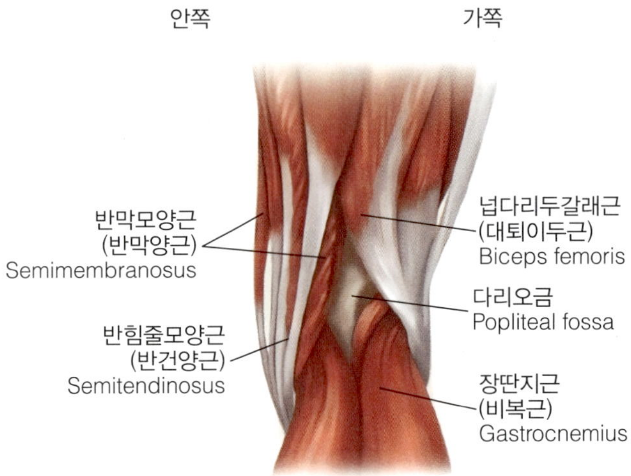

다리오금

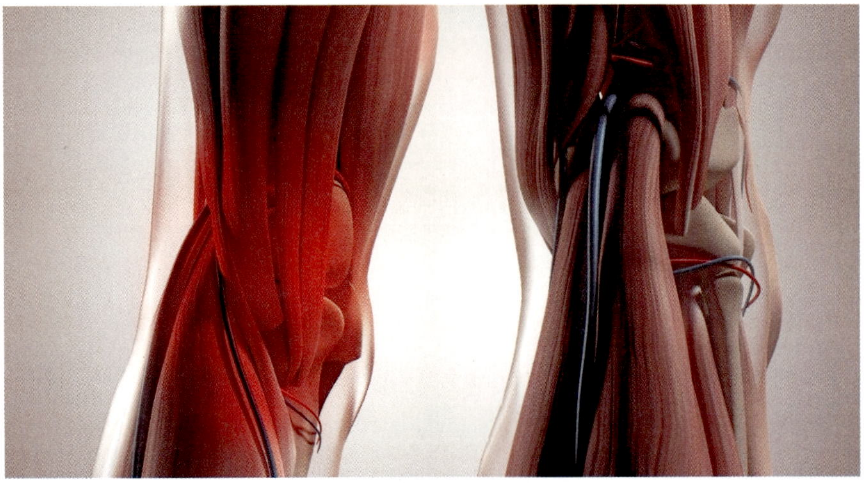

(6) 발등 근육

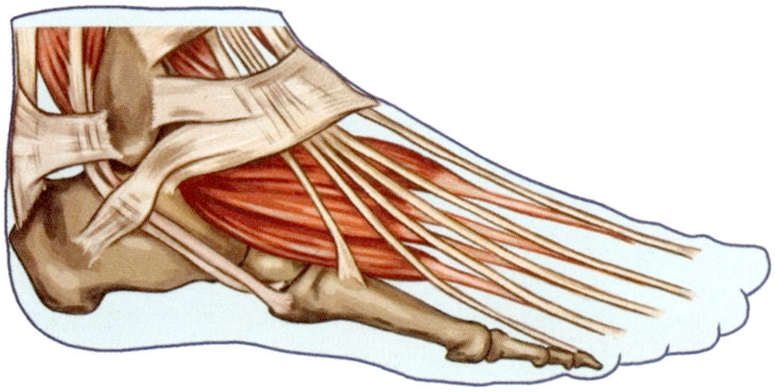

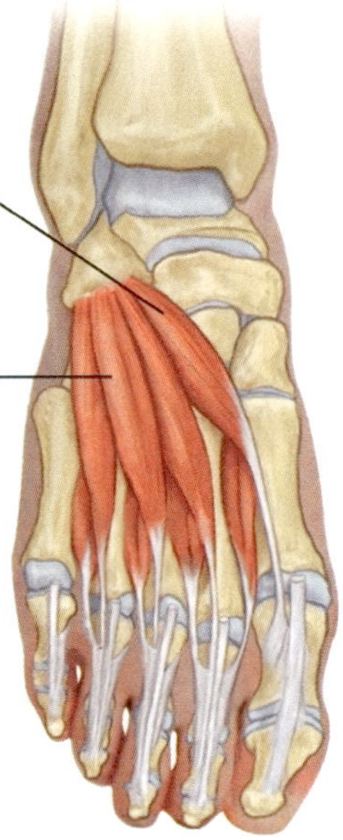

그림 5-38 발등 근육

근육이름	이는곳	닿는곳	작용
짧은엄지폄근 (단무지신근) Extensor hallucis brevis	• 발꿈치뼈의 윗면 노뼈 뒷면 뼈사이막	• 엄지발가락 첫 마디뼈	• 엄지를 폄
짧은발가락폄근 (단지신근) Extensor digitorum brevis	• 발꿈치뼈의 위와 가쪽면의 앞	• 첫째 힘줄은 엄지발가락 첫 마디뼈 바닥, 나머지 3개의 힘줄은 긴발가락 폄근	• 안쪽 네발가락을 폄

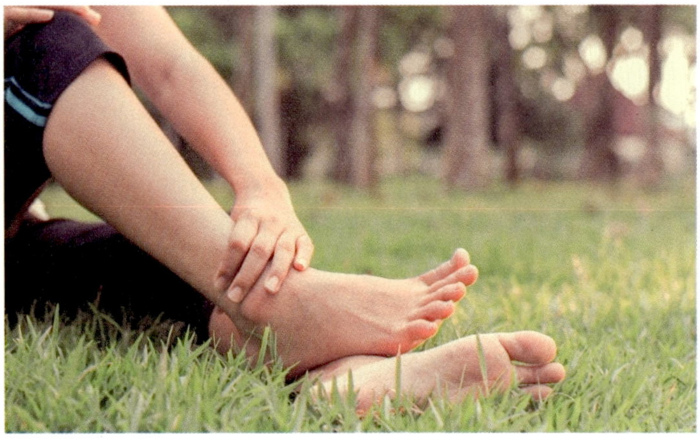

(7) 발바닥 근육 (첫째~셋째 층)

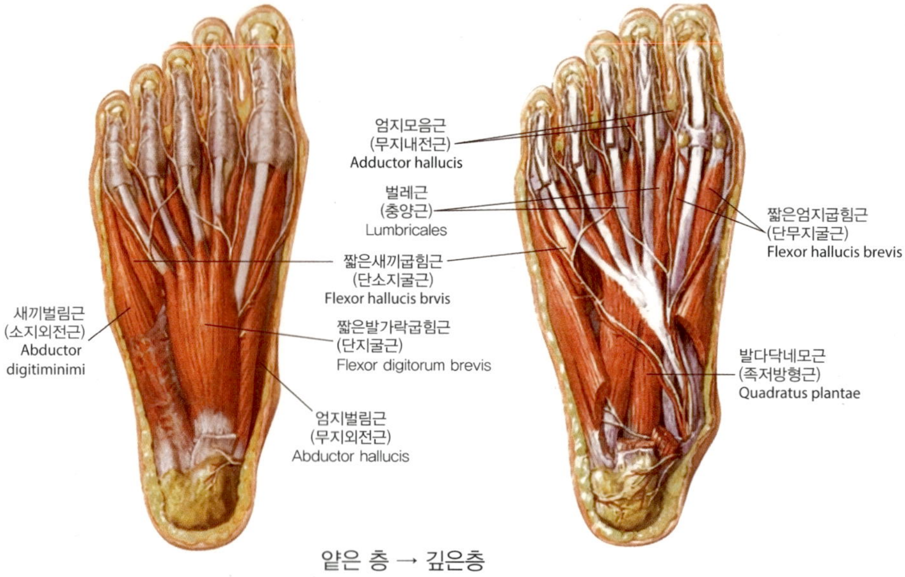

그림 5-39 발바닥 근육 (첫째 ~ 셋째 층)

근육이름	이는곳	닿는곳	작용
발바닥 첫째 층 근육			
엄지벌림근 (무지외전근) Abductor hallucis	• 발꿈치 뼈의 안쪽 돌기	• 엄지발가락 첫마디 뼈바닥의 안쪽 면	• 엄지발가락을 벌림
짧은발가락굽힘근 (단지굴근) Flexor digitorum brevis	• 발꿈치의 안쪽 돌기	• 가쪽 네 발가락의 중간 마디뼈	• 중간마디뼈를 굽히고 첫 마디뼈 굽힘에 관계
새끼벌림근 (소지외전근) Abductor digiti minimi	• 발꿈치뼈 가쪽 돌기와 안쪽 돌기	• 새끼발가락 첫마디 뼈 바닥의 가쪽면	• 새끼발가락을 벌림 • 새끼발가락 굽히는 데 도움을 줌
발바닥 둘째 층 근육			
발바닥네모근 (족저방형근) Quadratus plantae	• 안쪽 갈래 : 발꿈치뼈의 안쪽면 • 가쪽 갈래 : 발꿈치뼈의 발바닥 면 가쪽 모서리	• 긴발가락굽힘근의 힘줄	• 가쪽 4개 발가락을 굽힘
벌레근 (충양근) Lumbricales	• 긴발가락굽힘근의 힘줄	• 가쪽 네 발가락의 끝마디뼈 바닥	• 발허리발가락뼈관절에서 발가락을 굽힘 • 발가락뼈 사이 관절에서 발가락을 폄

(계속)

발바닥 셋째 층 근육			
짧은엄지굽힘근 (단무지굴근) Flexor hallucis brevis	• 입방뼈 발바닥면의 안쪽 부분과 가쪽쐐기뼈에 옆 부분	• 엄지발가락의 첫 마디뼈	• 엄지발가락을 굽힘
엄지모음근 (무지내전근) Adductor hallucis	• 빗갈래 : 3~4번째 발허리 뼈바닥 • 가로갈래 : 2~5번째 발허리 발가락인대, 발바닥 가로인대	• 엄지발가락 첫마디뼈 바닥의 가쪽면	• 엄지발가락을 모음 • 엄지발가락 굽힘을 도움
짧은새끼굽힘근 (단소지굴근) Flexor digiti minimi brevis	• 다섯째 발허리뼈바닥	• 새끼발가락의 첫마디 뼈바닥의 가쪽면	• 새끼발가락을 굽힘

(8) 발바닥 근육 (넷째 층)

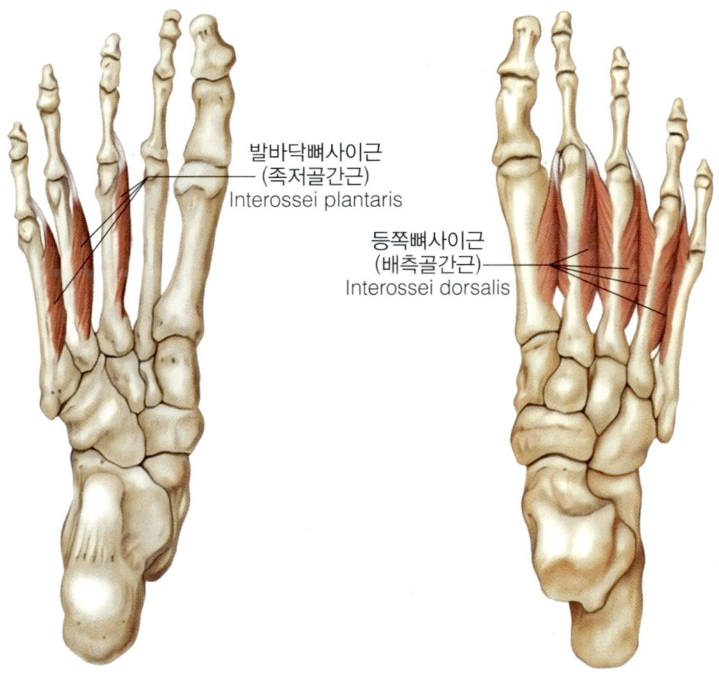

그림 5-40 발등과 발바닥 근육 (넷째 층)

근육이름	이는곳	닿는곳	작용
발바닥 넷째 층 근육			
등쪽뼈사이근 (배측골간근) Interossei dorsalis	• 발허리뼈의 이웃면	• 둘째 발가락의 첫마디뼈 안쪽면, 2~4번째 발가락의 첫마디뼈 가쪽면	• 둘째발가락을 중심으로 셋째, 넷째 발가락 벌림 • 첫마디뼈를 굽힘 • 중간마디뼈와 끝마디뼈를 폄
발바닥뼈사이근 (족저골간근) Interossei plantaris	• 3~5번째 발가락의 첫마디뼈 바닥의 안쪽면	• 3~5번째 발가락의 첫마디뼈 바닥의 안쪽면	• 둘째발가락을 중심으로 셋째, 넷째발가락 모음 • 첫마디뼈를 굽힘 • 둘째마디뼈와 끝마디뼈를 폄

case study

발목굴증후군 tarsal tunnel syndrome

발목굴증후군은 발목 안쪽 복사뼈 주위의 지지띠와 뼈 사이의 빈 공간(발목굴)을 지나는 뒤정강신경과 동맥 및 여러 힘줄이 여러 가지 원인으로 압박을 받게 되므로 장기적인 통증이나 무딘 느낌 등의 감각이상이 안쪽발목이나 심하면 발뒤꿈치와 발바닥에 생기는 증상을 말한다.

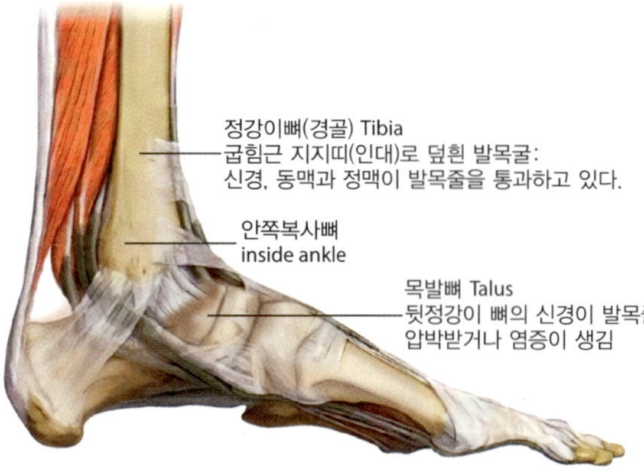

발목증후군

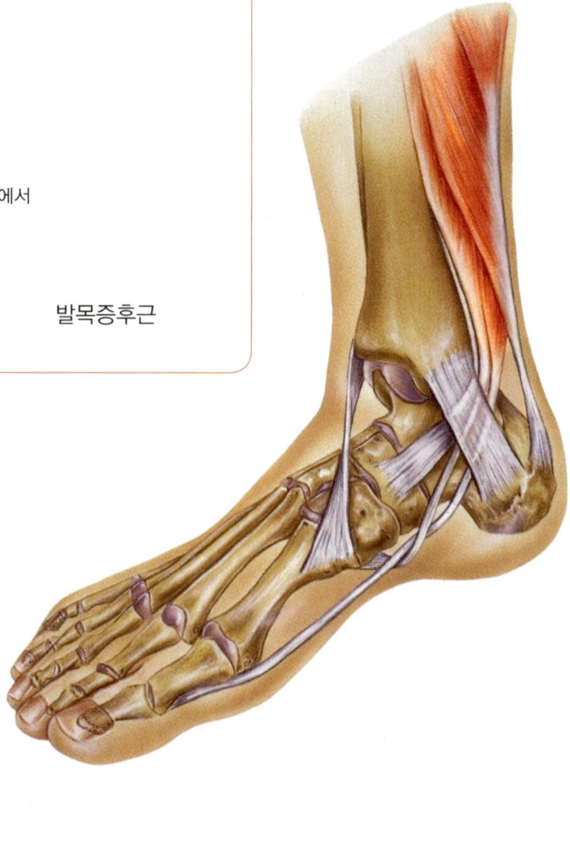

Check point

1. 깨물근교근,masseter : 아래턱뼈의 근육돌기 가쪽면에 닿아서 아래턱을 올리는 근육
2. 가슴가로근흉횡근, transversus thoracis : 위쪽 6개 갈비 사이 신경의 앞가지에 닿아서 숨을 내쉴 때 갈비뼈 연골을 내리는 근육
3. 등세모근승모근, trapezius : 빗장뼈의 가쪽 1/3 어깨뼈가시 봉우리에 닿아서 어깨뼈를 모으거나 턱을 기울이거나 어깨를 돌리는 근육
4. 손목굴증후군 또는 손목터널증후군 : 손목뼈 위로 지나가는 인대와 뼈 사이의 빈 공간(손목굴) 중앙을 통과하는 정중신경이 여러 가지 원인으로 압박을 받아 장기적인 통증이나 엄지손가락이 마비되어 잘 움직이지 않는 증상
5. 다리오금 popliteal fossa : 무릎 뒤에 얕게 파인 곳으로 넙다리뼈와 정강뼈 주위의 명칭

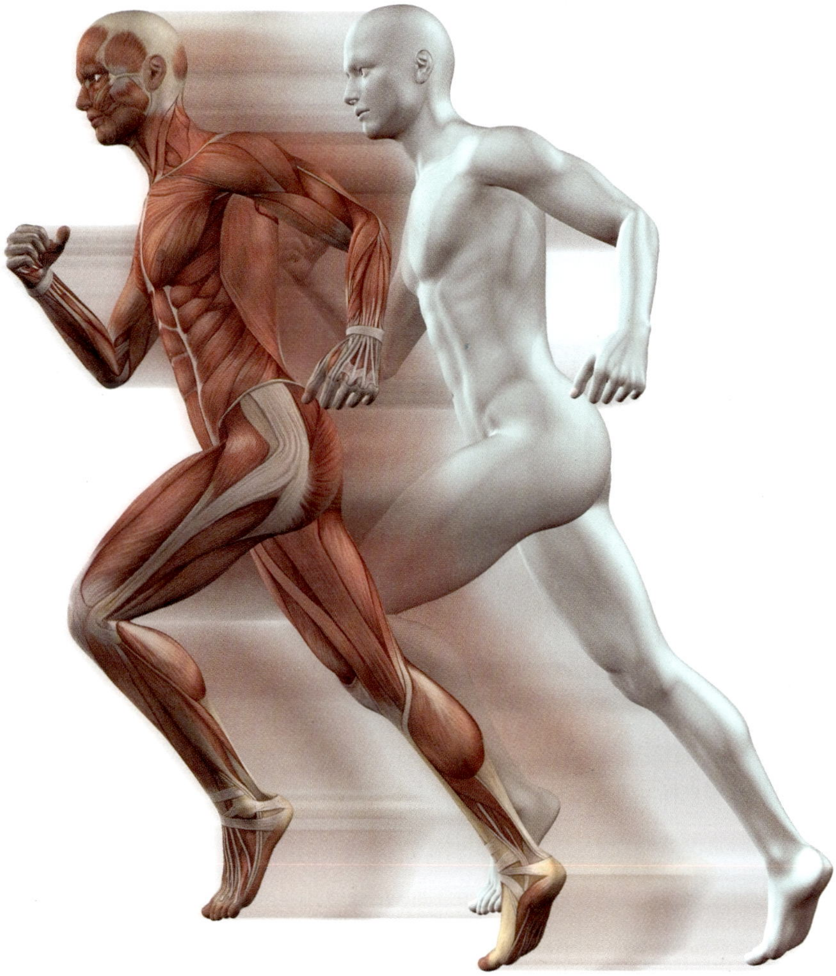

핵심문제 Ccheck point Exercises

1. 뼈대근육은 칼슘이온(Ca^{2+})을 ______ 에 저장한다.

① 근육속막sarcolemma
② 근육원섬유마디 sarcomere
③ 근육섬유의 사립체 sarcosome
④ 근육세포질그물sarcoplasmic reticulum
⑤ 근육세포질 sarcoplasm

2. 뼈대근육에서 가장 움직임이 없는 부위는?

① 닿는곳insertion
② 힘살belly
③ 이는곳origin
④ 몸쪽끝proximal end
⑤ 먼쪽끝distal end

3. 다음 중 생긴 모양에 따라 명칭으로 된 근육은?

① 큰가슴근pectoralis major
② 위팔두갈래근biceps brachii
③ 어깨세모근deltoid
④ 척추세움근erector spinae
⑤ 앞정강근tibialis anterior

4. 다음 중 자세 근육으로 간주하는 것은?

① 척추세움근erector spinae
② 위팔두갈래근biceps brachii
③ 위팔세갈래근triceps brachii
④ 넙다리곧은근rectus femoris
⑤ 뒤넙다리근hamstrings

5. 다음 중 신생아가 가장 빨리 발달시키는 근육은?

① 깨물근masseter, 볼근buccinators
② 볼근buccinators, 입둘레근orbicularis oris
③ 입둘레근orbicularis oris, 입꼬리당김근risorius
④ 입꼬리당김근risorius , 광대근zygomaticus
⑤ 입술올림근levator labii, 턱끝근mentalis

6. 다음 중 뼈가 아닌 근막에 삽입되는 근육은?

① 자쪽손목폄근extensor carpi ulnaris
② 자쪽손목굽힘근flexor carpi ulnaris
③ 손가락폄근finger extensors
④ 긴손바닥근palmaris longus
⑤ 손가락굽힘근flexor digitorum

7. 다음 중 얼굴 표정을 담당하는 근육은?

① 깨물근masseter ② 볼근buccinator
③ 턱끝근mentalis ④ 관자근temporalis
⑤ 날개근 pterygoid

8. 다음 중 팔꿈치를 굽힐 때 협동근synergist은?

① 위팔노근brachioradialis
② 위팔세갈래근triceps brachii
③ 네모엎침근pronator quadratus
④ 위팔두갈래근biceps brachii
⑤ 넓은등근latissimus dorsi

9. 다음 중 발을 뒤로 굽히는 역할을 하는 근육은?

① 앞정강근tibialis anterior
② 뒤정강근tibialis posterior
③ 가자미근soleus
④ 종아리근peroneus
⑤ 장딴지근gastrocnemius

Chapter 6.

신경계통

Nervous system

1. 신경세포의 구조
2. 중추신경계
3. 말초신경계
4. 자율신경계

학습목표

1. 신경계통의 해부학적 구조와 기능을 설명할 수 있다.
2. 척수의 구조를 알고 기능을 설명할 수 있다.
3. 중추신경과 말초신경을 구분하고 설명할 수 있다.
4. 감각 신경 및 운동 신경의 구조와 기능을 설명할 수 있다.

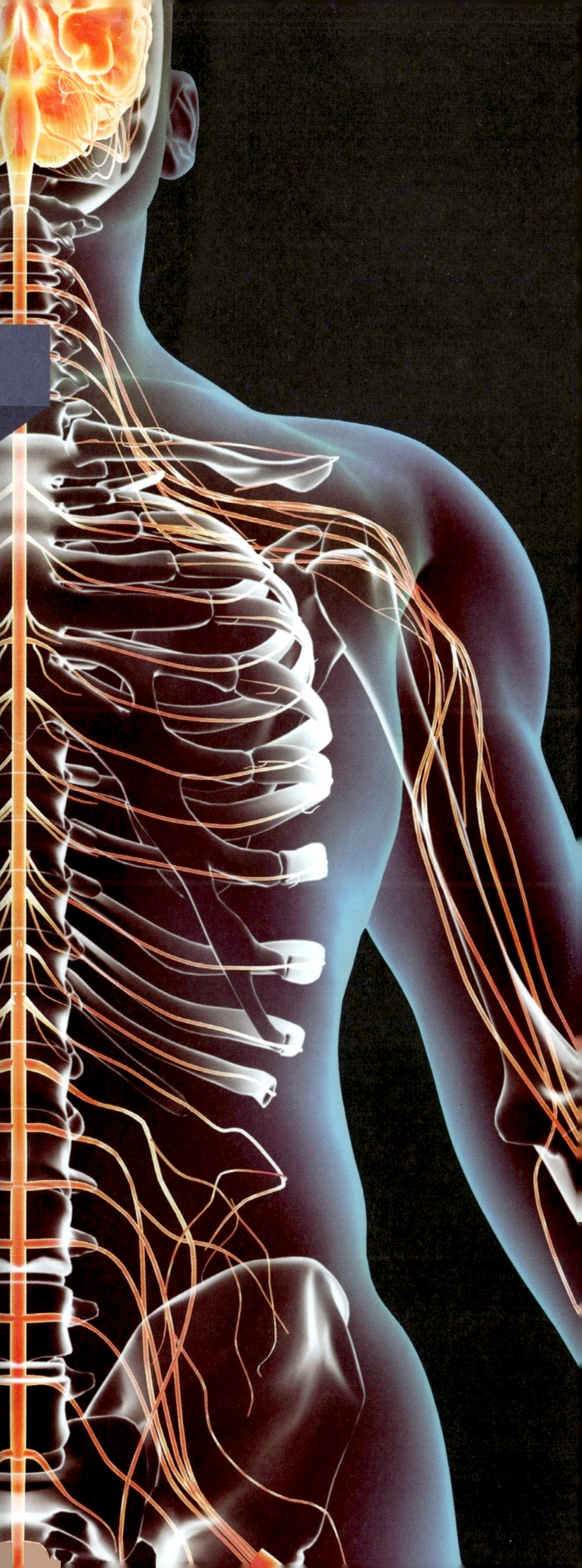

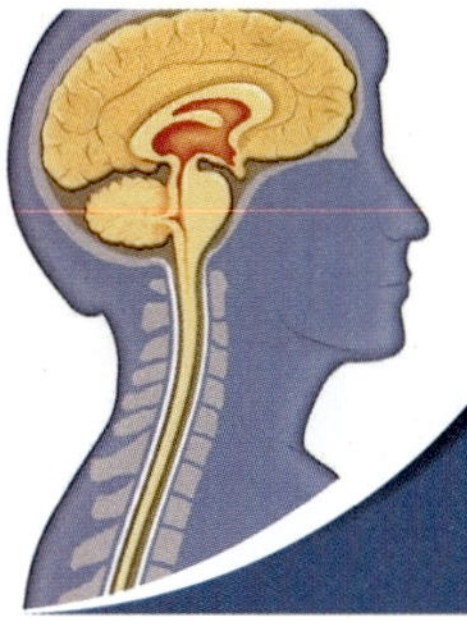

Chapter

6. 신경계통

Nervous system

1. 신경세포 뉴런 의 구조 Structure of Neuron

하나의 신경세포 신경원, neuron 는 손끝에서 척수에 이를 정도로 그 길이가 매우 길다. 신경세포는 가지돌기 수상돌기, dendrite 와 세포체 cell body, 그리고 축삭 axon 으로 이루어져 있다. 그림 6-1

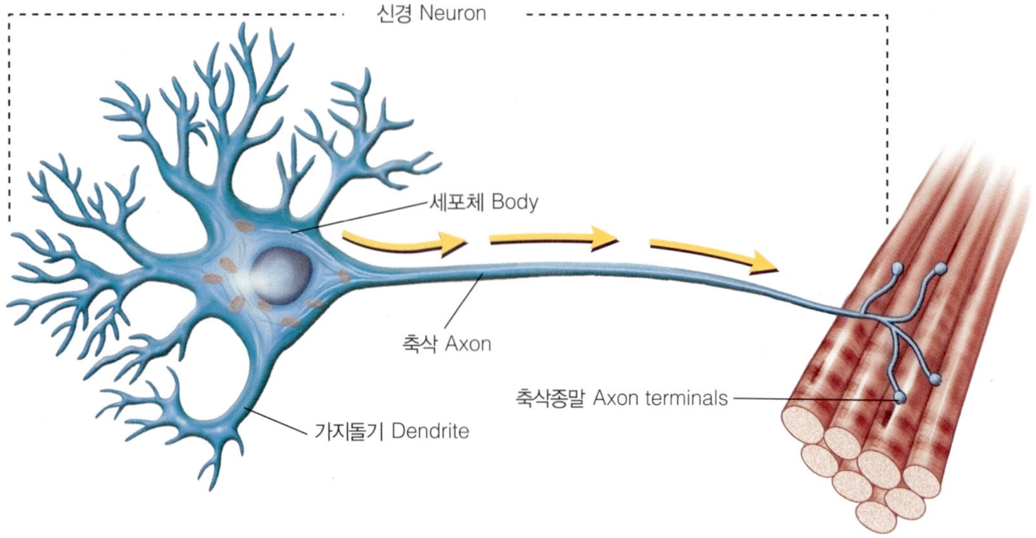

그림 6–1　신경세포의 구조

1. 신경세포 Neuron

(1) 가지돌기 Dendrite

신경세포에는 하나 이상의 가지돌기가 존재한다. 가지돌기는 외부로부터 정보를 받아들이고 이를 세포체에 전달하는 역할을 하는데 가지돌기가 많을수록 더 많은 정보를 전달할 수 있다. 또한 가지돌기는 서로 다른 여러 신경세포를 연결시키는 역할을 하여 섬세한 신경로 형성에 기여한다.

(2) 세포체 Cell body

세포체에는 세포핵과 단백질 합성에 필요한 세포소기관이 들어 있다. 근육을 자극하거나 수축 · 이완시키는 신경전달 물질은 단백질 합성을 통해 세포체에서 만들어진다. 이후에 골지복합체 Golgi complex 가 이를 연접소포 synaptic vesicle 로 포장한 다음 축삭 끝에 있는 연접단추로 이동시켜 이웃한 신경세포에 분비한다. 이 과정을 축삭운반 axonal transport 이라고 한다.

(3) 축삭 Axon

세포체의 축삭둔덕 axon hillock 에서부터 축삭이 시작된다. 축삭둔덕을 방아쇠영역 trigger zone 이라고 한다. 전기신호는 세포체에서 축삭을 따라 종말가지 축삭끝까지나무, terminal arborization 까지 이동된다. 종말가지의 끝에 있는 연접단추가 이웃한 신경세포의 가지돌기와 연접 synapse 을 이룬다. 근육세포의 경우 하나의 신경세포가 담당하는 근육세포와 개수를 운동단위 motor unit 라고 한다. 종말가지와 무수한 연접단추가 있기 때문에 하나의 신경세포가 수백 개의 근육세포와 연접을 이루어 큰 운동단위를 나타낼 수 있다. 연접단추는 근육세포의 신경근육 이음부 neuromuscular junction 와 만나고 이곳에서 연접소포에 들어 있던 아세틸콜린이 세포외배출 exocytosis 되어 근육세포를 자극하게 된다.

축삭은 간헐적으로 말이집 수초, myelin sheath 에 둘러싸여 있다. 짧은 축삭의 경우에는 말이집이 없을 수도 있는데 세포체와 가지돌기에도 말이집이 없다. 말이집은 지방이 풍부한 물질로써 전기줄의 피복처럼 축삭을 절연시키는 역할을 한다. 말이집 사이에는 틈새가 있는데 이를 랑비에 결절 랑비에 마디, node of Ranvier 이라고 하며, 랑비에 결절은 신경자극의 전달에 매우 주요한 역할을 한다. 지방으로 구성된 말이집이 전하의 이동을 막으면서 자극을 빠르게 전달시키기 때문이다. 그림 6-2 참조

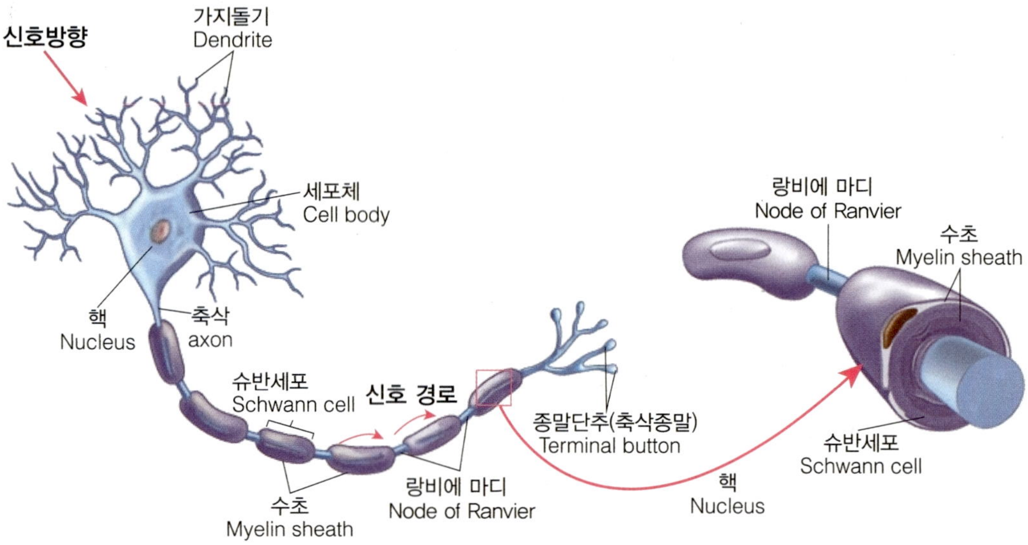

그림 6-2 축삭

you know

• 빠른 통증과 느린 통증

통증pain을 유발하는 기계적 자극과 온도 자극, 그리고 화학적 자극을 감지하는 수용체들을 통칭하여 통각수용체pain receptor, nociceptor라고 하며 자유종말 free ending의 형태이다.

몸에 외상이나 염증이 생기면 손상된 조직으로부터 브래디키닌bradykinin과 같은 여러 화학 물질들이 방출되어 통각수용체인 자유종말을 흥분시킴으로써 통각전도가 시작된다. 처음의 날카롭고 짧은 빠른 통증fast pain은 A-델타섬유A-δ fiber에 의하여 6~30m/초의 속도로 전달되고, 곧이어 느껴지는 무디고 지속적인 느린 통증slow pain은 0.5~2m/초의 속도로 C섬유c fiber에 의해 전달된다.

2. 신경세포의 유형 Types of neurons

신호전달 물질을 이용해 신호를 다른 뉴런에 전달하는 신경세포는 뭇극신경세포다극신경원, multipolar neuron, 두극신경세포양극신경원, bipolar neuron, 홑극신경세포단극신경원, unipolar neuron로 나눈다. 이와 달리 신호를 전달하지 않는 무극신경세포무극신경원, anaxonic neuron가 있는데 이는 혈뇌장벽blood brain barrier을 형성하여 혈관 속 물질들과 뇌조직과의 상호작용을 막아 준다.

(1) 뭇극신경세포 Multipolar neuron

신경세포의 가장 흔한 유형으로 대부분 뇌나 척수에 존재한다. 이 세포는 다수의 가지돌기 수상돌기, dendrite와 하나 이상의 축삭 axon으로 이루어져 있으며 뇌와 척수의 뭇극운동신경세포가 말초로 전기신호를 내보내어 근육을 수축시킨다. 그림 6-3 (a)

(2) 두극신경세포 Bipolar neuron

코안 비강, nasal cavity, 망막 retina, 속귀 내이, inner ear에서 주로 발견되는 세포의 유형이다. 이 세포는 하나의 가지돌기와 하나의 축삭을 가지고 있으며 감각신경세포로써 말초에서 뇌 방향으로 전기신호를 내보낸다. 그림 6-3 (b)

(3) 홑극신경세포 Unipolar neuron

돌기가 한 개밖에 없는 신경세포로 세포체에서 하나의 돌기가 나와서 곧바로 두 개의 가지, 즉 가지돌기와 축삭으로 갈라지기 때문에 거짓홑극신경세포 pseudounipolar neuron라고도 한다.

몸의 감각신경세포이기 때문에 말초에서 뇌와 척수로 자극을 전달하는 들신경섬유에 해당하며 두극신경세포가 없는 피부나 장기 등에서 발견된다. 거짓홑극신경세포의 세포체가 모여서 신경절 ganglion을 형성한다. 그림 6-3 (c)

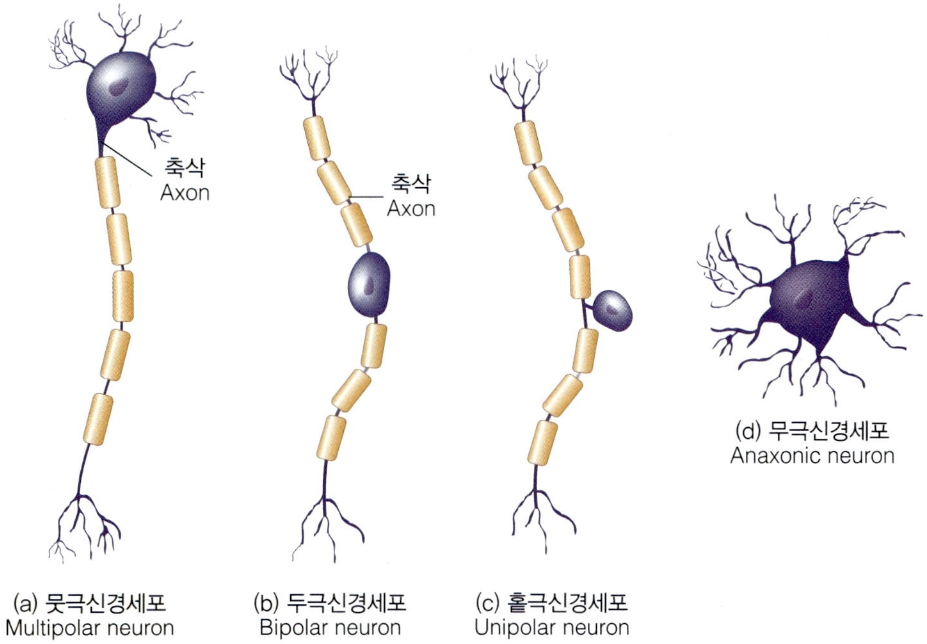

그림 6-3 신경세포의 유형

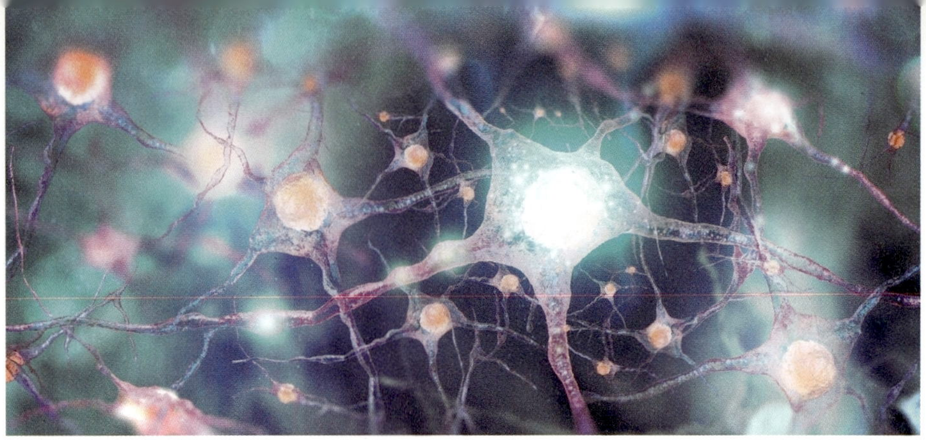

3. 신경아교Neuroglia

우리 몸에는 세 가지 유형의 신경세포가 1조 개 이상 분포해 있지만 신경세포 홀로 기능을 수행할 수는 없다. 신경세포 하나당 50개 이상의 지지세포가 인접해 있으며 이렇게 모아진 세포를 접착제라는 뜻으로 신경아교라고 한다. 중추신경계의 경우 신경원보다 5~10배 더 많은 신경아교세포가 있으며, 이는 중추신경계 세포 덩어리의 40%를 차지한다.

우리 몸에는 6종류의 신경아교세포가 있는데 희소돌기아교세포oligodendrocyte, 뇌실막세포ependymal cell, 별아교세포성상세포, astrocyte cell, 미세아교세포microglia cell, 신경집세포슈반세포Schwann cell, 위성세포satellite cell가 있다. 그림 6-4, 그림 6-5 참조

6종류 중 4종류의 신경아교세포는 뇌와 척수에 분포한다.

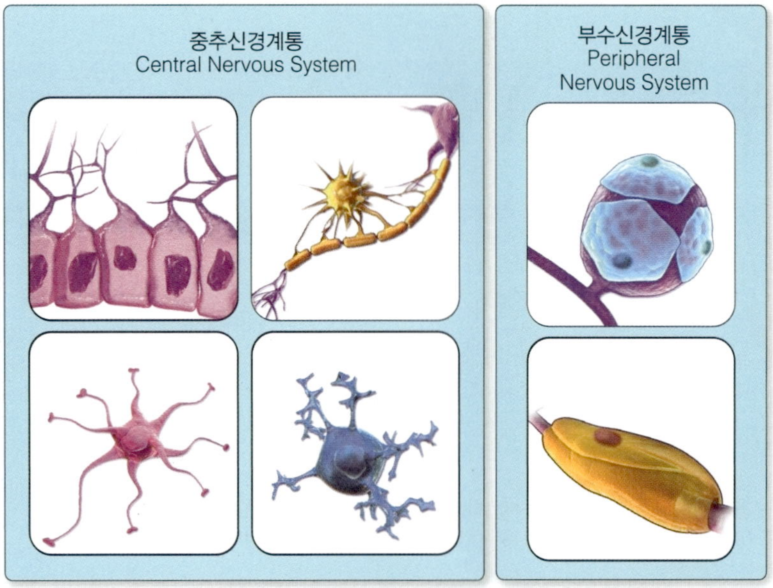

그림 6-4 신경아교의 형태

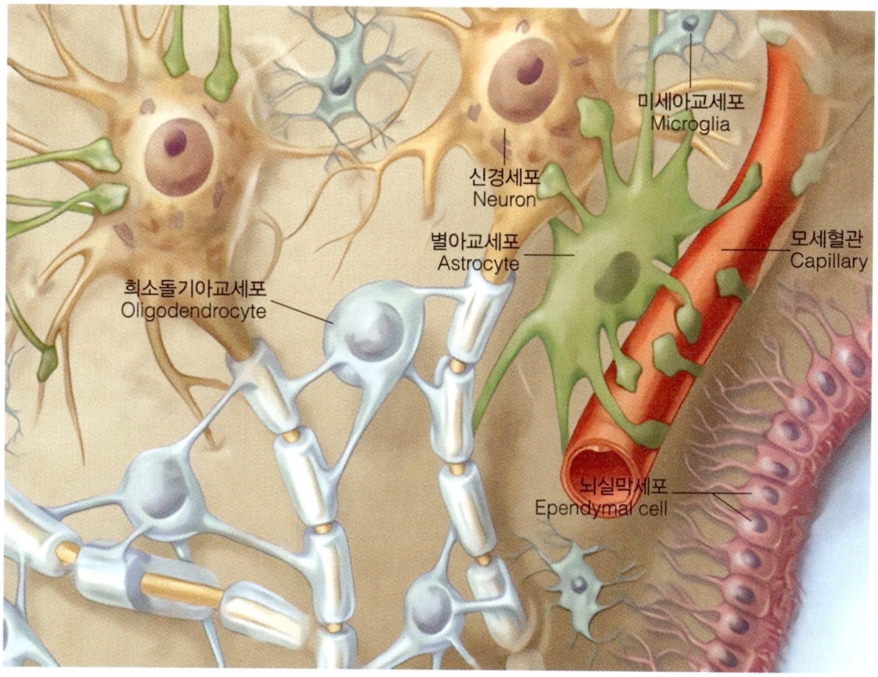

그림 6-5　다양한 신경아교

(1) 희소돌기아교세포 Oligodendrocyte cell

여러 개의 촉수가 나와서 신경세포의 축삭을 감싸는 모습이 문어와 비슷하게 생겼다. 이 세포들은 중추신경계통에서 말이집 수초, myelin 을 만드는 역할을 한다. 그림 6-6

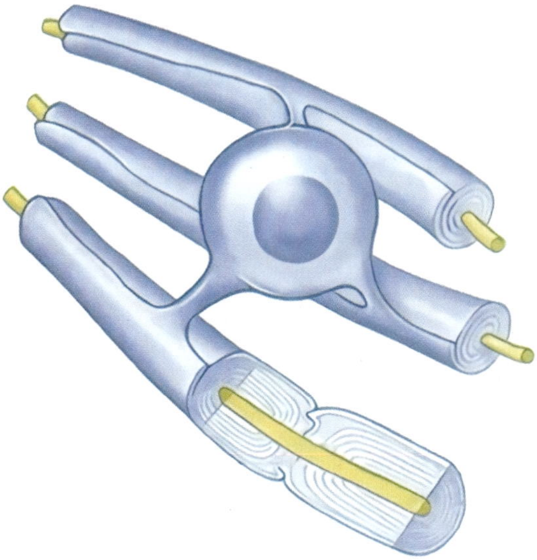

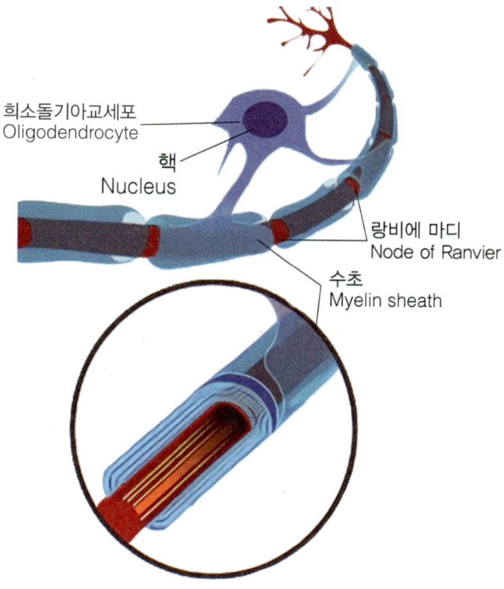

그림 6-6　희소돌기아교세포

(2) 뇌실막세포 Ependymal cell

뇌척수액 cerebrospinal fluid, CSF 을 만드는 세포이며 중추신경계통에 있는 뇌실 및 뇌척수액이 지나는 통로를 둘러싸는 세포이다. 세포에 있는 섬모 cilia 는 뇌척수액의 흐름을 유도하는 역할을 한다.

(3) 별아교세포 성상세포, Astrocyte cell

중추신경계통의 대부분을 차지하는 신경아교세포이다. 별 모양과 비슷하게 생겼으며 신경세포의 민말이집 부분과 혈관을 둘러쌓아 혈뇌장벽 blood-brain barrier 을 형성한다. 이 장벽은 혈관 속의 독성 물질이 중추신경계통으로 이동하는 것을 막아 준다. 또한 과도한 신경전달물질이나 칼륨을 흡수하여 뇌척수액 속의 성분을 조절하는 역할도 한다. 만일 신경세포가 손상되면 별아교세포 astrocyte 가 빈자리를 채워 흉터조직 scar tissue 으로 바꾸는데 이 과정을 경화증 굳음증, sclerosis 이라고 한다. 그림 6-7

(4) 미세아교세포 Microglia cell

중추신경계통에 있는 크기가 작은 포식세포 macrophage 로써 손상된 세포, 조직파편 debris, 병원체 pathogen 등을 찾아다니며 제거하고 중추신경계통을 돌아다니며 면역방어체계를 구성하는 중요한 역할을 한다. 그림 6-7

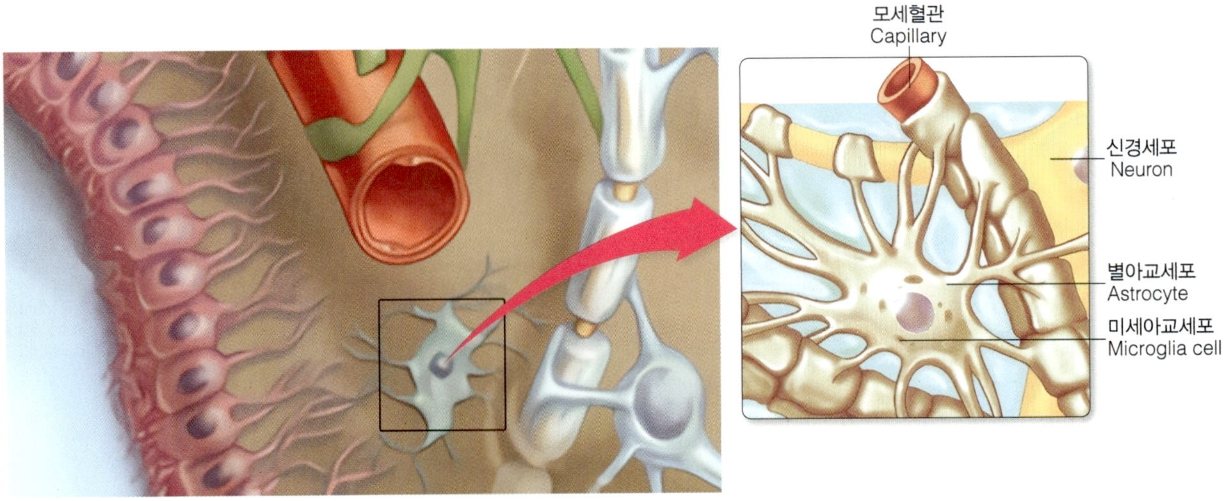

그림 6-7 별아교세포와 미세아교세포

(5) 신경집세포 슈반세포, Schwann cell

말초신경계통에서 말이집을 형성하는 세포이다. 중추신경계통의 희소돌기아교세포와는 달리 신경집세포 하나가 축삭 한 분절의 말이집을 형성한다.

희소돌기아교세포처럼 축삭 주위를 여러 겹의 세포막이 둘러싸서 지질이 풍부한 절연체를 형성한다. 말이집myelin의 가장 바깥층을 신경집 신경초, meurilemma이라고 한다.

말이집 형성 외에도 신경집세포는 축삭이 손상되었을 때 중요한 역할을 한다. 신경세포체가 손상되면 신경세포가 죽지만 말이집축삭이 손상되면 신경집세포에서 성장인자growth factor를 분비하여 축삭이 재생될 수 있도록 돕는다. 즉 같이 손상된 신경집의 말단에서 성장인자가 분비되면서 손상된 방향으로 축삭이 재생된다. 손상되지 않은 쪽으로의 성장은 멈추고 성장인자가 분비되는 손상된 쪽으로 축삭이 길어지기 때문에 적절한 위치에서만 재생이 이루어질 수 있다. 그림 6-8

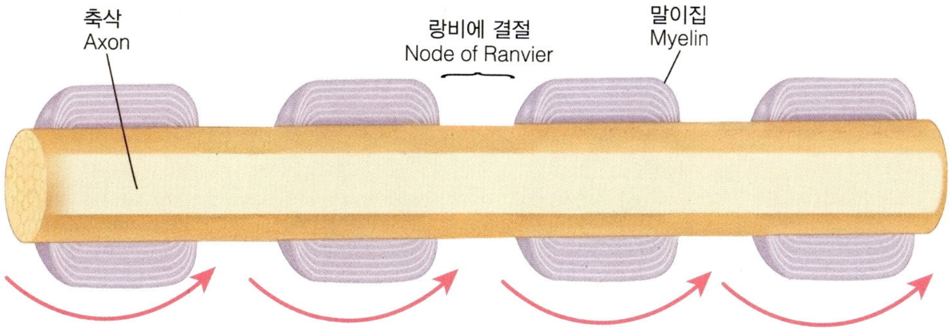

그림 6-8 슈반세포

(6) 위성세포 satellite cell

말초신경계통의 신경절ganglion에 있는 신경세포체 주변에 위치하면서 세포체로 드나드는 화학물질을 조절하는 역할을 한다.

Check point

1. 뉴런의 세 가지 중요 구조는 가지돌기, 세포체, 축삭
2. 신호전달 물질을 이용해 신호를 다른 뉴런에 전달하는 신경세포
   뭇극신경세포다극신경원, multipolar neuron , 두극신경세포양극신경원, bipolar neuron, 홑극신경세포단극신경원, unipolar neuron
3. 우리 몸에 있는 6개의 신경아교세포
   희소돌기아교세포oligodendrocyte , 뇌실막세포ependymal cell, 별아교세포성상세포, astrocyte, 미세아교세포microglia , 슈반세포Schwann cell, 위성세포satellite cell

2. 중추신경계 Central Nervous System

1. 뇌의 발생학 Embryology of the brain

수태 후 17일경에 배아embryo의 등 쪽 부분에 신경판이 나타나고 분화된다.

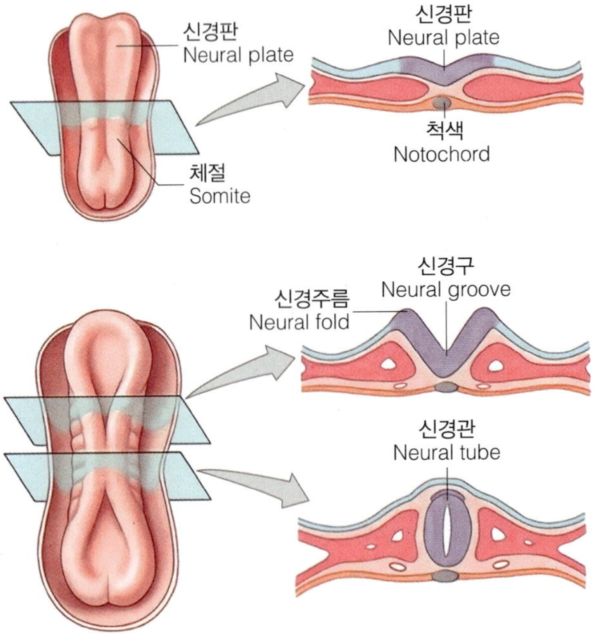

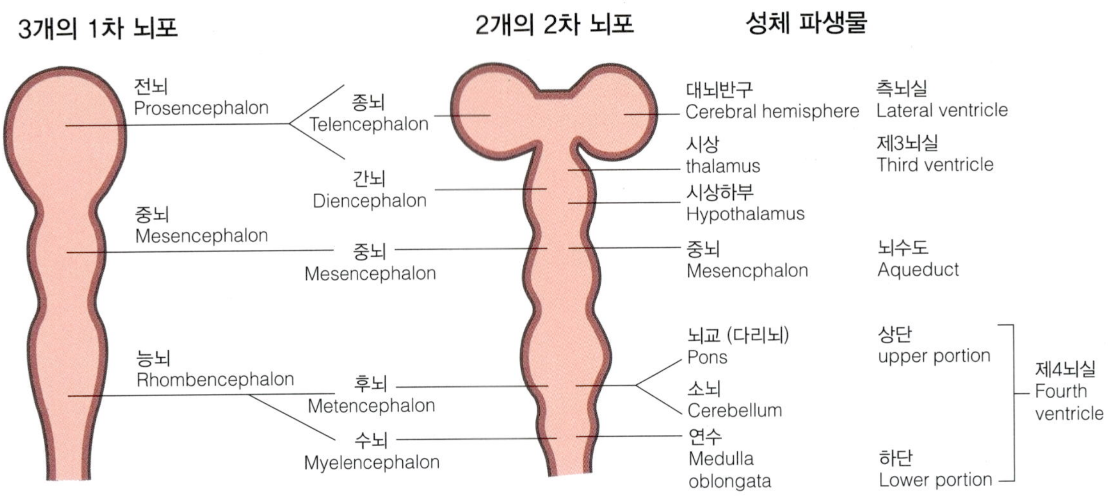

그림 6-9　뇌의 발생 과정

발생 과정 중 신경판의 중앙 부위가 함입되고 신경고랑신경구髓溝, neural groove을 형성한다. 신경구는 점차적으로 깊어지고 약 20일 경과 후에 신경구는 신경관neural tube이 된다. 초기에 열려있던 신경관 내의 입구는 25일째와 27일째에 각각 닫힌다. 신경관이 외배엽으로 분리되면 최종적으로 중추신경계뇌와 척수로 발생된다.

이때 뇌는 신경관에서 머리쪽 끝부분이 분화되고 성장함으로써 배아 발생이 시작된다. 4주경에 세 곳이 부풀어 오르며 각각 앞뇌전뇌, prosencephalon, 중간뇌중뇌, mesencephalon, 마름뇌능뇌, rhombencephalon가 된다.

5주경에는 발생이 더욱 진행되어 총 다섯 종류의 부위로 나누어진다. 앞뇌가 끝뇌종뇌, telencephalon와 사이뇌간뇌, diencephalon로 발생되며 마름뇌는 뒤뇌후뇌, metencephalon와 숨뇌수뇌, myelencephalon로 발생된다. 중간뇌는 발생 과정 중 변하지 않으며 뒤뇌의 꼬리 부위는 척수로 이어진다. 그림 6-9 참조

2. 뇌의 구조Structure of the brain

뇌brain는 대뇌cerebrum, 사이뇌간뇌, diencephalon, 뇌줄기뇌간, brain stem, 소뇌cerebellum로 이루어져 있다. 그림 6-10

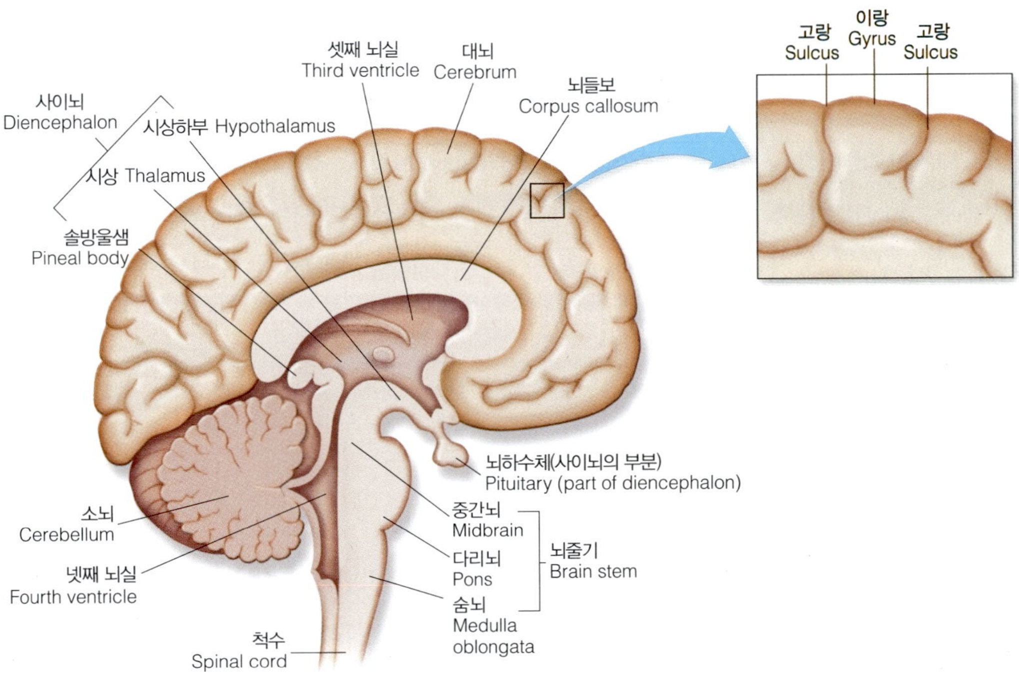

그림 6-10 뇌의 구조

(1) 대뇌

대뇌는 표면에 주름이 있는 것이 특징이다. 들어간 곳을 고랑구, sulcus이라고 하며 올라온 것을 이랑회, gyrus이라고 한다. 이렇게 주름이 생긴 이유는 표면적을 넓히기 위함이다. 그림 6-11

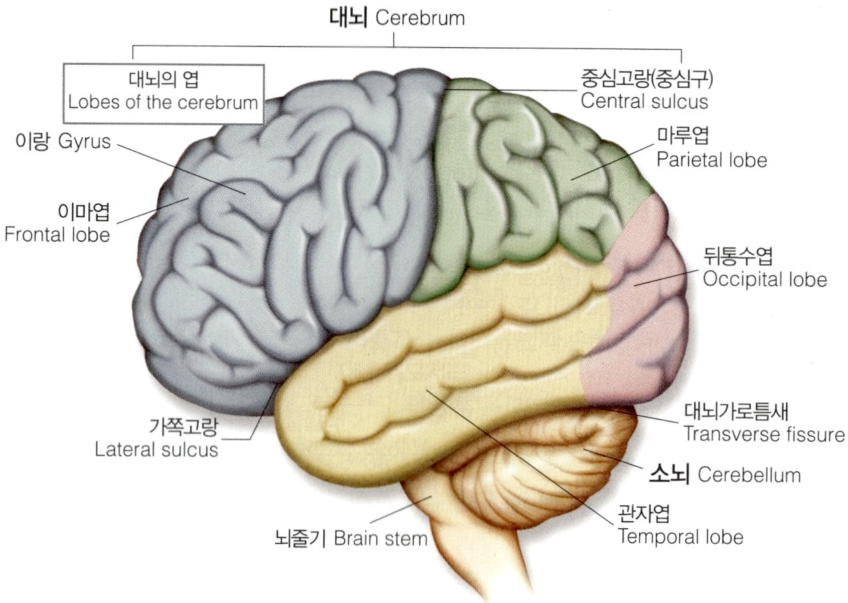

그림 6–11 대뇌의 구조

대뇌세로틈새대뇌종열, longitudinal fissure는 대뇌를 좌우 대뇌반구cerebral hemisphere로 나눈다. 대뇌세로틈새의 깊은 곳에는 하얀 띠 모양의 뇌들보뇌량, corpus callosum가 있어서 좌우 대뇌반구를 연결하는 역할을 한다. 뇌들보가 하얀 이유는 뇌들보가 좌우 대뇌반구의 정보를 교환하는 말이집축삭myelinated axon으로 이루어져 있기 때문이다.

대뇌의 얕은 부분은 겉질피질, cortex이라고 하며 회색질gray matter로 이루어져 있다. 뇌에 있는 대부분의 신경세포체 및 가지돌기들이 회색질에 모여 있으며 의식적 지각과 수의적 운동을 담당한다. 대뇌의 나머지 부분은 말이집축삭으로 구성된 백색질white matter로 이루어져 있다.

대뇌는 머리뼈의 이름을 따라 붙인 4개의 엽과 가쪽고랑외측구, lateral sulcus의 깊은 곳에 있는 대뇌섬뇌엽, insula으로 나누어진다. 대뇌엽은 대부분 감각정보를 담당하는데 각 엽마다 일반감각영역general sensory area과 연합영역association area이 있으며 이들은 감각 자극이 어디서 오는지와 들어온 감각을 이전의 감각과 비교하여 해석하는 역할을 한다. 그림 6-12 참조

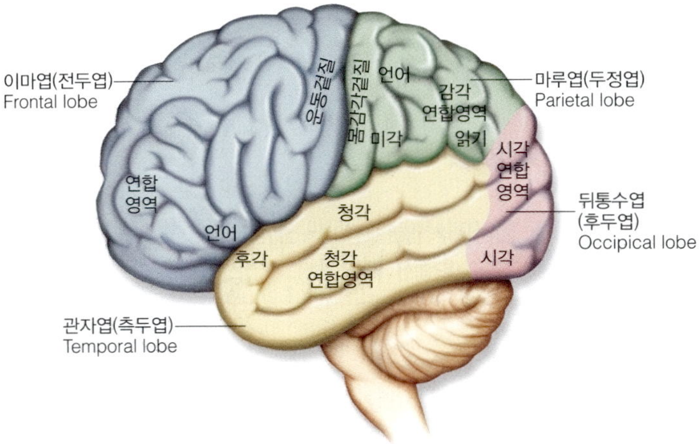

그림 6-12 대뇌의 엽

① 이마엽 Frontal lobe

냄새와 관련된 정보를 담당한다. 복잡한 통로를 통해 전달된 후각정보는 이마엽에서 해석된다. 이마엽에는 2개의 운동영역이 있으며 운동앞영역 premotor area 은 운동을 위한 계획을 짜는 곳이고 일차운동영역 primary motor area 은 계획에 따라 운동을 실행하는 곳이다. 이마엽은 동기, 판단, 집착 등의 감정도 담당한다. 언어와 관련된 중요한 기능을 담당하는 브로카 영역 Broca's area 도 이마엽에 있다. 그림 6-13 참조

② 마루엽 Parietal lobe

촉각과 같은 일반감각을 담당한다. 또한 수학이나 문제해결 등의 고차원적 사고 기능도 담당한다.

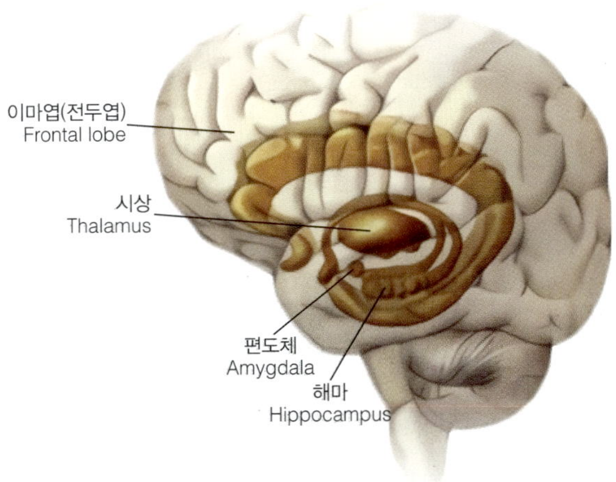

그림 6-13 그 밖의 대뇌 기관

③ **관자엽** Temporal lobe

청각을 담당하는 부분이다. 언어와 관련된 중요한 기능을 담당하는 베르니케영역 Wernicke's area 이 있는 곳이기도 하다.

④ **뒤통수엽** Occipital lobe

시각을 담당하는 부분이다. 시각을 인지하는 곳은 머리의 앞에 있는 눈에 있지만 그 해석은 머리의 뒤에 있는 뒤통수엽에서 이루어진다. 그림 6-14 참조

⑤ **뇌섬엽** Insula

대뇌의 깊은 곳에 있어서 관자엽의 일부를 들춰내야 보이는 작은 엽이다. 뇌섬엽의 기능에 대해서는 알려져 있는 것이 그리 많지 않다.

대뇌에는 다섯 개의 대뇌엽 외에도 둘레계통 변연계, limbic system 이 있다. 그 경계가 뚜렷하지는 않지만 대뇌엽들의 일부분이 모여서 구성된 고리 모양의 구조이다. 둘레계통에는 기억이나 학습과 관련된 해마 hippocampus 및 감정과 관련된 편도체 amygdala 가 포함된다.

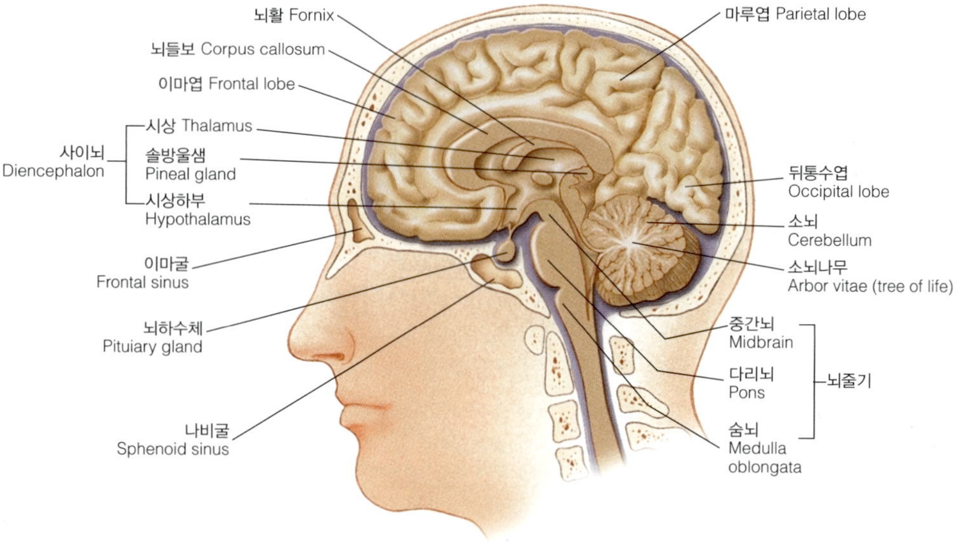

그림 6-14 뇌의 각 기관

(2) 사이뇌 Diencepalon

사이뇌는 크게 시상thalamus과 시상하부hypothalamus로 이루어져 있다.

you know

대뇌 겉질의 기능영역의 구분, '브로드만Brodmann 영역'

코르비니안 브로드만K.Brodmann은 대뇌의 기능과 세포의 구조적 차이를 고려하여 대뇌를 대뇌 겉질의 영역 47개와 대뇌 수질의 영역 5개 등 총 52개 영역으로 나누고 영역별로 숫자를 사용하여 구분하였다. (그림 6-15, 표 6-1 참조)

표 6-1 대뇌겉질의 주요 영역

주요 영역	부위	특성
일차운동영역 (4)	이마엽(중심앞이랑)	(섬세한) 수의운동 수행
운동앞영역 (6)	이마엽(위, 중간, 아래이마이랑)	학습된 운동의 계획
보조운동영역 (6)	이마엽(위이마이랑)의 안쪽	복잡한 운동의 유형 및 순서 계획
이마안구영역 (8)	이마엽(중간이마이랑)	안구의 수의적 동향운동 조절
브로카 영역 (44,45)	이마엽(아래이마이랑)	언어의 발음
일차몸감각영역 (3,1,2)	마루엽(위관자이랑)	촉각, 압각, 온도감각 등의 인식
베르니케 영역 (22,39,40)	관자엽(위관자이랑)	언어의 이해
청각영역 (41,42)	관자엽(헤쉴이랑, Heschl's gyrus)	소리의 크기, 음조 등의 인식
시각영역 (17,18)	뒤통수엽(쐐기소엽, 혀이랑)	물체의 형태, 크기, 위치 등 판별
미각영역 (43)	뇌섬엽 등	음식의 맛 인식
후각영역 (28,34)	갈고리, 뇌섬엽, 편도체	냄새의 인식
안뜰영역 (2,3)	마루엽(중심뒤이랑)	머리의 공간적 위치와 운동의 인식
이마앞영역 (9,10,11,12)	이마엽의 연합겉질	예견, 판단과 같은 고차원적 정신기능들에 기초한 행동 및 운동 조절

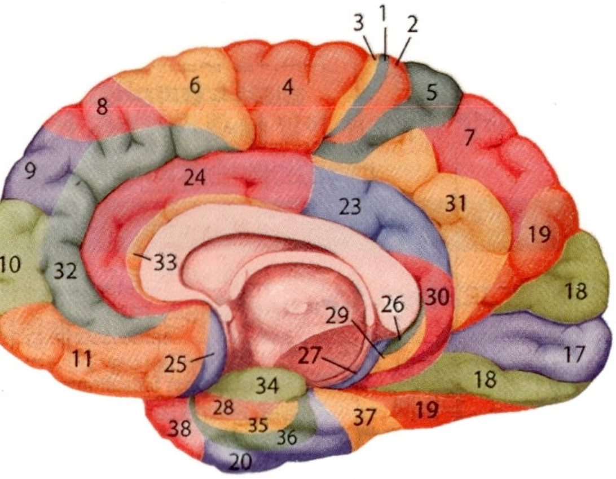

그림 6-15 대뇌겉질의 기능 영역(브로드만 영역)

you know

대뇌의 일차 운동&감각 영역을 형상화한 '호문쿨루스 homunculus'

우리 몸의 수의적인 움직임을 조절하는 중추인 운동영역과 감각을 담당하는 영역은 대뇌 겉질에 위치한다. 이 중 운동 실행 명령을 직접 내리는 일차운동영역 primary motor area은 중심앞이랑 precentral gyrus과 중심곁소엽 paracentral lobule의 앞부분에 위치해 있다. 그리고 감각을 담당하는 영역인 일차감각영역 primary somatosensory area은 마루엽의 중심뒤이랑 postocentral gyrus과 중심곁소엽 paracentral lobule에 위치하고 있다.

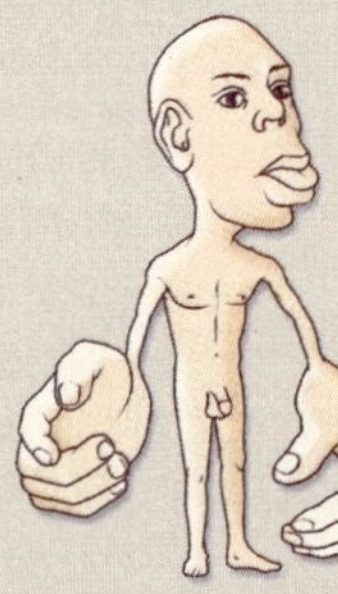

그림 6-16 호문쿨루스 homunculus

이 영역들로 투사되는 몸의 부위를 보면 머리는 아래쪽, 다리는 겉질의 위쪽, 손은 중간에 위치한다. 이 영역을 차지하는 넓이는 섬세한 움직임을 조절하는 손과 입에 해당하는 부위가 가장 넓어서 신체를 구성하는 비율에 비례하지 않는다. 이 기준으로 사람을 그려보면 얼굴과 손이 매우 큰 난장이가 그려지는데 이를 호문쿨루스 homunculus라고 한다.

① 시상 Thalamus

시상은 후각을 제외한 모든 감각 정보를 받아들인 다음 대뇌의 해당 엽으로 전달하는 역할을 한다.

② 시상하부 Hypothalamus

시상하부는 몸의 항상성 homeostasis을 유지하는 중요한 역할을 한다. 몸 내부의 환경을 감시하다가 다음과 같은 기능을 수행한다.

- **온도조절**: 시상하부는 체온이 올라가면 땀 분비를 촉진시켜 온도를 낮추고, 체온이 떨어지면 근육의 떨림 shivering을 일으켜서 온도를 높인다. 음성되먹임 negative feedback 기전의 대표적인 예에 해당한다.

- **자율기능** : 시상하부는 심장박동수heart rate와 혈관의 내경 및 방광으로의 소변 배출을 조절한다. 심장박동수와 혈관의 내경 조절을 위한 중추는 숨뇌에 위치해 있다.
- **내분비기능** : 시상하부는 뇌하수체pituitary gland에서 만드는 항이뇨호르몬ADH, anti-diuretic hormone과 옥시토신oxytocin 등의 호르몬 분비를 조절한다.
- **음식과 물 섭취** : 시상하부는 혈중 포도당과 아미노산 농도가 떨어지면 배고픔을 느끼게 한다. 또한 혈액의 농도를 감지해서 탈수dehydration가 있을 때는 갈증을 느끼게 한다.
- **성기능** : 시상하부는 성적인 기능을 발달시키고 성욕을 느끼게 한다.

누두 깔때기infundibulum를 통해서 시상하부와 뇌하수체의 뒤엽이 신경으로 연결되어 있다. 깔때기는 시상하부의 아래 끝에서 길게 뻗은 줄기 구조이다.

you know

시상하부와 대뇌 가장자리계통은 감정과 행동에 관여한다.

① **공격성**Aggression

실험동물에서 편도체amygdala의 어떤 부위를 자극하면 공격적인 행동을 하게 되고 편도체의 손상은 동물을 온순하게 만든다. 시상하부의 특정부위를 자극하면 이와 유사한 효과가 나타난다.

② **공포**Fear

공포(두려움)는 편도체와 시상하부를 전기로 자극할 때 일어나고 가장자리계통을 외과적 수술로 제거하면 공포(두려움)는 사라진다.

③ **섭식**Feeding

시상하부는 섭식중추feeding center와 포만중추satiety center를 모두 갖고 있다. 실험동물에서 섭식중추를 전기로 자극하면 과식하고 포만중추를 자극하면 먹지 않는다.

④ **성**Sex

시상하부와 가장자리계통은 성적 충동과 성 행동을 조절한다. 하등동물의 경우 대뇌 겉질 또한 성적충동에 매우 중요한 역할을 한다. 반면 사람의 경우 대뇌가 성적 충동에 중요한 작용을 한다.

⑤ **보상**Reward**과 처벌**Punishment

이마겉질frontal cortex과 시상하부 사이의 특정부위에 전극을 주면 보상으로 작용하는 충격shock을 전달할 수 있다. 동물실험에서 전극의 위치를 약간 다르게 하면 처벌 시스템이 자극되어 행동을 멈추게 된다.

case study

뇌졸중 Stroke

- **원인** : 뇌졸중의 원인으로는 다양한 내연적 및 외연적 요인이 작용한다. 대표적으로는 고혈압, 당뇨병, 고지혈증, 무증상 경동맥 협착, 용혈성 빈혈, 심방 세동, 기타 심장실환 등이 있으며 간접적으로는 흡연도 원인이 된다.
- **종류** : 뇌졸중은 심장 동맥의 혈전thrombus 혹은 색전embolus이 뇌혈관을 막아 발생하는 뇌경색cerebral infarction과 뇌혈관 벽이 혈압 등으로 찢어져 출혈이 발생하는 뇌출혈cerebral hemorrhage로 구분된다.
- **증상** : 뇌경색 또는 뇌출혈의 출혈 부위 또는 크기에 따라 언어영역언어이해 능력 또는 언어운동 능력, 운동영역병리적 굽힘 경직, 폄 경직, 인지영역에서 각기 다른 증상을 나타낸다.

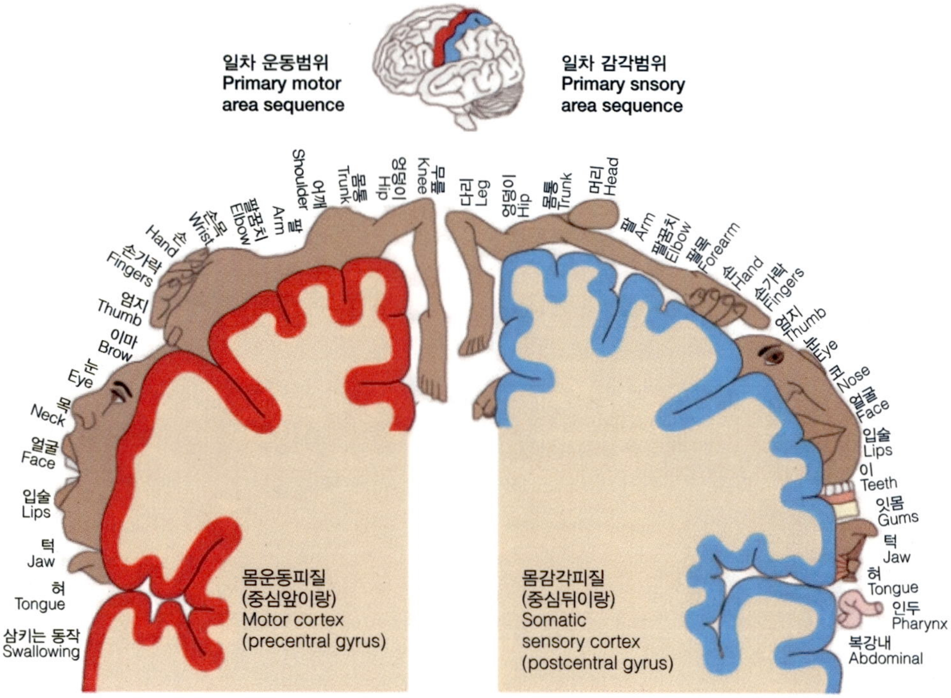

그림 6-17 운동과 감각 지배영역의 몸부분 표시도

(3) 뇌줄기

뇌줄기brain stem는 숨뇌연수, medulla oblongata, 다리뇌교뇌, pons, 중간뇌중뇌, midbrain, 그물체망상체, reticular formation로 이루어져 있다.

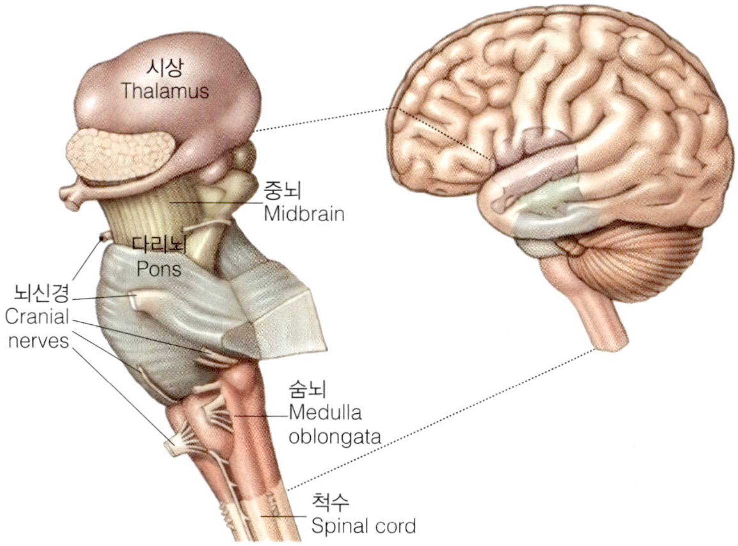

그림 6-18 뇌줄기의 구조

① **숨뇌**Medulla oblongata

숨뇌는 뇌줄기에서 가장 아래쪽에 있는 구조이다. 모든 감각신경로는 척수에서 시상으로 가기 위하여 숨뇌를 거치게 된다. 이마엽의 일차운동영역primary motor area에서 나온 모든 운동신경로도 척수를 지나 뼈대근육에 도달하기 위해 숨뇌를 지나가며 특히 숨뇌의 튀어 나온 부분인 피라미드pyramid를 지난다. 운동신경이 이 피라미드에서 반대쪽으로 교차하기 때문에 오른쪽 이마엽에서 나온 운동신경은 몸의 왼쪽을 지배하고 왼쪽 이마엽에서 나온 신경은 오른쪽을 지배한다.

숨뇌에는 또한 심장박동수heart rate와 호흡수respiratroy rate 및 혈관의 내경을 조절하기 위한 중추가 있으며 구토중추emetic center도 함께 존재한다.

② **다리뇌**Pons

뇌줄기에서 숨뇌와 중간뇌 사이에 있는 앞으로 크게 튀어나온 구조이다. 숨뇌와 마찬가지로 시상으로 가려는 감각신경로와 대뇌에서 내려온 운동신경로가 들어 있다. 다리뇌는 운동의 미세한 조정을 위해서 소뇌로 드나드는 운동신경로의 다리 역할도 한다.

③ **중간뇌**Midbrain

시상을 절단해서 보면 중간뇌는 뇌줄기의 위쪽 끝에서 갈고리 모양을 하고 있다. 중간뇌는 뒷면에 둔덕colliculus이라는 튀어나온 구조를 가지고 있다. 쌍으로 이루어진 위둔덕은 움직이는 물체를 따라가서 보거나 시야 밖의 물체에 초점을 맺는 등의 시각 반사와 밀접한 관련이 있다.

쌍으로 이루어진 아래둔덕은 소리 나는 쪽으로 고개를 돌리거나 큰 소리에 몸을 움츠리는 등의 청각 반사와 관련이 있다. 두 개의 둔덕 모두 감각정보를 시상으로 전달한다.

④ **그물체** Reticular formation

그물체는 전반에 흩어져 있는 신경세포체의 모음들이다. 감각정보를 대뇌에서 의식적으로 해석하는 등의 각성과 관련이 있으며 수면각성주기 sleep-wake cycle 와도 관련이 있다. 그물체가 기능을 잃으면 혼수 coma 상태가 된다. 그림 6-18 참조

(4) 소뇌 Cerebellum

소뇌는 뇌의 뒤쪽에 위치해 있고 뒤통수엽 occipital lobe 아래에 위치한다. 소뇌에는 백색질 white matter 로 이루어진 소뇌나무 arbor vitae 라는 구조가 있다. 소뇌는 팔다리의 근육과 관절에 대한 위치감각을 받아들여서 마치 눈을 감고 코를 만질 수 있는 것처럼 세밀한 움직임이 일어날 수 있도록 운동을 조절한다. 자판을 처음 배울 때에는 눈으로 글자판 하나하나를 봤어야 했지만 능숙해져서 세밀한 운동이 가능하게 되면 그러한 노력을 하지 않아도 되는 것이 그 예이다. 그림 6-19 참조

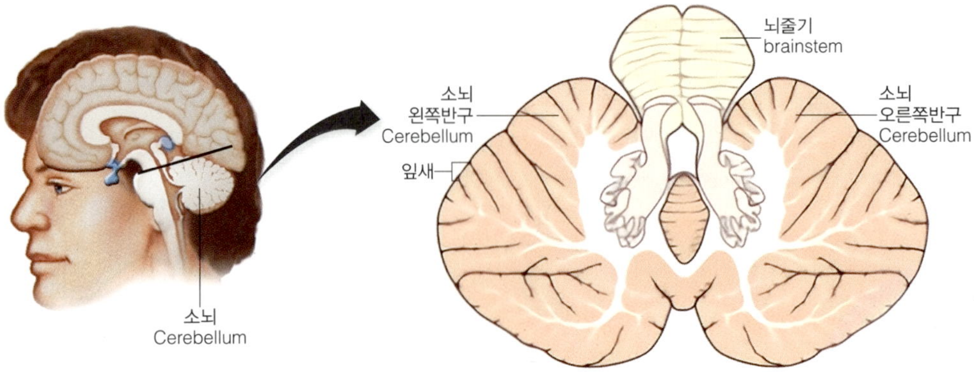

그림 6-19 소뇌

3. 척수의 구조 Structure of the spinal cord

(1) 척수의 발생

척수는 배아의 신경관에서 발생한다. 신경관의 외측 벽이 점차 두꺼워지면서 내부가 좁아지게 되고 발생 9~10주에 척수의 중심관이 형성된다.

신경관은 발생학적 과정에 따라 발생 6주 동안 구경계sulcus limitans라는 홈이 뚜렷하게 생기며 등 쪽 부분은 익상판alar plate이 되고 배 쪽 부분은 기저판basal plate이 된다.

9주째가 되면 익상판은 감각신경다발이 모인 후각이 되며 기저판은 운동신경다발이 모인 전각과 측각을 형성한다.

(2) 척수의 구성

척수는 큰구멍foramen magnum에서 첫째허리뼈제1요추, first lumbar vertebra까지 뻗어있는 원통 모양의 구조이다. 척수의 아래쪽에는 L1-S5에서 나온 신경다발들이 모여서 형성된 말총cauda equina이 척주관vertebral canal을 채우고 있다. 척수는 목부분과 허리부분에서 확장되어 있는데, 이 부분들에는 팔과 다리로 이어지는 신경들이 많기 때문이다. 31쌍의 척수신경이 척추뼈 사이로 빠져나간다. 그림 6-20 참조

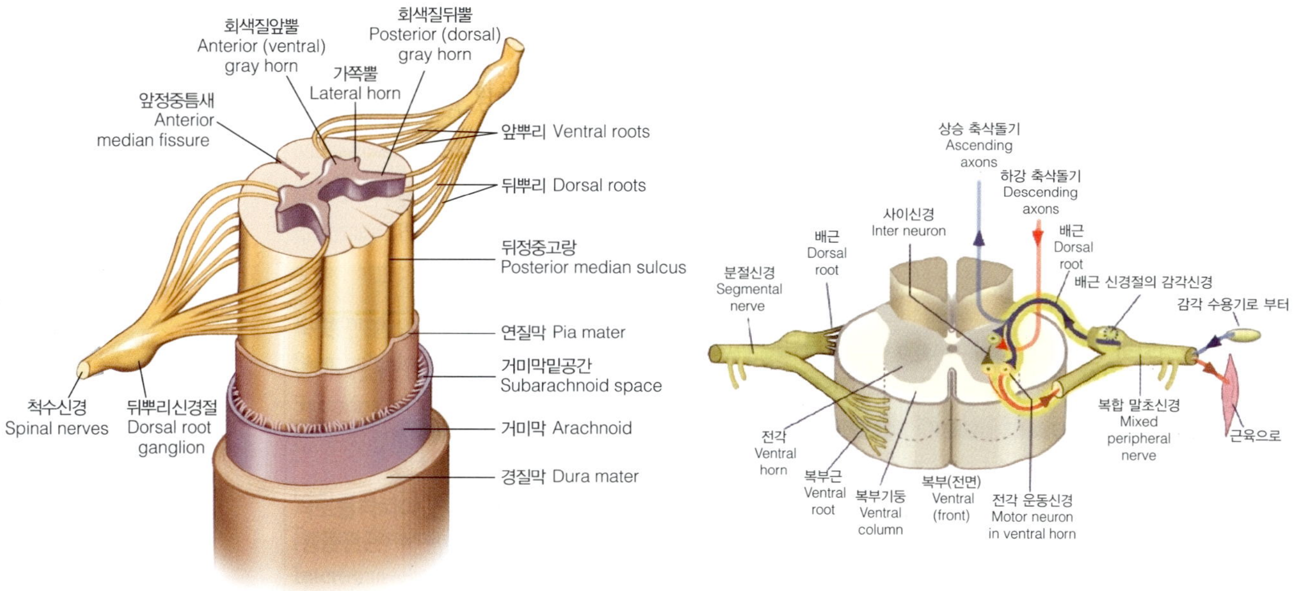

그림 6-20 척수의 세부 구성

척수의 가로단면에는 회색질gray matter과 백색질white matter이 있다. 회색질은 척수의 중앙에 있고 H자 모양으로 뿔horn이 있다. 회색질은 가지돌기dendrite, 신경세포체nerve cell body, 사이신경세포interneuron로 구성되어 있다. 그림 6-21 참조

사이신경세포는 척수로 들어온 정보를 뇌로 보내거나 또는 다시 몸으로 내보내기 위하여 다른 신경세포와 연접한다.

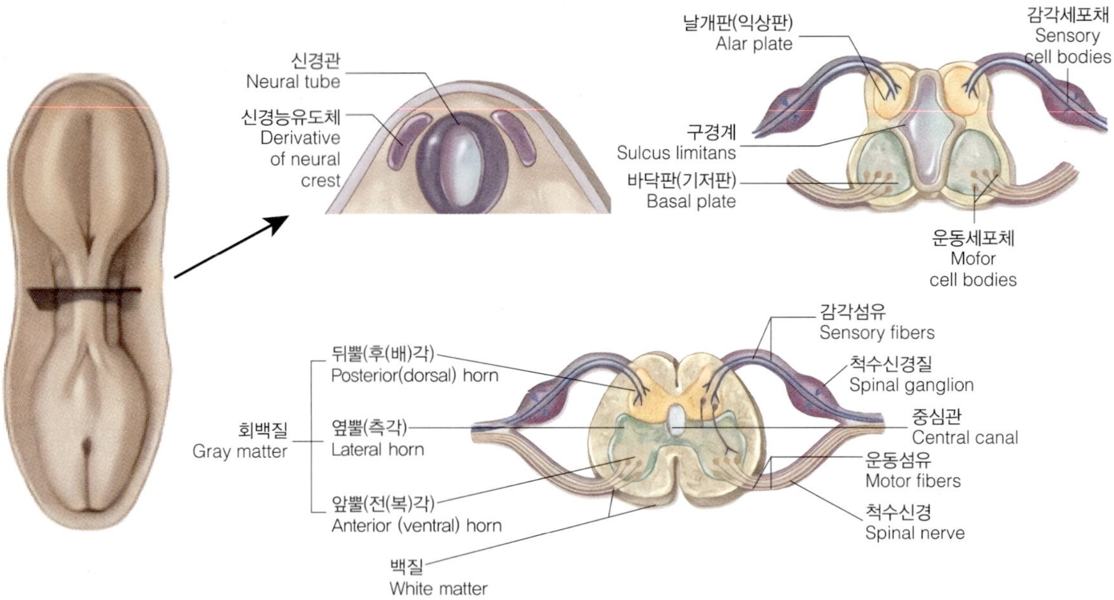

그림 6-21 척수의 구성

이는 자율신경계통의 반사reflex를 배울 때 다시 언급될 것이다. 척수의 백색질은 말이집축삭유수축색, myelinated axon이 기둥column의 배열로 구성된 구조이다. 오름길에는 뇌로 가는 신경이 들어 있고 내림길에는 뇌에서 나온 신경이 들어 있다. 비슷한 기능을 가진 축삭들이 모여서 신경로nerve tract를 구성한다.

예를 들어 피부에서 나온 감각신경이 척수의 어느 곳으로 지나는지 알 수 있다. 사이신경세포와 연접을 한 다음 가쪽기둥lateral column으로 모인 말이집축삭은 최종적으로 뇌로 감각정보를 전달한다. 대뇌겉질에서 나온 내림신경로descending tract는 운동정보를 담은 말이집축삭으로써 척수의 앞기둥과 가쪽기둥으로 모여서 내려간다.

(3) 신경로Nerve tract

앞서 얘기한 오름기둥과 내림기둥 내에 구성된 각각의 신경로는 다음 표와 같다.

각 다발은 오름신경로와 내림신경로로 구성되며 다발 안의 신경섬유는 신경의 출발점과 도착점에 맞추어 이름이 결정된다.

특히 몇몇 교차로는 척수 또는 연수에서 교차decussation되어 반대측을 담당한다.

오름신경로는 인체 말초부분의 감각수용기로부터 뇌로 신호를 전도하며, 내림신경로는 뇌로부터 근육 및 분비기관 등으로 신호를 전도한다.

감각수용기는 표피감각, 심부감각, 고유감각, 특수감각 등 각기 다른 수용기로 이루어져 있으며 다음 장에서 다룬다.

표 6-2 대뇌겉질의 주요 영역

신경로	출발점	도착점	다발	교차 여부
오름길				
앞척수시상로	척수 한쪽 편의 뒷뿔	대뇌겉질	앞	○
가쪽척수시상로	척수 한쪽 편의 뒷뿔	대뇌겉질	가쪽	○
얇은다발과 덧쐐기다발	말초 감각 신경원	연수의 얇은다발핵, 덧쐐기다발핵	뒤	×
뒤척수소뇌로	뒷뿔	소뇌	가쪽	×
앞척수소뇌로	뒷뿔	소뇌	가쪽	일부 ○
내림길				
앞피질척수로	뇌 한쪽 대뇌겉질	앞뿔	앞	○
가쪽피질척수로	뇌 한쪽 대뇌겉질	앞뿔	가쪽	○
덮개척수로	중뇌	앞뿔	앞	○
적색척수로	중뇌의 적색	앞뿔	가쪽	○
안뜰척수로	연수	앞뿔	앞	×
앞/안쪽그물척수로	뇌줄기그물	앞뿔	앞	×
숨뇌그물척수로	뇌줄기그물	앞뿔	가쪽	×

Check point

1. 뇌의 구조는 크게 대뇌cerebrum, 사이뇌간뇌, diencephalon, 뇌줄기뇌간, brain stem, 소뇌cerebellum로 구성되어 있다.
2. 이마엽 : 대뇌에서 냄새와 관련된 정보를 담당하는 부위
3. 뇌줄기brain stem의 구조는 숨뇌연수, medulla oblongata, 다리뇌교뇌, pons, 중간뇌중뇌, midbrain, 그물체망상체, reticular formation로 구성되어 있다.
4. 척수의 가로단면을 크게 둘로 나누면 회색질과 백색질

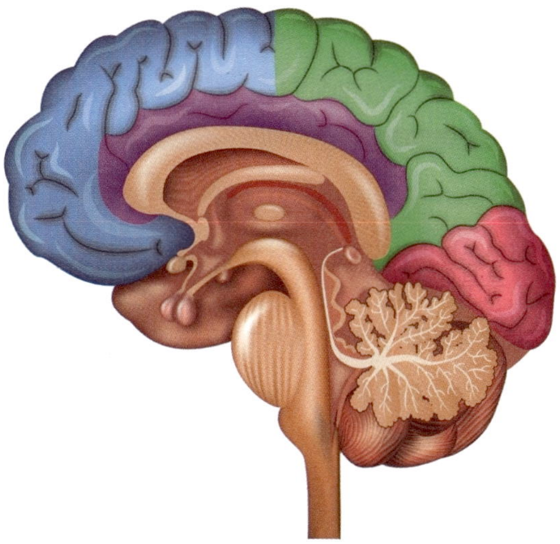

3. 말초신경계 Peripheral Nervous System

1. 말초신경계의 발생학 Embryology of peripheral nervous system

수태 17일경에 나타나는 신경판은 신경고랑 neural groove 과 신경능선 neural crest 으로 구성된다. 여기서 신경능선의 일부 세포는 발생과정 중 중심조직에서 떨어져 나와 교감신경계의 운동신경세포 또는 신경초세포 neurolemmocyte 로 분화되어 말초신경계에서 중요한 한 종류의 신경교세포가 된다.

특히 말초신경계는 발생 과정 중 신체에서 피부분절 dermatome 을 이룬다. 결과적으로 피부분절은 특정 척수신경 C2~S3 의 감각신경 지배를 받는다.

(1) 신경의 구조

근육에 있는 근육섬유처럼 신경은 신경섬유 nerve fiber 다발의 모음이다. 신경속막 신경내막, endoneurium 은 신경세포의 축삭을 둘러싸는 결합조직이다. 축삭의 모음을 다발 fascicle 이라고 하며 이 다발은 신경다발막 신경초, perineurium 으로 둘러싸여 있다. 신경다발이 모여서 신경을 형성하는데 신경은 신경바깥막 신경외막, epineurium 으로 둘러싸여 있다. 들신경 afferent nerve 으로 구성된 신경을 감각신경 sensory nerve 이라고 하고, 날신경 efferent nerve 으로 구성된 신경을 운동신경 motor nerve 이라고 한다.

말초신경은 뇌와 연결된 뇌신경 cranial nerve 과 척수와 연결된 척수신경 spinal nerve 으로 나눌 수 있다.

① 뇌신경 cranial nerve

뇌신경은 뇌에서 바로 나오고 척수로 드나들지 않는다. 모두 12쌍의 뇌신경이 뇌바닥에서 순서대로 나온다. 그림 6-22 참조

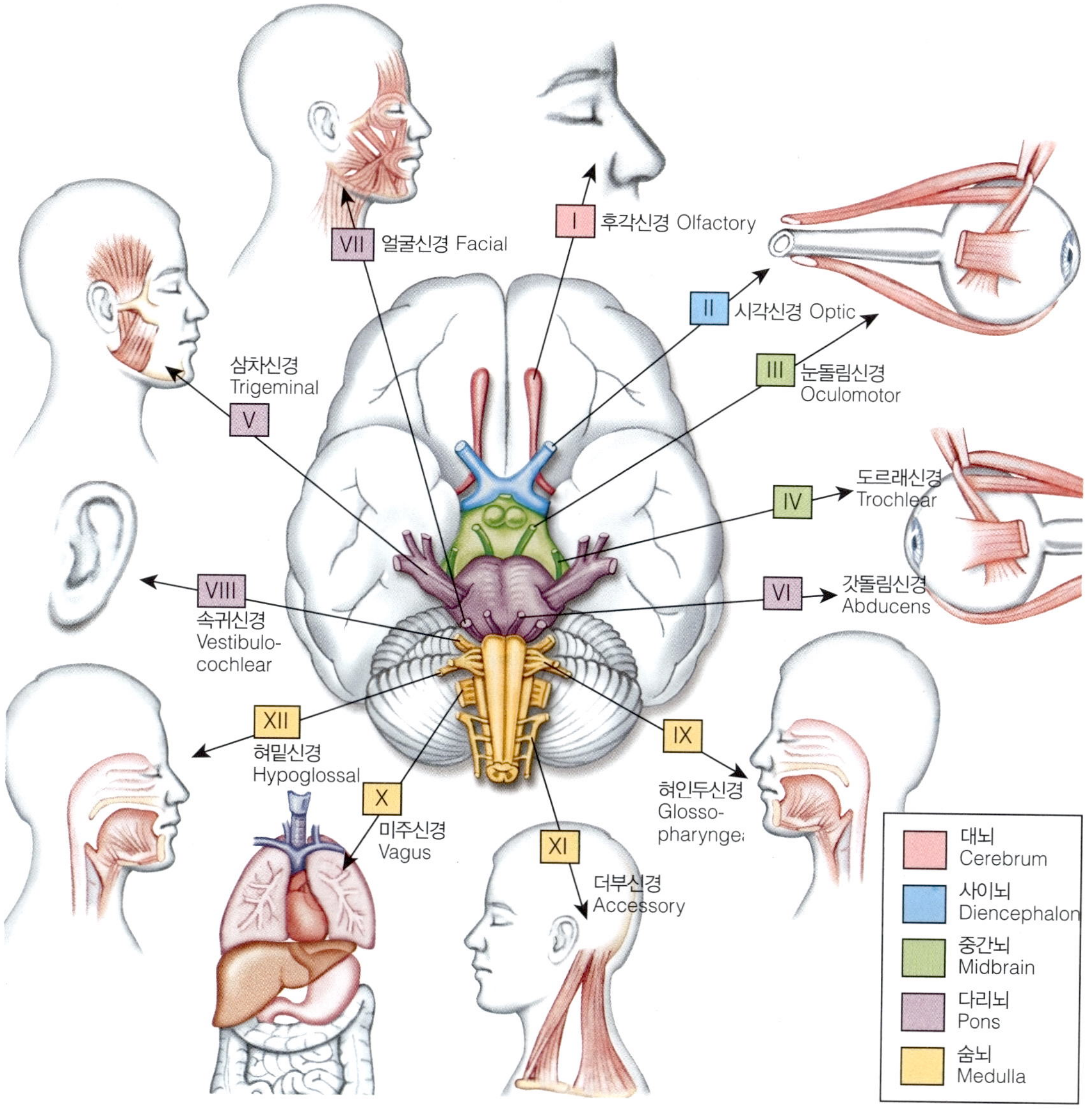

I 후각신경 Olfactory
II 시각신경 Optic
III 눈돌림신경 Oculomotor
IV 도르래신경 Trochlear
V 삼차신경 Trigeminal
VI 갓돌림신경 Abducens
VII 얼굴신경 Facial
VIII 속귀신경 Vestibulo-cochlear
IX 혀인두신경 Glosso-pharyngea
X 미주신경 Vagus
XI 더부신경 Accessory
XII 혀밑신경 Hypoglossal
대뇌 Cerebrum
사이뇌 Diencephalon
중간뇌 Midbrain
다리뇌 Pons
숨뇌 Medulla

그림 6-22 뇌신경 부위

표 6-3 뇌 신경의 기능

신경	기능
후각신경 olfactory(Ⅰ)	감각신경(후각)
시각신경 optic(Ⅱ)	감각신경(시각)
눈돌림 신경 oculomotor(Ⅲ)	혼합신경, 주로 눈 움직임에 대한 운동
도르래 신경 trochlear(Ⅳ)	혼합신경, 주로 눈 움직임에 대한 운동
3차 신경 trigeminal(Ⅴ)	혼합신경, 주로 얼굴에 대한 운동
갓돌림신경 abducens(Ⅵ)	혼합신경, 주로 얼굴 근육에 대한 운동
얼굴신경 facial(Ⅶ)	혼합신경, 얼굴의 아랫부분, 인두와 입
속귀신경 vestibulocochlear(Ⅷ)	감각신경, 청각과 균형
설인신경 glossopharyngeal nerve(Ⅸ)	혼합신경, 인두근육의 운동 및 맛에 대한 감각에 관여
미주신경 vagus(Ⅹ)	혼합신경, 자율신경적인 심장, 폐, 내장에서는 운동, 내장과 맛봉오리 등에서는 감각에 관여
더부신경 accessory(Ⅺ)	혼합신경, 주로 운동에 관여: 후도, 연구개, 목빗근sternocleidomastoid muscle 등 세모근trapezius의 감각과 운동에 관여
혀밑신경 hypoglossal(Ⅻ)	혼합신경, 주로 혀 근육의 운동과 감각 운동에 관여

② 척수신경Spinal nerve

31쌍의 모든 척수신경이 척수에 연결되어 있다. 신경이 나오는 척추뼈에 따라 이름을 붙이는데, C1~C8, T1~T12, L1~L5, S1~S5, C0 등이다.

척수신경은 감각과 운동을 모두 전달하므로 홑극신경세포unipolar neuron와 뭇극신경세포multipolar neuron가 모두 들어 있다. 각 척수신경은 앞뿌리ventral root와 뒤뿌리dorsal root를 통해 척수와 연결되어 있다. 뒤뿌리는 앞뿌리와는 달리 확장된 구조를 가지며 홑극신경세포체가 모여있는 신경절ganglion이다. 따라서 뒤뿌리는 감각정보를 전달하고 뭇극신경세포로 이루어진 앞뿌리는 운동정보를 전달한다. 그림 6-23 참조

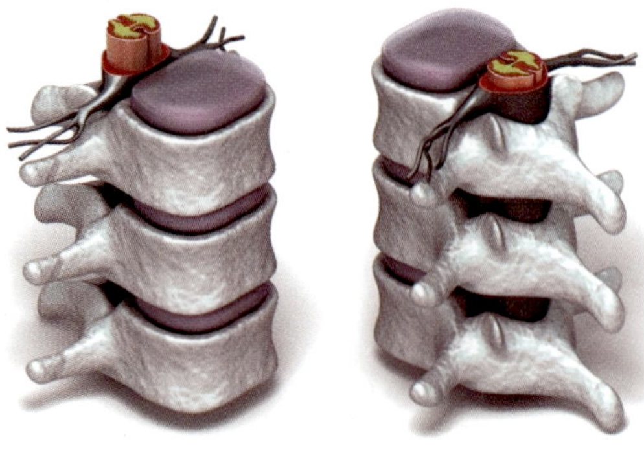

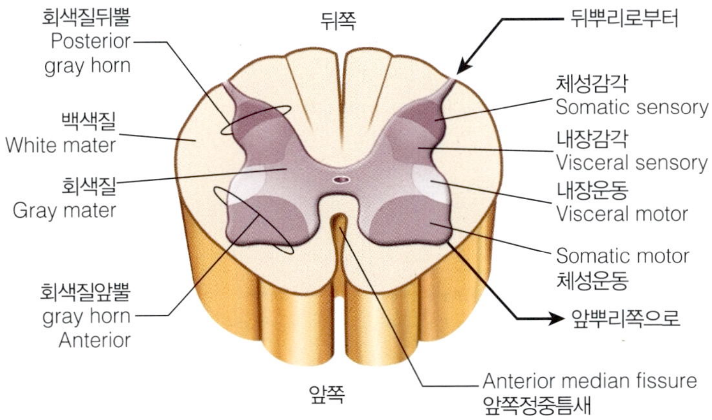

그림 6-23 척수신경

각 감각신경은 피부의 특정 영역과 연결되어 있다. 이처럼 감각신경의 지배를 받는 피부영역을 피부분절 dermatome 이라 한다. 척수신경이 마비되면 해당 피부분절에 무감각 numbness 이 발생한다.

case study

노신경마비 Radial nerve palsy, Honeymooner's palsy, Saturday palsy

- **원인** : 팔베개를 하고 자는 것처럼 노뼈 신경이 있는 곳을 오랜 시간 압박하여 신경 손상으로 발생하는 말초신경마비이다. 주로 과도한 음주 후 테이블 모서리나 벤치 모서리에 팔을 누른 채로 잠이 들어 많이 발생하였다고 하여 토요일 밤의 마비 Saturday night palsy, 또는 신혼여행마비 honeymooner's palsy 라고도 불린다.

- **증상** : 손목이 처져서 위로 올리는 동작이 어렵고 손등 부위의 감각이 저하되기도 한다.

종아리신경마비 – 비골신경마비, Peroneal nerve palsy

- **원인** : 오랜 시간 다리를 꼬고 앉는 자세, 무릎이 탈구되었을 때, 또는 다리에 석고 붕대를 하였을 때 등 비골 신경이 압박 받아 손상되는 말초신경마비이다. 또한 종아리뼈신경이 있는 부위가 어떤 물체에 눌리게 되거나 침대 모서리에 눌렸을 때에도 마비가 발생할 수 있다.

- **증상** : 발등을 올리기가 어렵고 발이 땅 쪽으로 축 쳐져서 걸을 때 발을 땅에 끌며 걷는다. 엄지발가락 주위 발등 부분의 감각 저하가 동반될 수 있다.

자신경마비 Ulnar nerve palsy

- **원인** : 말초신경 중 가장 흔하게 손상 받는 신경이다. 손상 부위 수준에 따라 증상은 약간씩 다르게 나타난다. 뼈사이근 interosseous muscle 이 마비되어 손허리손가락관절 metacarpophalangeal 이 젖혀지고 몸쪽 및 먼쪽 손가락뼈사이관절 interphalangeal 이 약간 굽혀지는 변형 갈퀴손, claw hand 이 발생한다.

- **증상** : 엄지모음근 adductor pollicis 의 마비로 인해 프로만 징후 Froment's sign 양성이 나타난다. 지배영역인 새끼두덩에 이상감각이나 감각장애가 나타난다.

Check point

1. 감각신경 : 들신경으로 구성된 신경
2. 운동신경 : 날신경으로 구성된 신경
3. 피부분절 dermatome : 감각신경의 지배를 받는 피부영역

4. 자율신경계 Autonomic Nervous System

혈관벽에 있는 민무늬근육 외에 주로 가슴과 배의 내장으로 운동정보를 전달한다. 이 정보는 의식적으로 조절이 불가능한 불수의적인 기능에 의하여 전달된다.

자율신경계통autonomic nervous system은 구조와 기능에 따라 다시 교감신경sympathetic division과 부교감신경parasympathetic division으로 나누어진다. 두 신경 모두 신경절이전섬유preganglionic fiber와 신경절이후섬유postganglionic fiber로 불리는 2개의 신경세포로 이루어져 있다. 그림 6-24

두 신경의 해부학적 차이는 중추신경계에서 나오는 부분과 신경절의 위치가 서로 다르다는 점이다. 교감신경과 부교감신경은 같은 조직에 대해서도 서로 다른 신경전달물질neurotransmitter을 사용한다. 예를 들면 부교감신경은 아세틸콜린acetylcholine을 신경전달물질로 써서 심장박동수를 낮추는 데 반해 교감신경은 노르에피네프린norepinephrine을 써서 심장박동수를 올린다. 그림 6-25 참조

표 6-4 척수신경얼기Spinal nerve plexuses

신경얼기	위치	척수신경	관련부위	주요 신경
목 Cervical	목의 심층부, 목빗근 아래	$C_1 \sim C_4$	목, 어깨의 피부와 근육	가로막Phrenic Diaphragm
팔 Brachial	빗장뼈의 심층부, 목과 겨드랑이 사이	$C_5 \sim C_8$, T_1	상자와 피부와 근육	근육피부신경 Musculocutaneous 자신경Ulnar 정중신경Median 노신경Radial 겨드랑이 신경Axillary
허리엉치 Lumbosacral	등의 허리부위	T_{12}, $L_1 \sim L_5$, $S_1 \sim S_4$	하복벽, 하지, 궁둥이, 외부생식기의 피부와 근육	닫개신경Obturator 넓적다리신경Femoral 궁둥다리신경Sciatic 음부신경Pudendal

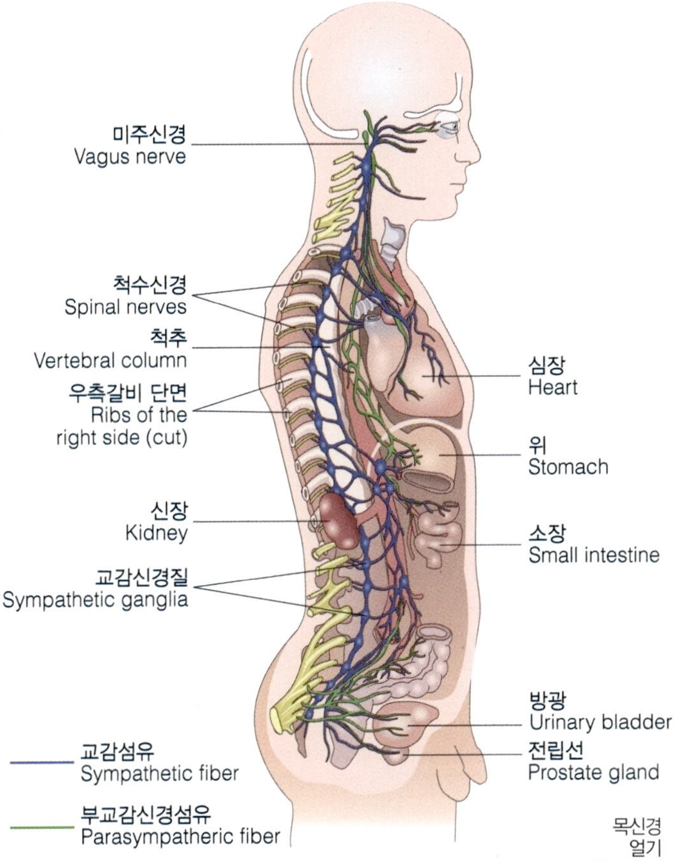

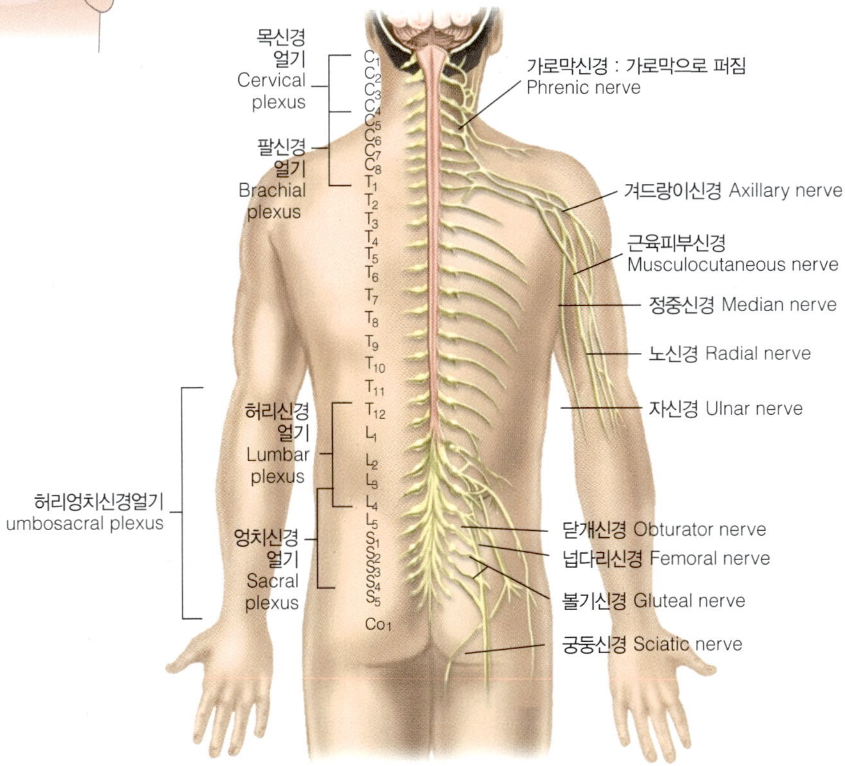

그림 6-24 자율신경계통

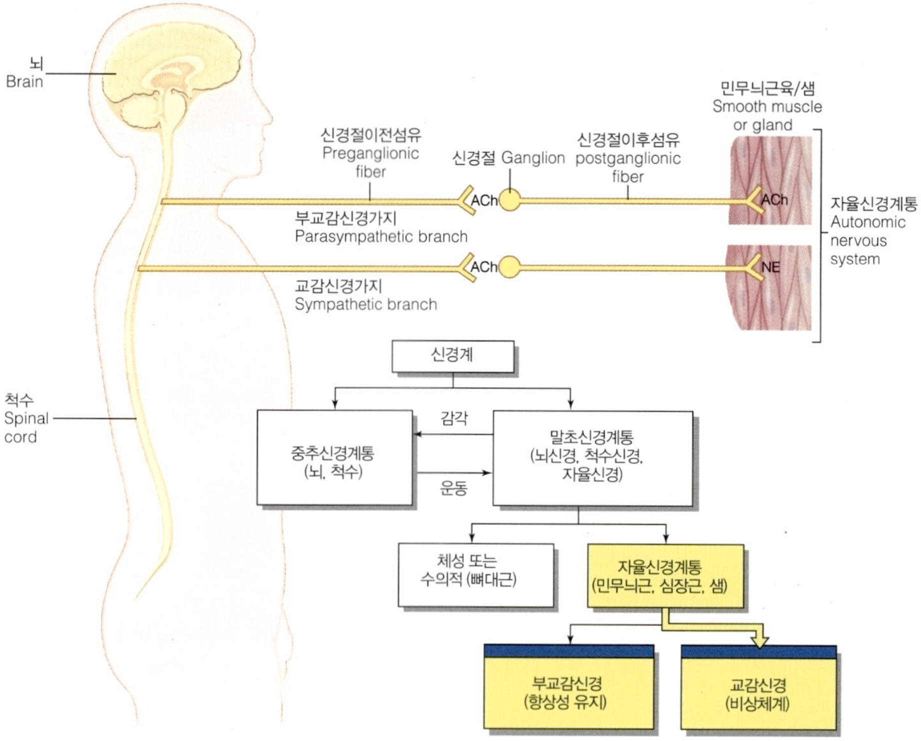

그림 6-25 자율신경계통 구조와 역할

(1) 교감신경 Sympathetic nerve

교감신경은 싸움과 같은 과격한 신체활동을 위해 몸을 준비시키는 역할을 한다. 심장과 근육으로 혈액이 모이도록 혈관을 확장시키며 심장박동수를 증가시킨다. 이와 동시에 소화기관으로 가는 혈류량은 감소시킨다. 싸움을 하기 위해서는 혈액을 위와 창자에 보내기보다는 심장과 근육으로 내보내는 것이 훨씬 효율적일 것이다.

교감신경의 신경절은 서로 연결된 사슬이 척주vertebral column의 가쪽에 위치해 있다. 짧은 신경절이전섬유가 가슴척수나 허리척수에서 나와 이곳 교감신경줄기sympathetic trunk에서 신경절이후섬유와 서로 연접을 한다. 그림 6-26(a) 참조

신경절이전섬유는 매우 짧고 신경절이후섬유는 목표 장기까지 매우 길게 뻗어 있다. 교감신경이 장시간 항진되어 있는 경우 질병이 발생할 수도 있다. 예를 들어 고혈압hypertension이 있으면 심장질환이 발생할 수 있고 소화액이나 소화관의 운동이 달라지면 소화성 궤양digestive ulcer이 발생할 수 있다. 교감신경은 부신adrenal gland에서의 글루코코르티코이드glucocorticoid와 같은 호르몬 생산을 증가시켜서 몸의 면역계통을 약화시킬 수 있다. 더 자세한 내용은 13장 내분비계통에서 다룰 것이다.

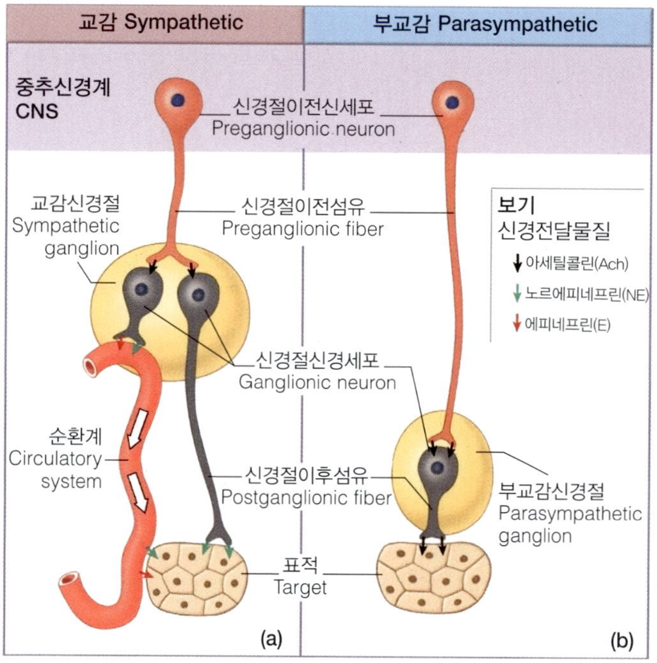

그림 6-26 교감신경과 부교감신경

(2) 부교감신경 Parasympathetic nerve

부교감신경은 소화 및 노폐물 제거와 같이 몸의 기능을 유지하는 데 중요한 역할을 한다. 몸에 휴식과 회복 효과를 주는 것이다.

부교감신경은 심장박동수를 줄이고 소화기관으로 혈액을 내보낸다. 부교감신경에는 교감신경절과 같은 구조가 없다. 뇌와 엉치척수에서 나온 신경절이전섬유는 목표장기의 벽에 있는 신경절에서 신경절이후섬유와 연접을 한다.

신경절이전섬유는 비교적 길고 신경절이후섬유는 비교적 짧다. 그림 6-26(b) 참조

(3) 반사 Reflex

반사는 자극에 대하여 무의식적으로 반응하는 불수의적이고 예측 가능한 운동 행위이다. 매우 빠르게 반응하며 방어 기제로서 역할을 한다. 구조적 개념인 반사활 reflex arch 을 통해 다음과 같은 순서로 반응이 일어난다.

① 수용기 Receptor

화학물, 열, 빛, 물리적 손상 등의 자극을 받아들이는 신경세포의 가지돌기 수상돌기, dendrite 이다.

② 들신경세포 Afferent neuron

전기적 활동전위 action potential 를 중추신경계통에 전달하는 감각신경이다.

③ 통합중추 Integrating center

들신경세포로부터 감각정보를 받아들여서 운동신경세포로 내보내는 뇌 또는 척수가 이에 해당한다. 이 과정에서 사이신경세포 interneuron 가 필요할 수도 있고 그렇지 않을 수도 있다.

④ 날신경세포 Efferent neuron

중추신경계통에서 나온 활동전위를 전달하는 운동신경이다.

⑤ 효과기 Effector

효과나 나타나는 목표 구조를 말한다. 효과기가 뼈대근육일 경우 몸반사 somatic reflex 라고 하며 샘 gland 이나 민무늬근육 smooth muscle 일 경우에는 자율신경반사 autonomic reflex 라고 한다.

몸반사에서 반사활이라는 개념은 물리적 손상이 발에 있는 통각수용기 pain receptor 를 자극하여 발생한다. 자극에 의해 유도된 활동전위가 척수신경절 dorsal root ganglion 에 있는 홑극신경세포 unipolar neuron 를 통해 회색질로 전달된다.

이곳에서 들신경의 연접 틈새 synaptic knob 와 짧은 사이신경세포의 가지돌기와 연접을 이룬다. 다시 사이신경세포의 연접단추는 날신경인 운동신경세포의 가지돌기와 연접을 이루고 앞 뿌리로 나온 운동신경은 효과기인 넓적다리의 굽힘근을 수축시킨다.

압정을 밟았을 때 나타나는 불수의적이고 예측 가능한 운동반사를 통해 발과 종아리를 회피시키는 것이다.

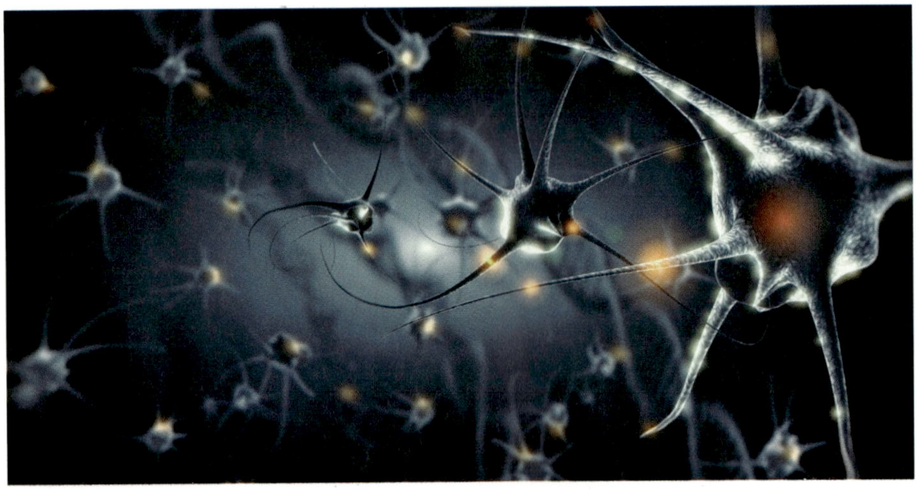

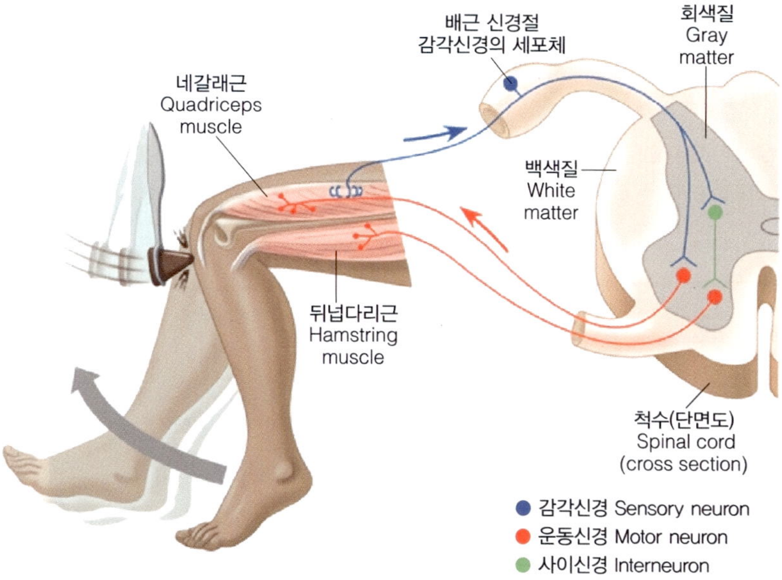

그림 6-27 척수 반사회로

모든 반사가 통합중추로 척수를 이용하지는 않는다. 자율반사를 예를 들면 밝은 빛이 눈에 비쳐지면 홍채iris를 수축시켜서 동공pupil을 작게 만드는데 이때 들신경과 날신경은 서로 다른 뇌신경이 맡고 통합중추는 뇌가 그 역할을 한다. 효과기인 홍채가 민무늬근육으로 이루어져 있기 때문에 자율반사라고 하는 것이다.

Check point

1. 자율신경계를 구조와 기능에 따라 분류하면 교감신경과 부교감신경
2. 반사 : 자극에 대하여 무의식적으로 반응하는 불수의적이고 예측 가능한 운동 행위
3. 부교감신경 : 심장박동수를 줄이고 소화기관으로 혈액을 내보내는 신경

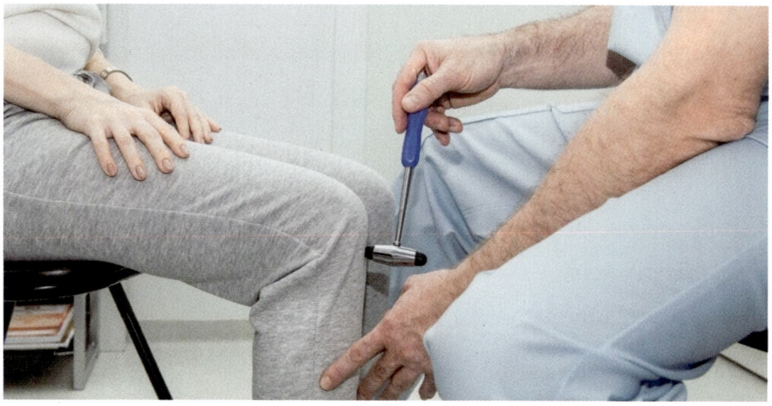

핵심문제 Ccheck point Exercises

1. 다음 중 세포핵과 단백질 합성에 필요한 세포소기관이 들어있는 공간은?

① 가지돌기(dendrite)
② 세포체(body)
③ 축삭(axon)
④ 말이집(myelin sheath)

2. 다음 중 뇌척수액(cerebrospinal fluid, CSF)을 만드는 세포는 무엇인가?

① 희소돌기아교세포(oligodendrocyte)
② 별아교세포(astrocyte)
③ 미세아교세포(microglia)
④ 뇌실막세포(ependymal cell)

3. 말초신경계통의 신경절(ganglia)에 있는 신경 세포체 주변에 위치하면서 세포체로 드나드는 화학물질을 조절하는 역할을 하는 세포는?

① 위성세포(satellite cells)
② 희소돌기아교세포(oligodendrocyte)
③ 미세아교세포(microglia)
④ 뇌실막세포(ependymal cell)

4. 대뇌(cerebrum) 중 촉각과 같은 일반감각과 수학이나 문제해결과 같은 고차원의 사고 기능을 담당하는 부분은 어디인가?

① 이마엽(frontal lobe)
② 관자엽(temporal lobe)
③ 마루엽(parietal lobe)
④ 뒤통수엽(occipital lobe)

5. 다음 중 항진될 경우 고혈압(hypertension)이나 심장질환 및 소화성 궤양(digestive ulcer)이 발생할 수 있는 신경은?

① 척수신경
② 교감신경
③ 부교감신경
④ 뇌신경

6. 코안, 망막이나 속귀에 있는 세포 유형은?

① 뭇극신경세포
② 두극신경세포
③ 홑극신경세포
④ 희소돌기아교세포

7. 크기가 작은 포식세포로써 손상된 세포, 조직파편, 병원체 등을 찾아다니며 제거하고 중추신경계통을 돌아다니며 면역방어체계를 구성하는 역할을 하는 세포는?

① 희소돌기아교세포
② 별아교세포
③ 미세아교세포
④ 신경집세포

8. 심장박동수와 호흡수 및 혈관의 내경을 조절하기 위한 중추가 있는 곳은?

① 숨뇌 ② 다리뇌
③ 중간뇌 ④ 그물체

Chapter 7

감각계통

Sensory system

1. 일반감각
2. 특수감각

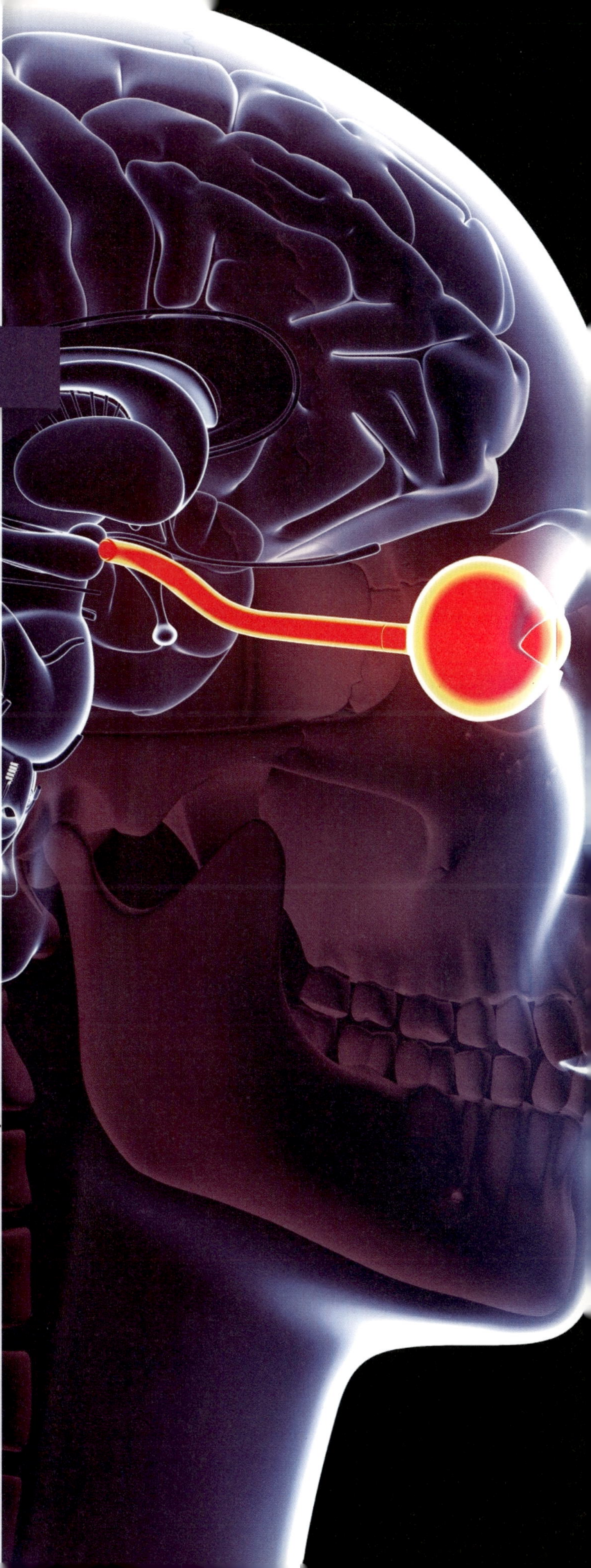

습목표

감각과 관련된 의학용어의 정의를 설명할 수 있다.

기본적인 수용체의 종류를 알고 각각의 기능을 구별할 수 있다.

몸감각과 내장감각, 그리고 특수 감각을 비교하여 설명할 수 있다.

시각과 청각의 전달경로를 이해하고 설명할 수 있다.

후각과 미각의 전달경로를 이해하고 설명할 수 있다.

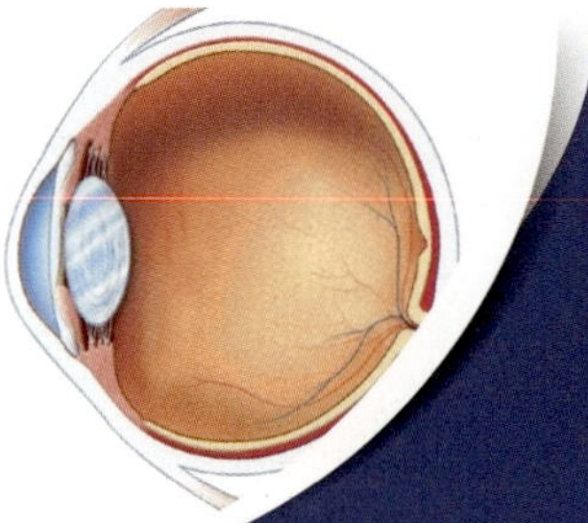

Chapter 7. 감각계통

Sensory system

감각기관은 몸의 외부와 내부에서 전달된 물리적 · 화학적 자극을 수용하는 기관이다. 인체의 감각기관은 외피, 시각기관, 평형 · 청각기관, 후각기관 및 미각기관의 5가지로 구분할 수 있다.

감각기관은 적합한 자극을 선택하고 효율적으로 감각세포에 전달하기 위해 부속장치를 가진다. 감각은 수용체와 신경전달 경로에 따라 일반감각과 특수감각으로 분류할 수 있다. 일반감각은 몸 전체에 분포되어 있는 비교적 단순한 촉각 · 압각 · 온각 · 냉각 · 통각 등의 피부감각이고, 특수감각은 복잡한 감각 수용체를 가지는 시각 · 청각 · 후각 · 미각 · 평형 감각 등이다.

감각기는 생체환경의 각종 에너지를 감각신경의 활동전위action potential; impulse라는 생체정보로 변환한다. 이러한 과정을 수용이라고 하며 감각기 중에서 이 기능을 맡고 있는 것이 수용체receptor이다. 수용체의 구조는 감각신경말단 자체와 감각신경말단에 연접synapse하는 특수한 수용세포까지 다양하며 감각의 분류는 수용체의 위치, 종류, 자극원에 따라 구분되기도 한다.

1. 일반 감각 Common Sensation

일반 감각은 몸감각과 내장감각으로 분류할 수 있으며 몸감각은 크게 피부감각표면감각과 심부감각고유감각으로 나눌 수 있다.

표 7-1 몸감각

		감각기 (수용체)
피부감각 (표면감각)	촉각, 압각	파치니소체, 마이스너 소체
	온각	루피니소체
	냉각	크라우제소체
	통각	자유신경종말
심부감각 (고유감각)	관절의 위치, 운동	관절주머니의 루피니소체 (신경말단)
	근육의 신장 (근육 폄)	근육방추(신경종말=신경끝)
	힘줄의 장력 (힘줄 폄)	골지힘줄기관(신경종말=신경끝)

1. 몸감각 체성감각, Somatic sensation

(1) 피부감각 Skin sensation

① 자유신경말단 Free nerve ending

자유신경말단은 유리신경말단이라고도 하며 변형이 가장 적고 표면의 가장 윗부분에 있는 촉각수용체이다. 이 수용체는 표피의 깊은 층까지 뻗어서 상피세포 사이에서 마디로 끝난다. 자유신경말단은 주로 통증과 온도에 반응하지만 촉각과 압력도 느낀다.

② 메르켈 원판 Merkel's disk

표피의 기저 부분에 있는 촉각을 담당하는 말단 기관으로 일정한 압력과 질감을 감지한다. 피부에서 기계적 수용체 역할을 하며 땀샘 발생과 모발의 증식에 대한 내분비적 기능이 있다고 알려져 있다.

③ 크라우제 소체 Krause corpuscle

온도수용성 신경말단장치의 하나이며 점막피부소체라고도 불린다. 크라우제 소체는 냉점에 위치하여 냉각을 느끼게 하며 약한 압력과 진동에도 반응한다. 반면에 온각은 온점에 위치한 루피니 소체가 느끼게 한다.

분지되어 있는 소수의 신경섬유를 결합조직이 피막처럼 둘러싸고 있다.

④ **마이스너 소체**Meissner's corpuscle

지각 신경의 말단에 있는 솔방울 모양의 기관이다. 1852년 독일의 해부학자 마이스너 G.Meissner가 발견하여 마이스너 소체라는 이름이 붙여졌다. 피부의 진피에 있는 돌기 안에서 촉각과 압각을 느끼게 한다. 타원형의 껍질로 둘러싸여 있는 작은 소체이며 감각신경의 말단 진피의 유두 속에 위치해 있다. 털이 나지 않는 손가락이나 발가락의 지문이 있는 부분인 촉각소구에 많이 있다. 이 소체는 촉각세포가 겹쳐져서 생긴 가로선을 가지고 있는 것이 특징이다.

⑤ **파치니 소체**Pacinian corpuscle

포유류에서 볼 수 있으며 대체로 난원형이고 길이 0.5~4.5mm, 너비 1~2mm로 유일하게 육안으로 관찰이 가능한 지각말단 기관이다. 피부의 비교적 깊은 곳에 위치하며 압각을 느끼게 한다. 특히 손 · 발바닥의 피부에 많이 존재하며 장간막, 이자, 골막속의 관절 가까이에도 있다.

⑥ **루피니 소체**Ruffini's corpuscle

피부의 표층에 평행으로 위치하는 평판 상체로써 온점에 위치하여 피부의 진피 위나 혹은 점막 밑에서 따뜻한 느낌을 느끼게 한다. 깊고 지속적인 압력과 스트레칭에 반응하며 지각신경의 말단에서 가늘게 갈라져 있다. 피부 $1cm^2$ 당 1~3개 분포해 있으며 온도 변화가 자극이 되어 감각을 느낀다. 손가락 끝 · 입술 · 입안에 특히 발달해 있다.

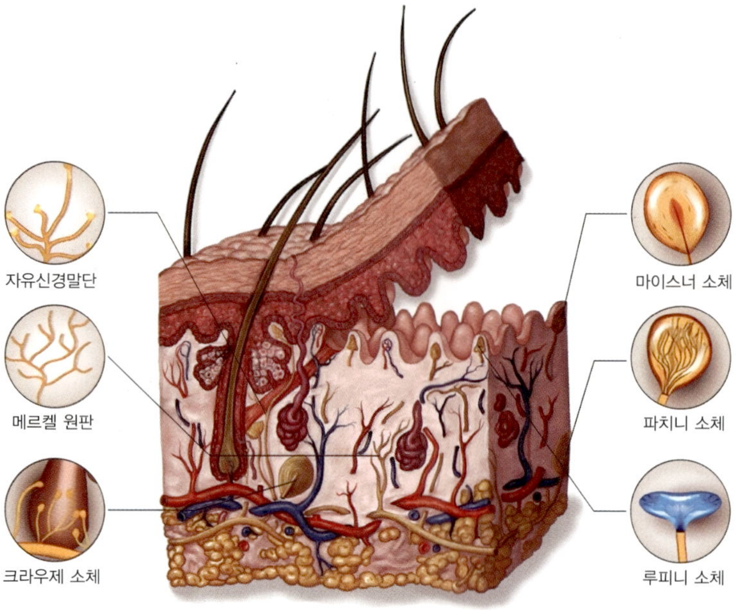

그림 7-1 피부감각

(2) 심부감각 Deep sensation

• **고유감각수용기** Proprioceptor

자기수용기라고도 하며 신체의 운동이나 위치에 관한 정보를 받아들이는 감각신경의 말단이다. 주로 근육, 건힘줄, 관절에 위치하여 여러 가지 감각 정보를 중추신경계로 전달하는 기능을 한다. 고유감각수용기에는 근방추, 골지힘줄기관 및 관절수용기가 있다.

① **근방추** Muscle spindle

방추속근육섬유intrafusal fiber로 불리는 매우 특수한 작은 근섬유들로 구성되어 있으며 감각 및 운동신경의 말단이 그 섬유와 연결되어 있다. 방추바깥근육섬유extrafusal muscle fiber는 근육 속 골격근 섬유 사이에 캡슐 형태로 들어 있다.

② **골지힘줄기관** Golgi tendon organ : GTO

힘줄건에 둘러싸여 있는 고유감각수용기로 근육과 힘줄의 연결부위에 위치하고 있다. 근방추가 방추바깥근육섬유와 병렬로 연결되어 있다면 이 기관은 직렬로 연결되어 있어 근육-건의 장력 변화에 민감하게 반응한다.

③ **관절수용기** Joint receptor

힘줄, 인대, 근육, 관절막 등에 있다. 관절의 각도, 가속도, 압력에 의해서 변형된 정도에 관한 정보를 중추 신경계에 전달한다.

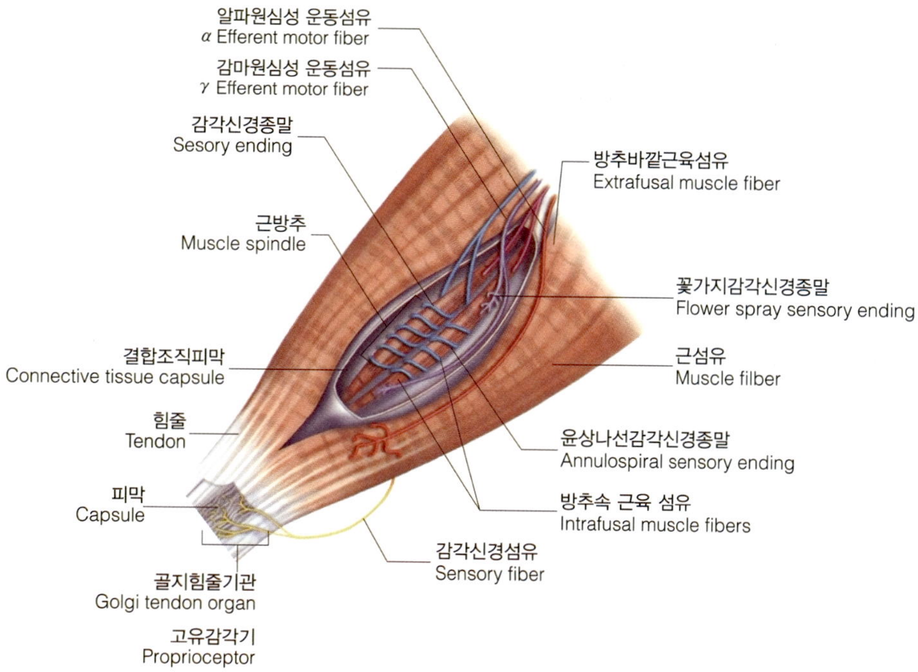

그림 7-2 심부감각의 구조

(3) 신체 감각신경 경로 Neural pathway for somatic sensation

① 촉각이나 압력에 대한 고유감각수용체의 감각은 척수의 뒷부분에서 같은 면으로 올라가는 큰 수초섬유를 통해 전달된다. 이 섬유는 뇌줄기의 연수에 도달할 때까지 연접하지 않으며 연수에서 2차 감각신경세포와 연접한 후 안쪽섬유띠를 거쳐 시상에 올라가는 동안 서로 반대편으로 교차한다. 시상 안쪽에서 이 신호를 받는 3차 신경세포는 신호를 대뇌피질의 중심뒤이랑으로 전달하게 된다.

② 온도감각은 민말이집 감각신경세포를 통해 척수로 운반된다. 이것들은 척수에서 2차 사이신경세포와 연접하고 사이신경세포는 반대편으로 교차하여 가쪽 척수시상로를 통해 뇌로 신호를 전달한다. 반면 촉각과 압력에 대한 감각을 전하는 섬유는 등쪽 척수시상로로 올라간다.

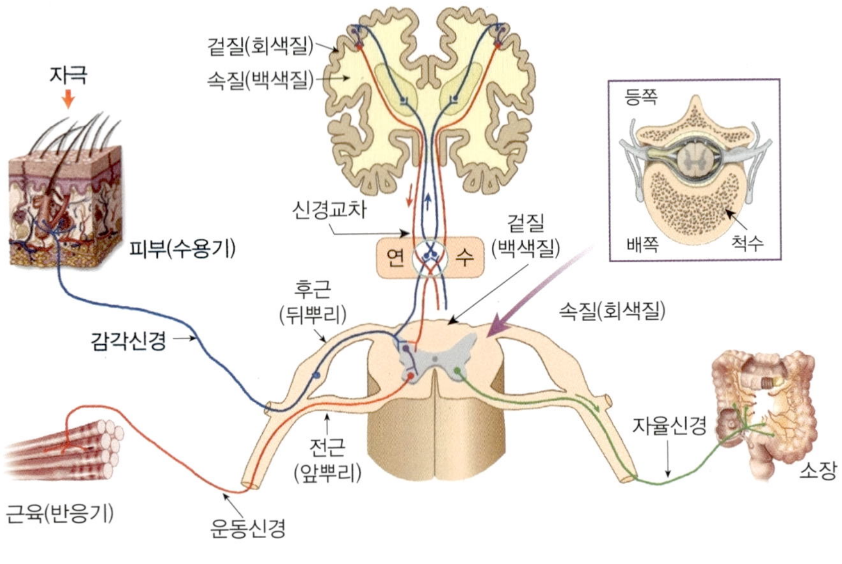

그림 7-3 감각신경 경로

2. 내장감각 Visceral sensation

몸속의 벽들과 내장 등에서 느껴지는 감각을 말한다. 평소에는 감각이 없고 뚜렷하지 않은 감각이 나타나는 것이 특징인데 이는 촉각, 온도감각, 고유감각에 대한 수용체가 내장에 없기 때문이다. 그 수는 비록 적지만 통각, 압력, 화학 수용체 등이 여러 장기에 산재해 있어 이들에 의해 내장의 감각을 느끼게 한다. 때로 머리가 무겁다거나 가슴이 답답하고 뚜렷하지 않은 감각, 내장 통각 등도 피부감각과는 다른 내장감각이다.

자율신경, 특히 교감신경과 함께 지나가는 감각신경 섬유가 그 말초경로가 되는데 식도 · 기관 · 직장 · 외음부의 통각섬유와 같이 부교감신경을 경유하는 것은 부위에 따라 다르다. 이것은 부교감신경계가 연수 및 엉치뼈 부위에 있기 때문이다. 내장 통각은 폐나 비장을 제외한 모든 체내 부위에 있으며 장력이나 압력에 민감하다. 그림 7-4

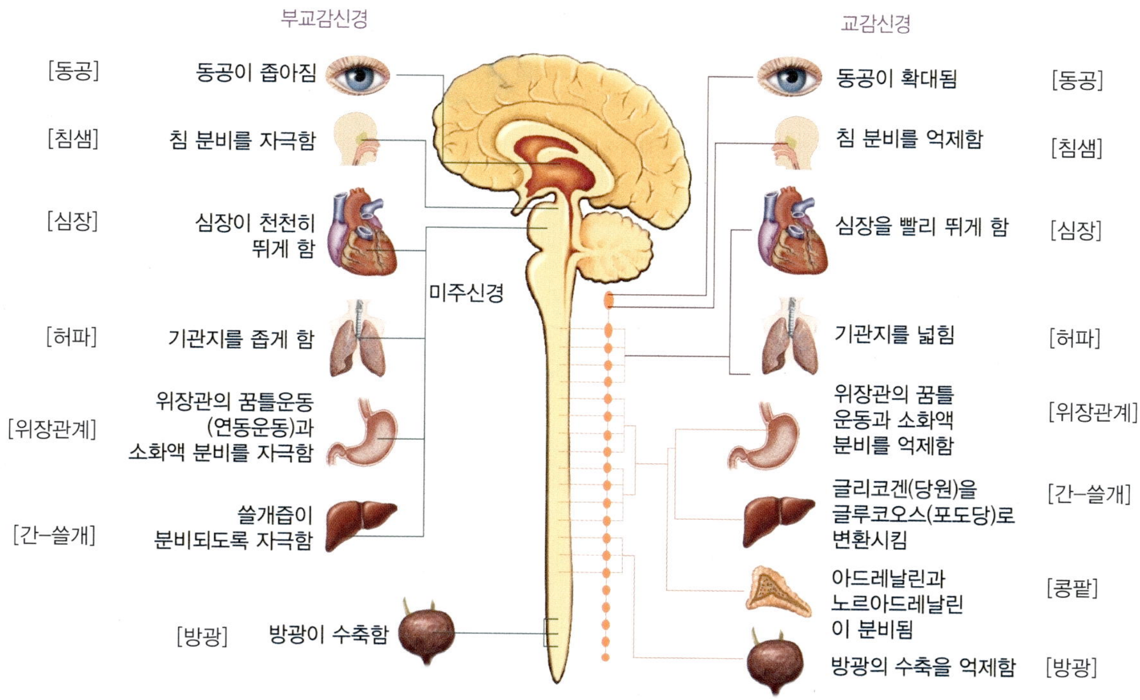

그림 7–4　부교감신경계통과 교감신경계통

Check point

1. 피부감각의 종류
   촉각, 압각, 온각, 냉각, 통각
2. 크라우제 소체 : 온도수용성 신경말단장치의 하나로 점막피부소체라고도 불리고 냉점에 위치하여 냉각을 느끼게 하며 약한 압력과 진동에도 반응하는 몸감각 기관
3. 고유감각수용기 : 자기수용기라고도 하며 신체의 운동이나 위치에 관한 정보를 받아들이는 감각신경의 말단 기관

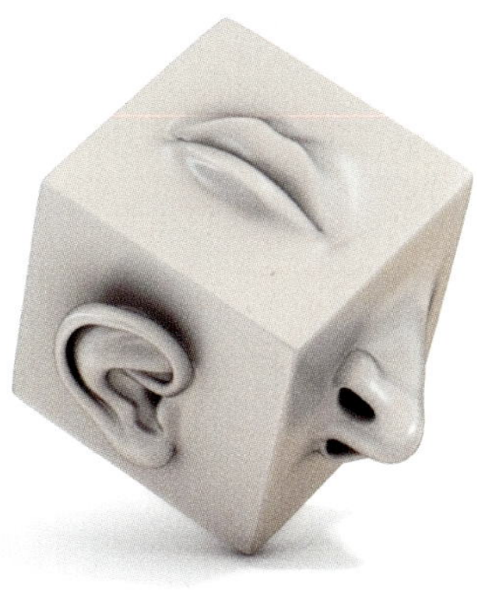

2. 특수감각 Special Sensation

1. 시각 Visual sensation; optesthesia

눈은 시각 vision을 담당하는 복잡한 장기이다. 다른 감각과는 다르게 시각은 광수용기 photoreceptors라는 시각의 수용기 receptors를 자극하기 위해 빛을 이용한다. 시각의 해부와 생리를 이해하려면 빛의 특성을 먼저 알아볼 필요가 있다.

광원에서 빛이 방출되면 빛은 모든 방향으로 진행하고 물체에 직선 방향으로 반사되며, 눈에 직선 방향으로 들어오는 빛만을 감지할 수 있다. 빛은 직선으로 진행하지만 다른 밀도를 가진 물질을 통과할 때 휘는 성질을 갖는다. 이런 현상을 굴절 refraction이라고 부르며 굴절 현상과 눈의 해부학을 함께 알고 있을 필요가 있다. 그림 7-5

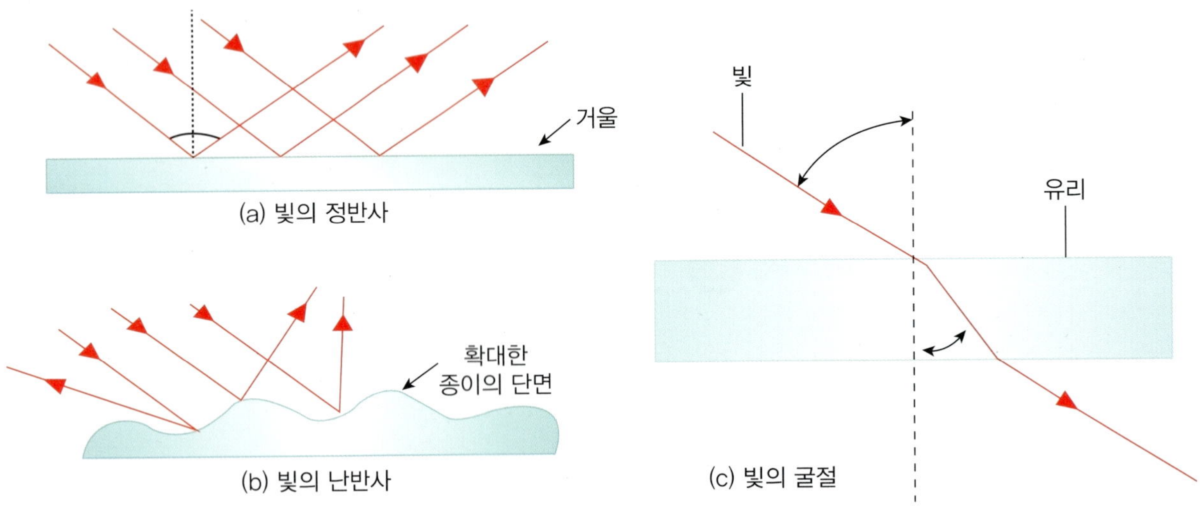

그림 7-5 빛의 직전과 굴절

(1) 눈 부위

눈은 눈썹 eyebrows과 눈꺼풀 eyelids, 그리고 속눈썹 eyelashes이 보호한다. 눈썹은 태양으로부터 차양을 만들어 눈부심을 방지하고 땀이 눈으로 들어가지 못하게 한다. 눈꺼풀은 주기적으로 깜박여서 눈이 마르는 것을 방지하며, 눈꺼풀판 tarsal plate을 따라 분포하는 눈꺼풀판샘 tarsal glands이 기름을 분비하여 눈에 윤활 작용을 한다. 또한 눈꺼풀은 먼지나 조직파편이 눈에 들어오는 것을 방지하는 반사작용과도 관련이 있으며 속눈썹도 이런 기능을 가지고 있다.

눈의 바깥/위쪽의 피부 안쪽에 위치하는 눈물샘lacrimal gland은 눈물tear을 분비하며 눈물에 포함된 수분은 안구를 정화한다. 눈물에는 용해 효소lysozyme가 있어 세균으로부터 눈의 감염을 방지하는데, 이 효소는 눈물관lacrimal ducts을 통해 분비되어 눈의 안쪽/아래쪽 모서리의 눈물점lacrimal punctum으로 들어간다. 눈물과 분비물은 눈물점에서 눈물소관lacrimal canaliculus과 눈물주머니lacrimal sac, 그리고 코눈물관비루관, nasolacrimal duct을 통해 코로 흡수된다. 그림 7-6

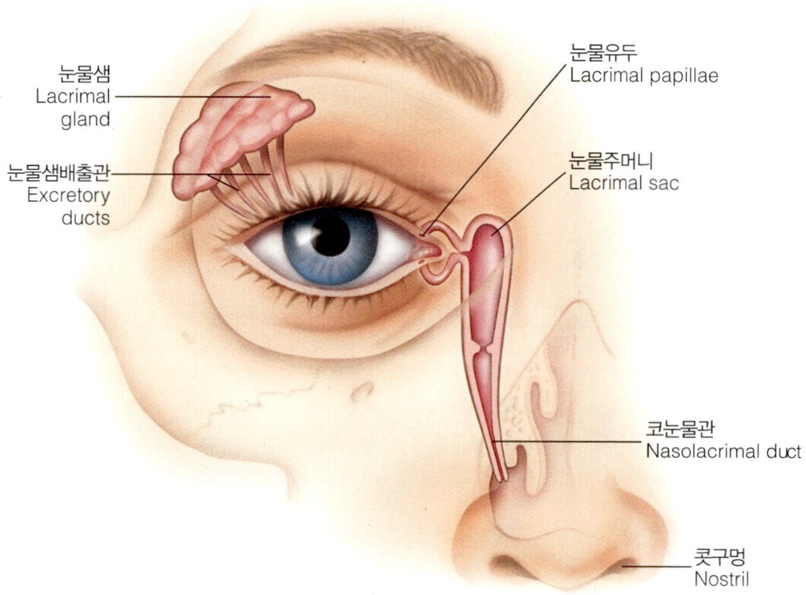

그림 7-6 눈과 관련된 기관

결막conjunctiva은 눈의 중요한 부속기관이다. 결막은 눈꺼풀과 눈의 노출된 하얀 부위를 덮고 있는 얇고 투명한 막으로써 점액mucous fluid을 분비하여 눈이 마르지 않도록 보호한다.

(2) 눈의 근육

어깨 · 목 · 머리, 그리고 전신의 근육과 마찬가지로, 눈에도 근육이 부착되어 있다. 눈의 앞쪽으로 진행하는 근육을 곧은근rectus, 비스듬하게 진행하는 근육을 빗근oblique이라고 부르며 이 근육들이 안구운동을 담당한다. 그림 7-7 참조

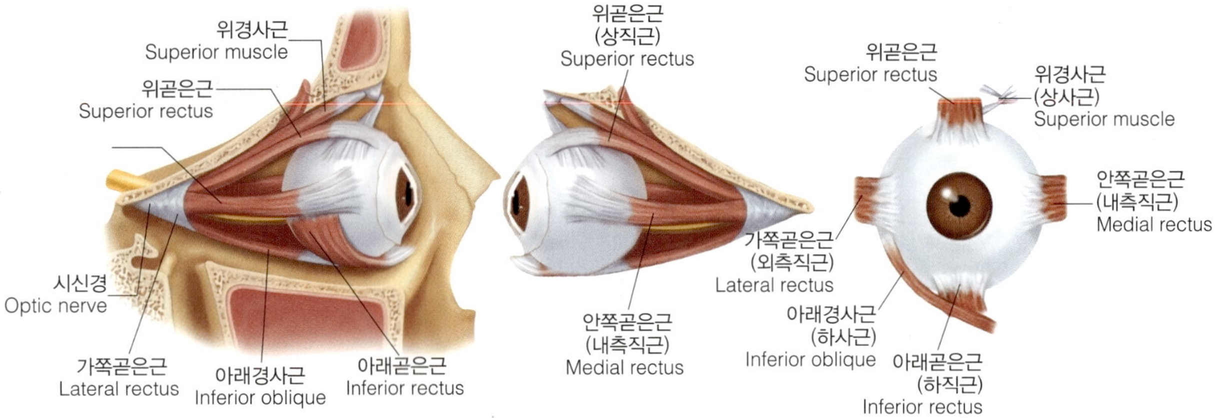

그림 7-7 눈의 근육

(3) 눈알 Eyeball

눈알은 세 개의 층으로 구성되어 있다.

① **흰자위막** Sclera : 흰자위막은 눈의 흰 부위로 가장 바깥에 위치한 막이다. 이 막은 질긴 섬유로 구성되어 있어 늘어나지 않는다. 흰자위막의 앞쪽은 각막 cornea 이라고 부르며 빛이 눈 안으로 들어갈 수 있도록 투명한 것이 특징이다.

② **포도막** Uvea : 포도막은 눈의 가운데 막으로 얼킴막 맥락막층, choroid layer, 섬모체 ciliary body, 홍채 iris 세 부분으로 구성되어 있다. 포도막은 눈 안쪽의 뉴런에 혈액을 공급하는 많은 혈관을 가지고 있어 어두운 색을 띠고 있으며 색소가 많고 어둡기 때문에 빛이 흡수되고 눈 안으로 반사되지 않는다. 섬모체는 민무늬근이며, 수정체 lens 주변을 싸고 있다. 섬모체로부터 걸이인대 suspensory ligament 가 뻗어 나와 수정체 주변을 피막 capsule 으로 감싸고 있다. 섬모체, 걸이인대, 그리고 피막은 수정체를 둘러싸고 눈 안에서 하나의 층을 형성한다. 또한 섬모체는 안구앞공간 anterior chamber 과 안구뒤공간 posterior chamber 에서 볼 수 있는 눈방수 aqueous humor 라는 묽은 액체를 분비한다. 이 액체는 지속적으로 만들어지기 때문에 슐렘관 canal of Schlemn 이라고 부르는 혈관을 통하여 지속적으로 재흡수된다. 홍채는 색깔을 가진 부위로 민무늬근이며 동공 pupil 의 크기를 변화시켜 빛의 수정체 통과를 조절한다. 그림 7-8 참조

③ **망막** Retina : 망막은 눈의 가장 안쪽의 막으로 투명한 젤리 같은 유리체액 vitreous humor 이 들어 있는 유리체 방 vitreous chamber 을 감싸고 있다.

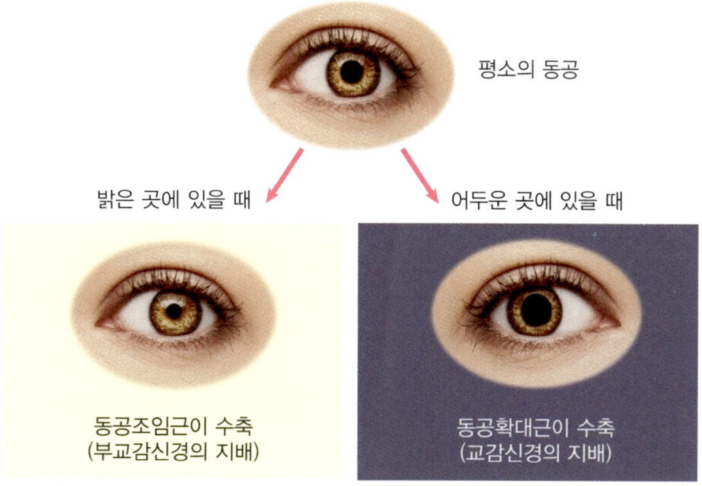

그림 7-8 어두운 곳에서 비대칭으로 확장된 동공

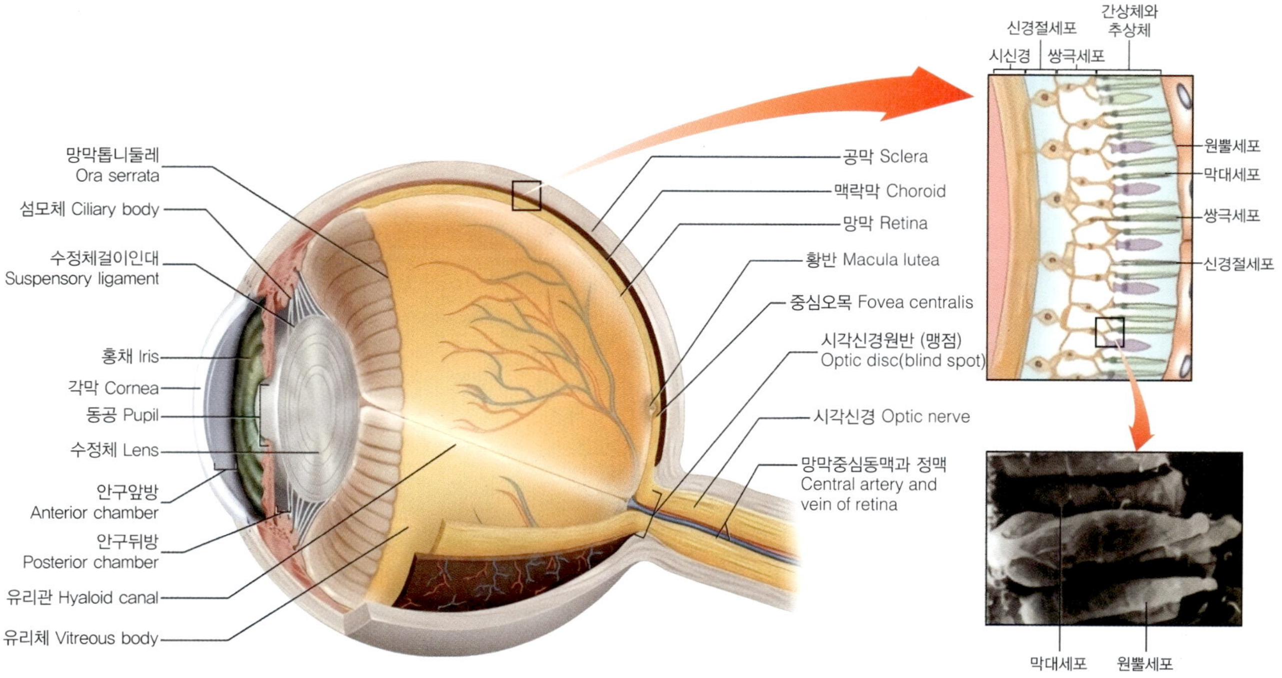

그림 7-9 눈의 망막 세포

망막에는 시각에 관련된 광수용기와 뉴런이 포함되어 있다. 양극성 뉴런의 축삭돌기가 모여 망막을 나와서 시각신경 시신경, optic nerve을 형성한다.

눈의 망막에는 두 가지 유형의 광학수용기photoreceptors인 막대세포rods와 원뿔세포cones가 있다. 막대세포는 회색영역무채색, noncolor vision과 고도low-light가 낮은 상태에서 작용하는 광학수용기로 반응 시에 국소전위를 유발하는 시홍시각색소, rhodopsin을 가지고 있다. 원뿔세포는 색각을 감지하는 광학수용기로 최대시력best visual acuity을 담당한다. 또한 요돕신iodopsin에 반응해 국소전위를 유발한다.

원뿔세포는 막대세포보다 더 밝은 빛이 필요하고 녹색, 적색, 청색 중 하나에만 반응한다. 하지만 다른 두 가지 색에 대해서도 약간의 반응은 있다. 막대와 원뿔세포는 망막의 가장 안쪽 부위의 맥락막 근처에 위치하고 양극성 뉴런과 신경결합을 하며, 이것이 다시 신경절세포ganglion cells와 신경결합을 하게 된다. 이 세포의 축삭돌기가 시각신경을 형성한다. 빛은 뉴런의 층을 통과해야만 막대나 원뿔세포에 도달하게 된다.

막대세포와 원뿔세포는 망막 부위에 따라 분포가 다르다. 막대세포는 망막에 약 1억 2천만 개가 존재하며 원뿔세포보다 10~20배 많다. 눈보개검안경, ophthalmoscope로 눈 뒤쪽의 망막을 관찰하면 시각신경원반optic disc, 황반macula lutea, 중심오목centralis fovea을 볼 수 있다. 그림 7-9 참조

④ **시각신경원반**Optic disc : 시각신경원반은 혈관이 눈 안으로 들어가고 시각신경의 축삭돌기가 눈 밖으로 나오는 부위이다. 망막의 내측에 위치하며 수용기가 없어 기능적으로 시력에 관여되지 않는다.

⑤ **황반**Macula lutea : 황반은 수정체 중심 바로 직/후방에 위치하며 막대세포보다 원뿔세포가 많다. 시각세포가 밀집되어 있어 빛을 선명하고 정확하게 받아들이는 부분이다.

⑥ **중심오목**중심와, Central fovea : 황반의 중심에 있으며 작은 함몰부처럼 보인다. 망막의 다른 부분보다 원뿔세포가 밀집되어 있어 빛을 가장 선명하고 정확하게 받아들일 수 있어 물체를 확실히 볼 수 있는 곳이다. 주로 적색과 녹색을 구분하는데 이 부분에 장애가 있으면 색맹이 된다.

중심오목 주변으로 갈수록 원뿔세포의 수는 급격히 감소한다. 이 곳에는 막대세포와 원뿔세포가 혼재되어 있기 때문에 적색과 녹색을 포함한 전체 물체의 색을 구별한다.

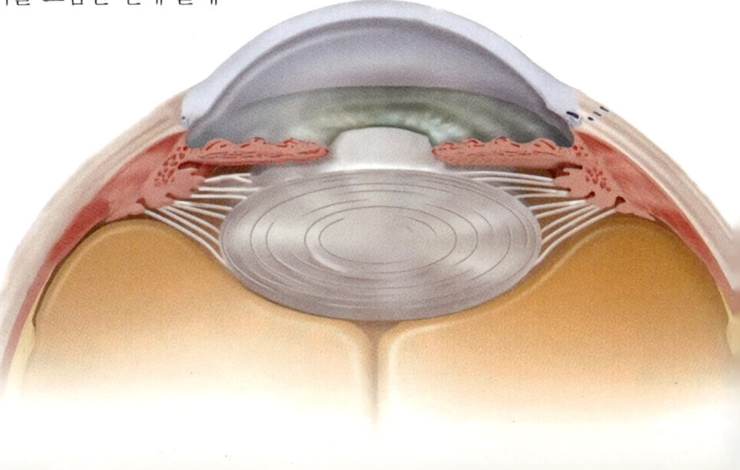

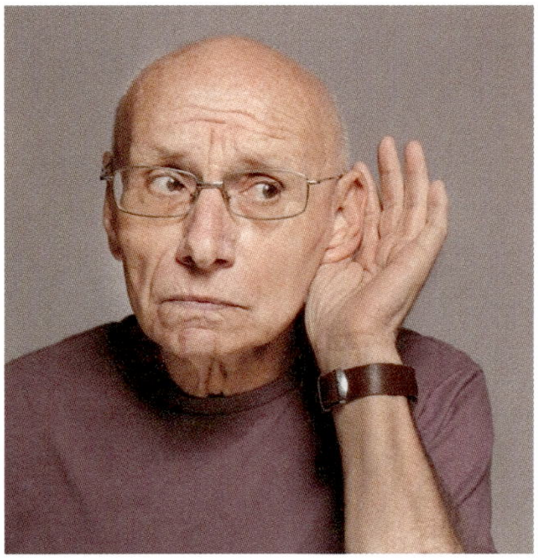

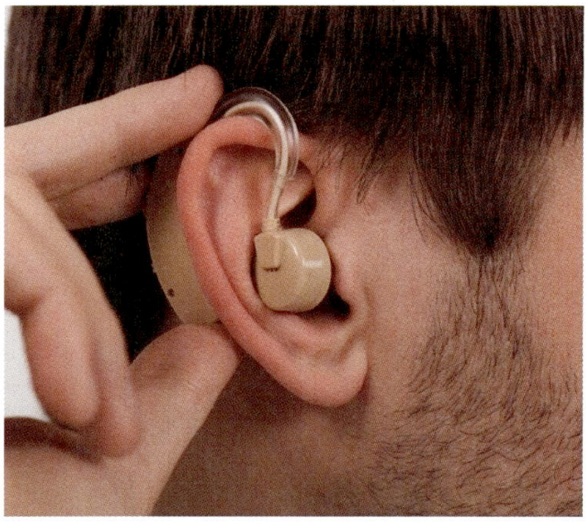

2. 청각Hearing; Auditory sensation

청각hearing은 공기를 통과한 소리의 파동을 해석하는 감각이다. 청각을 이해하기 위해서는 먼저 소리의 특징을 이해할 필요가 있다. 소리는 공기입자의 파동으로 전달되는데, 입자의 파동이 딱딱한 물질을 때리게 되면 그 고형물질이 진동하게 된다. 파동의 빈도파동의 전달 횟수가 소리의 높음과 낮음pitch을 결정하며 소리의 높낮이는 초당 주기, 즉 헤르츠Hz로 나타낸다. 주기가 빠른 소리는 고음treble, 주기가 느린 소리는 저음bass이 된다. 대부분의 사람은 음성영역인 1,500~5,000Hz의 소리를 들을 수 있으며 청각이 예민한 사람은 20~20,000Hz, 즉 초당 20,000회의 진동까지 들을 수 있다.

소리의 세기는 소리 파동의 크기, 즉 고형물질의 진동 폭에 의해서 결정된다. 진동이 클수록 소리는 커지며 그 세기는 데시벨dB로 나타낸다.

귀는 매우 정교한 청각 장기임과 동시에 평형감각을 담당하는 장기이기도 하다.

귀는 바깥귀outer ear, 가운데귀middle ear, 속귀inner ear 세 부위로 나눌 수 있다. 그림 7-10

① 바깥귀는 귓바퀴pinna와 바깥귀길외이도, auditory canal로 나누어지며, 귓바퀴는 탄력연골elastic cartilage로 구성되어 있고 소리를 전달한다.

바깥귀길은 바깥구멍외이공, external auditory meatus이라고 불리는 관자뼈temporal bone의 구멍에서 시작하여 고막tympanic membrane, eardrum까지 연결되어 있다.

바깥귀길 안은 피부와 귀지cerumen, earwax를 만드는 귀지샘ceruminous gland으로 덮여 있다. 바깥귀길 안의 털은 끈적끈적한 귀지로 덮여 있어 곤충이 안쪽으로 깊숙이 들어갈 수 없게 만들며, pH가 낮을 뿐만 아니라 용해소체lysosome도 가지고 있어 세균번식을 방지한다. 고막은 바깥귀와 가운데귀를 구분하며 가로 9mm×세로 8mm×두께 0.1mm 크기의 진주 모양의 색을 띠는 얇은 막이다.

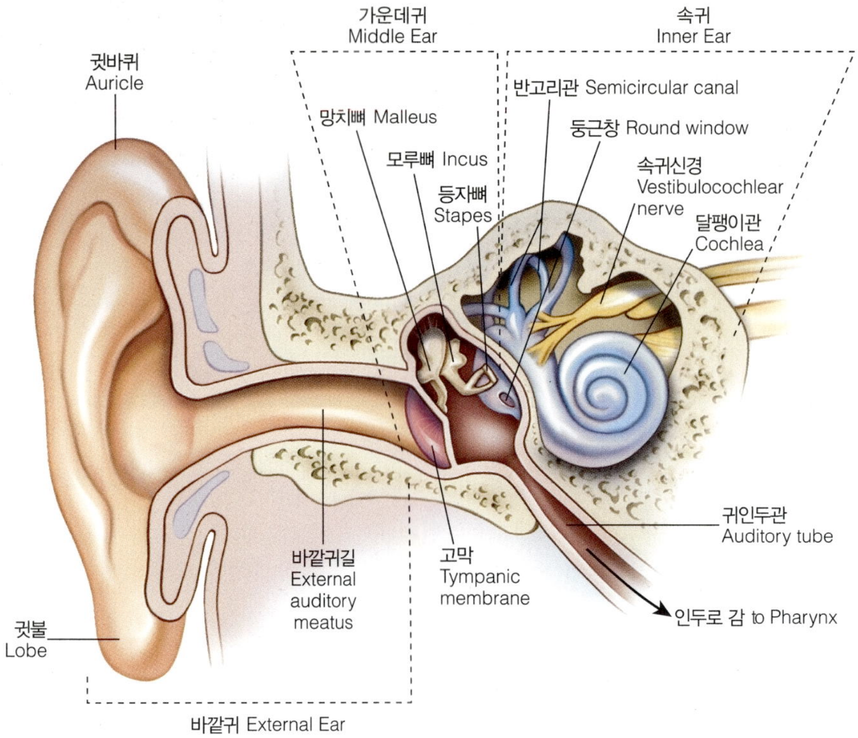

그림 7-10 귀의 구조

② 가운데귀에는 귓속뼈auditory ossicles라고 불리는 망치뼈malleus, 모루뼈incus, 등자뼈stapes라는 세 개의 작은 뼈가 있다. 망치뼈는 고막에 부착되어 있고 모루뼈와 윤활관절synovial joint을 형성한다. 모루뼈도 세 번째 뼈인 등자뼈와 윤활관절을 이룬다. 등자뼈는 내이의 시작점인 막으로 안뜰창fenestra ovalis과 연결되어 있다.

유스타키오관Eustachian tube으로 알려진 귀인두관auditory tube은 중이와 코인두를 연결한다. 평소에는 납작하게 닫혀 있지만 하품을 하거나 음식물을 삼킬 때 열리면서 가운데 귀로 공기가 들어가게 하여 고막 양쪽의 압력을 동일하게 만든다. 비행기나 엘리베이터가 갑자기 상승할 때 갑작스러운 압력의 변화로 귀 속에서 '펑'하는 소리나 통증은 바깥귀와 가운데귀의 압력차이로 발생한다. 이런 경우에 침을 삼키거나 하품을 하면 통증을 줄일 수 있다.

코인두비인강, nasopharynx의 점막은 고실, 꼭지벌집으로 둘러싸인 점막과 연속적인 구조이다. 이러한 구조는 가운데귀염을 유발할 수 있으며 꼭지벌집으로 퍼져 꼭지돌기염을 발생한다.

③ 속귀는 체액으로 채워진 반원모형과 나선모양의 튜브가 관자뼈의 뼈미로bony labyrinth, maze에 박혀 있는 복잡한 구조물이다. 청신경auditory nerve은 속귀에서 두

개의 분지로 나눠진다. 달팽이분지 속귀분지, cochlear branch는 청각, 안뜰분지 전정분지, vestibular branch는 평형감각을 전달한다. 또한 반고리관 반원형관, semicircular canals들이 속귀에 있는데 이것들은 청각에는 관여하지 않고 평형감각을 담당한다. 그림 7-11

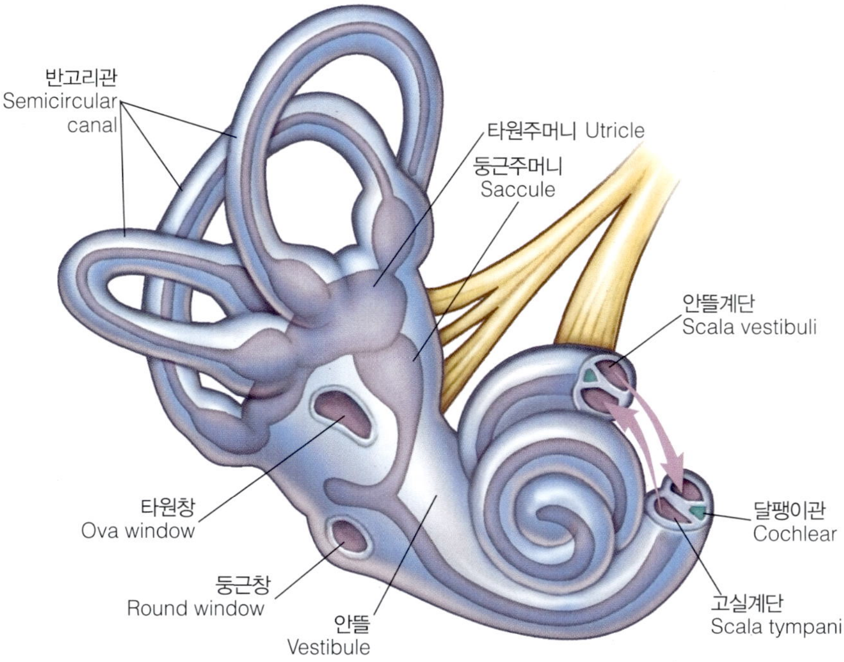

그림 7-11 속귀의 구조

가운데귀의 등자뼈 stapes는 안뜰 vestibule에 위치한 안뜰창의 막에 연결되어 있다. 이 안뜰창이 등자뼈와 미로의 안에 있는 달팽이관 cochlear으로 불리는 달팽이 모양의 튜브 사이를 분리시킨다. 달팽이관은 액체로 채워져 있고, 두 바퀴 반 꼬여있는 형태이며 안뜰창에서 시작하여 달팽이창 fenestra cochlea에서 끝난다.

3. 후각 Olfactory sensation

냄새감각을 후각 olfaction이라 한다. 후각과 미각은 음식의 풍미를 느끼게 만든다. 인간은 일천 이백만 개의 후각 수용기를 갖고 있지만 다른 포유류에 비해 후각능력은 매우 미약하다. 후각 수용기는 코 천장 부위의 점막에 위치하고 이것을 후각점막 olfactory mucosa이라고 부른다. 반면 코 안의 또 다른 점막인 호흡점막 respiratory mucosa은 감각기능이 없다. 후각세포는 벌집뼈 ethmoidal bone와 체판 cribriform plate의 구멍을 통해 점막에 도달한다. 그림 7-12

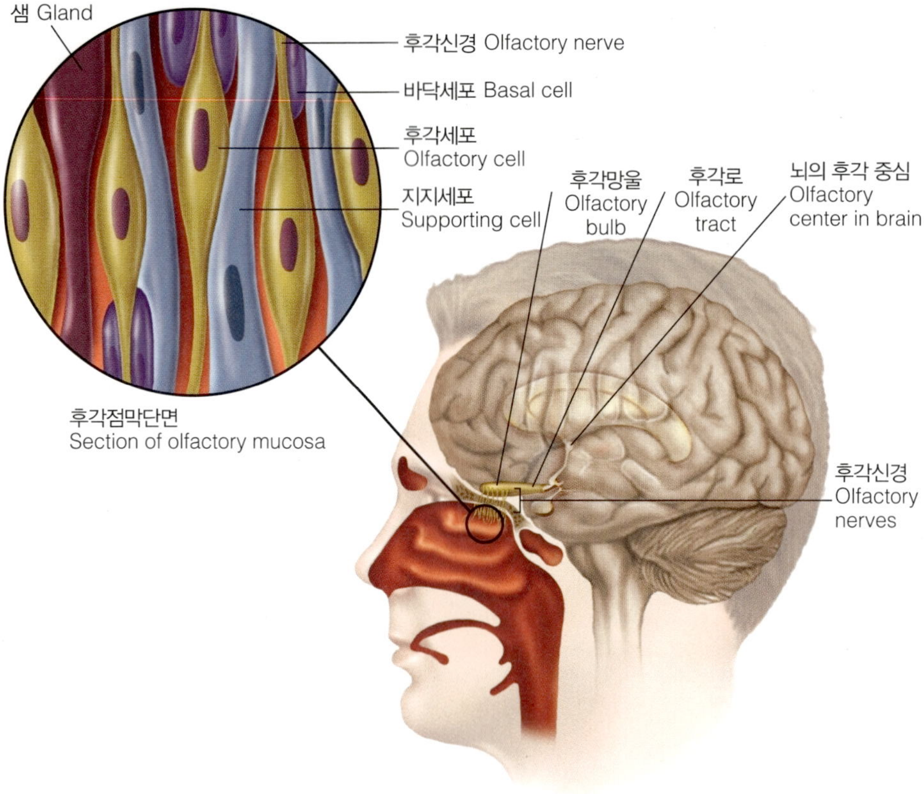

그림 7-12 후각기관

(1) 냄새수용기

일천 이백만 개의 후각세포 olfactory cells는 양극성 뉴런이다. 컵처럼 생긴 세포는 냄새털 olfactory hairs이라 부르며, 섬모 cilia를 가지고 있어 여기에 냄새입자가 결합한다. 후각세포는 후각신경 1번 뇌신경의 후각망울로부터 나와서 체판을 통과하여 후각점막에 분포한다. 후각세포는 약 60일 정도 생존하고 근처의 기저세포가 죽은 후각세포를 대체한다.

(2) 냄새의 전달

후각세포는 하나의 냄새마다 한 가지 유형의 수용기를 가지고 있다. 냄새입자가 수용기와 결합되면 국소전위 local potential가 만들어진다. 후각세포의 방아쇠영역에서 자극이 역치 threshold를 넘으면 활동전위 action potential가 만들어져서 1번 뇌신경의 후각망울 안에 있는 신경연접 synapse으로 전달된다.

(3) 후각의 전달경로

후각의 전달경로는 특수감각 중에서 시상을 통과하지 않고 일반 감각영역까지 도달하는 유일한 특수감각이다. 후각의 일반 감각영역은 관자엽측두엽, temporal lobe에 있으며 연합영역은 이마엽전두엽, frontal lobe에 위치한다. 뇌의 연합영역association area에서 이전에 감지했던 신호와 비교하여 냄새를 구분한다. 그림 7-13

다른 특수감각과 마찬가지로 후각의 전달경로는 시상하부나 뇌편도에도 감각신호를 전달한다. 시상하부에 의해서 기침이나 재채기 같은 신체반응을 하면 뇌편도가 냄새에 대한 정서적 반응을 유발한다.

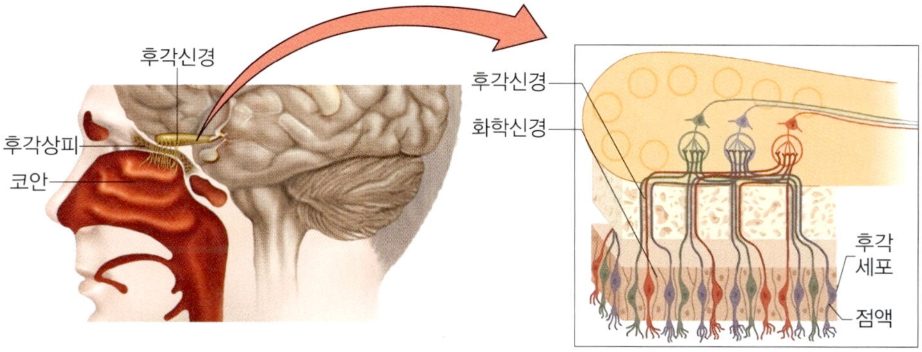

그림 7-13　후각의 전달경로

4. 미각Taste sensation: Gustatory sensation

맛보기gustation는 미각taste의 용어이다. 인간의 구강에는 약 10,000개의 맛봉오리미뢰, taste bud가 존재한다. 대부분의 맛봉오리는 혀에 있지만 일부는 볼이나 물렁입천장연구개, soft palate, 후두larynx와 후두개epiglottis에 존재한다.

(1) 맛 수용기

혀의 표면에는 혀유두lingual papillae라고 불리는 돌기가 있다. 이것들의 대다수는 다수의 맛봉오리taste buds를 가지고 있고 여러 형태의 세포로 만들어져 있다. 세포의 형태는 총 3가지로 나눌 수 있다. 그림 7-14

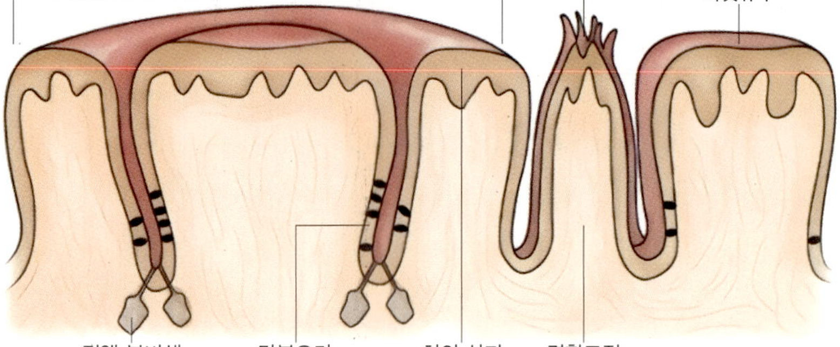

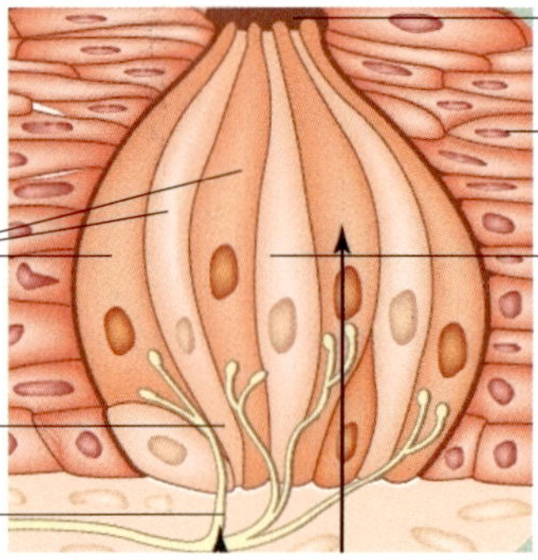

그림 7-14 혀의 조직세포

① **맛세포** 미각세포, Taste cell

바나나 모양이고 표면에 미각털 미세융모, taste hair을 가지고 있다. 미각의 화학수용기인 미각털은 입으로 들어온 물질과 맛봉오리의 미각구멍 taste pore을 통해 접촉한다. 맛세포는 신경세포 뉴런가 아니며 기저 부위에 감각신경을 가진 상피세포이다. 미각털의 수용기에 화학물질이 결합되어 자극을 받으면, 맛세포는 신경전달물질 neurotransmitter을 분비하여 감각신경을 자극한다. 맛세포의 생존주기는 약 10일이다.

② **바닥세포** Basal cell

맛봉오리 안의 줄기세포이며 죽은 맛세포를 대체한다.

③ **지지세포** Support cell

맛봉오리 안에서 50~150개의 맛세포를 지지한다. 감각능력은 없다.

(2) 맛의 전달

입으로 들어온 물질은 침에 녹은 후 미각구멍을 통해 미각털과 접촉된다. 미각세포에 의해 다섯 가지 기본 미각이 느껴진다. 기본미각은 구강의 모든 맛세포에서 감지할 수 있지만 특정한 맛의 수용기는 혀의 일부 지역에 편중되어 있다. 다섯 가지 기본 미각은 다음과 같다. 그림 7-15

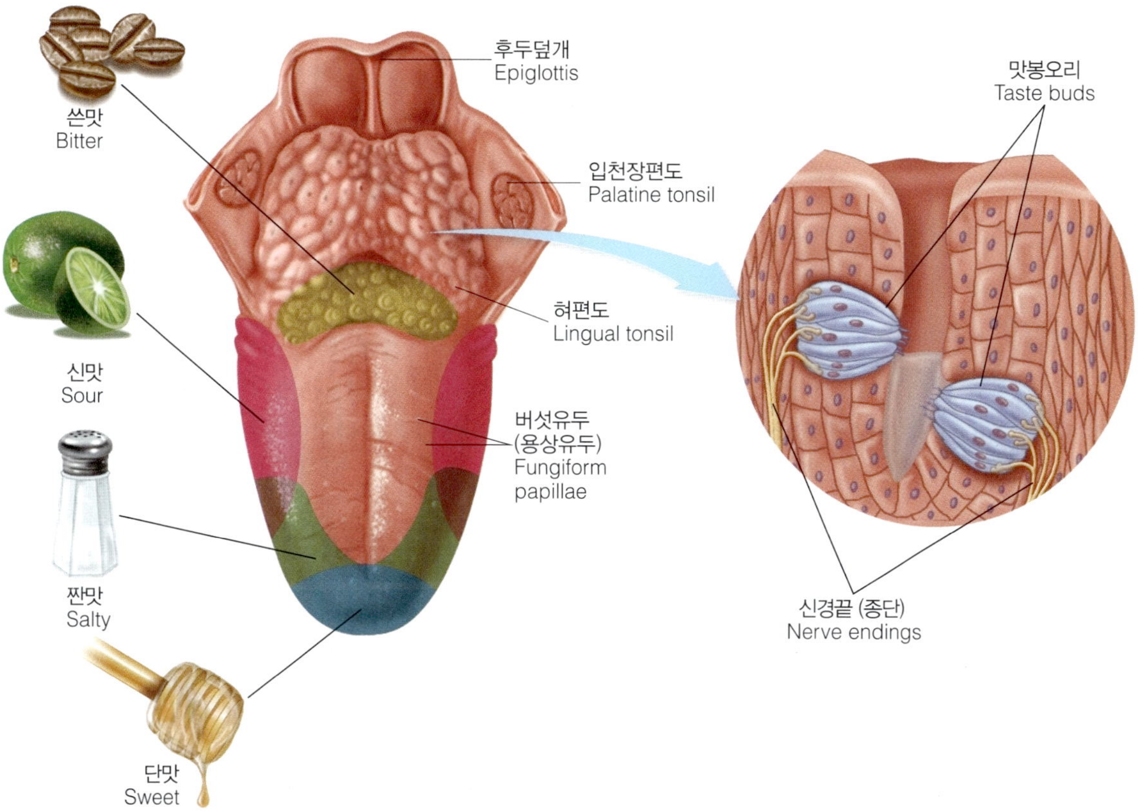

그림 7–15 혀의 미각

① 미각

- **짠맛**Salty : 소금NaCl과 같은 맛으로 미각털에 결합하는 소금이온에 의해 느껴진다. NaCl은 이온 결합되어 있는 물질로서 침에 녹으면 Na^+와 Cl^-를 만든다. 혀 옆 부분이 짠맛을 가장 민감하게 감지한다.
- **단맛**Sweet : 설탕에서 느껴진다. 혀 끝 부위가 단맛에 가장 민감하다.
- **신맛**Sour : 산에 의해 느껴진다. 혀 옆 부위에서 가장 밀도가 높다.
- **쓴맛**Bitter : 카페인이나 니코틴 그리고 토닉워터의 퀴닌 같은 알칼리와 관련된다. 또한 상한 음식물과도 연관된다. 혀 뒤쪽에서 가장 밀도가 높다.
- **감칠맛**Umami : 미각털에 아미노산이 결합하여 감칠맛고기맛을 느낀다. 고기나 치킨 수프의 맛이 감칠맛의 예이며 구강 전체에서 느낀다.

감각은 감각신호가 뇌로 전달되어 느껴지는 것인 반면, 지각인식은 뇌가 감각신호를 해석하여 느껴지는 것이다. 위에서 언급한 기본 미각 이외에 다른 맛이 있다는 것을 경험적으로 알 것이다. 이러한 맛의 다양성은 다섯 가지 기본 맛의 조합일 뿐만이 아니라 질감, 냄새, 심지어 통증후추 등이 맛과 함께 뇌로 전달되어서 풍미flavors를 형성하는 것이다.

(3) 미각의 전달경로

세 개의 뇌신경–얼굴신경안면신경, facial nerve, 혀인두신경glossopharyngeal nerve, 미주신경vagus nerve–이 미각의 감각신호를 전달한다. 얼굴신경뇌신경Ⅶ 가지인 고실끈 신경이 혀 앞쪽 2/3를 지배하며 인두신경뇌신경Ⅸ은 혀 뒤쪽 1/3의 맛봉오리, 그리고 미주신경뇌신경Ⅹ은 구강의 다른 맛봉오리에서 받은 신호를 전달한다. 미각의 전달경로는 최종적으로 대뇌의 가쪽고랑lateral sulcus 근처의 마루엽 연합구역association area에 도달한다.

시상하부와 뇌편도로 가는 감각신호는 미각에 대한 침의 생성, 메스꺼움, 감성적 반응을 유발할 수 있다. 자극이 증가하면 신경전도의 활동전위 빈도가 커지며 동일 자극이 지속될 때 감각의 순응작용도 상대적으로 일찍 발생한다. 그림 7-16

Check point

1. 결막Conjunctiva : 눈꺼풀과 눈의 노출된 하얀 부위를 덮고 있는 얇고 투명한 막으로써 점액mucous fluid을 분비하여 눈이 마르지 않도록 보호하는 기관
2. 유스타키오관Eustachian tube, 귀인두관auditory tube : 중이와 인두nasopharynx를 연결하며 평소에는 납작하게 닫혀 있지만 하품을 하거나 음식물을 삼킬 때 열리면서 가운데귀로 공기가 들어가게 하여 고막 양쪽의 압력을 동일하게 만드는 기관
3. 다섯 가지 기본 미각은 단맛, 짠맛, 신맛, 쓴맛, 감칠맛이다.

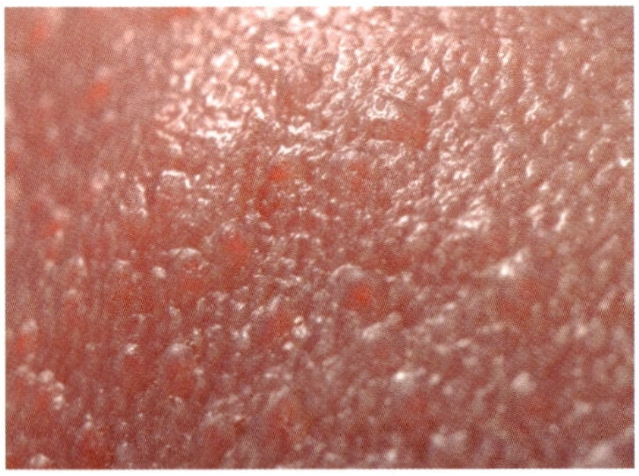

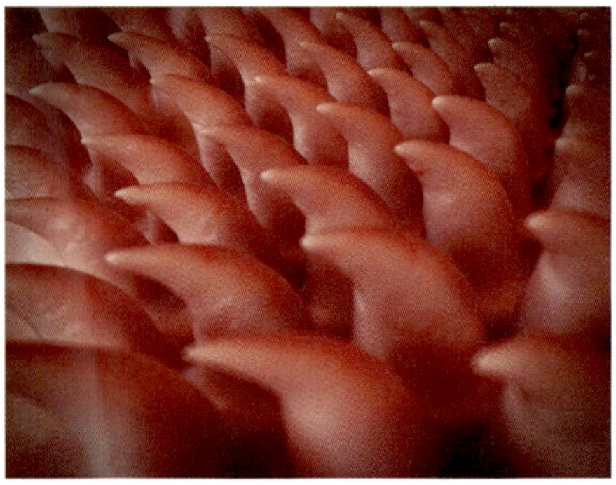

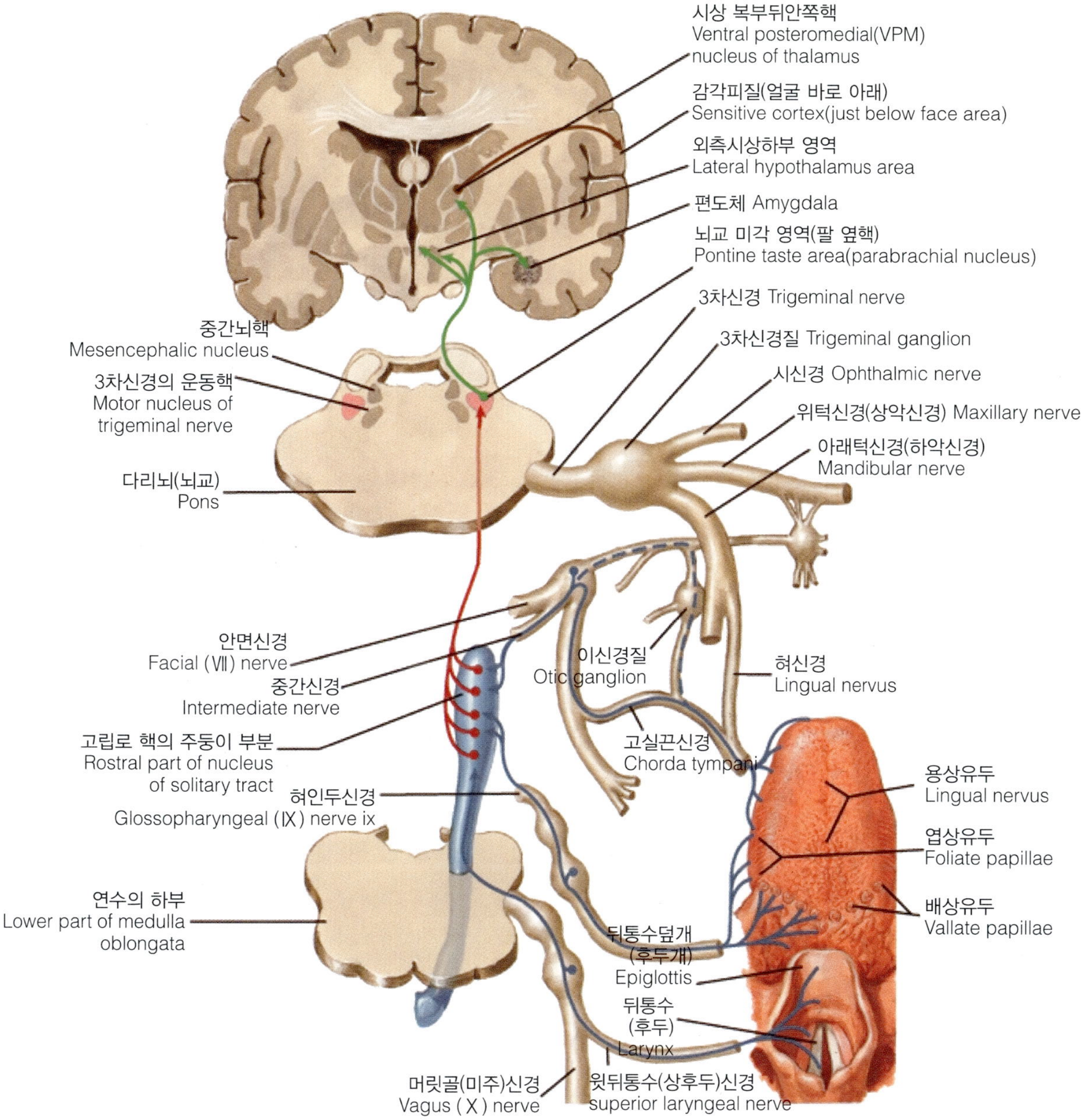

시상 복부뒤안쪽핵
Ventral posteromedial(VPM) nucleus of thalamus
감각피질(얼굴 바로 아래)
Sensitive cortex(just below face area)
외측시상하부 영역
Lateral hypothalamus area
편도체 Amygdala
뇌교 미각 영역(팔 옆핵)
Pontine taste area(parabrachial nucleus)
3차신경 Trigeminal nerve
3차신경질 Trigeminal ganglion
시신경 Ophthalmic nerve
위턱신경(상악신경) Maxillary nerve
아래턱신경(하악신경)
Mandibular nerve
중간뇌핵
Mesencephalic nucleus
3차신경의 운동핵
Motor nucleus of trigeminal nerve
다리뇌(뇌교)
Pons
안면신경
Facial (Ⅶ) nerve
중간신경
Intermediate nerve
고립로 핵의 주둥이 부분
Rostral part of nucleus of solitary tract
혀인두신경
Glossopharyngeal (Ⅸ) nerve ix
이신경질
Otic ganglion
혀신경
Lingual nervus
고실끈신경
Chorda tympani
용상유두
Lingual nervus
엽상유두
Foliate papillae
배상유두
Vallate papillae
연수의 하부
Lower part of medulla oblongata
뒤통수덮개
(후두개)
Epiglottis
뒤통수
(후두)
Larynx
머릿골(미주)신경
Vagus (Ⅹ) nerve
윗뒤통수(상후두)신경
superior laryngeal nerve

그림 7–16 맛의 경로

핵심문제 Ccheck point Exercises

1. 다음 중 냉점에 위치하여 냉각을 느끼게 하며 약한 압력과 진동에도 반응하는 소체는?

① 루피니 소체 ② 크라우제 소체
③ 마이스너 소체 ④ 파치니 소체

2. 힘줄에 둘러싸여 있는 고유감각수용기로써 근육과 힘줄의 연결부위에 위치하고 있으며, 근육-힘줄의 장력 변화에 민감하게 반응하는 해부학적 구조물은?

① 근방추 ② 골지힘줄기관
③ 관절수용기 ④ 감각신경종말

3. 다음 중 눈꺼풀과 눈의 노출된 하얀 부위를 덮고 있는 얇고 투명한 막은 무엇인가?

① 눈썹(eyebrows)
② 눈꺼풀(eyelids)
③ 눈물점(lacrimal punctum)
④ 결막(conjunctiva)

4. 안구(eyeball)를 구성하는 세 개의 층 중 하나는?

① 시각신경원반(optic disc)
② 공막(sclera)
③ 안색소층(uvea)
④ 망막(retina)

5. 귀의 해부학 중 망치뼈(malleus), 모루뼈(incus), 등자뼈(stapes)로 세 개의 작은 뼈가 있는 공간은?

① 외이(outer ear)
② 중이(middle ear)
③ 내이(inner ear)
④ 체판(cribriform plate)

6. 특수감각 중에서 시상을 통과하지 않고 일반 감각영역까지 도달하는 유일한 특수 감각 부분은 어디인가?

① 청각 ② 시각
③ 후각 ④ 촉각

7. 다음 중 미각과 연결되어 있는 신경이 <u>아닌</u> 것은?

① 혀인두신경(glossopharyngeal nerve)
② 미주신경(vagus nerve)
③ 안면신경(facial nerve)
④ 갓돌림신경(abducens nerve)

8. 맛봉오리 안의 줄기세포이며, 죽은 맛세포를 대체하는 세포는?

① 맛세포 ② 바닥세포
③ 지지세포 ④ 저항세포

Chapter 8.

순환계통

Circulatory system

1. 순환계통의 이해
2. 혈액의 구성과 기능
3. 심장의 구조와 기능
4. 혈관의 구조와 기능
5. 순환경로와 혈관
6. 면역체계의 이해
7. 림프계의 순환

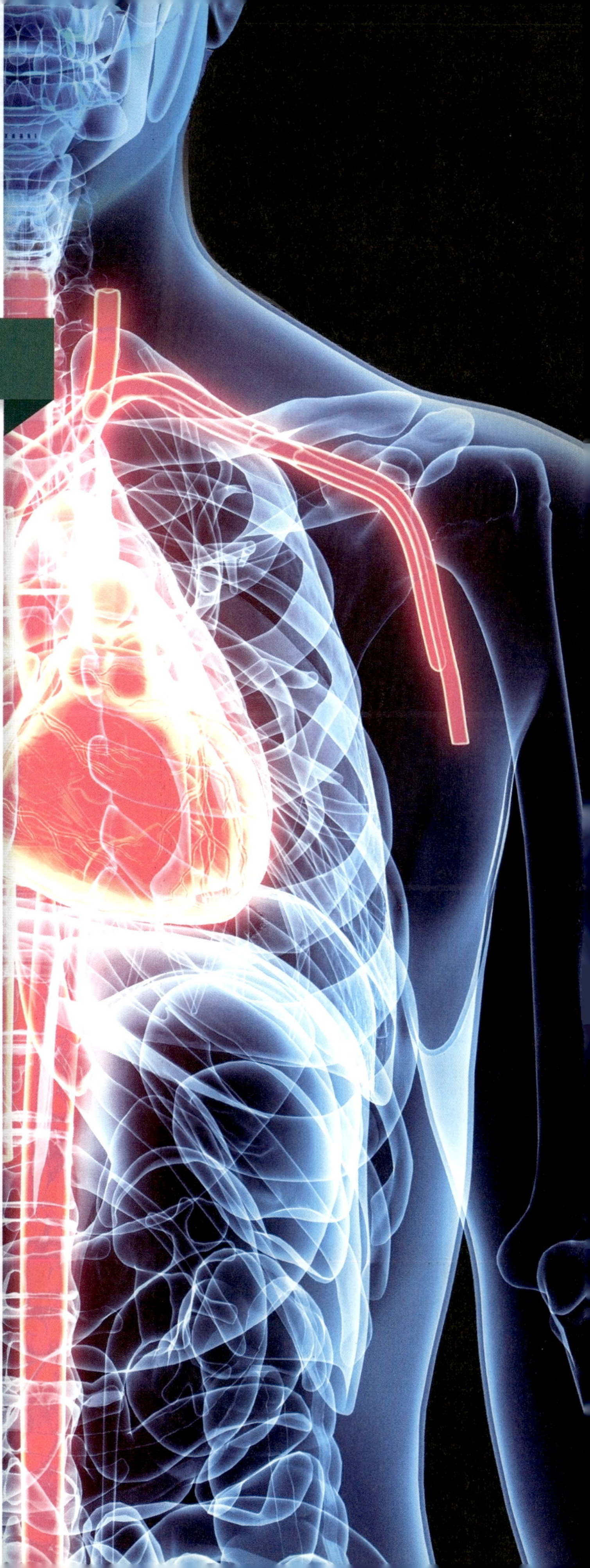

학습목표

1. 순환계의 구조와 기능을 설명할 수 있다.
2. 혈액의 구성성분과 기능을 설명할 수 있다.
3. 심장의 구조와 수축 전도를 설명할 수 있다.
4. 동맥과 정맥, 그리고 모세혈관의 차이를 설명할 수 있다.
5. 허파순환과 온몸순환을 설명할 수 있다.
6. 림프계와 면역체계를 설명할 수 있다.

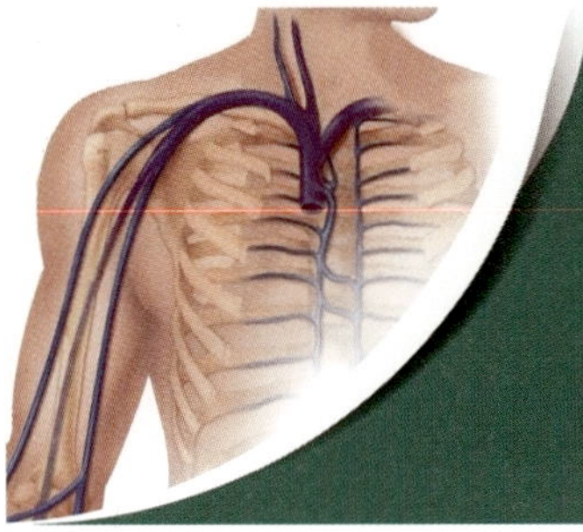

Chapter 8. 순환계통

Circulatory system

1. 순환계통의 이해 Understanding of Circulatory System

순환계통circulatory system은 몸 속 전신순환의 주체인 심장heart과 심장이 수축하여 순환하게 되는 혈액blood, 그리고 혈액이 운반되는 통로인 혈관blood vessel으로 구성된다.

심장은 순환계통의 중추적인 역할을 하는 기관으로, 일정한 수축과 이완을 통해 인체 내 물질대사와 순환을 주관하며 인체가 살아갈 수 있는 환경을 제공한다.

혈액은 유형성분formed element과 혈장blood plasma으로 나뉘며 심장의 펌프질을 통해 산소와 영양분을 세포에 공급하고 물질대사 후의 노폐물을 운반하는 역할을 통해 신체 내 항상성을 유지하는 기능을 한다.

혈관은 심장이 박출한 혈액이 순환하여 다시 심장으로 되돌아오는 통로일 뿐만 아니라 혈관의 수축과 이완을 통해 인체 내 혈압의 높고 낮아짐에 영향을 미치는 역할을 한다.

Check point

1. 순환계통의 주요 구성요소 : 심장, 혈액, 혈관
2. 혈관 : 심장이 박출한 혈액이 순환하여 다시 심장으로 되돌아오는 통로일 뿐만 아니라 혈관의 수축과 이완을 통해 인체 내 혈압의 높고 낮아짐에 영향을 미치는 역할을 하는 기관

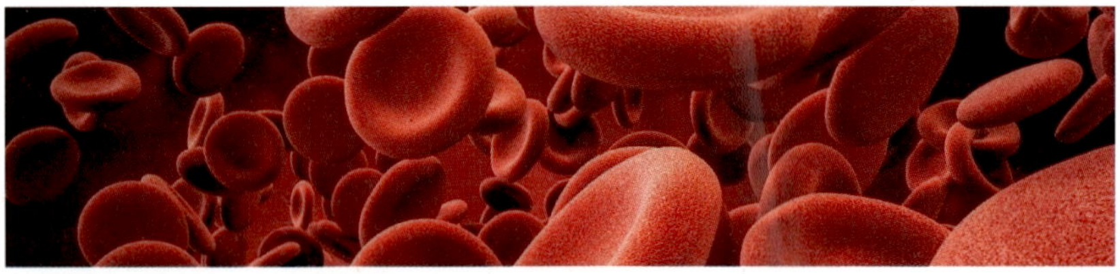

2. 혈액의 구성과 기능 Structure and Function of the Blood

1. 혈액 내 유형 성분 Formed elements in blood

혈액은 결합조직에 속하며 심장과 혈관을 통해 온 몸에 순환되는 세포 밖 체액의 한 부분이다. 혈액을 원심분리하면 유형성분과 혈장으로 나뉘고, 유형 성분은 전체의 45%로 적혈구 erythrocyte, red blood cell 와 백혈구 leukocyte , 그리고 혈소판 platelet 으로 구분된다.

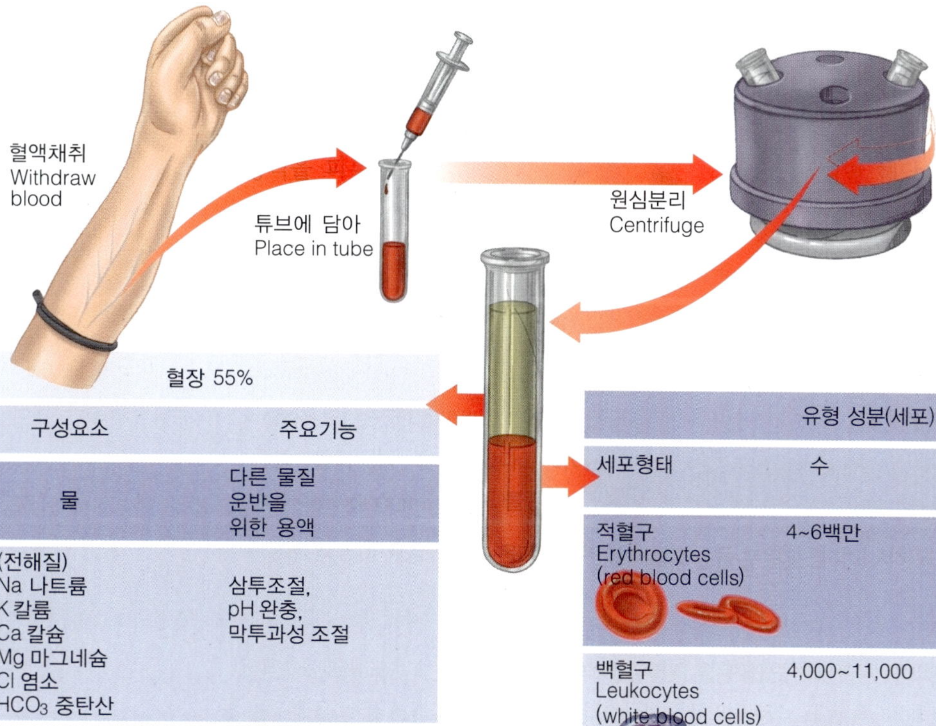

혈장 55%	
구성요소	주요기능
물	다른 물질 운반을 위한 용액
(전해질) Na 나트륨 K 칼륨 Ca 칼슘 Mg 마그네슘 Cl 염소 HCO_3 중탄산	삼투조절, pH 완충, 막투과성 조절
혈장단백 알부민 섬유소원 글로불린	 삼투조절, pH 완충 혈액의 응고 방어(항체)와 지질수송
혈액에 의한 물질이동 •영양소(당, 지방산, 비타민, 아미노산 등) •대사작용의 소비물질(요소, 요산) •호흡가스(산소, 이산화탄소) •호르몬	

유형 성분(세포)		
세포형태	수	기능
적혈구 Erythrocytes (red blood cells)	4~6백만	산소와 이산화탄소의 운반을 도와줌
백혈구 Leukocytes (white blood cells) 호염기성 Basophil 호산성 Eosinophil 호중성 Neutrophil 림프구 단핵구	4,000~11,000	방어와 면역
혈소판 Platelets	250,000~ 500,000	혈액응고

그림 8-1 혈액의 분리와 구성

(1) 적혈구 Erythrocyte

적혈구의 수명은 120일이고 지름은 약 7.5μm, 두께는 약 2.6μm이다. 골수에서 혈류로 들어오기 전에 핵nucleus과 세포소기관, 특히 사립체mitochondria가 소실되는 중앙부가 오목한 원반형 모양을 가지므로 동일한 용적의 타원형 세포에 비해 표면적이 커져서 적혈구의 산소가 세포로 빠르게 확산될 수 있도록 돕는 역할을 한다. 오목한 안쪽의 스펙트린 단백질이 바깥쪽의 적혈구 형질막을 유지하므로 좁은 모세혈관에서 변형된 모양으로 유연하게 통과할 수 있다.

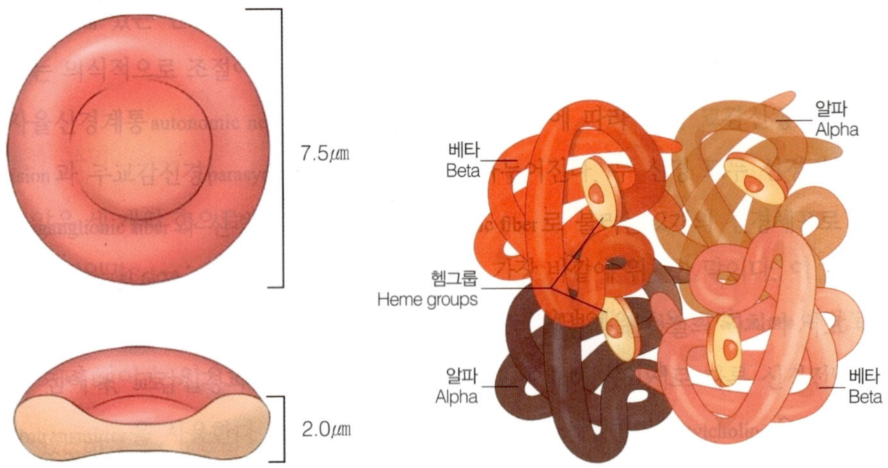

그림 8-2 적혈구와 혈색소의 구조

적혈구는 허파의 폐포낭alveolar sac으로부터 산소를 운반하여 세포에 전달하고, 세포 내 물질대사에서 발생한 이산화탄소를 폐포낭으로 운반하기 위해 헤모글로빈hemoglobin이라는 혈색소를 지니고 있다. 혈색소는 철분이 함유된 색소인 헴heme과 글로빈globin이라는 4개의 단백질로 구성된다. 이 중 2개는 알파사슬alpha chain, 다른 2개는 베타사슬beta chain을 형성하고 4개의 헴 그룹은 각각 1개씩 모두 4개의 O_2를 운반하며, 글로빈은 CO_2를 운반한다.

혈액 1mm^{3}당 성인 남성의 경우 450만~650만 개, 여성의 경우 390만~560만 개의 적혈구를 가지고 있다. 적혈구 생성촉진인자erythropoietin는 신장에서 90%, 간에서 10%가 골수로 공급되어 적혈구 생성을 조절한다.

(2) 백혈구 Leukocyte

백혈구는 유핵세포로 병원체에 대항하여 인체를 방어하고 보호하는 역할을 한다. 건강한 성인의 혈액에는 1mm^{3}당 5,000~10,000개 정도 존재한다.

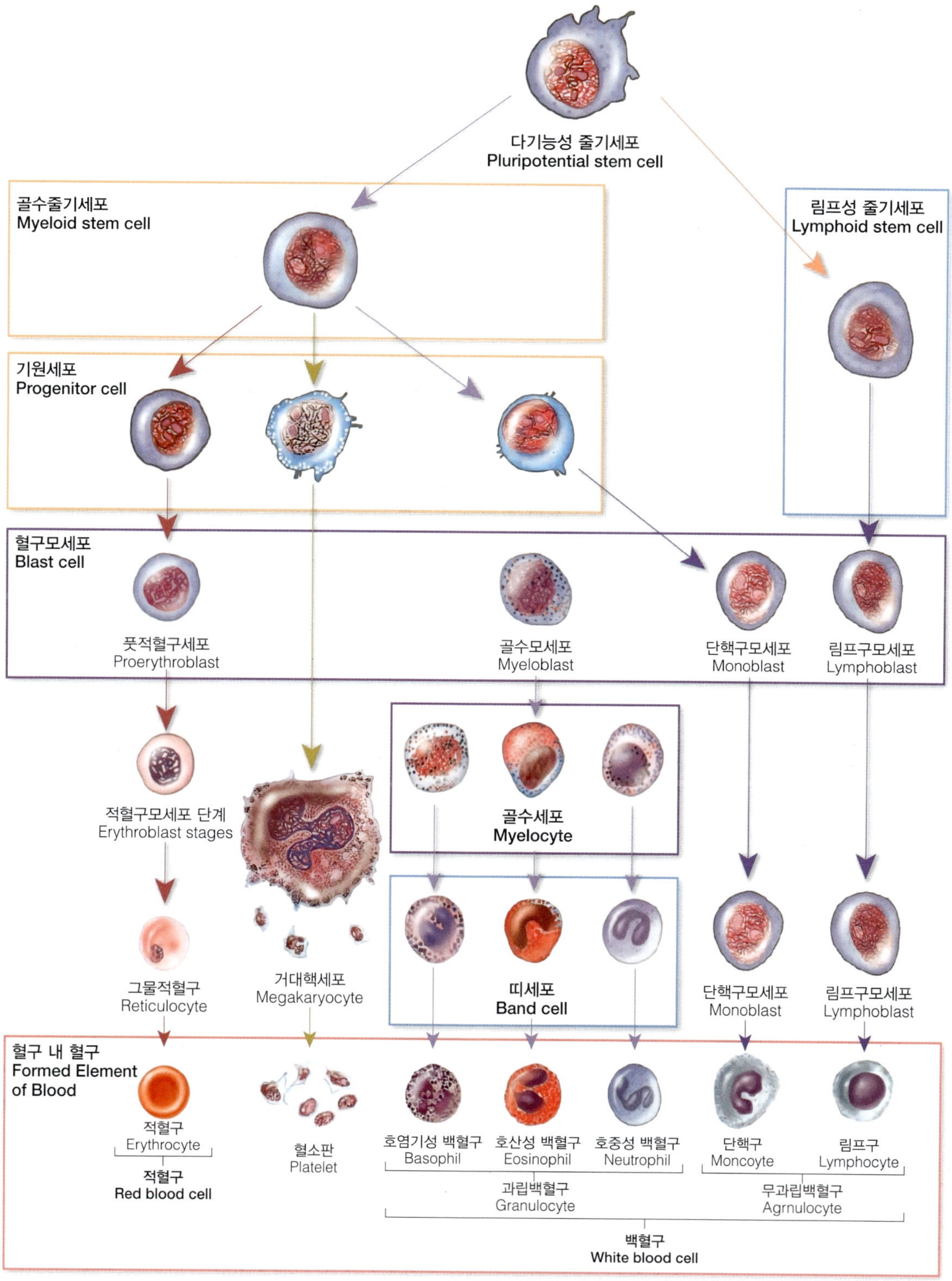

그림 8–3 골수에서의 혈액세포 분화

병원체에 감염 시 그 수는 더 증가한다. 세포질 내의 과립 유무에 따라 과립구granulocyte에는 호중구neutrophil, 호산구eosinophil, 호염기구basophil가 있고, 무과립구agranulocyte에는 단핵구monocyte와 림프구lymphocyte가 있다.

① 호중구

호중구는 백혈구의 60~70%로 그 수가 가장 많다. 지름은 9~12μm로 핵은 3~5개의 배엽이 가느다랗게 서로 연결되어 있다. 또한 세포질에는 가수분해효소를 함유한 용해소체를 갖는 과립이 있어 식균 작용을 통한 탐식능력이 있으며, 급성염증 시 그 수가 증가하고, 병원체가 인체에 침입하면 제일 먼저 신체를 보호하기 위해 방어하는 1차 저지선을 구축한다.

② 호산구

호산구의 지름은 10~14μm로 적혈구보다 약 1.5배 크고 전체 백혈구의 1~4%를 차지하며, 핵은 얇은 가닥에 의해 연결된 두 개의 커다란 조각을 보유하고 일반적으로 산성 염색 시에 붉은 색을 띤다. 호산구는 알레르기성 질환이나 기생충 감염 시에 그 수가 증가하고 특히, 항원-항체 복합체 반응에 의해 과민하게 반응하여 천식과 알레르기성 비염, 그리고 페니실린 쇼크를 유발한다.

③ 호염기구

호염기구의 지름은 8~10μm이며 전체 백혈구의 1% 미만으로 아주 소량 존재한다. 2개의 핵엽을 갖고 식균작용 대신에 히스타민histamine을 분비하여 혈관을 확장시키고 혈관 투과도를 높여 호중구와 다른 물질들이 손상된 조직으로 이주하여 염증반응을 일으키며, 헤파린heparin을 분비하여 항응고anticoagulation 작용을 하게 한다.

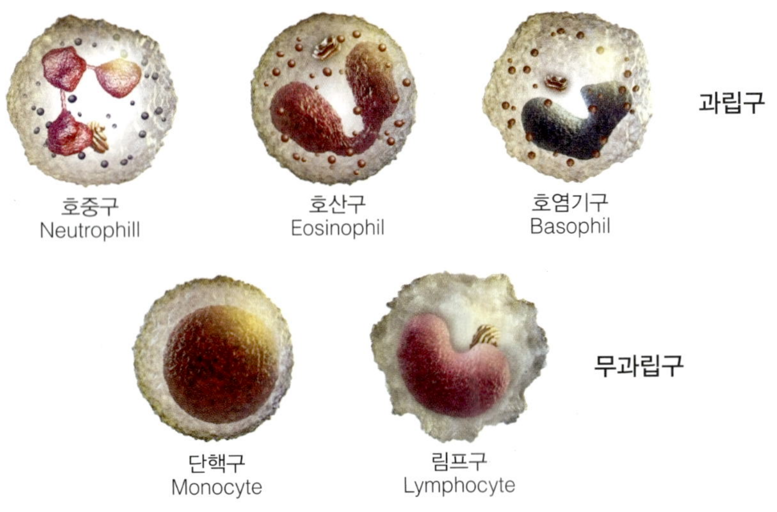

그림 8-4 백혈구의 종류

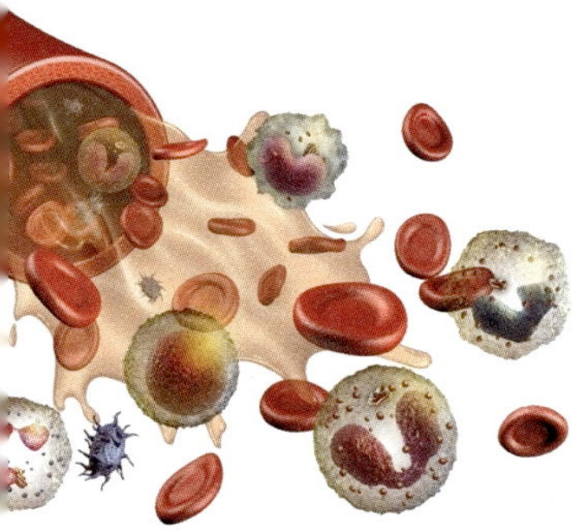

④ 단핵구

단핵구는 지름이 12~15μm로 가장 큰 백혈구이고 전체 백혈구의 3~8%를 차지한다. 단핵구의 핵은 U자나 C자 혹은 말발굽 모양으로 혈관 내에서는 단핵구로 존재하지만, 염증 반응에 의해 조직으로 이동할 때에는 큰포식세포 대식세포, macrophage 로 활성화되어 세포조각, 죽은 세포, 세균, 바이러스 등을 포식하고 처음으로 항원을 인지하는 역할을 하며 만성 염증 시에 그 수가 증가한다.

you know

항원을 처음으로 인지하는 백혈구는 큰포식세포이다.

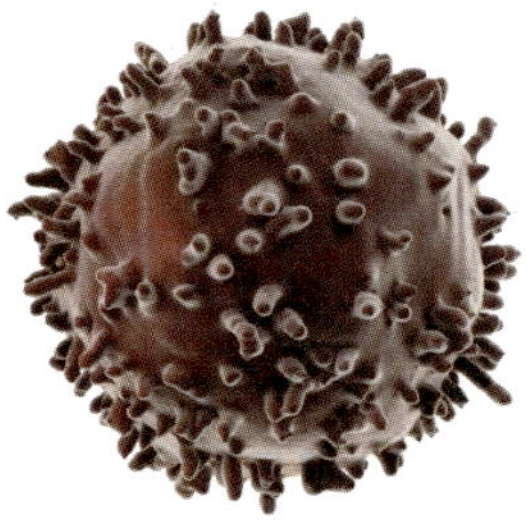

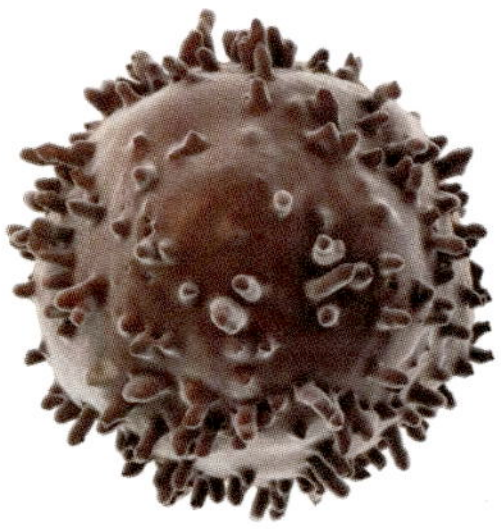

case study

백혈병 leukemia 은 주로 골수암에 의한 것으로, 백혈구의 수가 정상보다 많은 것을 의미한다. 백혈구가 많으면 좋을 것이라고 생각할지 모르지만 문제는 그 백혈구가 미성숙하여 감염으로부터 인체를 보호하지 못한다는 데 있다.

백혈구증가증 leukocytosis 은 비정상적으로 백혈구가 많은 것으로 주로 감염에 의해 유발된다.

백혈구감소증 leukopenia 은 백혈구가 정상보다 적은 것을 말하며, 코티코스테로이드나 항암제같은 약물로 인해 백혈구의 생산이 억제되어 유발된다.

빈혈 anemia 은 적혈구의 수가 정상보다 적거나 헤모글로빈이 결핍된 상태를 말한다. 빈혈은 골수 기능장애나 철결핍, 엽산결핍, 비타민 B_{12}결핍, 내인성 인자의 문제 등 다양한 이유로 인해 발생한다. 빈혈의 증상으로는 창백한 피부, 피로와 근허약, 짧은 호흡, 가슴통증, 창백한 점막과 거친 손톱 등이 있다.

(3) 혈소판 Platelet

혈소판은 골수의 거대핵세포 megakaryocyte 로부터 세포질 일부가 잘게 부수어져 혈류로 유입된 것이다. 원반모양이며, 지름이 2~4μm로 적혈구의 1/10 크기이고 핵이 없는 것이 특징으로 말초순환으로 방출되어 7~10일 정도의 수명을 유지한다. 혈소판은 혈관 벽에 손상이 생기면 출혈을 멈추게 하기 위하여 혈관을 수축시킨 후, 혈장 단백질의 도움을 받아 가장 먼저 활성화되어 혈관 내 노출된 콜라겐 섬유에 달라붙고, 혈소판 응집반응을 통해 혈전을 형성하여 지혈하는 역할을 한다.

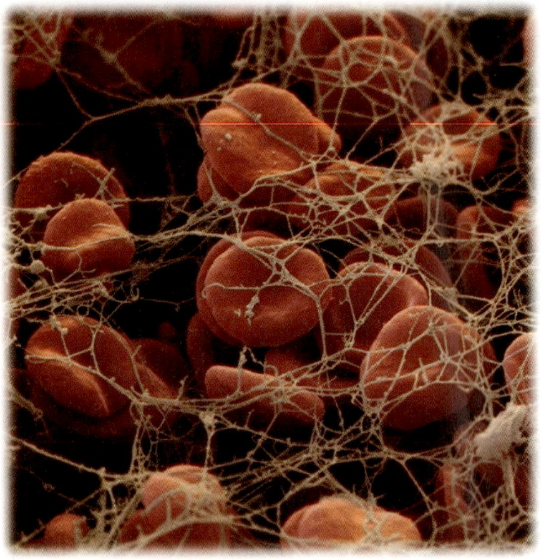

그림 8-5
혈액 응집반응
혈전의 전자현미경 사진

case study

혈우병Hemophilia

혈우병은 반성유전으로 인해 생기는 질환 가운데 하나로 X염색체 열성유전에 의해 흔히 남성에게 발생한다. 혈액응고인자의 이상으로 혈액응고작용이 지연되거나 억제된 상태를 의미한다.

응고의 오인Clotting gone bad

응고의 목적이 이루어지거나 또는 심혈관계통을 통해 계속 다른 응고가 일어난다면 연쇄 반응이 멈춰야 하지만, 때때로 원하지 않는 시간에 응고가 발생하여 혈소판이 끈적끈적해지면서 혈관의 거친 면이나 부드러운 막에 응고된 상태가 형성되는데 이를 혈전thrombus이라고 한다.

관상동맥에 혈전이 형성된다면 몸 전체 혹은 일부의 혈류가 차단되거나 방해되어 심장발작을 초래한다. 관상동맥이 막혀서 심근이 손상된 정도에 따라 그 심각성이 달라진다. 만약 혈액세포가 계속해서 부착된다면 결과적으로는 혈류가 완전히 차단될 것이다. 떠다니는 혈전을 색전embolus이라고 하며 이는 혈관을 좁혀서 혈류를 방해하지만, 부분적 또는 전체적으로 혈류를 완전 차단하기 전까지는 문제가 발생하지 않는다. 뇌색전은 뇌 안의 혈류에 영향을 끼쳐서 발작을 야기하며, 허파색전은 허파 부위에서 혈액이 머무르게 하여 혈액이 산소를 얻을 수 있는 능력에 영향을 미친다.

혈액의 응고성이 높아지면 혈액은 혈관을 통해 자유롭게 순환할 수 없다. 예를 들어 오랫동안 비행기 · 차 · 버스를 탄 사람이나 누워만 있는 사람, 장시간 거동하지 않는 사람 등에게는 혈전이 쉽게 형성된다. 또한 피임약을 복용하는 사람, 흡연자, 화학요법 치료환자 등의 경우도 혈전 형성의 위험성이 일반 사람보다 높다.

혈액응고를 예방하기 위해서는 항응고제의 역할을 하는 아스피린이나 헤파린을 사용하며, 이미 응고가 형성됐을 때에는 스트렙토키나아제와 같은 혈전용해제를 사용한다.

you know

반성유전은 X염색체 열성유전이므로 일반적으로 여성에게서는 발견되기 어렵다.

2. 혈액 내 혈장성분Blood plasma in blood

혈장성분은 노란빛이나 볏집 색을 띠는데, 세포성분인 혈구를 제외한 액체성분으로 전체의 55%를 차지하며 약 100가지의 물질들이 그 안에 용해되어 있다. 단백질 성분이 그 중 7%로 알부민albumin, 글로불린globulin, 섬유소원fibrinogen이 있고, 수분이 92%로 가장 많은 부분을 차지하며 그 밖에 영양소와 전해질 요소로 구성된다. 그림 8-1 참조

① 알부민

알부민은 단백질 성분으로 간에서 합성되며 전체 혈장 단백질 중 58%를 차지한다. 혈장 내 알부민 양이 감소하면 혈장삼투압이 낮아져서 혈장 성분이 세포로 이동하게 되어 복부에 수분이 축적되는 복수ascites 현상이 발생한다. 그래서 알부민은 순환혈류량을 유지하는 데 중요한 역할을 한다.

② 글로불린

혈장 단백질 성분 중 37%를 차지하며, α와 β 그리고 γ 글로불린이 있다. 그 중 γ 글로불린은 면역항체를 생산하여 면역반응에 관여하며 신체를 보호하는 작용을 한다.

③ 섬유소원

혈장 단백질 성분 중 4%를 차지하며 혈액응고 반응에 기여한다. 혈액응고 반응 시에 섬유소원은 Ca^{2+} 성분에 의해 프로트롬빈prothrombin이 트롬빈thrombin으로 활성화되고, 트롬빈이 섬유소원을 섬유소fibrin로 활성화시켜 혈액을 응고시킨다.

④ 그 밖의 혈장성분

수분은 혈장 성분 중 가장 많은 92%를 차지하고 있으며 물질운반과 혈압 · 체온조절을 한다. 전해질 성분은 약 1% 미만으로 삼투압 유지와 pH 조절을 한다. 영양분 성분은 소장에서 흡수되고 세포로 전달되어 물질대사에 각각 관여한다.

Check point

1. 혈액의 유형성분에는 적혈구, 백혈구, 혈소판 등이 있다.
2. 백혈구 : 유핵세포로 병원체에 대항하여 인체를 방어하고 보호하는 역할을 하는 혈액의 유형성분
3. 혈소판 : 혈관 벽에 손상이 생기면 출혈을 멈추게 하기 위하여 혈관을 수축시킨 후 혈장 단백질의 도움을 받아 가장 먼저 활성화되어 혈관 내 노출된 콜라겐 섬유에 달라붙고 혈전을 형성하여 지혈하는 역할
4. 알부민 : 단백질 성분으로 간에서 합성되며 전체 혈장 단백질 중 58%를 차지

3. 심장의 구조와 기능 Structure and Function of the Heart

1. 심장의 위치, 크기와 모양 Position, size and shape of the heart

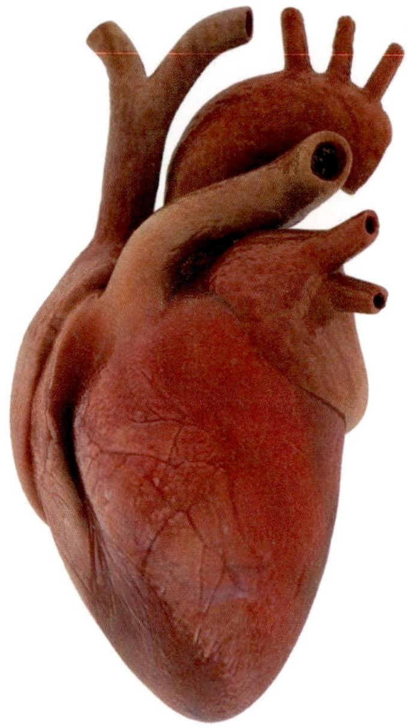

심장은 순환계통의 중심으로 주먹만한 크기의 속이 빈 4개의 공간으로 구성된 기관이다. 심장 앞쪽으로 가슴우리흉곽, thoracic cage 내 복장뼈흉골, sternum와 갈비뼈rib bone가 위치하고, 옆쪽으로 두 허파lung 사이의 공간인 가슴세로칸종격, mediastinum에 존재하며 아래로는 가로막횡격막, diaphragm 위에 위치한다.

심장의 2/3가 정중면median plane의 왼쪽에 놓여 있으며, 제3늑연골과 제6늑연골 사이에 위치한다. 성인의 심장은 무게가 250~350g이며, 심장 바닥 쪽 넓이는 약 9cm, 길이는 약 13cm 이다. 심장 바닥base은 머리에서 가까운 곳으로 큰 혈관들이 존재하고 심장 끝apex은 정중선에서 왼쪽으로 제5늑연골 아래에 위치한다.

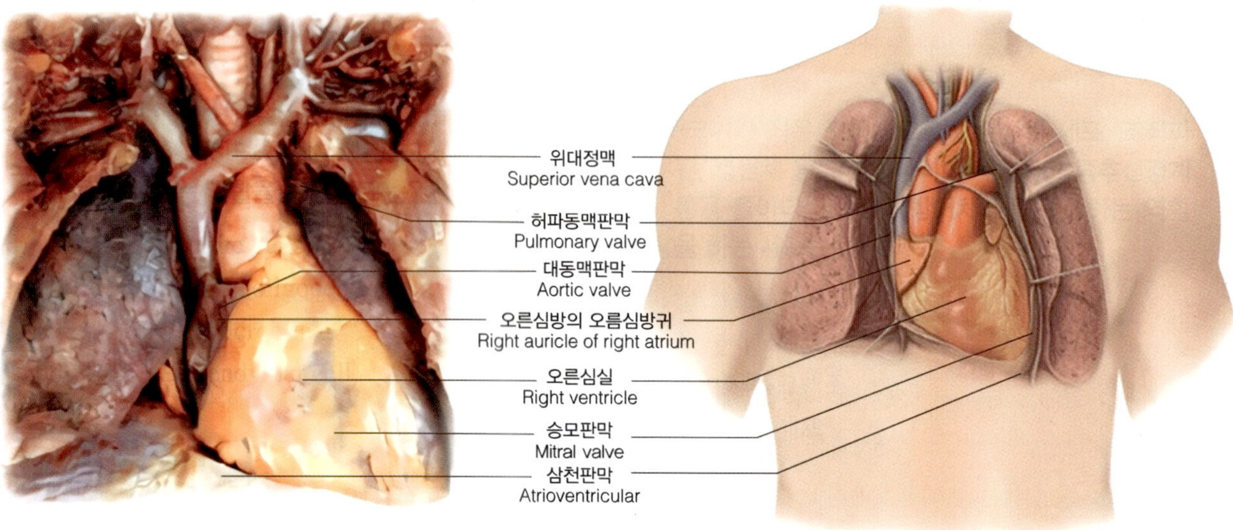

그림 8-6 가슴우리 내 심장의 위치

2. 심장의 구조 Structure of the heart

(1) 심장막 심막, Pericardium

심장막은 심장을 둘러싸는 이중막 구조이다. 심장막주머니 pericardial sac는 심장의 바깥쪽을 둘러싸는 치밀결합조직으로 이루어진 섬유층 fibrous layer이며 앞쪽으로는 복장뼈, 아래로는 가로막과 인대로 연결되어 제자리에 위치할 수 있도록 단단히 붙들어 주는 역할을 한다. 안쪽의 장막층 serous layer은 심장바닥 부분에서 안쪽으로 심장표면을 덮는 역할을 하기도 한다.

심장막안 심낭강, pericardial cavity은 벽쪽심장막과 내장쪽심장막 사이의 공간으로 장막층에 의해 분비된 심장막액 pericardial fluid 약 5~30mL를 함유하고, 막 사이의 윤활제 역할을 통해 심장이 박동할 때 형성되는 마찰을 최소화하는 역할을 한다.

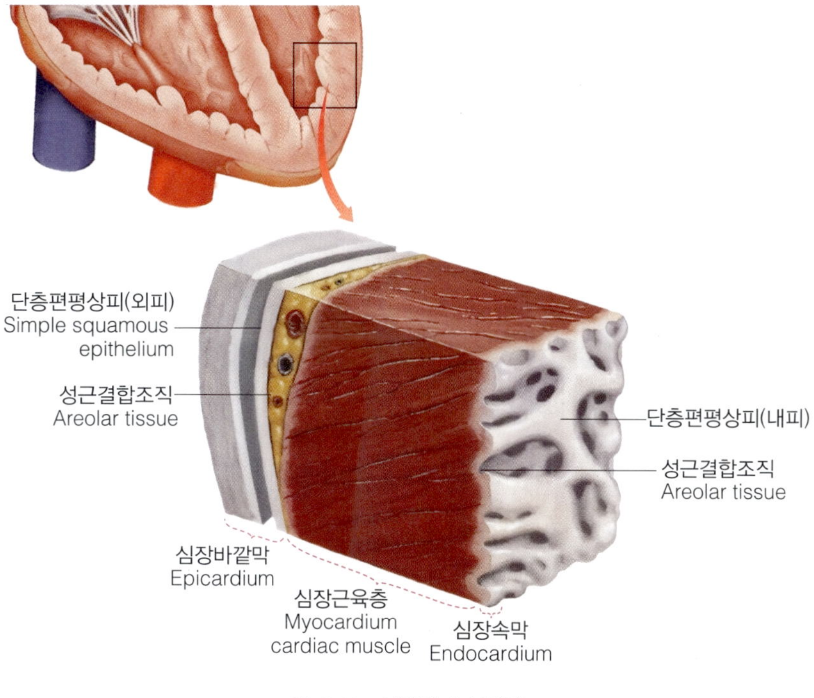

그림 8-7 심장막과 심장벽

(2) 심장벽 Heart wall

심장벽은 맨 바깥쪽의 심장바깥막epicardium, 중간의 가장 두꺼운 근육층인 심장근육층 myocardium 그리고 가장 안쪽의 심장속막내막, endocardium으로 구성된다. 그림 8-7

① 심장바깥막

심장의 외부 표면을 덮고 있는 장막성 심막serous pericardium으로 단순편평상피로 구성되어 있다. 얇고 투명하여 아래층인 심장근육층이 보이는 것이 보통이지만 지방에 둘러싸이게 되면 그렇지 않을 수 있다.

② 심장근육층

심장벽의 대부분을 차지하는 층으로 심장의 수축과 이완을 통해 혈액 순환을 돕는다. 심실근육층은 심방근육층보다 더 두꺼우며, 왼심실 심장근육층은 오른심실 심장근육층에 비해 약 3배 더 두껍다. 그림 8-10 심장근육세포를 둘러싸는 결합조직은 콜라겐collagen과 탄성섬유elastic fiber로 구성된 원형 혹은 나선형인 그물조직을 통해 섬유성 뼈대fibrous skeleton를 형성하여 심장근육을 강화한다.

③ 심장속막

심장의 가장 안쪽 층을 이루며 편평상피세포로 덮여 있고, 심장판막의 표면을 덮으며 혈관의 속막을 형성한다.

(3) 심장의 방 Heart chambers

심장은 모두 4개의 방으로 구성되는데 이를 심방과 심실이라고 한다. 심방벽보다 심실벽이 더 두꺼우며 심실이 심장의 대부분을 차지한다. 해부학적 위치에 따라 오른쪽 위쪽에 오른심방우심방, right atrium, 아래쪽에 오른심실우심실, right ventricle, 왼쪽 위쪽에 왼심방좌심방, left atrium, 아래쪽에 왼심실좌심실, left ventricle이 위치한다.

내부적으로는 2개의 심방과 심실이 각각 심방사이막심방중격, interatrial septum과 심실사이막심실중격, interventricular septum에 의해 구분되고, 외부적으로는 방실사이고랑관상구, coronary sulcus에 의해 심방과 심실 사이의 경계를 형성하며, 2개의 심실은 앞심실사이고랑전심실간구, anterior interventricular sulcus과 뒤심실사이고랑후심실간구, posterior interventricular sulcus에 의해 구분된다.

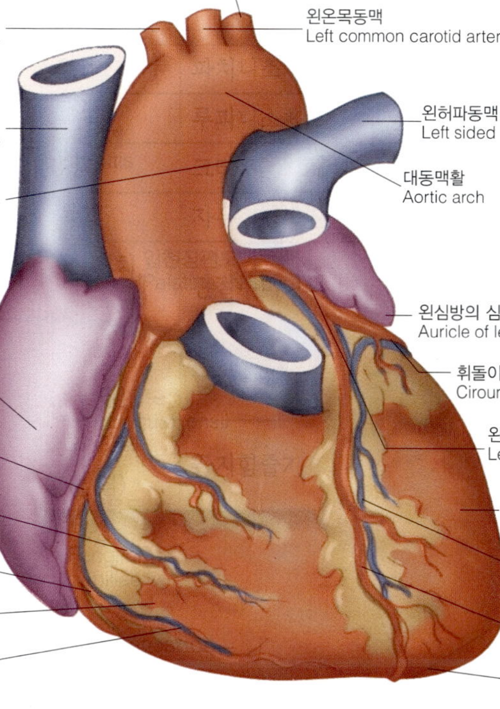

그림 8–8 심장 표면

① 심방

우심방은 좌심실에서 시작하여 온몸순환체순환, systemic circulation을 한 혈액이 세포에 산소와 영양분을 공급하고 이산화탄소와 노폐물을 가지고 돌아오는 방이다. 좌심방은 오른심실에서 시작된 허파순환폐순환, pulmonary circulation 경로에 의해 폐에서 이산화탄소를 주고 산소를 갖는 동맥혈로 바뀌어 허파정맥폐정맥, pulmonary vein을 통해 좌심방으로 들어온다. 외형적으로는 심방귀auricle에 의해 귀덮개처럼 덮여 있다. 그림 8-8

2개의 심방귀 속에는 심근의 연장선인 빗모양의 빗살근pectinate muscle이 있고, 오른심방사이막에는 타원오목난원와, fossa ovalis이 있어 발생 5주부터 출산 직후까지 달걀 모양의 구멍이 심방사이막에 존재하나 출생 후 영구적으로 폐쇄되면서 태아기 때의 타원구멍난원공, foramen ovale의 흔적이 남게 된다. 좌, 우 심방은 심방사이막에 의해 구분된다.

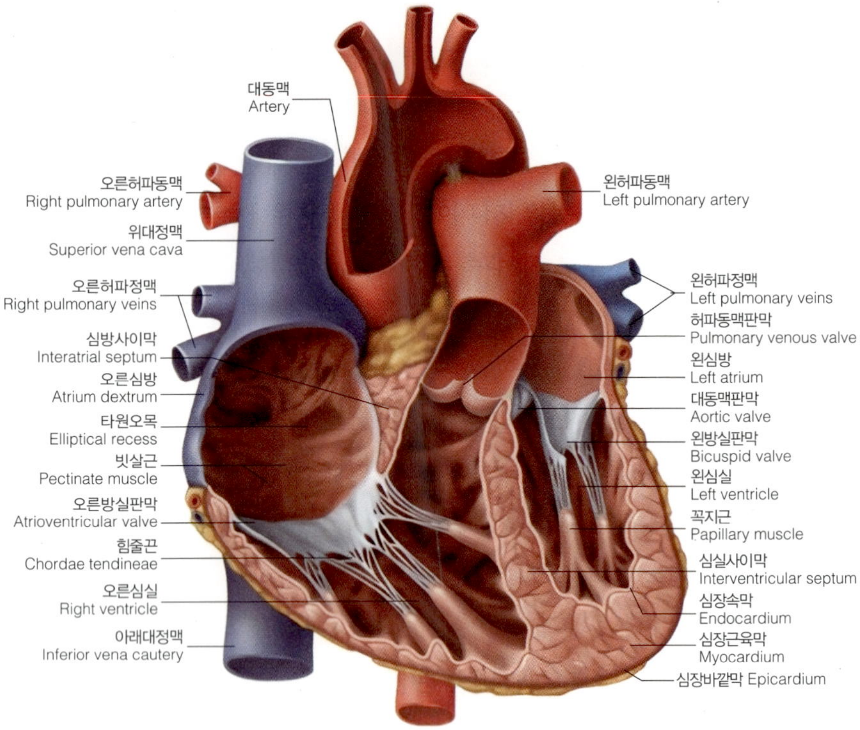

그림 8–9 심장의 단면(내부)

② 심실

오른심실은 오른심방으로부터 연결된 삼천판막tricuspid valve을 통해 혈액을 받아 허파동맥을 통해 허파순환을 시작하고, 왼심실은 왼심방으로부터 연결된 승모판막이첨판막, mitral valve을 통해 혈액을 받아 온몸순환을 시작한다. 그림 8-9 심실벽은 근육기둥육주, 섬유주, trabeculae carneae이라 불리는 근육연결 조직이 불규칙한 능선을 형성하고, 고깔을 엎어놓은 것과 같은 근육조직인 원뿔형의 꼭지근 유두근, papillary muscle에 의해 힘줄끈건삭, chordae tendineae이 각각의 판막과 연결된다.

(4) 심장판막Heart valves

심장은 4개의 판막을 가지고 있으며 한 쌍의 방실판막atrioventricular valve과 한 쌍의 반달판막반월판, semilunar valve을 갖는다.

① 방실판막

오른심방과 오른심실 사이는 삼천판막이 3개의 첨판을 갖고 위치하며, 왼심방과 왼심실 사이는 이첨판막 승모판막이라고 불리는 2개의 첨판이 존재한다. 그림 8-10 승모판막이라는 이름은 주교의 모자 miter와 모양이 비슷하다고 하여 붙여진 이름이다.

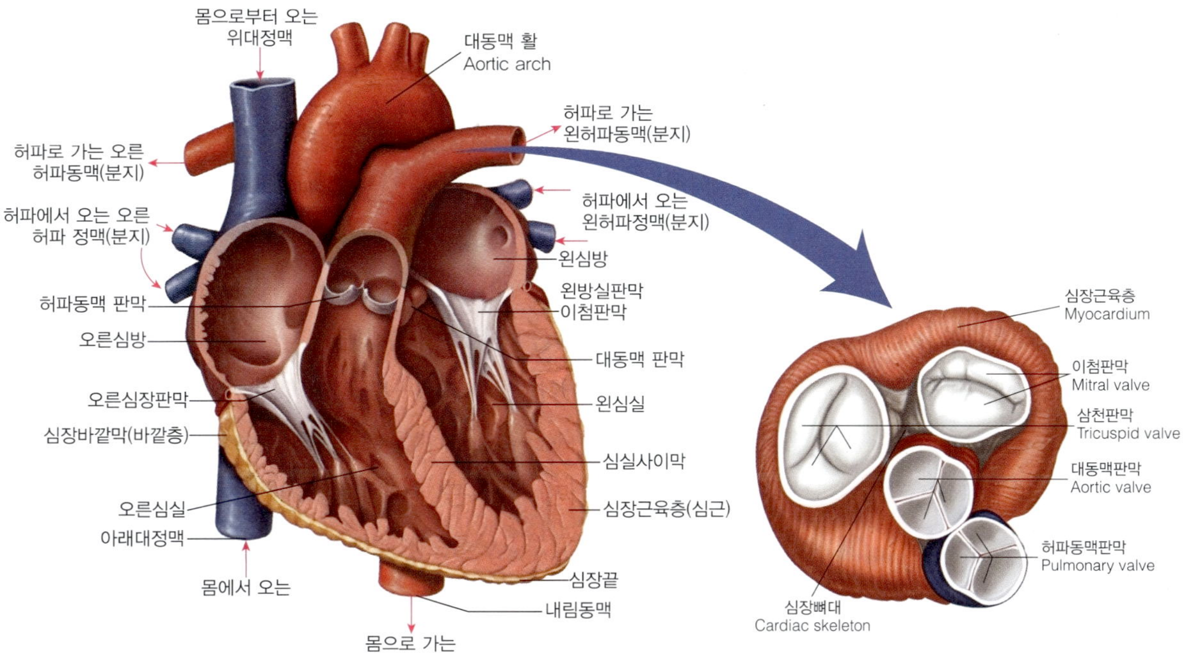

그림 8–10 심장판막의 구조와 위치

심실이 이완할 때 혈액은 각 심방 내로 흘러들어가 심방 내 압력이 증가하게 되고, 심방벽이 수축하면서 방실판막을 통해 혈액을 각 심실로 이동시킨다. 심실로 이동된 혈액량이 증가하게 되면 심실 내 압력이 상승하면서 꼭지근에 장력이 생겨 힘줄끈을 끌어올리며 심실 수축 시 이첨판막과 삼천판막이 동시에 닫히게 되는데 이때 발생하는 심음을 제1심음 승모판막이 삼첨판막보다 조금 앞서 닫힘 이라 하고, 심실 수축 시 각 심방으로의 역류도 방지한다. 그림 8-11

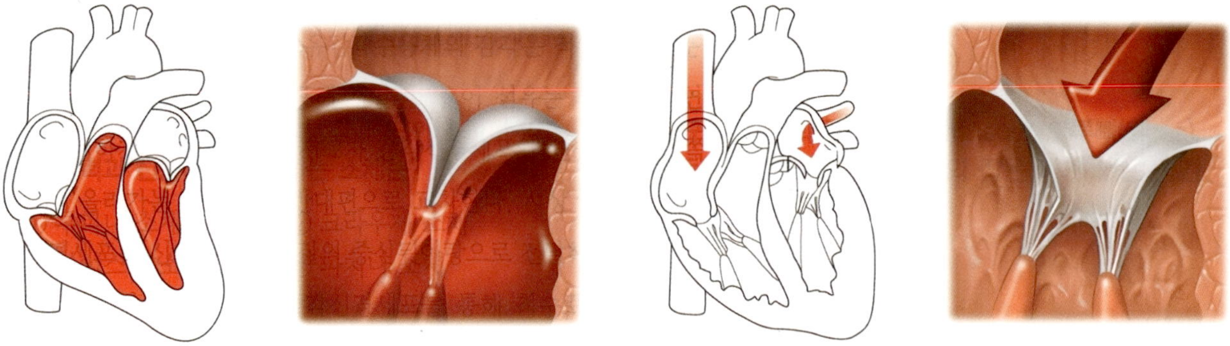

그림 8–11 방실판막의 기능

② 반달판막

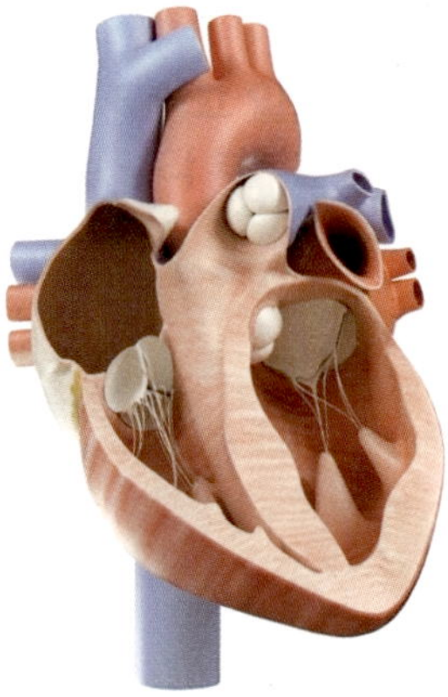

각 심실과 연결된 혈관 내에 위치하며 오른심실과 허파동맥 사이에 허파동맥판막 폐동맥판, pulmonary valve이 위치하고, 왼심실과 대동맥 사이에 대동맥판막 대동맥판, aortic valve이 위치한다. 심실 내 혈액이 가득 차 심실이 수축하면 혈액의 분출되는 압력에 의해 2개의 반달판막이 열리게 되고 혈액이 심실에서 모두 방출될 때까지 동맥벽에 붙어 있다가 심실 내 수축 압력이 떨어진다. 그리고 심실이 이완할 때 심장으로 되돌아가려는 혈액이 2개의 첨판을 동시에 닫으면서 심장의 제2심음 대동맥판막이 허파동맥판막보다 조금 먼저 닫힘이 발생하고 심실 이완 시 심실 안으로의 역류를 방지한다. 그림 8-12

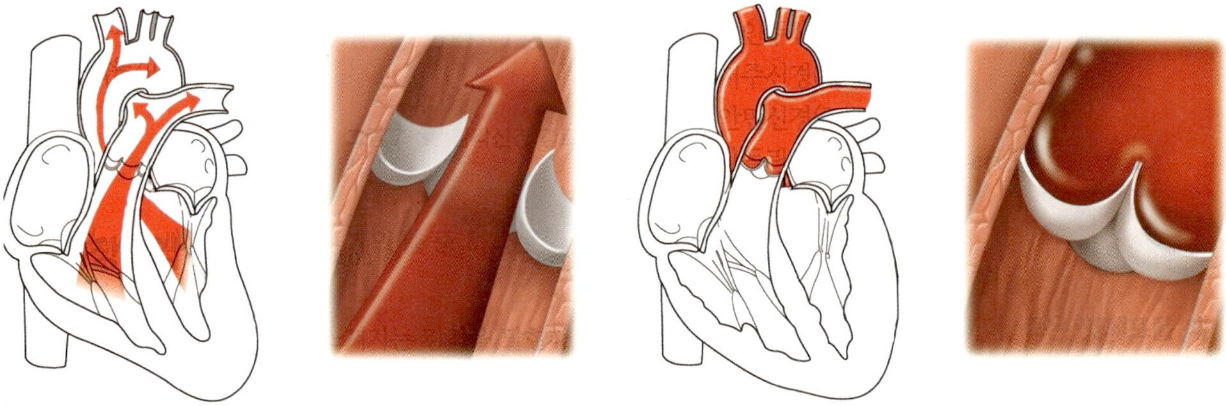

그림 8–12 반달판막의 기능

3. 심장 내 혈액순환Coronary circulation

(1) 심장 내 혈액의 흐름Blood flow in the heart

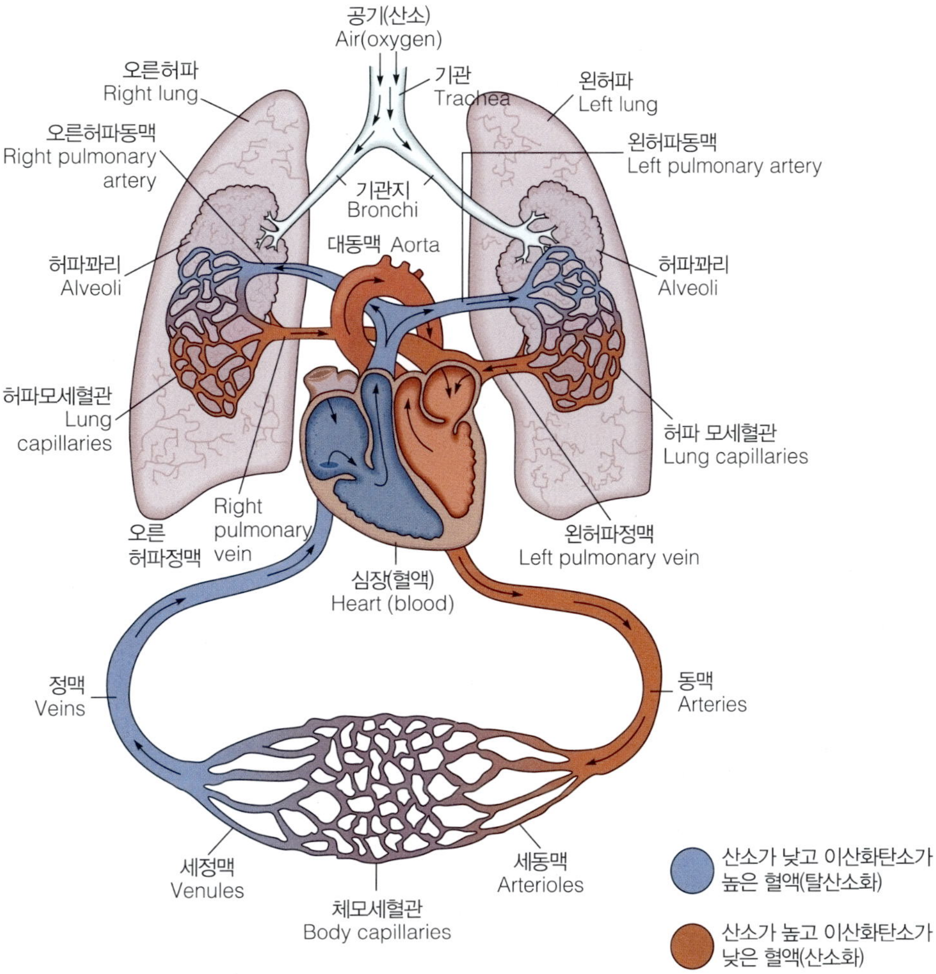

그림 8-13 순환 경로

왼심실에서 시작된 온몸순환은 위대정맥과 아래대정맥을 통해 오른심방으로 들어와 온몸순환을 마치게 된다. 오른심방의 수축 과정에 의해 혈액이 삼천판막을 통과하여 오른심실에 이르게 되고 이곳에서 허파순환이 시작된다. 오른심실의 수축을 통해 분출된 혈액은 허파동맥 내 허파동맥판막을 거쳐 왼허파동맥과 오른허파동맥을 통해 허파 내 허파꽈리에 이르러 이산화탄소를 산소로 교환하여 정맥혈에서 동맥혈로 변경된다. 변경된 동맥혈은 4개의 허파정맥을 통해 왼심방으로 들어와 허파순환을 마치고, 왼심방 수축 시 승모판을 통해 이동된 혈액은 왼심실에 도착하여 온몸순환을 다시 시작하게 된다.

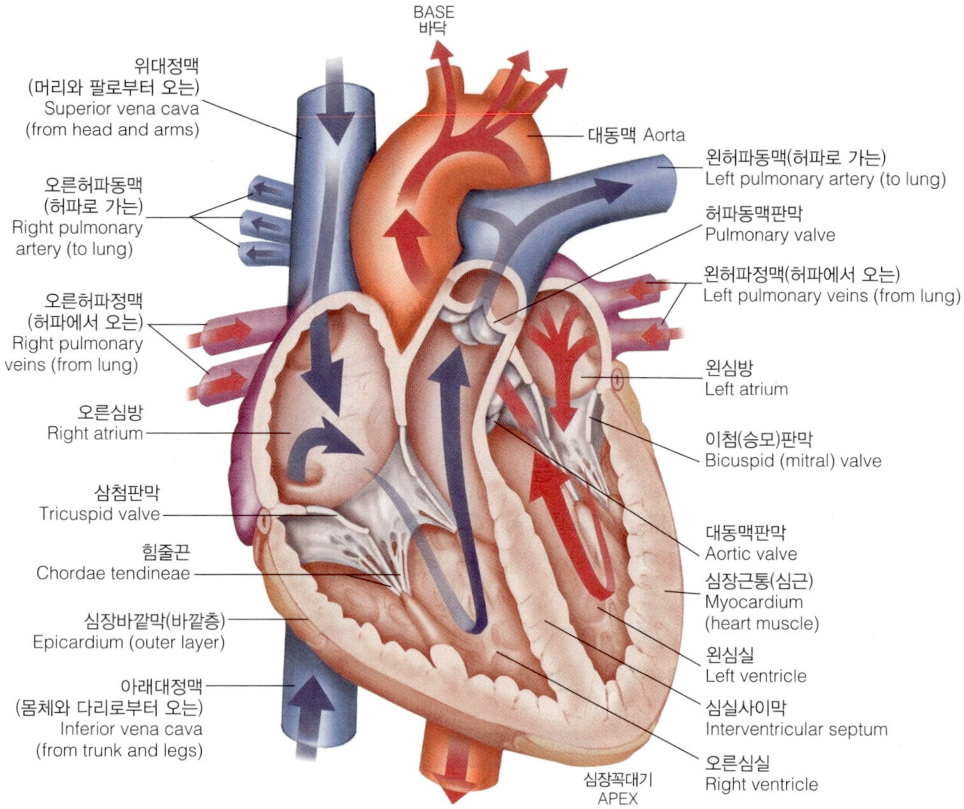

그림 8-14 심장을 통한 순환경로

(2) 심장동맥 관상동맥, Coronary arteries

심장은 온몸순환과 허파순환을 통해 인체 내 세포에 산소와 영양분을 공급하지만, 심장 자체에는 충분히 공급되지 않아 심장동맥을 통해 심장이 자기 역할을 수행할 수 있도록 한다.

① 오른심장동맥 우관상동맥, Right coronary artery

심장의 방실사이고랑 속을 지나 뒤심실사이고랑 후실간구, posterior interventricular sulcus 으로 하행하여 심장끝에서 끝나며, 오른심장동맥의 분지로 심장의 오른쪽 가장자리로 가는 오른모서리동맥 right marginal artery 은 오른심방과 심실의 가쪽면에 혈액을 공급하고, 좌우심실의 뒷면으로 가는 뒤심실사이동맥은 심장의 오른쪽 모서리를 돌아 뒤쪽으로 주행하고 방실결절 쪽으로 이동하여 심실사이막의 뒤쪽과 양측 심실의 뒤벽에 혈액을 공급한다.

② 왼심장동맥 좌관상동맥, Left coronary artery

왼심방 아래로 2개의 가지를 가지는데 그 중 하나인 휘돌이동맥 circumflex artery 은 심장동맥고랑에서 심장의 왼쪽 부분을 돌아 분지하여 심장의 왼쪽 모서리 아래쪽을 지나 왼모서리동맥을 분지하여 왼심실 앞에 혈액을 공급하고, 왼심방과 왼심실의 뒤 벽에도 혈액을 공급한다. 왼심장동맥의 다른 가지인 앞심실사이동맥 전심실간동맥, anterior interventricular artery은 앞심실사이고랑을 따라 심장끝 쪽으로 내려가고 모퉁이를 돌아 심장 뒤 벽으로 내려가 뒤심실사이동맥과 만난다. 주로 양쪽 심실과 심실사이막의 앞쪽 2/3에 혈액을 공급한다. 그림 8-15

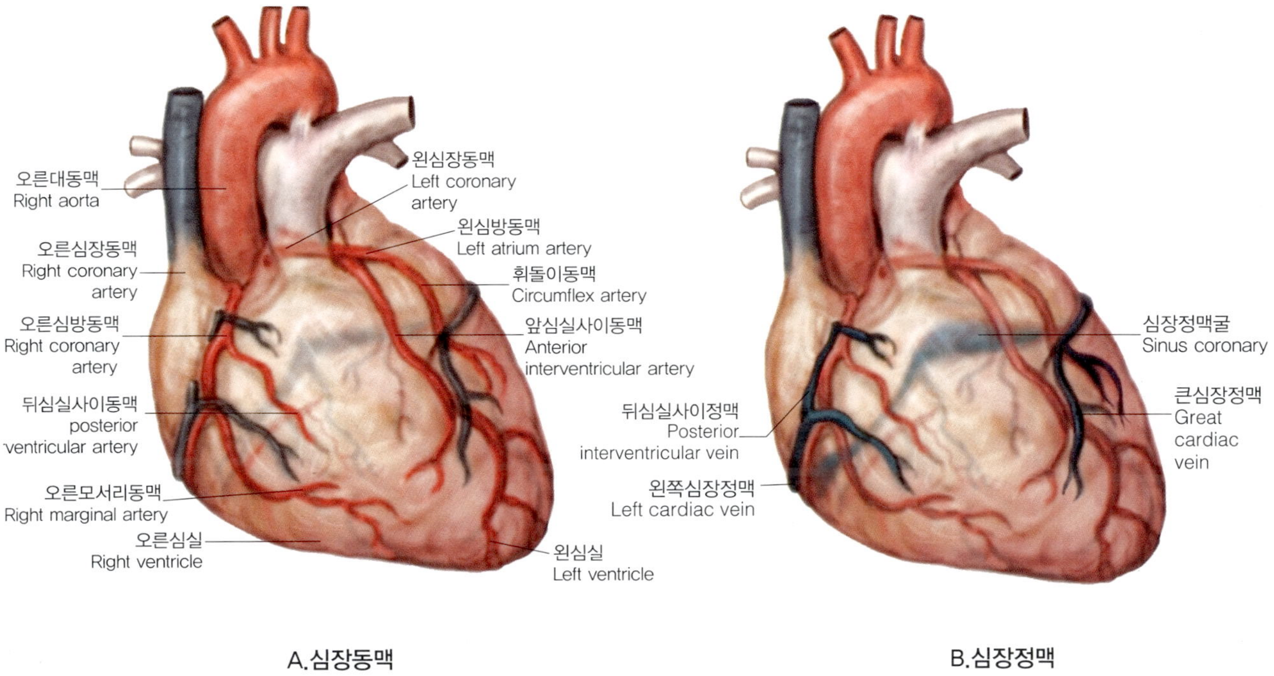

그림 8-15 심장동맥과 정맥

(3) 심장정맥 Cardiac veins

심장동맥을 통해 심장세포에 공급된 산소와 영양분은 심장정맥을 통해 이산화탄소와 노폐물을 가지고 환류한다.

① **큰심장정맥** Great cardiac vein

심장 앞면의 혈액이 이 혈관을 통해 모이고 앞심실사이동맥 anterior interventricular artery과 나란히 뻗어나가며, 심장 꼭대기에서 심장동맥고랑 쪽으로 혈액을 환류하여 심장정맥굴로 보낸다.

② **왼모서리정맥** Left marginal vein

심장끝에서 시작하여 환류되는 정맥혈로 왼쪽모서리를 타고 올라가 심장정맥굴로 연결된다.

③ **뒤심실사이정맥**Posterior interventricular vein

심장 뒤쪽의 혈액이 모아지는 것으로 심장 꼭대기에서 시작하여 위쪽으로 혈액을 운반하여 심장정맥굴로 이동한다.

④ **심장정맥굴**Coronary sinus

위에서 언급한 ①~③개의 정맥 혈액을 오른심방으로 환류한다.

4. 심장의 흥분전도계통과 신경지배Conducting system and innervation

(1) 흥분전도계통Conducting system

심장은 신경세포의 자극 없이 심장 스스로 박동할 수 있기 때문에 자율박동기관으로 불린다. 심장의 흥분전도는 심장 내 4개의 방들이 조화를 이루어 작동되며 정해진 시간과 위치로 전기 자극이 전도되어 수축과 이완을 실행한다.

① **굴심방결절**동방결절, Sinoatrial node:SA node

위대정맥 근처 심장의 우심방에 위치하는 굴심방결절은 심장박동을 시작하고 심박비율을 조정하는 박동조율기pacemaker 역할을 하며, 시작된 신호는 심장세포의 사이원반의 틈새이음gap junction을 통해 퍼져 나간다.

굴심방결절에서 시작된 신호는 2개의 심방으로 퍼져나가며 심방 수축을 유발한다.

② **방실결절**Atrioventricular node:AV node

오른쪽 방실판막 근처 심실사이막 아래 끝에 위치하며 굴심방결절에서 시작된 전기 신호를 받아 심실로 전달하는 역할을 한다. 전기 신호는 방실결절 내 섬유성 뼈대가 절연체 역할을 하여 심실이 다른 경로로 전기 자극을 인지하는 것을 방지하나, 틈새이음의 수가 적고 섬유성 뼈대의 절연 작용 때문에 전도 속도는 상대적으로 느리다. 심방이 수축을 마친 후 혈액이 심실로 이동하게 한다.

③ **방실다발**Atrioventricular bundle, Bundle of His

방실결절을 떠난 전기신호가 심실사이막으로 지나는 곳에 존재하며 오른방실다발갈래와 왼방실다발갈래로 나뉘어 심장끝 방향으로 전도된다.

④ **푸르키네섬유**Purkinje fiber

방실다발갈래의 끝에서 전도되는 전기신호로 심장의 심실근 전체에 신호를 보내 전기적 흥분 상태를 발생시키는 동시에 심실근의 수축을 유발한다.

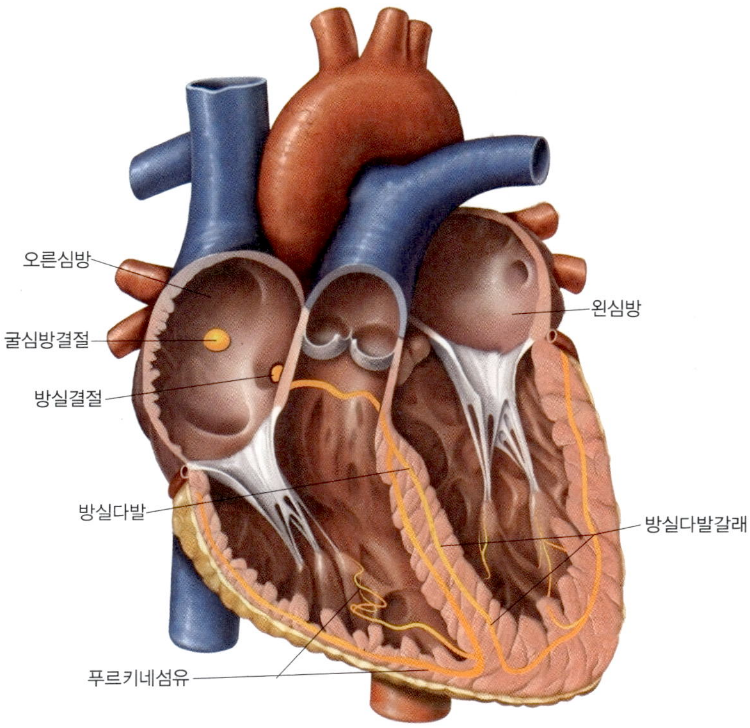

그림 8-16　심장전도계통

case study

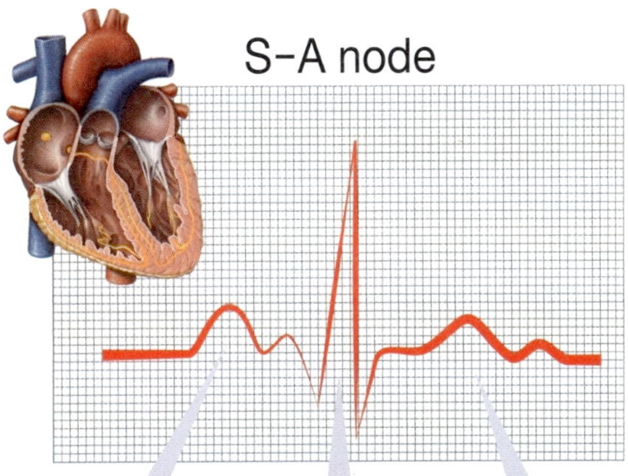

P파

심방의 수축을 의미하며 QRS파가 작동하는 동안에 심방의 재분극은 정상적으로 발생한다.
그래서 기록이 보이지 않는다.

QRS파

심실의 수축과 연관

T파

다음 주기파형 (심실 재분극)을 위한 준비를 나타낸다.

(1) 신경지배Innervation

굴심방결절에 의해 자동으로 박동하는 심장은 외인성 신경조절에 의해 심장박동수가 변경될 수 있다. 안정상태에서의 성인의 심장박동수는 70~80회/분이지만 스트레스를 받거나 격렬한 운동 시에는 신경의 영향을 받아 심장박동수와 수축력이 변화한다. 그림 8-17

① 교감신경

스트레스 상황이나 신체가 위험에 처했을 때 외부자극에 대한 반응에 교감신경이 흥분하면 신경전달물질인 노르에피네피린이 분비되어 목신경절과 상부의 교감신경줄기 신경절에서 전기 신호가 심장에 전달되면서 심장박동수와 수축력을 증가시키고, 심장근육으로 가는 혈류량도 증가시킨다.

② 부교감신경

목과 가슴에 위치한 미주신경은 신경전달물질인 아세틸콜린을 분비하여 박동조율기의 탈분극 속도를 감소시켜 흥분된 심장박동을 정상적으로 박동하게 한다.

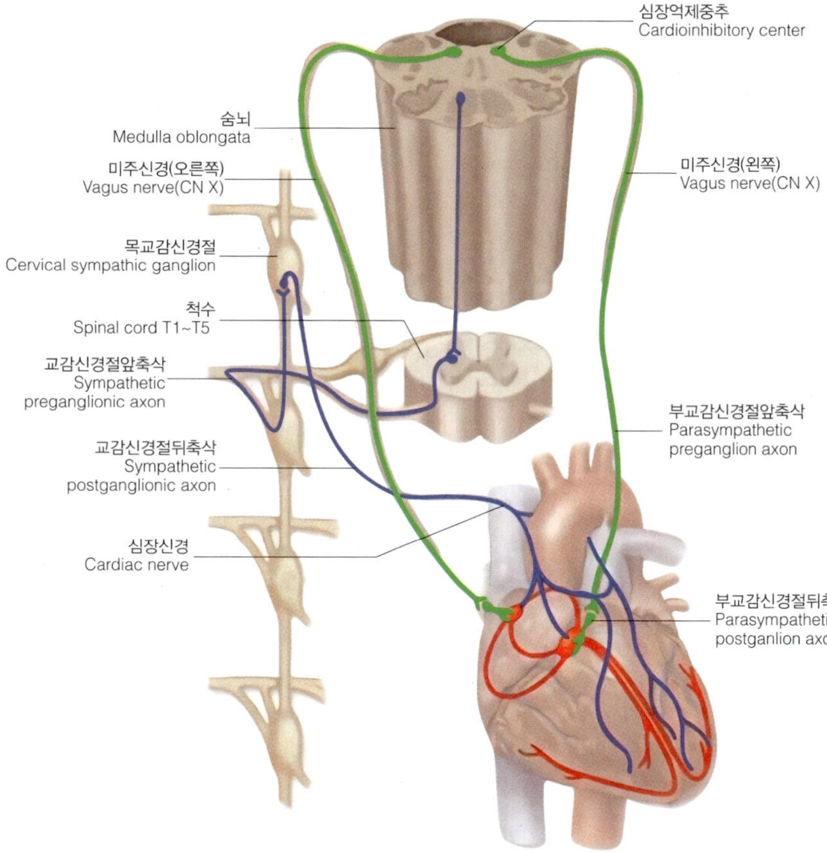

그림 8-17 심장 내 신경지배

case study

심장발작Heart attacks

혈액이 심장동맥 · 심장조직으로 충분히 공급되지 않을 경우 심장발작이 발생한다. 이는 주로 동맥 내부에 형성된 혈전이 혈류를 감소시키거나 혈관을 폐색하기 때문이다.

혈전 생성과 혈관 폐쇄는 구별해야 한다. 심근경색증myocardial infarction; MI은 감소한 혈류로 인해 심장 조직이 손상된 경우이다. 예를 들어 심장에 극심한 통증을 느껴 환자가 가슴 부위를 움켜지며 쓰러지는 경우이다.

하지만 대부분의 심장발작은 천천히 그리고 통증이 없거나 매우 약하게 시작되어조용한 심근경색, silent MI 몇 시간이나 며칠 혹은 몇 주 후에 매우 경미한 증상으로 진행된다.

심근경색의 증상은 가슴 중앙부위의 통증, 가슴의 압박감, 불명확한 불편감, 왼쪽 어깨 또는 어깨뼈나 목이나 턱치통과 유사의 통증, 왼쪽 팔로 퍼지는 방사통, 메스꺼움, 속쓰림, 허약감, 끈적거리는 느낌, 땀이 나는 느낌 등이다. 호흡이 짧아지거나 혹은 어지럼증 또한 경고증상이 될 수 있다. 여성의 경우 종종 왼쪽 어깨뼈와 턱의 통증과 같은 '비전형적인' 증상을 호소하기도 한다. 이러한 증상들을 심장발작 진단에서 놓치면 때때로 치명적인 결과를 가져오기도 한다.

환자들이 이러한 증상을 소화불량이나 과식 및 쓸개의 문제 또는 근육통 같은 다른 문제로 생각하여 심장발작 치료에 중요한 시간을 허비하는 것 또한 문제이다. 실제로 첫 번째 발작은 대단히 심각한 심장손상을 가져오기 때문에 만약 심장발작이 의심되면 즉시 병원에 가거나 구급차를 불러야 한다.

Check point

1. 심장 : 순환계통의 중심으로 주먹만한 크기의 속이 빈 4개의 공간으로 구성된 기관
2. 온몸순환 : 왼심실에서 시작되어 위대정맥과 아래대정맥을 통해 오른심방으로 들어오는 순환
3. 굴심방결절 : 심장박동을 시작하고 심박비율을 조정하는 박동조율기pacemaker 역할을 하는 심장의 기관

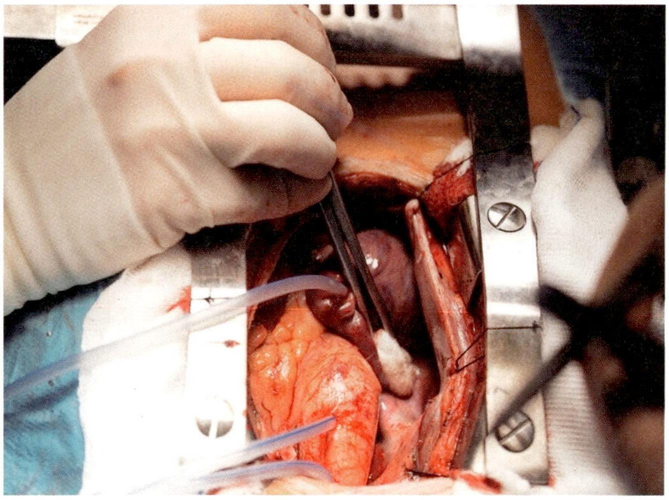

4. 혈관의 구조와 기능 Structure and Function of Blood Vessels

1. 혈관벽의 구조

(1) 혈관벽 Vessel wall

혈관벽은 막 겉옷, tunic 으로 이루어져 있으며 막은 혈액이 흐르는 속공간 내강, lumen 을 둘러싼다. 막은 모세혈관을 제외하고 모두 속막 내막, tunica intima, 중간막 중막, tunica media, 그리고 바깥막 외막, tunica externa 으로 구성된다.

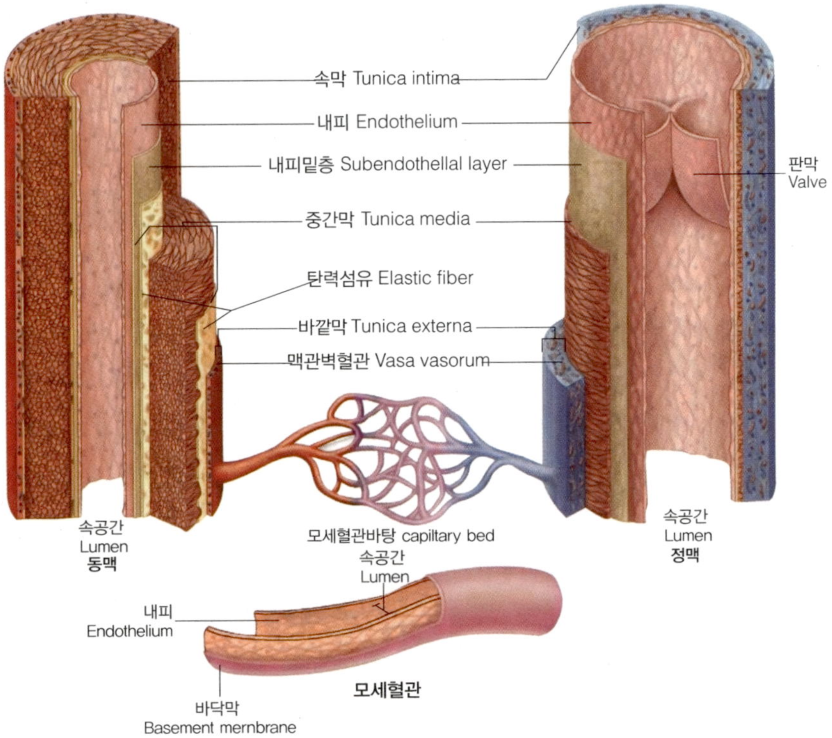

그림 8–18 혈관벽의 구조

① 속막

혈관벽의 가장 안쪽에 위치하며 속공간과 직접 맞닿는 곳으로, 단층평편상피로 된 내피 endothelium 로 구성되어 있어 마찰을 줄임으로써 혈액이 흐름에 지장을 받지 않고 지나갈 수 있다.

② 중간막

혈관벽의 가운데에 위치하며 민무늬근육평활근, smooth muscle으로 이루어져 있으며 아교질콜라겐, collagen과 탄력조직으로 구성되어 있다. 민무늬근육은 자율신경계의 교감신경과 부교감신경의 영향을 받아 수축과 이완작용을 하는데 이를 통해 혈관의 속공간 지름이 감소하거나 확대된다.

③ 바깥막

혈관벽의 가장 바깥층에 위치하며 아교섬유와 탄력섬유를 포함한 성근결합조직으로 구성되어 혈관벽을 보호하고 더 강하게 하며 주변 구조물에 혈관이 부착되도록 돕는 역할을 한다. 대동맥과 같은 큰 혈관의 바깥막의 경우에는 작은 동맥들로 구성된 맥관벽혈관vasa vasorum이 있어 혈액을 바깥막에 따로 공급한다.

2. 혈관의 종류 Types of blood vessels

(1) 동맥 Arteries

동맥은 심장의 좌심실에서 분출된 혈액을 운반하는 통로 역할을 하며 세포에 산소와 영양분을 공급한다. 탄력형 동맥elastic artery, 근육형 동맥muscular artery, 그리고 세동맥arteriole으로 나뉜다.

① 탄력형 동맥

심장에서 가장 큰 압력으로 방출되는 혈액을 받아들이는 동맥으로, 동맥 중에서 가장 큰 대동맥과 그 가지들로 구성되어 있으며 탄력막이 골고루 발달되어 있다.

지름은 대략 1~2.5cm에 이르고 세 겹의 막 가운데 중간막의 탄력섬유 비율이 다른 혈관에 비해 높은 것이 특징이다. 탄력형 동맥은 심장에서 근육형 동맥으로 혈액을 전달하기 때문에 전도동맥conducting artery이라고도 불린다.

② 근육형 동맥

탄력형 동맥에서 이어지는 동맥으로 지름이 약 0.3~1cm에 이르는 중간 크기의 동맥으로 혈액을 인체 내 기관에 배분하므로 배분동맥distributing artery이라고 불린다. 근육형 동맥은 세 겹의 막 가운데 중간막의 민무늬근육세포가 가장 두껍다.

탄력조직은 중간막 앞뒤로 속탄력막내탄력막, internal elastic membrane과 바깥탄력막외탄력막, external elastic membrane이 위치하고 탄력형 동맥에 비해 탄력은 떨어지지만 근육층이 발달하여 동맥의 지름을 변화시켜 인체의 요구에 따라 혈액 양의 흐름을 조절하는 역할을 한다.

③ 세동맥

동맥 중에서 가장 작은 것으로 지름이 약 10μm~0.3cm에 이르고, 흔히 저항동맥 resistance artery 이라고 불린다. 중간막은 탄력조직이 거의 없는 민무늬근육층으로 3개의 막을 모두 갖는 큰세동맥을 제외하고는 한 겹의 나선형의 민무늬근육층을 갖는 세동맥도 존재한다.

case study

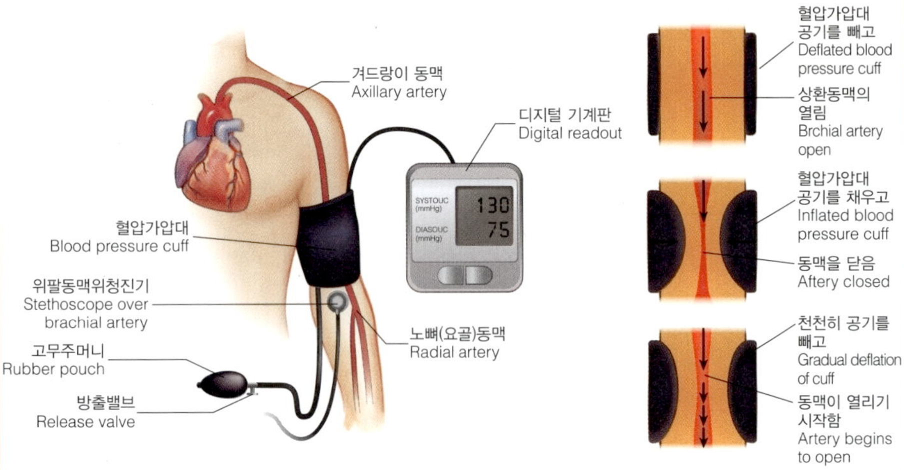

울혈성 심장부전 Congestive heart failure

생명을 위협할 수 있는 질환으로 왼·오른심장에 영향을 미친다. 심한 경우에는 혈관들이 허파순환과 온몸순환에 의해 발생되는 압력을 견디지 못하여 혈관에서 체액이 누출된다. 오른쪽 울혈성 심장부전의 경우에 왼심장은 정상이어서 왼심장의 펌프작용으로 혈액이 전신을 순환하고 다시 오른심장으로 되돌아오나 혈액이 허파쪽으로 완전히 이동하지 못하고 혈액이 역류하게 된다.

(2) 모세혈관 Capillaries

지름이 약 8~10μm인 가장 작은 혈관으로 적혈구가 겨우 통과할 수 있는 크기의 혈관이다. 세포에 산소와 영양소를 공급하고 이산화탄소와 노폐물을 받아 운반하는 물질교환의 주체로 교환혈관exchange vessels으로 불린다. 인체 내 표면적이 가장 크며 단층편평상피인 내피세포와 바닥막으로 구성된다.

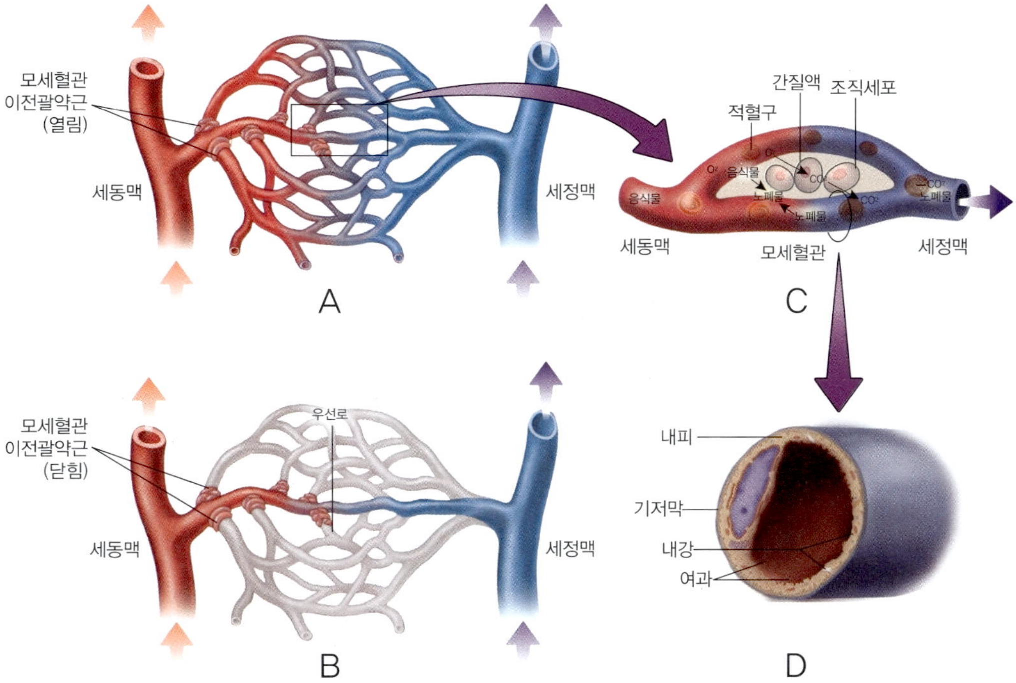

그림 8-19 모세혈관 망

(3) 정맥 Veins

정맥은 모세혈관으로부터 심장에 혈액을 운반하기 위한 통로로, 이산화탄소와 노폐물을 운반하는 역할을 한다. 동맥과 비교해 심장으로부터 멀리 떨어져 있어 상대적으로 얇은 막을 가지며 압력이 낮기 때문에 탄력조직을 갖지 않으나 혈액의 역류를 방지하기 위해 판막이 발달되어 있다. 정맥의 속공간은 동맥에 비해 크기가 더 크고 작은 정맥들이 합쳐져 큰 정맥을 이루어 심장으로 연결되며, 증가된 혈액량을 수용하는 역할을 하므로 용량혈관capacitance vessels이라 불린다. 정맥은 큰정맥larger veins, 중간정맥medium veins 그리고 세정맥venules으로 구분된다.

① 큰정맥

지름이 약 10mm 이상인 세 겹의 막으로 구성되는데, 중간막은 민무늬근육의 두께에 비해 상대적으로 얇은 것이 특징이다. 바깥막이 가장 두꺼우며 아교질과 민무늬근육으로 구성된다.

② 중간정맥

지름이 약 10mm 까지인 혈관을 말하며 인체 대부분의 정맥 혈관을 구성하고, 중력에 대항하여 심장으로 가는 혈액 흐름에 반하는 역류를 예방하기 위하여 정맥판막venous valves을 가지고 있다. 세정맥보다는 민무늬근육이 발달했지만 같은 크기의 동맥에 비하면 상대적으로 발달하지 못했다.

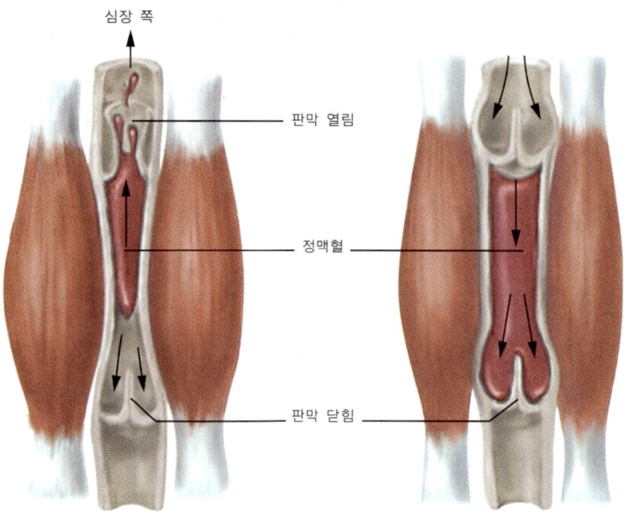

(a) 수축된 뼈근육　　(b) 이완된 뼈근육

그림 8-20　뼈대근육의 펌핑

③ 세정맥

모세혈관의 뒤를 연결하는 혈관이며 가장 작은 정맥으로 지름이 약 8μm~1mm이다. 중간막과 바깥막이 존재하지 않고 혈관주위세포pericyte가 존재하여 혈관벽을 지지한다. 그러나 큰 세정맥은 한 겹 혹은 두 겹의 중간막과 얇은 바깥막을 갖는다.

Check point

1. 동맥의 형태에 따른 세 종류는 탄력형동맥, 근육형동맥, 세동맥
2. 모세혈관 : 지름이 약 8~10㎛인 가장 작은 혈관이며, 적혈구가 겨우 통과할 수 있는 크기로 세포에 산소와 영양소를 공급하고 이산화탄소와 노폐물을 받아 운반하는 물질교환의 주체인 혈관
3. 정맥 : 모세혈관으로부터 심장에 혈액을 운반하기 위한 통로로 이산화탄소와 노폐물을 운반하는 역할을 하는 기관

표 8-1 동맥과 정맥의 비교

동맥	특징	정맥
정맥보다 두껍다.	벽의 보통 두께	동맥보다 얇다.
정맥보다 좁다.	속공간 지름	동맥보다 넓다.
중간막	가장 두꺼운 막	바깥막
원래 형태를 유지한다.	단면 형태	내부에 혈액이 없으면 형태가 납작해진다.
없다.	판막	대부분 있다.
정맥보다 높다. 대동맥은 100mmHg, 세동맥은 40mmHg이다.	혈압 범위	동맥보다 낮다. 대정맥은 0mmHg, 세정맥은 20mmHg이다.
정맥보다 많다.	막의 탄력섬유 · 콜라겐섬유	동맥보다 적다.
심장에서 몸 쪽으로 혈액을 운반한다.	혈류	몸에서 심장 쪽으로 혈액을 운반한다.

5. 순환경로와 혈관 Circulatory Pathways and Vessels

1. 허파순환 Pulmonary circulation

(1) 허파순환

허파순환은 허파에서 이산화탄소를 주고 산소를 받는 교환 작용이 핵심이며 심장의 오른심실에서 시작하여 허파동맥, 허파 허파세동맥-모세혈관-허파세정맥, 허파정맥, 왼심방에 이르는 경로를 따른다. 허파꽈리 폐포, alveolus 에서는 농도 경사에 따라 산소가 적혈구로 확산되어 들어가고 이산화탄소가 허파꽈리로 확산되어 호기 시 몸 밖으로 배출된다.

you know

허파순환은 우심실에서 시작하여 폐동맥, 허파, 폐정맥을 거쳐 좌심방에서 끝난다.

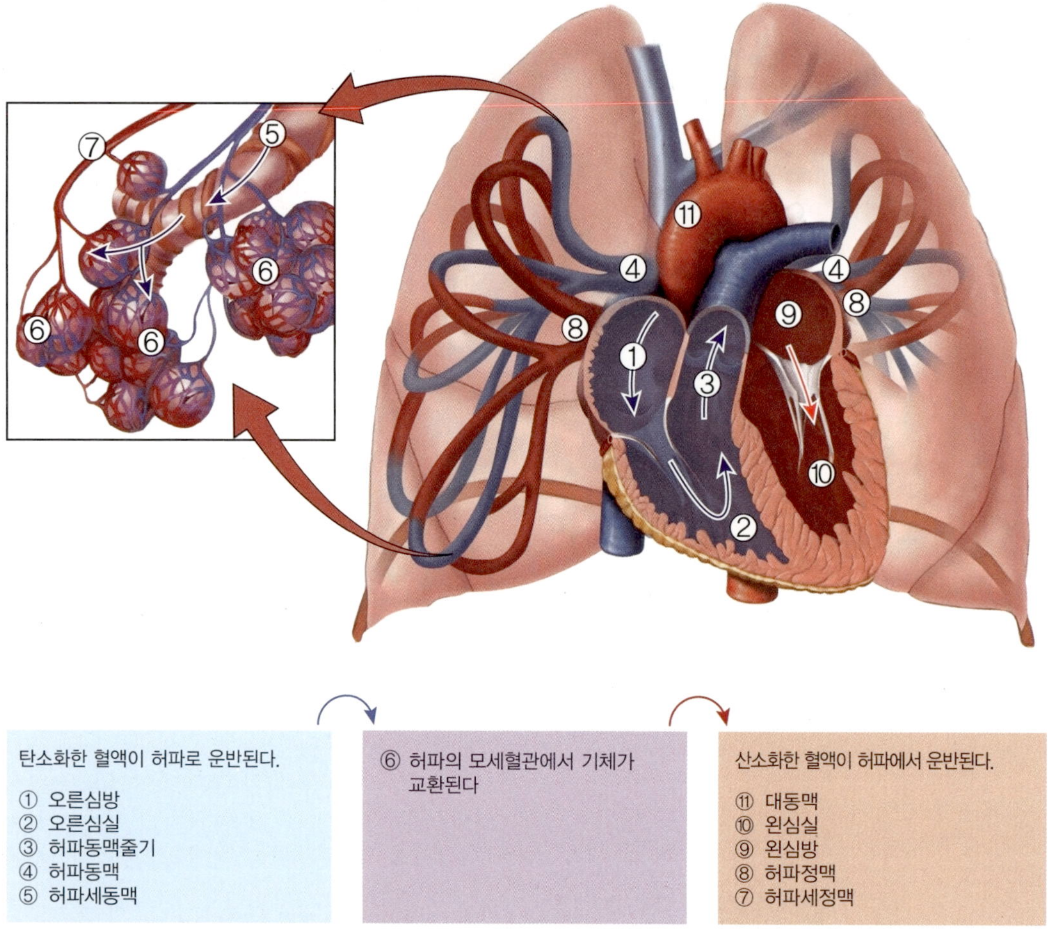

그림 8-21 허파순환

2. 온몸순환Systemic circulation

온몸순환은 산소와 영양소를 각 부분에 나눠주고 물질대사를 통해 인체가 살아갈 수 있는 에너지를 만들고 활용할 수 있도록 하며, 이산화탄소와 노폐물을 제거 · 운반하는 역할을 하고 심장의 좌심실에서 시작하여 심장의 우심방으로 돌아오는 순환을 의미한다. 온몸순환의 순환경로는 좌심실에서 혈액이 분출되어 만나는 부분인 대동맥 가지부터 기술된다.

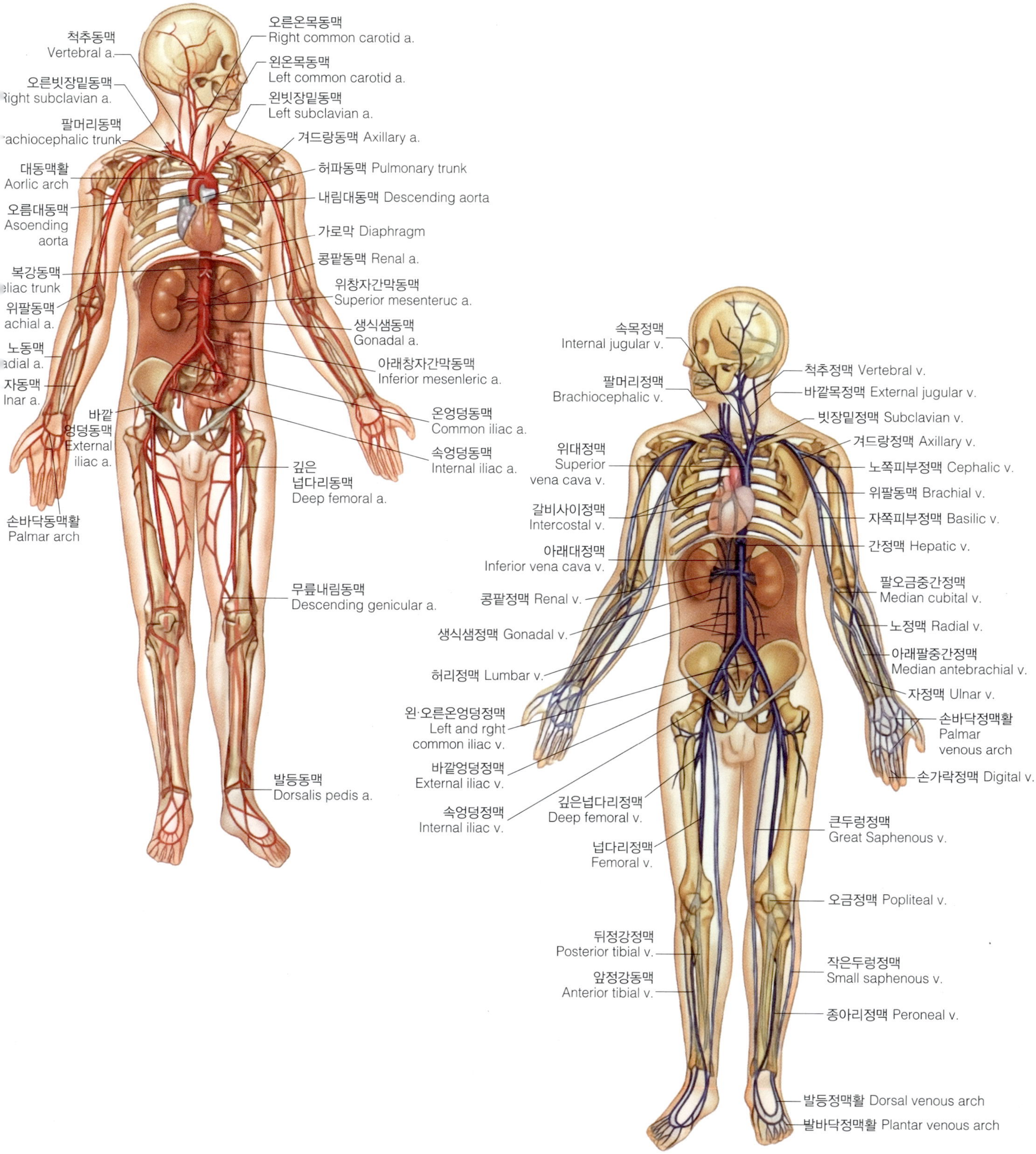

그림 8-22 주요 온몸동맥(좌)과 온몸정맥(우)

(1) 대동맥의 분지와 내림대동맥, 그리고 배의 동맥

대동맥은 좌심실에서 시작하여 오름대동맥 상행대동맥, ascending aorta 기저부에서 좌, 우 심장동맥을 통해 심장에 혈액을 공급하고, 대동맥활 대동맥궁, aortic arch 을 통해 주요 3개의 분지로 뻗어 나간다. 오른쪽에서부터 팔머리동맥 brachiocephalic trunk, 왼온몸동맥 좌총경동맥, left common carotid artery, 왼빗장밑동맥 좌쇄골하동맥, left subclavian artery 으로 분지된다.

대동맥활 아래쪽에 있는 내림대동맥 descending aorta 은 가슴대동맥 thoracic aorta 과 대동맥구멍 대동맥열공, aortic hiatus 을 거쳐 배대동맥 복부대동맥, abdominal aorta 을 따라 엉덩이 부위에서 오른쪽, 왼쪽 온엉덩동맥 총장골동맥, common iliac arteries 으로 척추 L4 지점에서 분지되어 하부 배안으로 속엉덩동맥 internal iliac arteries 을 통해 혈액을 공급하고 바깥엉덩동맥 external iliac arteries 을 통해서는 하지로 연결된다. 그림 8-23

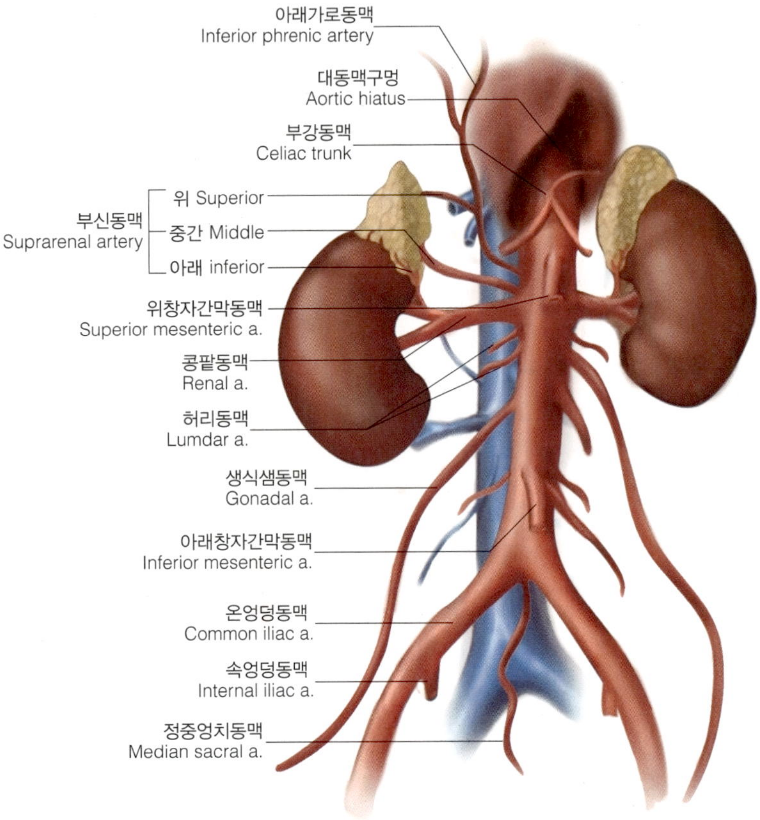

그림 8–23 배대동맥과 정맥의 주요 분지

배대동맥의 분지로는 가로막에 혈액을 공급하는 아래가로막동맥inferior phrenic arteries과 내장기관에 혈액을 공급하는 복강동맥celiac trunk; 온간동맥, 왼위동맥, 지라동맥으로 갈라지기 전 1cm만을 복강동맥이라 부름, 간에 혈액을 공급하는 온간동맥common hepatic artery, 위에 혈액을 공급하는 왼위동맥left gastric artery, 지라에 혈액을 공급하는 지라동맥splenic artery, 그리고 오른위동맥light gastric artery으로 나뉜다. 위창자간막동맥superior mesenteric artery은 창자에 혈액을 공급하고, 콩팥동맥renal arteries, 신동맥은 콩팥에 혈액을 공급한다. 생식샘동맥 gonadal arteries은 남성의 경우 고환동맥testicular arteries, 여성의 경우는 난소동맥ovarian arteries으로 뒤쪽 몸벽을 타고 남성의 음낭이나 여성 골반의 안으로 들어간다. 그림 8-24

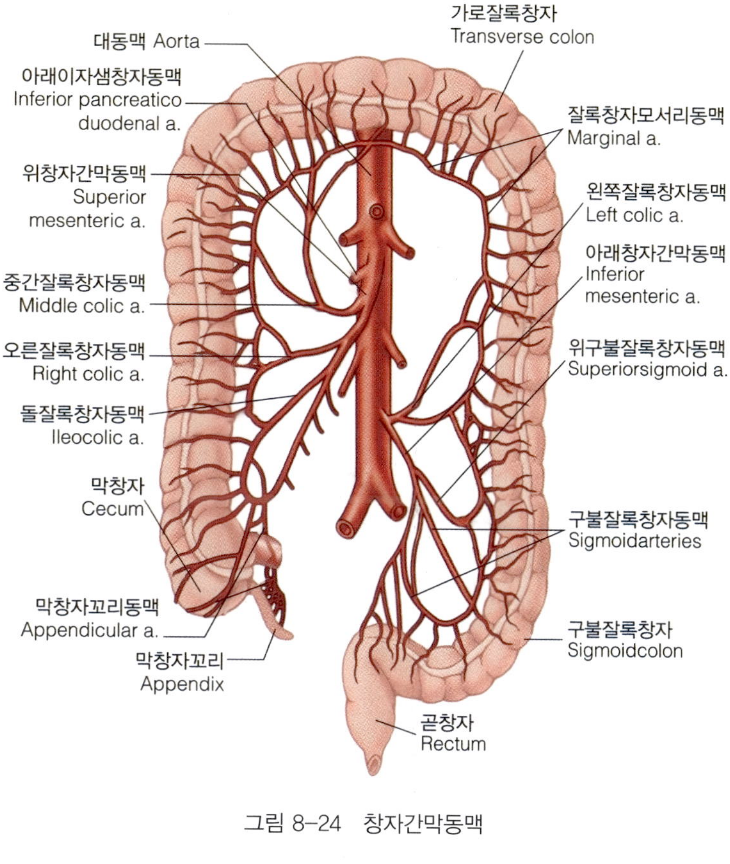

그림 8–24 창자간막동맥

위창자간막동맥superior mesenteric artery은 창자의 혈액 공급에 가장 중요하며 대부분의 작은창자와 큰창자의 절반에 혈액을 공급한다. 아래창자간막동맥inferior mesenteric artery은 큰 창자의 아래쪽에 혈액을 공급하며, 온엉덩동맥에서 2개의 혈관이 엉덩이 쪽으로 분지되고, 속엉덩동맥internal iliac arteries을 통해 골반 내 혈액을 공급한다. 그림 8-24, 8-25

(2) 머리와 목의 동맥

오른온목동맥은 팔머리동맥에서 연속되고 왼온목동맥은 대동맥활로부터 분지되어 머리와 목 부위에 혈액을 공급한다. 남성의 목젖adam's apple 부위에서 온목동맥은 바깥목동맥external carotid artery과 속목동맥internal carotid artery으로 분지된다. 바깥목동맥은 머리뼈 바깥쪽으로 올라가 눈eye 부위를 제외한 바깥 머리 부위 대부분에 혈액을 공급한다. 위갑상샘동맥superior thyroid artery은 갑상샘과 후두에 혈액을 공급하고, 혀동맥lingual artery은 혀로, 얼굴동맥안면동맥, facial artery은 안면피부로, 뒤통수동맥후두동맥, occipital artery은 뒤쪽 머리덮개로, 위턱동맥maxillary artery은 위턱과 치아로, 얕은 관자동맥superficial temporal artery은 저작근육 · 얼굴의 가쪽 · 머리덮개의 대부분과 경질막에 혈액을 공급한다.

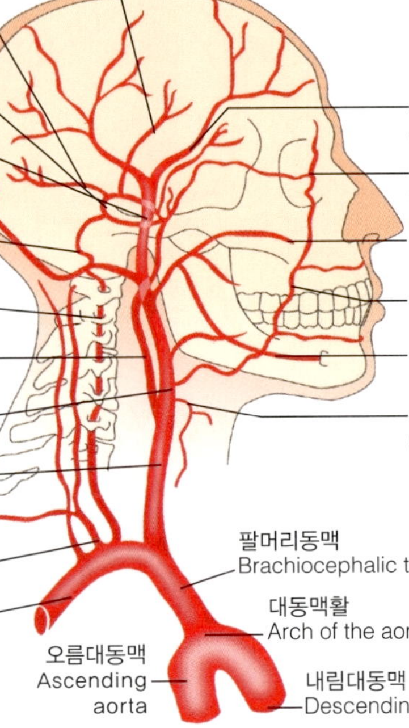

그림 8-25 머리와 목의 얕은 동맥

속목동맥은 아래 턱뼈의 각 중간 안쪽으로 지나가며 관자뼈의 목동맥관을 통해 머리 안으로 들어간다. 주로 눈 주위와 대뇌의 80%에 혈액을 공급한다. 여기서 분지된 눈동맥ophthalmic artery은 눈, 코, 이마에, 앞대뇌동맥anterior cerebral artery은 대뇌반구 안쪽에, 그리고 중간대뇌동맥middle cerebral artery은 대뇌섬, 이마엽, 관자엽, 마루엽의 가쪽에 많은 가지를 발생시킨다.

(3) 팔과 가슴의 동맥

오른빗장밑동맥right subclavian artery은 팔머리동맥에서, 왼빗장밑동맥은 대동맥활에서 분지한다. 각 빗장밑동맥은 빗장뼈의 뒤를 지나 1번째 갈비뼈로 구부러져 내려가 겨드랑동맥액와동맥, axillary artery으로 이어지고, 뒤이은 위팔동맥brachial artery은 팔꿈치의 먼쪽에서 끝나 2개의 동맥으로 분지되어 노동맥요골동맥, radial artery과 자동맥척골동맥, ulnar artery으로 연결되어 아래팔에 혈액을 공급하고, 동맥활arterial arches에 연결되어 손바닥과 손가락으로 혈액을 공급한다. 그림 8-26

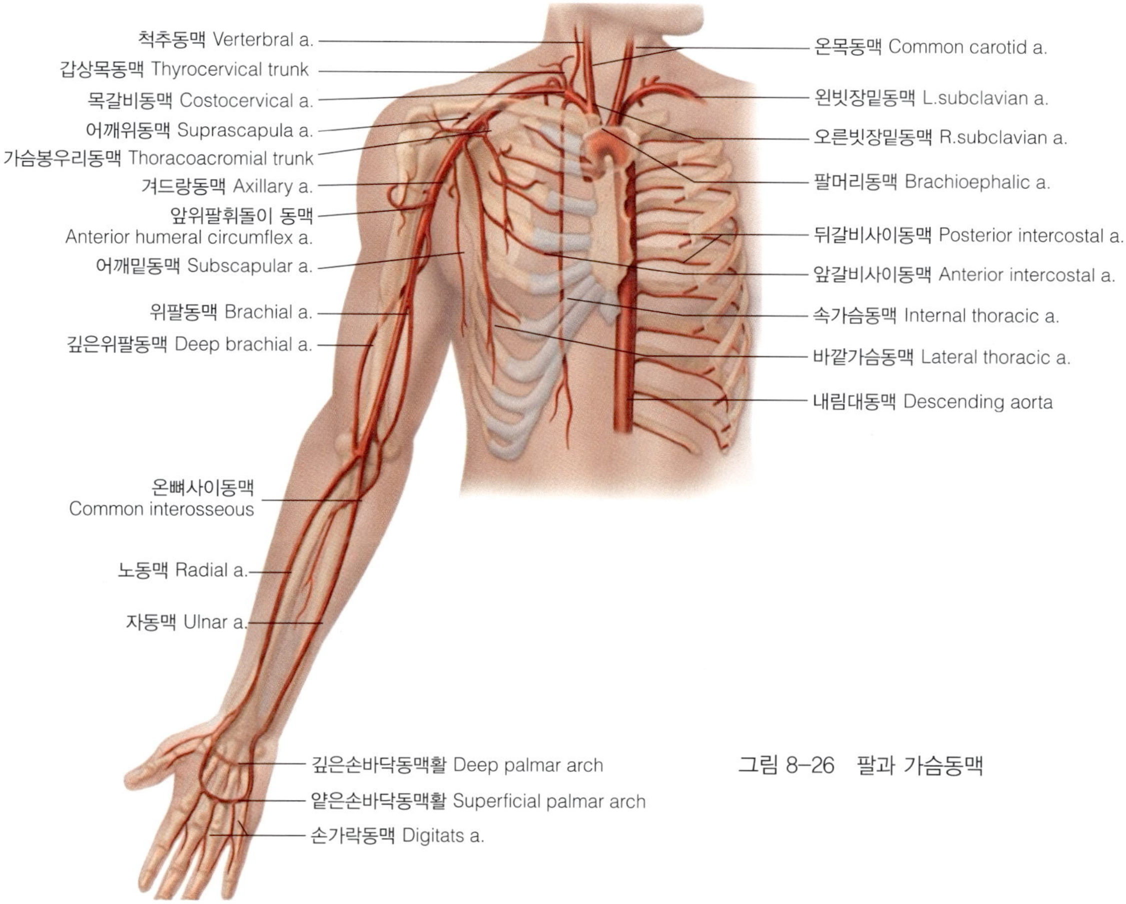

그림 8-26 팔과 가슴동맥

you know

혈압측정에 자주 이용되는 혈관은 위팔동맥이다.
맥박측정에 자주 이용되는 혈관은 노동맥이다.
가슴대동맥흉대동맥, thoracic aorta은 내장 분지로 기관지동맥bronchial arteries을 통해 기관지, 세기관지, 허파, 내장쪽가슴막, 심장막주머니, 식도에 혈액을 공급하고, 식도동맥esophageal arteries을 통해 식도에, 세로칸동맥medialstinal arteries을 통해 뒤쪽 가슴세로칸에 혈액을 공급한다.

(4) 다리동맥

바깥엉덩동맥 external iliac arteries은 배벽과 다리이음뼈의 근육을 지나 넙다리동맥 대퇴동맥, femoral artery과 연결되어 깊은넙다리동맥 deep femoral arteries과 넙다리휘돌이동맥 circumplex femoral arteries의 분지를 갖는다. 오금동맥 슬와동맥, popliteal arteries은 무릎관절, 무릎뼈, 종아리뼈, 종아리근육 일부에 혈액을 공급하고, 넙다리동맥의 연속으로 무릎 뒤쪽으로 연결되어 뒤정강동맥 posterior tibial artery과 앞정강동맥 anterior tibial artery을 형성한다. 뒤정강동맥은 오금동맥의 분지로 다리의 뒤쪽 아래로 지나가며 굽힘근에 혈액을 공급하고, 연속하여 내려가 발목의 안쪽복사뼈 medial malleolus 뒤를 지나 발바닥으로 이어진다. 앞정강동맥은 종아리뼈사이막 interosseous membrane을 통과하여 앞면으로 들어가고 발목을 지나 다리의 폄근 extensor muscle에 혈액을 공급한다.

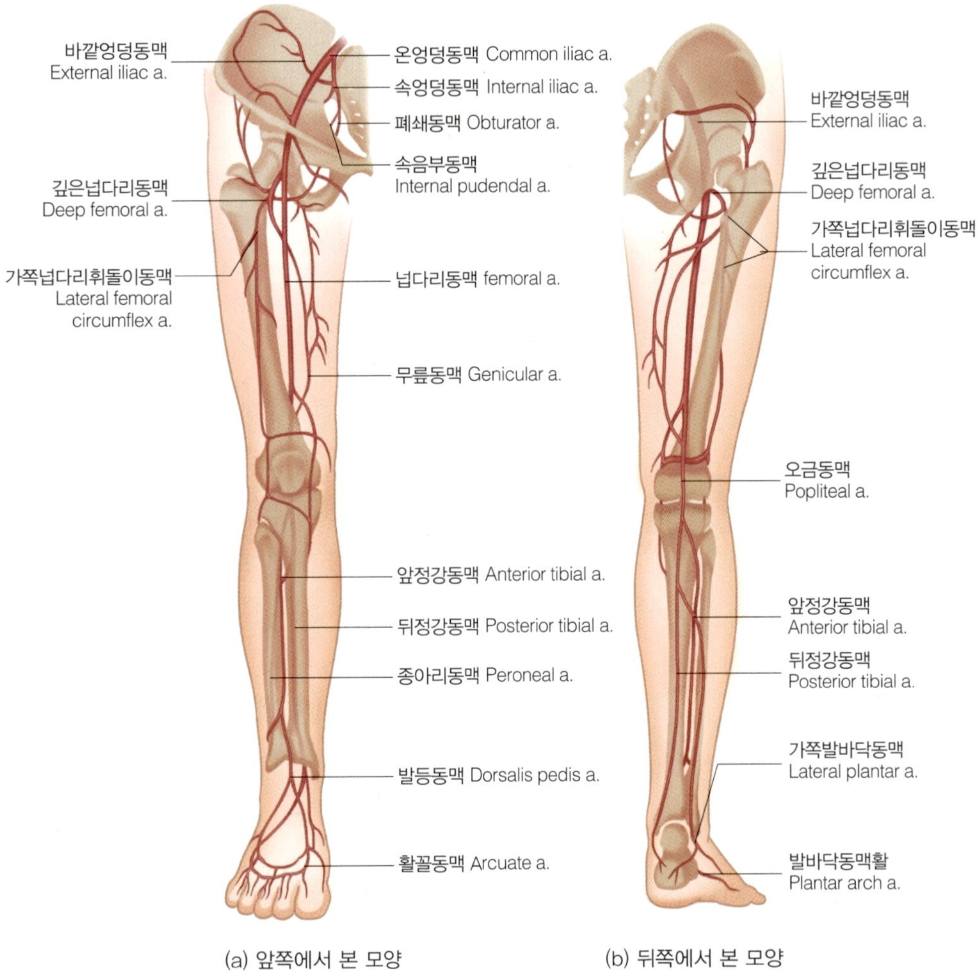

그림 8-27 다리의 동맥

(5) 위대정맥의 분지

위대정맥은 폐를 제외한 가로막 위의 모든 부위, 예를 들면 머리, 목, 가슴 및 복부의 벽, 어깨, 상지의 작은 정맥들로부터 혈액을 받는다.

바깥목정맥external jugular veins은 안면과 목의 표면으로부터 오는 혈액을 받고 연속하여 목의 양 옆을 따라 아래로 내려가 팔머리정맥subclavian veins으로 합쳐진다. 뇌와 머리, 목의 깊은 곳의 혈액은 속목정맥internal jugular veins으로 보내지고, 연속하여 바깥목정맥보다 안쪽을 따라 내려가다 빗장밑정맥subclavian veins과 합쳐져 팔머리정맥brachiocephalic veins을 형성하고, 홀정맥azygos veins은 흉벽과 복벽의 혈액을 받아 위대정맥superior vena cava과 합쳐져 심장의 우심방으로 연속된다.

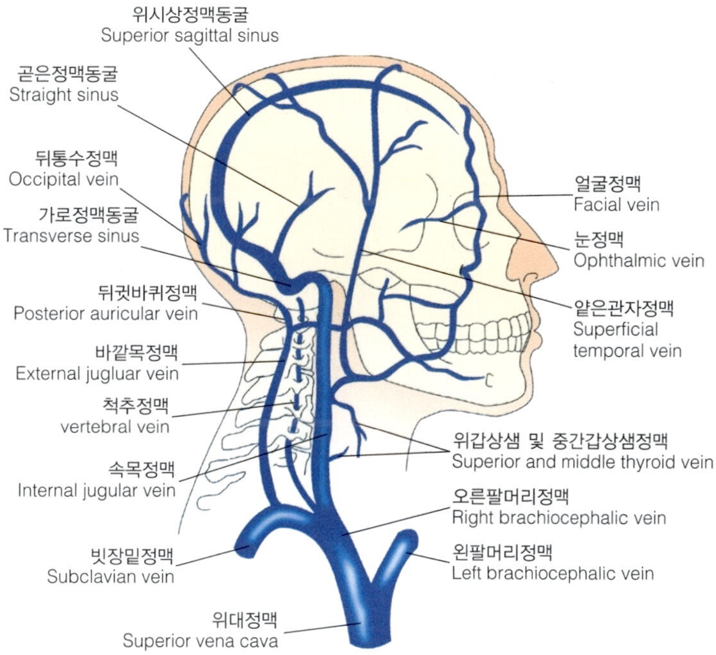

그림 8-28 머리와 목의 얕은 정맥

팔의 정맥은 동맥과 함께 평형을 이루는 깊은 정맥과 피부 아래를 따라 분지하는 얕은 정맥으로 구분한다.

팔의 깊은 정맥은 자정맥ulnar veins, 노정맥radial veins, 위팔정맥brachial veins, 겨드랑정맥axillary veins, 빗장밑정맥subclavian veins으로, 그리고 연속하여 팔머리정맥을 따라 위대정맥을 통해 심장의 우심방에서 합쳐진다.

팔의 얕은 정맥은 피부를 통해 쉽게 볼 수 있는 혈관으로 깊은 정맥과로 지류한다. 자쪽피부정맥basilic veins은 손의 안쪽에서 시작하여 아래팔의 뒷면을 따라 위팔까지 연속하고, 노쪽피부정맥cephalic veins은 팔의 가쪽을 따라 기시하여 어깨로 들어가 겨드랑정맥axillary veins과 만난다. 팔오금중간정맥median cubital veins은 자쪽피부정맥과 노쪽피부정맥을 이어주는 역할을 하고 채혈 시 이용되는 정맥이다. 그림 8-29

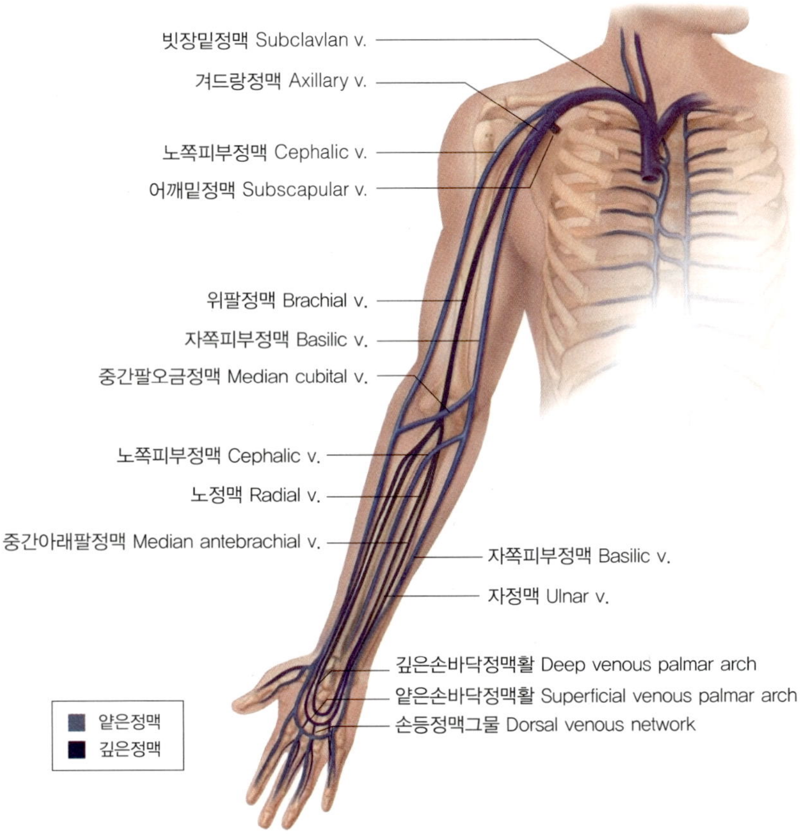

그림 8-29 팔의 정맥

you know

일반적으로 정맥주사에 자주 사용되는 혈관은 자쪽피부정맥, 노쪽피부정맥 그리고 팔오금중간정맥이다.

(6) 아래대정맥의 분지

아래대정맥은 심장 아래쪽 모든 부위에서 혈액을 받고 제2요추로부터 우심방으로 연결된다. 작은 정맥에서 시작된 혈액의 흐름은 골반, 하지, 그리고 복부내장의 혈액을 받아 연결되고 동맥과 같이 좌, 우 대칭으로 분포한다. 다리의 정맥도 동맥과 함께 평형을 이루는 깊은 정맥과 피부 아래를 따라 분지하는 얕은 정맥으로 구분한다.

다리의 깊은 정맥에는 앞정강정맥anterior tibial veins, 뒤정강정맥posterior tibial veins, 오금정맥popliteal veins, 넙다리정맥femoral veins, 바깥엉덩정맥external iliac veins이 있다.

다리의 얕은 정맥은 주로 피부 표면에 위치하며 발끝에서 넓다리 윗부분까지 깊은 곳에 있는 정맥과 문합한다. 이 문합에서 주된 혈관은 큰두렁정맥great saphenous veins으로 몸에서 가장 긴 정맥을 형성한다. 이 정맥은 다리의 안쪽을 따라 발목에서 넓다리 부위까지 뻗어 넓다리정맥을 통해 골반으로 연속한다. 표면에 위치한 다른 정맥은 작은두렁정맥small saphenous veins으로 발의 바깥쪽을 따라 종아리근육을 거쳐 무릎 오금정맥으로 분지한다.

복부로부터 아래대정맥으로 혈액을 보내는 큰 정맥은 동맥과 평행하게 분포하고 위치한 기관의 명칭에 따라 이름을 공유한다. 그 예로는 성선으로부터 혈액을 받는 생식샘정맥gonadal veins, 콩팥으로부터 혈액을 받는 콩팥정맥renal veins, 부신으로부터 혈액을 받는 부신정맥suprarenal veins 등이 있다. 왼생식샘정맥left gonadal vein은 오른생식샘정맥right gonadal vein이 아래대정맥으로 분지하는 것과 달리 왼콩팥정맥으로 연속하고, 간으로부터 혈액을 받는 간정맥hepatic veins은 가로막 바로 아래에서 아래대정맥으로 합쳐진다.

소화기계통으로부터 연속된 정맥은 간문맥계hepatic portal system를 형성한다. 간문맥계는 복부 소화기관뿐만 아니라 이자, 쓸개, 지라 등에서 분지된 모든 혈액을 통합한다. 아래창자간막정맥inferior mesenteric vein은 곧창자와 잘록창자의 먼쪽에서 혈액을 받고, 위창자간막정맥superior mesenteric vein은 작은창자 전체, 오름잘록창자, 가로잘록창자, 그리고 위로부터 혈액을 받는다.

지라정맥splenic vein은 지라에서 연속하여 간을 향해 흘러가고 간문맥hepatic portal vein은 지라와 위창자간막정맥이 모여 만들어져 간의 아래쪽 표면으로 들어가며, 간에서는 미세한 굴모양혈관hepatic sinusoids이라는 모세혈관으로 이어진다.

왼위정맥left gastric vein과 오른위정맥right gastric vein도 간문맥을 향해 연속하고 간정맥hepatic veins은 간에서 나온 혈액을 아래대정맥의 위쪽 끝으로 분지한다. 그림 8-30

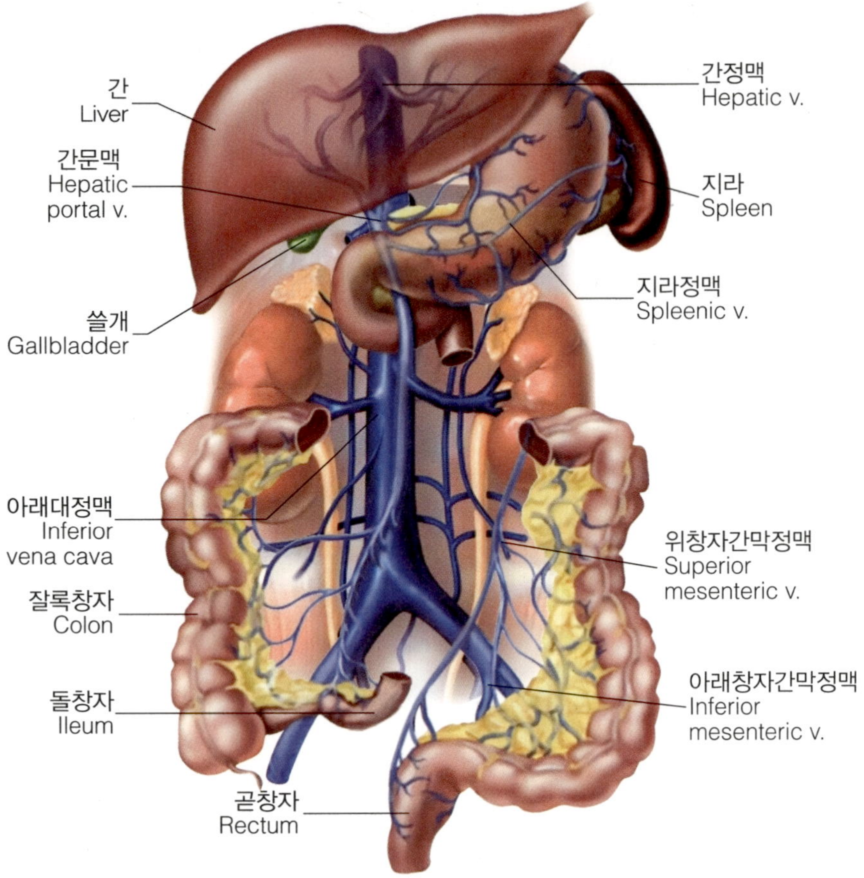

그림 8-30　배와 골반부위 정맥

Check point

1. 허파순환 : 심장의 오른심실에서 시작하여 허파동맥, 허파, 허파정맥, 왼심방에 이르는 경로를 거치는 순환
2. 온몸순환 : 이산화탄소와 노폐물을 제거 · 운반하는 역할을 하고 심장의 좌심실에서 시작하여 심장의 우심방으로 돌아오는 순환

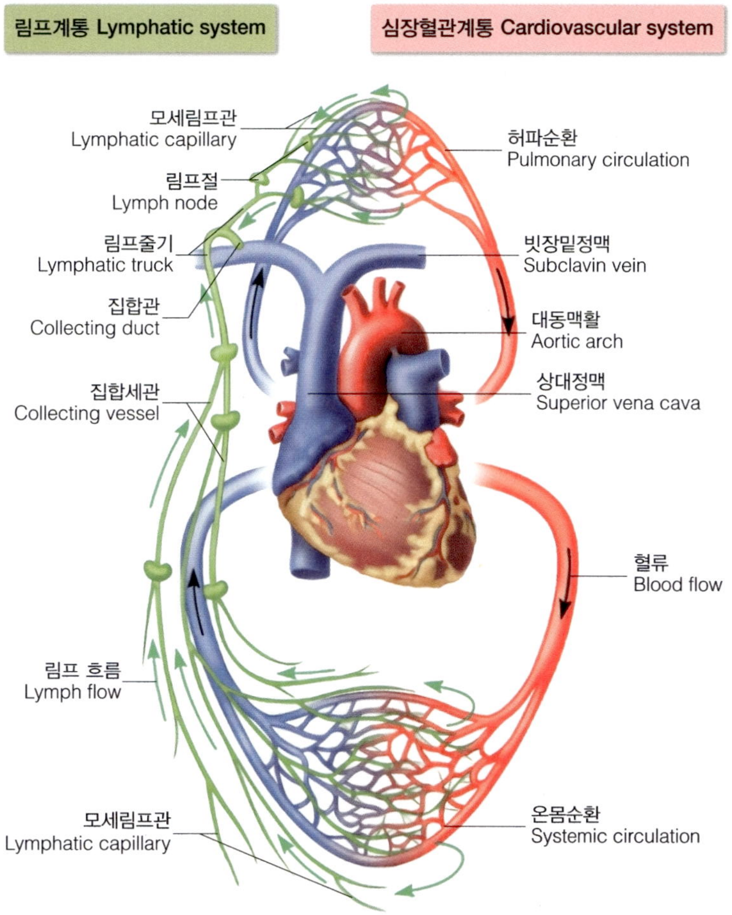

그림 8–31 순환계와 림프계의 액체 교환

6. 림프계의 순환 Lymphatic Circulation

1. 면역체계의 이해 Understanding of Immune System

사람이 일생을 살아가는 동안 넓게는 자연으로부터 또는 주위 환경으로부터 질병으로 많은 시련을 겪게 된다.

자연의 기후는 물론 전쟁과 사고, 그리고 다양한 병원미생물로부터의 세균이나 바이러스의 감염으로 우리 몸은 수많은 전쟁을 치루며 처절하게 살아간다.

(1) 외적 방어

① 기계적 장벽

인체는 이러한 환경 속에서 자신을 지키기 위하여 방어를 하게 되는데, 1차적으로는 체강을 둘러싸고 있는 피부에서 분비되는 땀과 피지sebum에 함유되어 있는 지방산으로 병원균의 성장을 억제시킨다. 또한 소화관 · 기도 · 비뇨기 · 생식기 등의 내부를 둘러싸고 있는 점막에서 분비하는 점액mucus은 세포막의 건조를 막고 점액 내에 미생물을 가두어 버린다.

② 화학적 장벽

인체에서 분비되는 땀 · 침 · 눈물 및 모유 등 대부분의 분비물은 항미생물성 화학물질로 병원성 세균의 세포벽을 분해하는 효소인 이소자임lysozyme이 함유되어 있으며, 인터페론interferon은 바이러스에 의해 감염된 세포로부터 분비되는 단백질의 일종으로 새로운 바이러스가 세포에 감염되면 그 주위의 세포표면과 결합하여 항바이러스성 물질을 촉진시키고 새로운 바이러스의 복제를 억제한다. 또한 혈청단백질 보체는 내재면역 및 적응면역 반응에 의해 활성화되어 세균을 파괴하거나 미생물의 표면을 둘러 싸서 포식작용을 도와준다.

③ 생물학적 장벽

피부와 위장관에는 500여 종 이상의 우리 몸과 공생하는 미생물정상 세균총, gut flora이 있어서 잠재적인 병원성 미생물의 증식을 억제하는 역할을 한다. 그림 8-32 참조

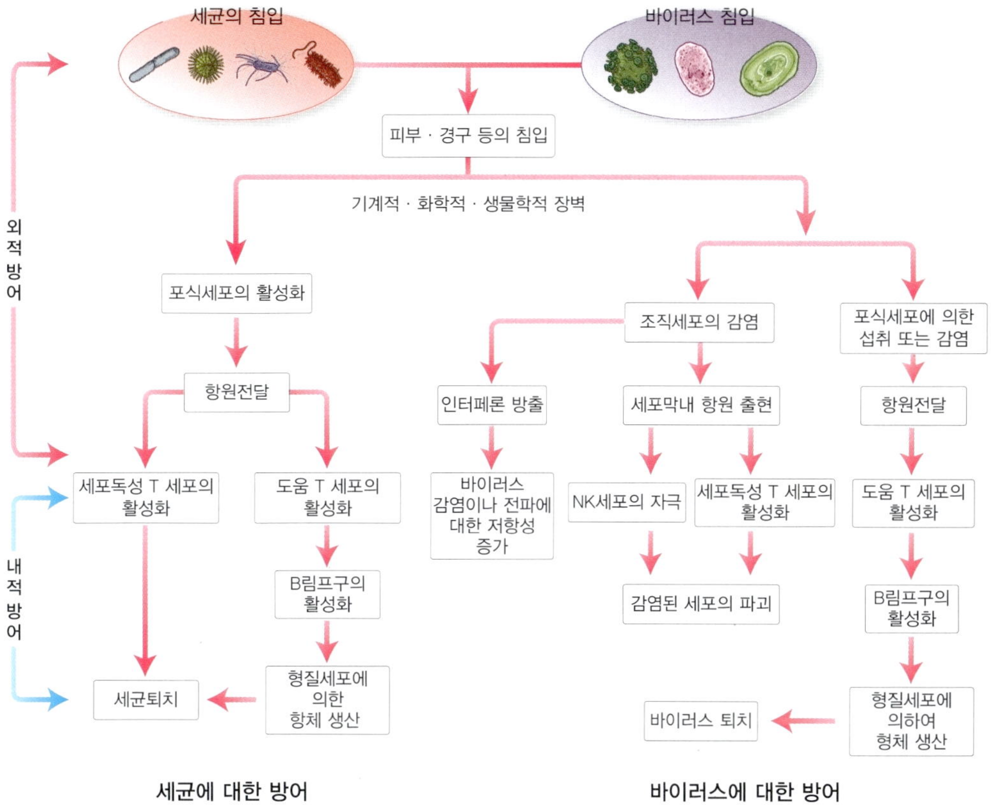

그림 8-32 병원균이나 바이러스 침입에 대한 방어체계

you know

• 염증반응

염증Inflammation이란 조직이 상해를 입었거나 병원체가 조직에 침입하여 상해를 입은 경우에 나타나는 국소적인 생체반응으로 발작redness, 열fever, 부종edema, 통증pain 및 기능장애loss of function 등의 증상을 동반한다.

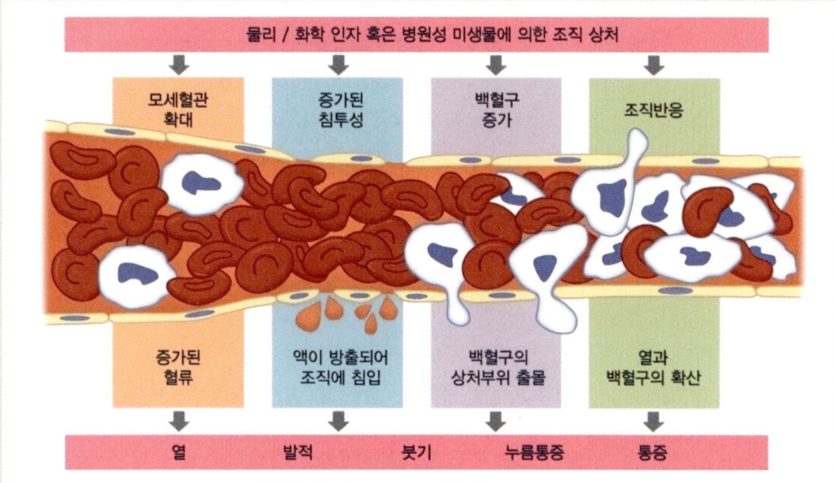

(2) 내적 방어

① 패턴인식수용체를 이용한 방어

내재면역계를 구성하는 포식세포 표면에는 세균이나 바이러스 표면에 광범위하게 발현되어 분자구조를 인식하고 패턴인식수용체pattern recognition receptor; PRR가 인식하는 병원체연관 분자패턴이 있다.

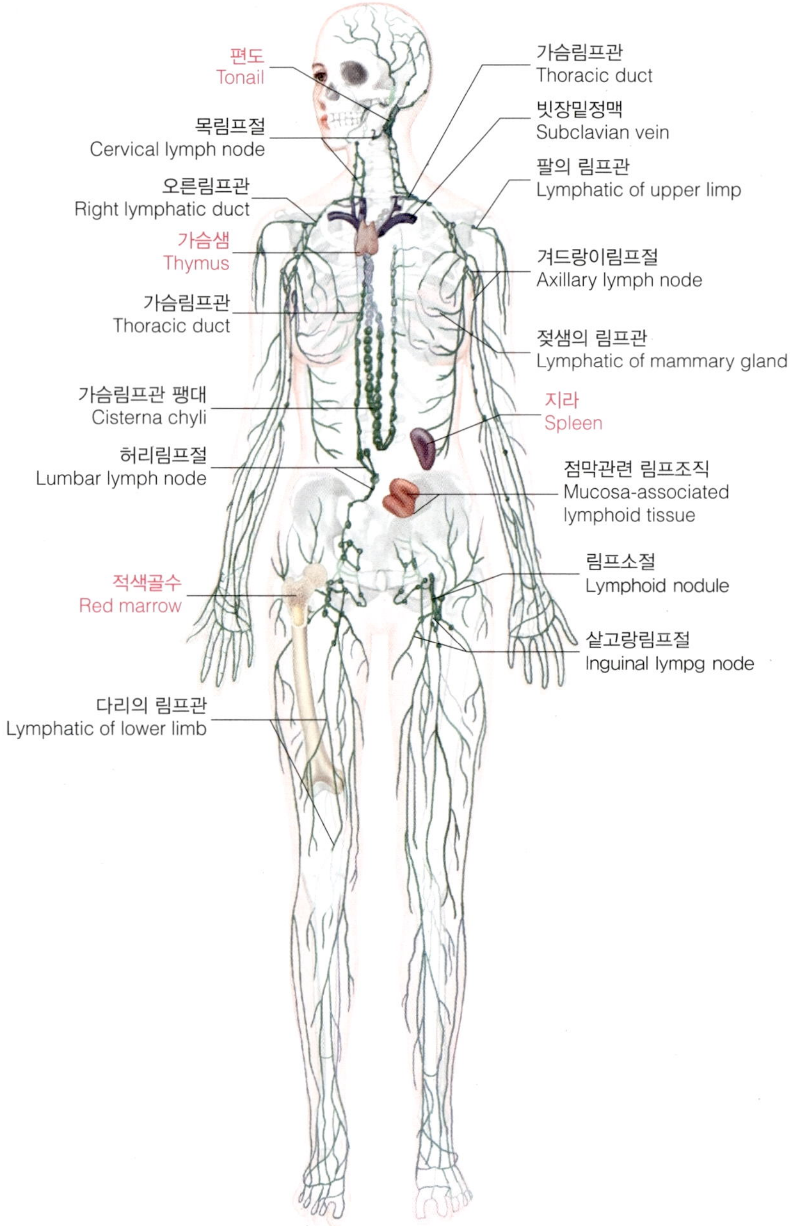

그림 8–33 인체 림프계통과 림프기관

병원체 표면의 패턴인식수용체와 포식세포 표면의 병원체연관 분자패턴이 결합하게 되면 포식세포가 활성화되어 병원체를 섭취하여 분해시키고 사이토카인의 생성과 염증 반응이 일어난다. 또한 위와 같이 섭취된 병원체 분해산물은 적응면역반응을 자극하게 된다.

② 수용성 물질에 의한 방어

내재면역계는 포식작용을 하는 세포에 의한 활동 외에도 바이러스 감염으로부터 인체를 보호하고 미생물을 용해시키며, 포식세포들의 감수성을 증가시키기 위해 면역세포들이 분비하는 수용성 물질들을 이용한다. 이러한 수용성 물질에는 제1형 인터페론과 피부 및 점막의 상피세포, 호중구 및 대식세포들이 분비하는 디펜신defencin이라 불리는 다양한 살균 물질과 보체complement, 사이토카인cytokine과 케모카인chemokine 등이 있다.

③ 자연살해세포에 의한 방어

자연살해세포natural killer cell, NK세포는 항원의 자극 없이도 암세포나 바이러스에 감염된 세포 등 비정상적인 세포 표면에 나타나는 변화를 인식하여 세포독성 과립을 분비함으로써 표적세포를 파괴시킬 수 있는 림프구이다.

2. 림프계통Lymphoid system의 이해

인체의 내재면역 및 적응면역에 모두 관여하는 림프계lymphatic system는 림프관, 림프절, 편도선, 아데노이드adenoids, 충수 및 지라비장, 그리고 백혈구가 생성되는 골수와 흉선도 여기에 포함된다.

림프계통은 바로 위의 내재면역계로서 다른 기관과 협력하여 면역immunity이라는 1차적 방어체계를 구축하는 역할을 한다.

이 절에서는 림프계통의 해부학적 구성의 이해를 통하여 다른 계통이나 조직과 어떻게 상호 협력하여 질병과 감염에 대처하는지 알아 본다.

(1) 림프계통의 구조

임파계통lymphatic system이라고도 하며 여러 기관과의 협력을 통해 감염과 질병을 퇴치하는데 1차적인 방어적 역할, 즉 면역반응을 한다고 알려져 있다. 림프조직과 기관의 구조는 1차 림프구조줄기세포 함유와 2차 림프구조미성숙 또는 활성화된 림프구 함유로 분류한다.

림프계통에는 림프와 림프조직 및 림프관, 그리고 적색골수로 이루어져 있는데, 림프는 혈장과 유사한, 단백질의 농도가 낮은 사이질액으로 림프계통에서 감시와 운반의 역할을 하는 체액성 결합체이며, 림프에 떠 있는 세포를 림프구lymphocyte라 한다.

림프조직과 림프기관은 림프의 구성성분을 조절하고 다양한 림프구를 생산하여 림프관을 통해 말초조직으로부터 정맥계로 운반한다.

① **림프** 임파, Lymph

림프는 혈장과 유사하지만 단백질이 적은 맑은 액체로 림프조직 내에서 생산되어 림프성 줄기세포, 큰포식세포, 림프구를 포함하고 있는 림프조직과 림프기관을 통하여 혈류로 되돌아 간다. 림프는 말초조직으로부터 겹치지 않게 한 방향으로 인도하는 모세림프관을 통과하여 그물 모양의 림프관을 따라 정맥계로 흐른다.

② **림프조직** Lymphoid tissue

림프구의 비중이 높은 결합조직으로서, 림프구가 호흡기도나 비뇨기도 점막 결합조직 내에 흩어져 있는 산재성 림프조직diffuse tissue과 뼈대를 이루고 있으며 그물섬유 내에 림프구가 모여있는 구조의 림프소절lymphoid nodule로 나누어 볼 수 있다.

림프소절 내에 약하게 염색된 종자중심germinal center에는 활성화되어 분열하고 있는 림프구가 있다. 또한 소화관에는 집단적으로 광범위하게 배열되어 있는 점막관련 림프조직이 있다. 인두벽에는 편도tonsil라고 하는 큰 림프소절들이 있는데 이곳에 있는 림프구는 흡입된 공기나 음식물을 통해 인두로 들어 온 병원균들을 제거한다.

편도에는, 존재하는 기관에 따라 인두편도pharyngear tonsil, adenoid, 입천장 편도구개편도, palatine tonsil, 혀편도설편도, lingual tonsil, 작은창자 점막 내에 집단무리 림프소절페이어판, aggregated lymphatic nodule, peyer's patches, 막창자꼬리충수, 맹장벽의 집단림프소절 등 5종류가 있다.

이 부위에 감염이 일어나면 편도염tonsillitis이라고 한다.

② **림프관** Lymphatic vessel

모세림프관의 내피세포는 림프관으로부터 정맥계로 이동하는 림프를 서로 겹치지 않고 한 방향으로만 흐르게 하여 체액이 사이질 공간으로 되돌아가지 못하도록 한다. 이를 위하여 림프관은 림프의 역류를 방지하기 위해 안쪽에 많은 판막이 있다.

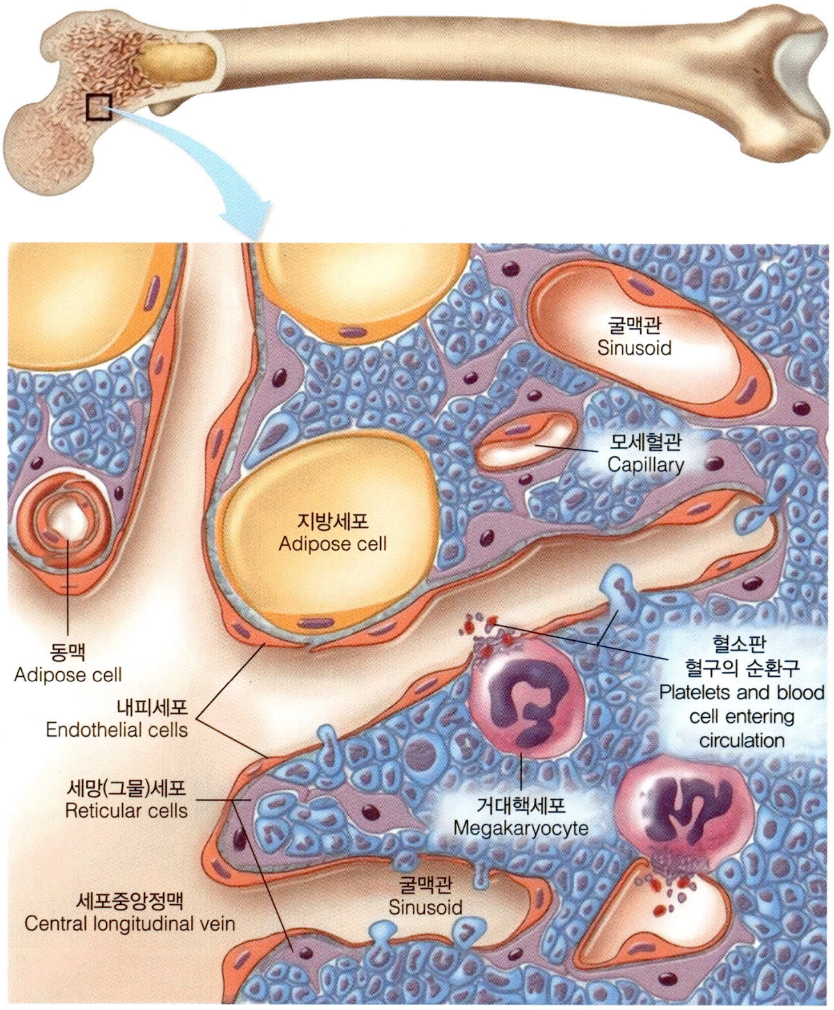

그림 8-34 적색골수의 조직

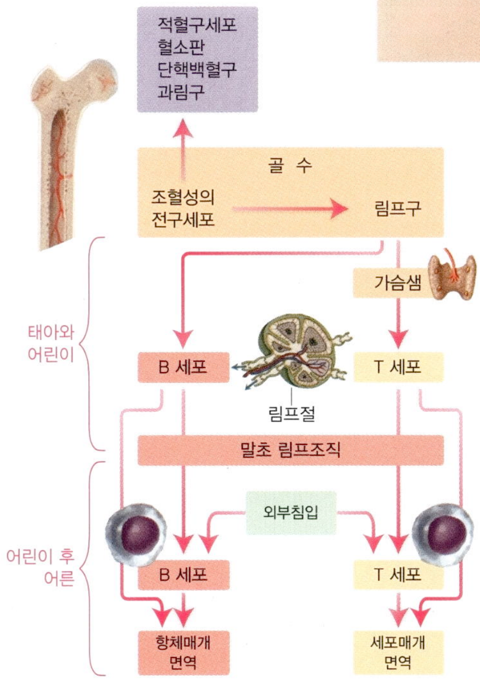

그림 8-35
적색골수와 림프구의 면역 체계

(2) 림프기관Lymphoid organ

① **림프절**lymph node

림프절은 목 · 겨드랑이 · 가슴우리 · 배 · 샅고랑 · 창자 · 창자간막 · 오금 등 병원균의 침입과 손상이 민감한 신체의 취약한 부위를 보호하는 역할을 하므로 부위 끝에 '림프절'을 붙여 부른다. 림프절은 림프조직 덩어리로 섬유질로 둘러싸인 겉질의 깊은 층에는 T림프구가 겉질의 바깥쪽 층과 속질끈에는 B림프구가 많이 존재한다.

② **가슴샘흉선**Thymus

가슴샘은 가슴 위쪽 가운데 복장뼈 안쪽에 위치하며, 1차 림프기관으로 적색골수에서 이동해 온 T세포가 성숙하여 가슴샘호르몬thymosin, thymopoietin을 생산함으로써 T림프구의 분화를 촉진한다. 성성숙 이후에는 크기가 점차 작아지는데 이를 퇴행이라 한다.

③ **지라**비장, Spleen

지라는 우리 몸에서 가장 큰 림프조직 덩어리로, 림프구와 대식세포로 이루어져서 있으며 면역에 반응하는 백색속절과 정맥굴 및 혈액세포로 구성되어 지라끈으로 이루어진 적색속절로 연결되어 있다. 적색골절은 오래된 적혈구와 혈소판을 제거하는 역할을 한다고 알려져 있다.

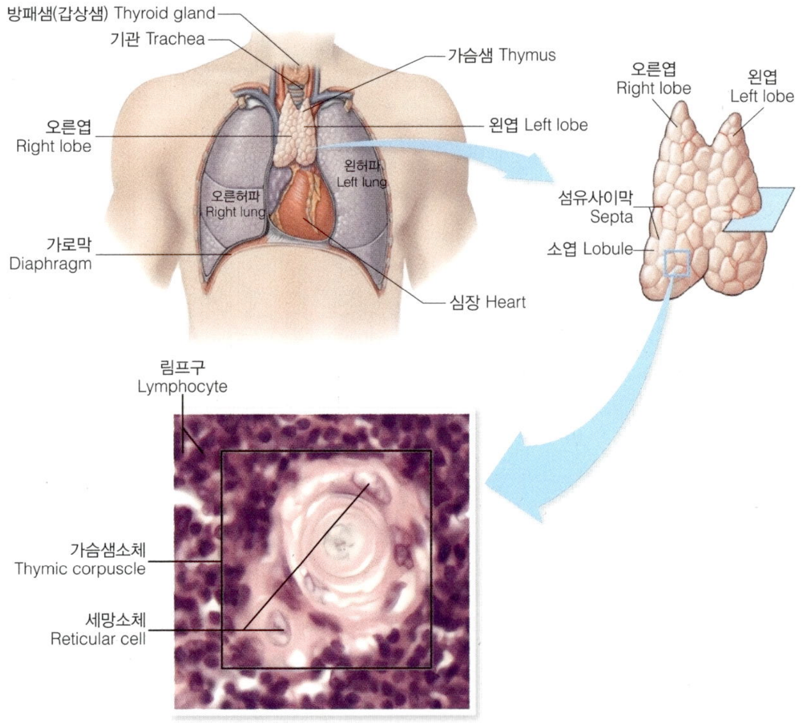

그림 8-36 가슴샘의 위치와 가슴샘 소체

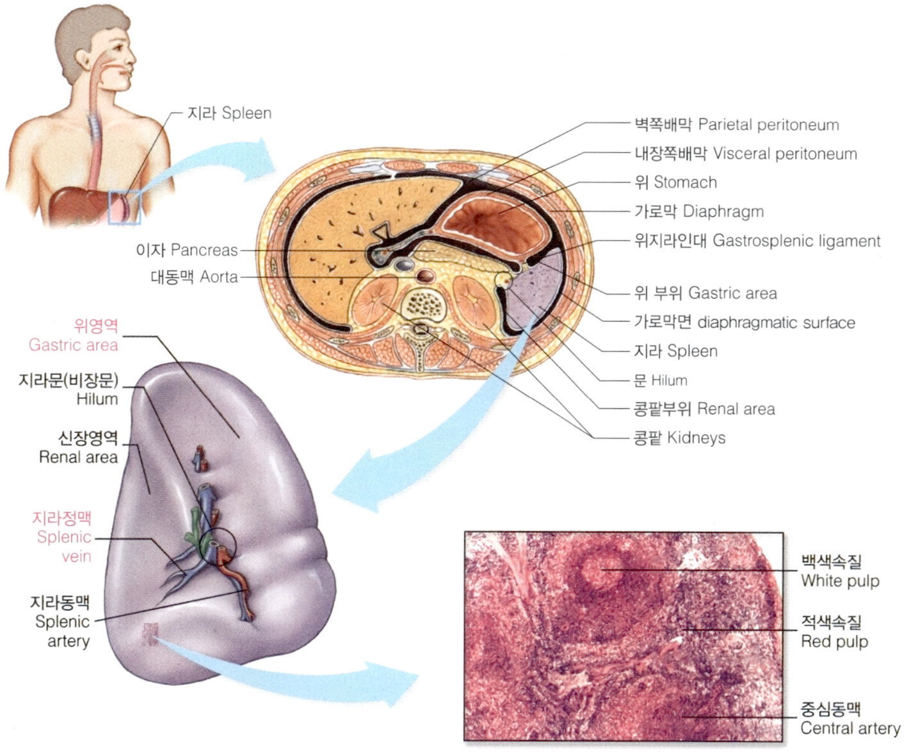

그림 8-37 지라와 그 해부도

3. 림프계통의 기능

인체의 림프계는 림프구를 생산, 유지, 균형을 유지함으로써 침입하는 병원성 균이나 세균, 비정상적인 세포 및 변종 단백질을 방어, 파괴하여 면역성을 갖게 한다.

(1) 림프구의 림프절

림프구는 전체 백혈구의 25~33%를 차지하고 크기는 적혈구보다 작은 것부터 두 배 반 정도 큰 것까지 매우 다양하며, 핵이 매우 커서 전체 세포의 대부분을 차지한다. 핵은 한쪽이 약간 패인 난원형이다.

기능에 따라 T림프구는 골수에서 생성되어 가슴샘 흉선, thymus 에서 성숙한 후 세포성 면역에 관여한다. B림프구는 골수에서 생성되고 성숙한 후, 항원에 의해 활성화되면 형질세포 plasm cell 로 변화되고 항원에 반응하여 항체를 생산하는 체액성 면역에 관여한다. 그리고 NK 림프구는 선천성 면역을 담당하며 주로 바이러스 감염이나 종양세포를 없애는 일에 관여한다.

림프구는 림프계통의 중요한 세포로서 인체에 침입한 세균이나 바이러스뿐만 아니라 이들에게 감염된 암세포 등 인체 내에 비정상적인 세포나 세균에서 방출된 독소와 같은 변종 단백질에 대항하는 면역기능을 갖고 있다. 또한 물리적 타격이나 화상 등 화학적인 공격에도 반응하여 무해하도록 하는 기능을 한다.

림프구는 혈류를 타고 수 시간에서 수년간 존재하는데, 말초조직에 침입하는 병원균 및 변종 단백질과 대항하여 면역반응을 하다가 말초조직을 순환하면서 이동하여 림프계통을 통하여 혈류로 되돌아 온다.

림프구의 면역반응Immune response은 세균성 병원균에 대한 면역과 바이러스의 침입에 대한 방어의 두 가지가 있는데, 전자는 대개 활성 대식세포에 의해 시작되며 후자는 대개 세포에 감염된 후 대항이 활성화된다. 이때 B림프구와 T림프구는 상호협력하여 화학적인 물질분비와 물리적인 공격을 한다.

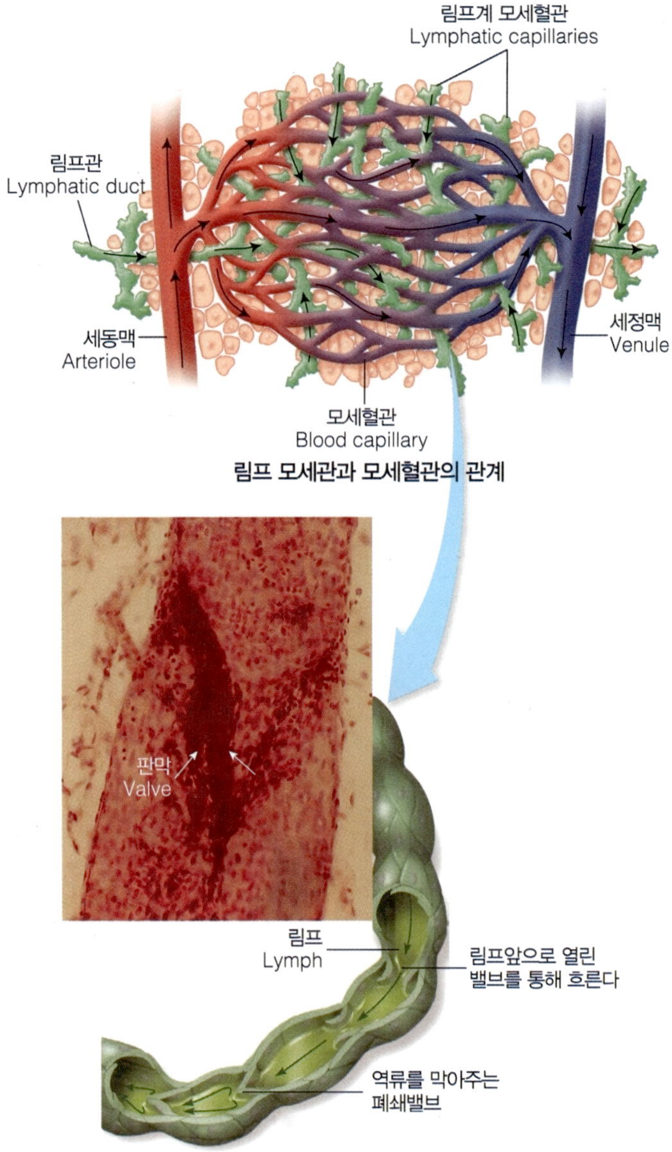

그림 8-38 림프 모세관과 밸브

① 림프구의 생성과 순환

림프구는 골수에서 생성되어 림프성 줄기세포를 형성한 후, 한 무리는 분열해서 자연세포독성 세포와 B림프구를 생산하고, 자연살해세포자연세포독성 세포, NK cell는 말초조직으로 이주하거나 통과하여 계속 순환한다. B림프구는 림프절, 지라 및 림프조직에 상주하면서 면역기능을 하는 것으로 알려졌다.

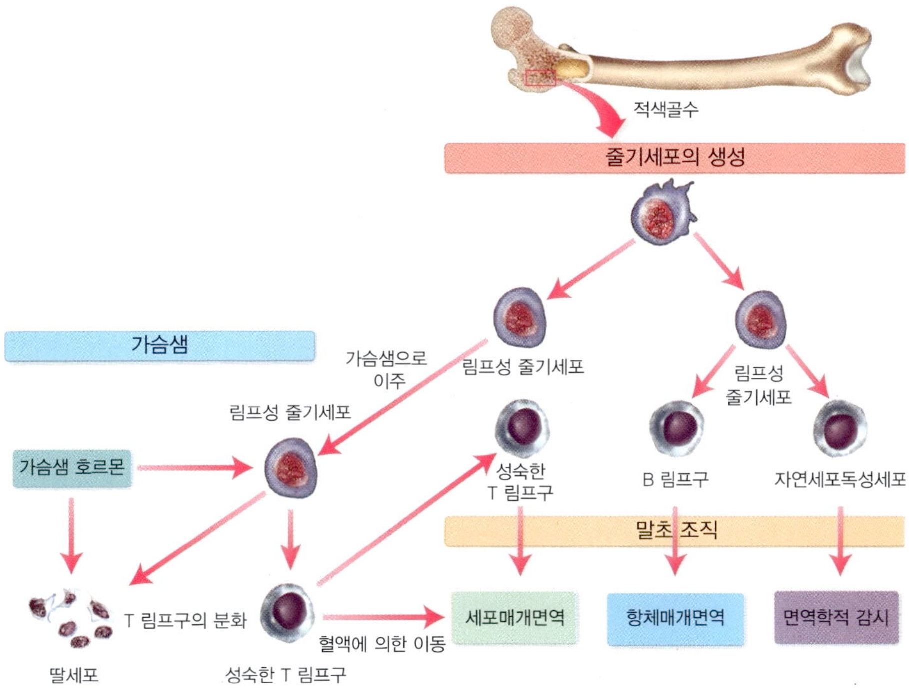

그림 8-39　적색골수의 조직

또 한 무리의 림프성 줄기세포는 가슴샘으로 이동하여 가슴샘호르몬과 작용, 계속 분열하여 딸세포를 생산하고 기능적으로 성숙한 T림프구가 되어 또 다른 림프기관이나 지라, 골수 등으로 이주하는 것으로 알려져 있다.

다시 말하면 골수에서 생성된 림프구는 가슴샘과 지라비장에서 호르몬티몬신-1, 티모텐틴, 티뮤린 등의 호르몬과 작용하여 분열하고 딸세포를 생산하여 말초 림프조직에 이주하면서 분열능력을 갖게 된다.

림프구의 분포는 조직이나 기관에 따라 다양한데, T림프구와 B림프구의 비율은 혈액에서 8:1, 지라에서 1:1 정도이다. 림프구는 어느 기관에서 상주하는 것이 아니라 인체의 곳곳에서 배회하다가 혈관이나 림프관을 통하여 각 기관이나 조직으로 빠르게 이동한다.

이때 T림프구는 혈액에서 30분 정도, 림프절에서 15시간 정도 머무르는데 비해 B림프구는 천천히 이동하여 다른 기관으로 가기 전에 림프절에서 30시간 정도 머문다.

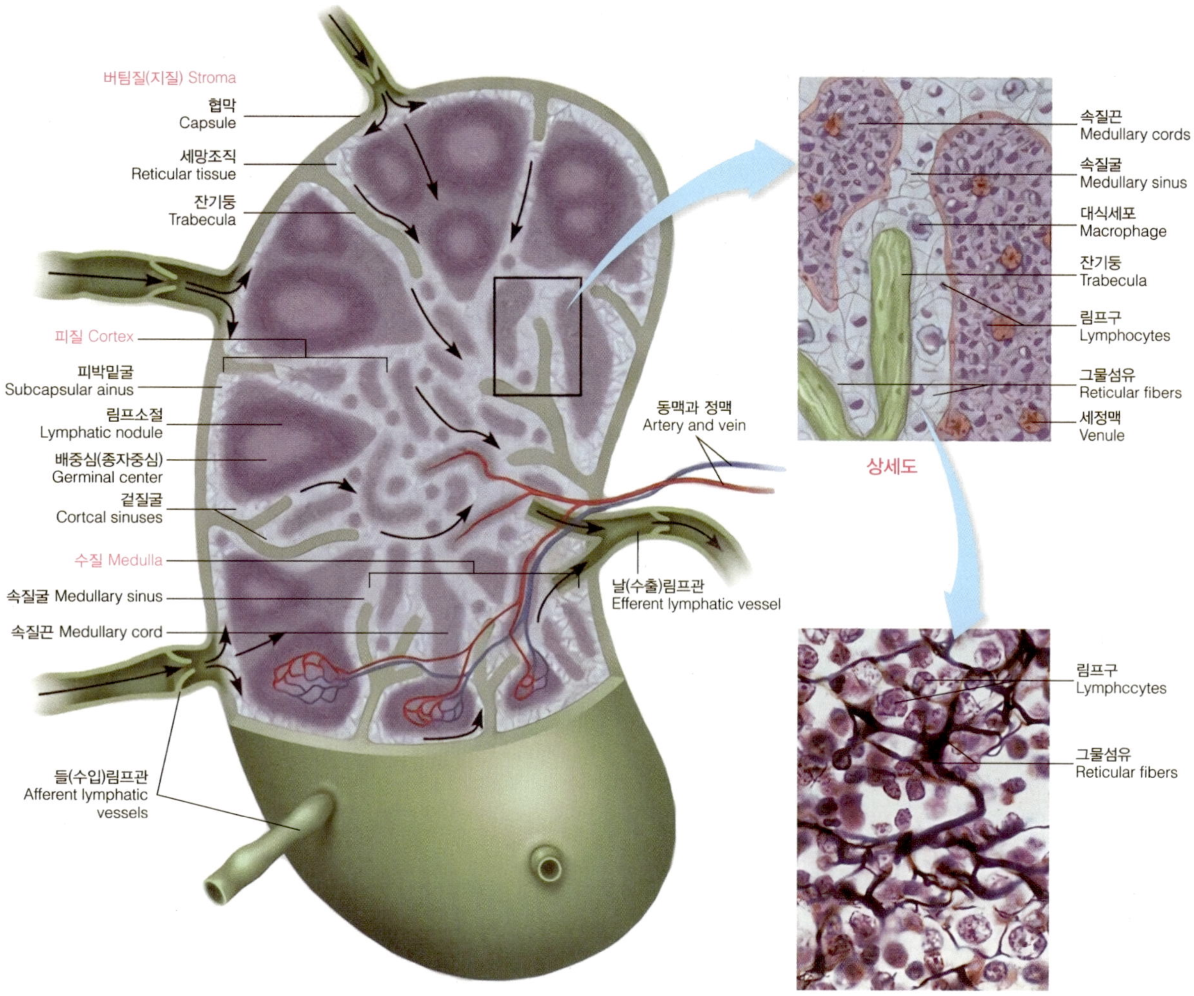

그림 8-40 림프절의 해부도

림프구는 혈관 내 다른 혈구보다 수명이 길어서 대체로 4일 정도 생존하는데 20년 이상 생존하는 림프구도 있다. 림프구의 수는 인체의 림프구 형성 동선에 의하여 정상적으로 조절된다.

② 림프구의 유형

혈액에는 가슴샘에서 유래한 T림프구, 골수에서 유래된 B림프구, 그리고 자연세포독성 세포인 NK세포가 항시 순환하고 있는데 이들의 유형은 생화학적 특징과 기능적 특징이 있다.

• T림프구 : T림프구는 림프구의 약 70%로 다른 세포나 바이러스에 감염된 세포를 공격하거나 직접 접촉하여 공격한다. 종류로는 세포매개면역cell-mediated immunity을 담당하는 세포독성 T 세포, 면역반응의 협력과 조절기능을 갖는 도움 T세포와 억제 T세포조절 T세포, regulatore T cell, B림프구는 활동과 활성을 조절한다, 그리고 특수한 항원에 노출되었을 때 활성화된 T림프구의 분열에 의하여 생산되는 기억 T세포항원을 기억 등 3종류의 유형이 있다.

• B림프구 : B림프구는 순환하는 림프구의 약 10~15%로, 항원에 노출되어 자극을 받으면 형질 세포plasmocyte로 분화하며, 항체면역글로블린, immunoglobulin의 생성과 분비에 관여한다. 이때 항원antigen이란 형질세포에 의해 생산과 분비된 체액성 단백질인 항체를 말한다. 혈액은 항체의 분배경로이므로 B림프구는 항체매개면역 및 체액성 면역의 기능이 있다. 한편 기억 B세포는 특수한 항원에 노출되어 활성화된 B림프구의 분열에 의하여 일어난다.

• 자연살해세포/자연세포독성 세포, NK cell : 자연살해세포는 순환하는 림프구의 5~10% 정도로 큰 과립을 갖고 있는 림프구이다. 자연살해세포와 활성화된 대식세포는 말초조직을 끊임없이 감시면역학적 감시, immunological surveillance하며 변종세포나 바이러스에 감염된 세포와 암세포들을 공격한다.

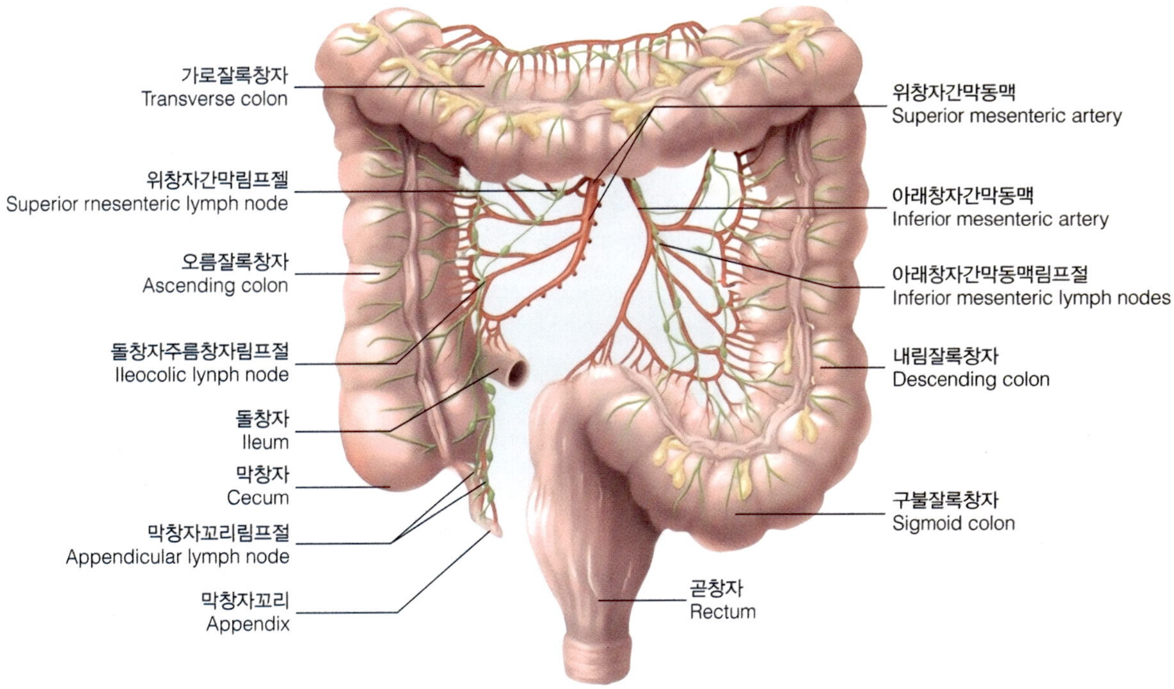

그림 8-41 큰 창자의 림프관

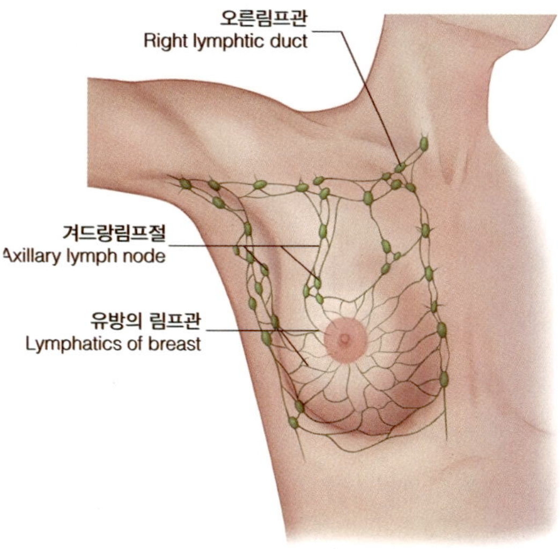

(1) 유방과 겨드랑이 부분의 림프

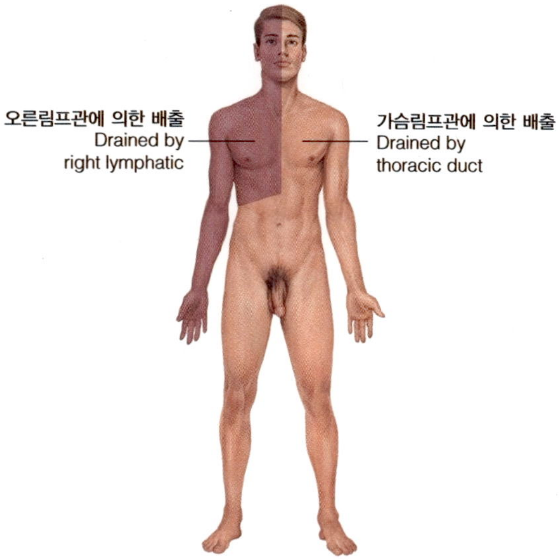

(2) 오른쪽 림프관과 흉관에서 배출되는 신체 부위

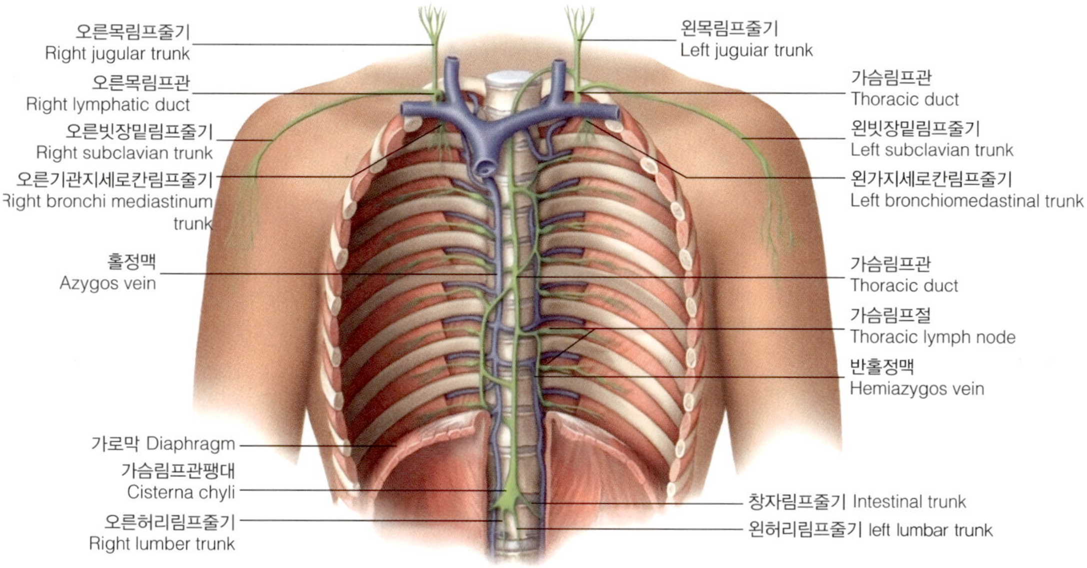

(3) 흉부와 상복부의 림프관과 쇄골하정맥의 관계
*림프는 혈류로 되돌아간다

그림 8-42 흉부의 림프관

(2) 림프구와 면역반응

인체에서 일어나는 면역반응은 병원균과 돌연변이 세포, 그리고 독성과 같은 이물질분자의 파괴와 불활성화로 아래와 같은 유형으로 나눌 수 있다.

- **세포매개면역** : 활성된 T림프구에 의해 직접 공격
- **항체매개면역** : 활성된 T림프구에서 유래한 형질세포에서 순환항체에 의한 공격

you know

항원전달Antigen-presenting

항원이 노출된 후 첫 번째 면역반응은 종종 대식세포에 의한 항원의 포식작용에 의해 일어난다. 이때 대식세포는 자신의 세포막에 항원조각을 노출 시킨다. 이러한 방법으로 대식세포가 T림프구에게 항원을 노출시킨 것을 말한다.

항원전달로 특이항원에 반응하여 민감한 T림프구는 세포막에 특이항원과 결합할 수 있는 수용체를 갖고 있어서 결합이 일어나면 활성화되어 분열하기 시작한다. 일부 딸세포는 독성 T세포로 분화되고, 일부는 B림프구를 활성화할 도우미 T 세포가 되며, 나머지는 후에 동종의 항원을 다시 만났을 때 더 많이 분화하는 기억 T세포가 된다.

면역계는 이같이 다양한 항원으로 대비하였다가 바이러스 등이 발생하면 림프계통 내 세포의 분화가 다양하게 이루어져서 항원 민감성을 갖는 많은 림프구를 생산한다. 이때 특이항원을 인지하는 림프구의 능력을 면역능획득immunocompetence이라고 한다.

사람 몸 속에는 수 조개의 림프구가 있으며, 그 중 수 백만 종의 림프구가 있다. 이들 림프구들은 특이항원을 인지할 준비가 되어 있는 수 천개의 세포로 구성되어 있어서 그 중 한 개가 항원과 결합하여 활성화되면 분열하여 특이항원에 민감한 수많은 림프구를 생산한다.

일부 림프구는 즉시 항원을 제거하고, 나머지 기억세포는 다시 만날 항원에 대비하고 있다가 동종의 항원이 나타나면 즉시 방어하기 위해 더욱 빠르게 면역반응을 일으킨다.

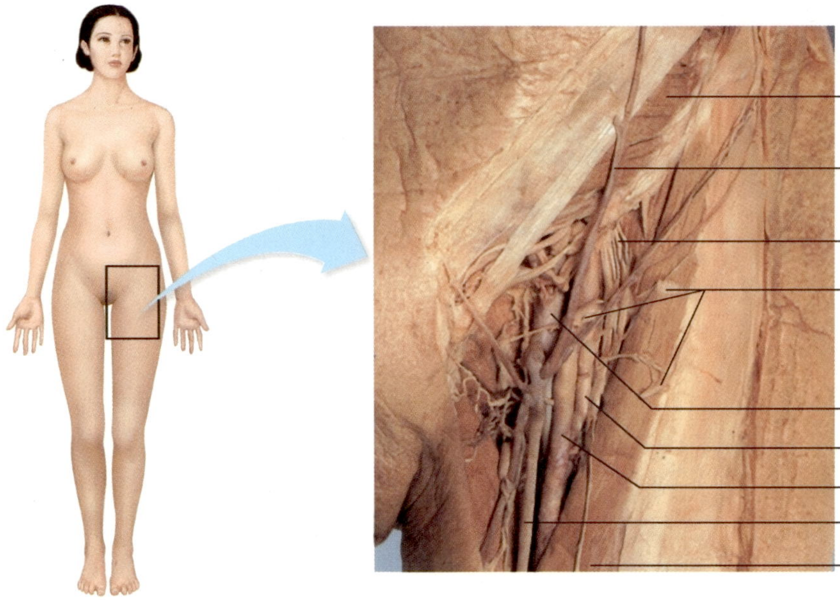

그림 8-43 림프절의 집합영역

핵심문제 Ccheck point Exercises

1. 백혈구 중 수가 가장 많으며 탐식능력이 있고, 급성염증 시 그 수가 증가하는 것은?

① 호중구 ② 호산구
③ 단핵구 ④ T 림프구
⑤ B 림프구

2. 혈액 내 혈장성분 중 간에서 합성되고, 그 양이 감소하면 혈장삼투압이 낮아져 복수를 유발하는 물질은?

① 글로불린 ② 피브리노겐
③ 알부민 ④ 프로트롬빈
⑤ 트롬빈

3. 다음 중 심장의 구조에 대한 설명으로 옳지 않은 것은?

① 주먹만한 크기의 속이 빈 4개의 공간을 갖는다.
② 심장의 2/3가 정중면의 오른쪽에 위치한다.
③ 제3늑연골에서 제6늑연골 사이에 위치한다.
④ 왼심실 심장근육층은 오른심실 심장근육층에 비해 약 3배 더 두껍다.
⑤ 왼심장과 왼심실 사이에는 이첨판이 위치한다.

4. 다음 중 심장 자체에 산소와 영양소를 공급하는 혈관은?

① 대동맥 ② 신동맥
③ 모세혈관 ④ 폐동맥
⑤ 관상동맥

5. 혈압에서 수축기압(systolic pressure)은 심장의 어떤 부위 압력을 나타내는가?

① 좌심방 ② 우심방
③ 우심실 ④ 좌심실
⑤ 폐동맥

6. 심전도(ECG)에서 QRS파와 관련이 있는 것은?

① 심실 재분극 ② 심실 탈분극
③ 심방 재분극 ④ 심방 탈분극
⑤ 심방과 심실 탈분극

7. 다음 중 일반적으로 혈압측정에 이용되는 혈관은?

① 팔머리동맥 ② 노동맥
③ 자동맥 ④ 위팔동맥
⑤ 대동맥

8. 다음 중 허파순환과 관련이 없는 것은?

① 좌심방 ② 우심방
③ 우심실 ④ 폐동맥
⑤ 폐정맥

9. 다음 중 동맥과 동맥의 종류에 대한 설명으로 옳지 않은 것은?

① 탄력막이 발달되어 있다.
② 근육형동맥은 배분동맥이라 불린다.
③ 세동맥은 저항동맥이라 불린다.
④ 탄력형동맥에는 대동맥이 있다.
⑤ 판막이 발달되어 있다.

핵심문제 Ccheck point Exercises

10. 골수에서 유래되었으며, 항체매개면역 및 체액성 면역을 담당하는 것은?

① T림프구　② B림프구
③ NK 림프구　④ K림프구

11. 인체에서 가장 큰 림프기관은?

① 가슴샘　② 림프절
③ 지라(비장)　④ 골수

12. 대부분의 림프가 정맥으로 돌아오는 순환과정에 경유하는 곳은?

① 지라림프관　② 골수림프관
③ 모세림프관　④ 가슴림프관

13. 편도는 어디에 위치한 림프소절인가?

① 인두벽　② 가슴샘
③ 지라　④ 골수

14. 가장 많고 면역에도 크게 역할을 하는 림프구는?

① A림프구　② B림프구
③ C림프구　④ T림프구

15. 신체영역 중의 가로막 아래쪽과 가로막 위 왼쪽으로부터 림프를 모으는 관은?

① 골수림프관　② 가슴림프관
③ 지라림프관　④ 모세림프관

Chapter 9

호흡계통

Respiratory system

1. 호흡기계의 구조
2. 상부호흡기계
3. 하부호흡기계

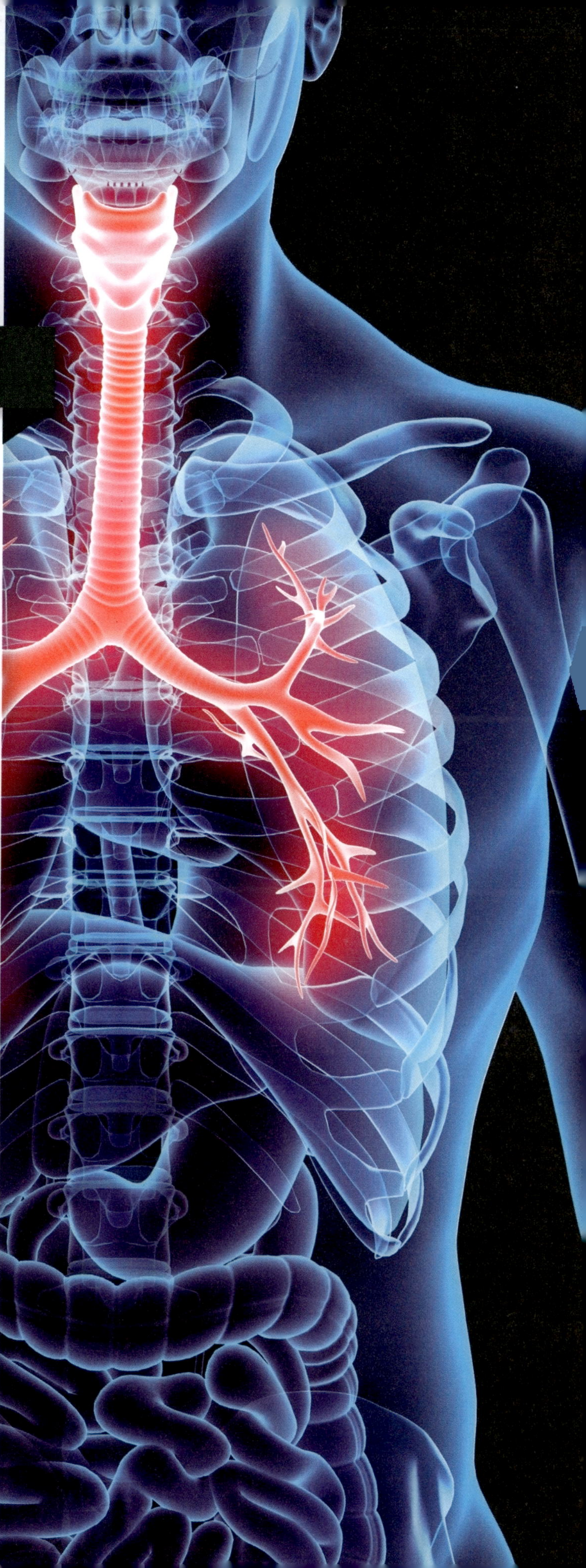

학습목표

1. 호흡계통에 속한 기관들을 설명할 수 있다.
2. 비강 · 인두 · 후두의 기능을 설명할 수 있다.
3. 기관과 기관지의 구조와 기능을 설명할 수 있다.
4. 허파의 구조와 기능을 설명할 수 있다.
5. 허파꽈리와 모세혈관의 가스교환을 설명할 수 있다.

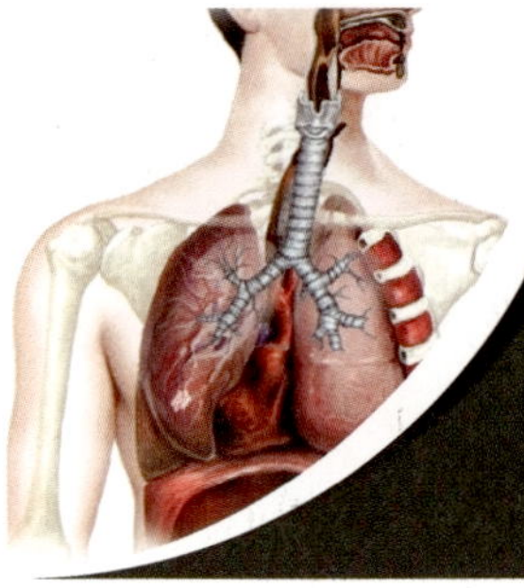

Chapter 9. 호흡계통
Respiratory system

1. 호흡계의 구조 Structure of Respiratory System

12개의 가슴등뼈 흉추와 12쌍의 갈비뼈 늑골 및 복장뼈 흉골로 구성된 가슴부위 흉곽는 대부분의 호흡기관을 보호한다. 모든 늑골들은 후면에서 흉추와 연결된다. 7개의 늑골은 늑연골에 의해 흉골에 붙어 있지만, 제 8 · 9 · 10 갈비뼈 늑골의 갈비사이뼈 늑연골는 바로 위의 갈비사이뼈에 붙어 있다.

호흡기계통에서 2개의 허파는 생명의 중추적인 기관이며 상기도 upper airway와 하기도 lower airway는 외부에서 체내로 공기가 소통하는 길이다. 공기주머니의 끝부분을 허파꽈리 alveoli라고 부르며 가스 교환을 위한 모세혈관 capillary으로 둘러싸여 있다. 가슴우리 thoracic cage는 그 안의 내부장기가 잘 기능하도록 보호하는 역할을 한다.

호흡은 갈비사이근 intercostal muscle, 가로막 diaphragm, 부속근 accessory muscle에 의해서 이루어진다. 그림 9-1

허파에서 일어나는 외호흡은 외부 공기를 기도를 거쳐 허파에 출입시킨 뒤 허파의 모세혈관을 지나는 혈액과 가스 교환을 일으키는 것으로, 이에 따른 기도와 허파를 호흡계통 Respiratory system이라고 한다. 그림 9-2, 표 9-1

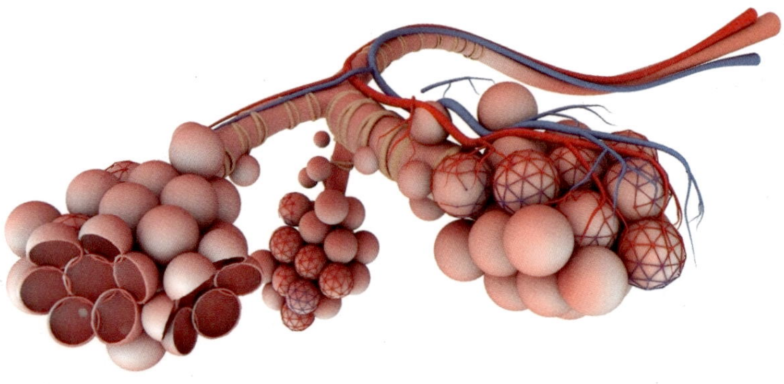

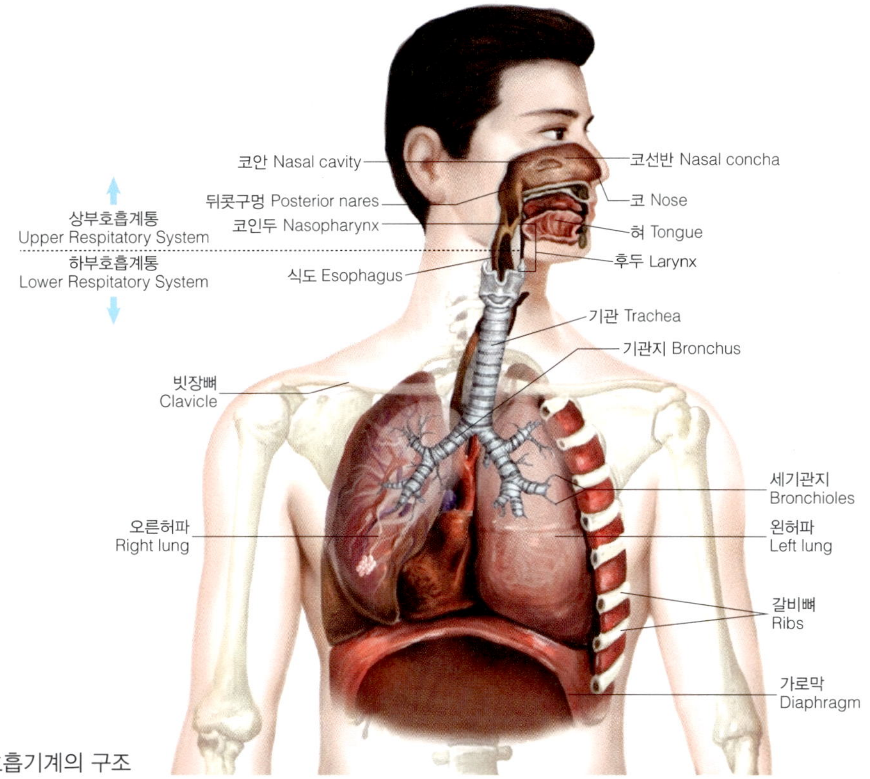

그림 9-1 호흡기계의 구조

표 9-1 정상 호흡음의 종류와 특징

	기관지음(bronchial)	기관지폐포음(bronchovesicular)	폐포음(vesicular)
강도	큼	중간	작음
정상 청진부위	기관	전면: 1~2 갈비뼈 사이의 흉골연 후면: 제 4갈비뼈에서 어깨뼈 사이	양쪽 폐 가장자리

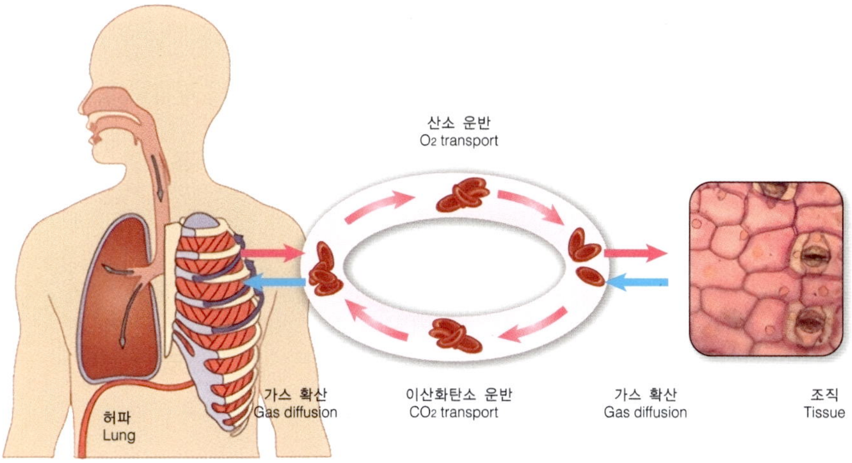

그림 9-2 호흡의 과정

Check point

1. 허파꽈리alveoli : 공기주머니의 끝부분을 형성하며 가스 교환을 위한 모세혈관으로 둘러싸여 있는 기관

2. 상부호흡기계 Upper Respiratory Organs

코에서 시작한 상기도는 산소를 흡입하는 역할을 하며, 이 밖에도 다양한 역할을 수행한다. 그림 9-3 상기도는 콧구멍nare에서 성대vocal cords까지 이어지는 공기의 통로를 말한다.

다음은 상기도의 기능upper airway functions이다.

① 체온유지를 위해 흡입된 가스를 데우거나 또는 식힘37℃에 관여한다.
② 흡입된 가스에서 분자를 여과하는 기능을 한다.
③ 흡입된 가스를 100% 습기화한다.
④ 후각을 위한 준비를 담당한다.
⑤ 발음소리을 만들어 내는 기능을 한다.
⑥ 환기 또는 전도되는 가스를 하기도로 보낸다.

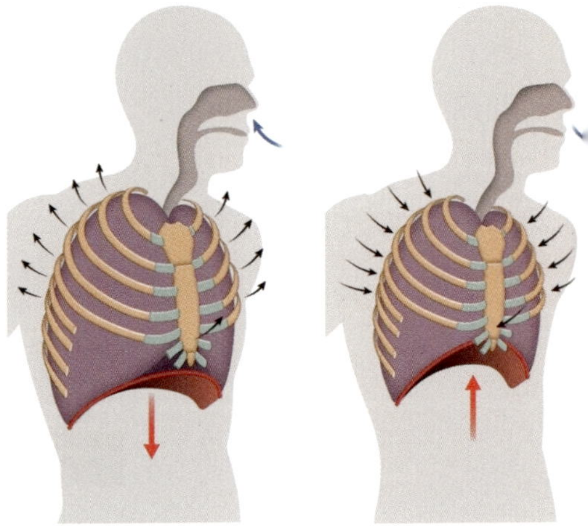

1. 코Nose

코는 체외에서 허파폐, lung로 공기를 보내는 호흡기계의 첫번째 기관으로 바깥코외비, external nose, 코안비강, nasal cavity, 코곁굴부비동, paranasal sinus의 세 부분으로 구성된다. 공기는 코를 통해 들어가서 털로 덮인 비강의 점막을 지나면서 가온 · 가습이 되며, 코의 세포에는 솜털섬모, cilia이 있어서 먼지와 이물질을 배출한다. 코는 연골cartilage과 코뼈비골, nasal bone로 이루어진 딱딱한 구조이다.

(1) 코안비강, Nasal cavity

코안은 콧구멍에서 목젖 윗부분에 이르는 코의 빈 곳을 뜻한다. 바깥콧구멍외비공, external nares에 의해 외부와 통하고 뒷콧구멍후비공, choana or posterior nares에 의해 인두의 상부로 연결된다.

코의 뒤쪽 공간은 세 부분으로 나눌 수 있다. 코안은 중격연골septal cartilage 벽에 의해 두 개로 나뉘며, 각 코안은 안뜰부위vestibular region와 후각부위olfactory region 및 호흡부위respiratory region를 포함하고 있다.

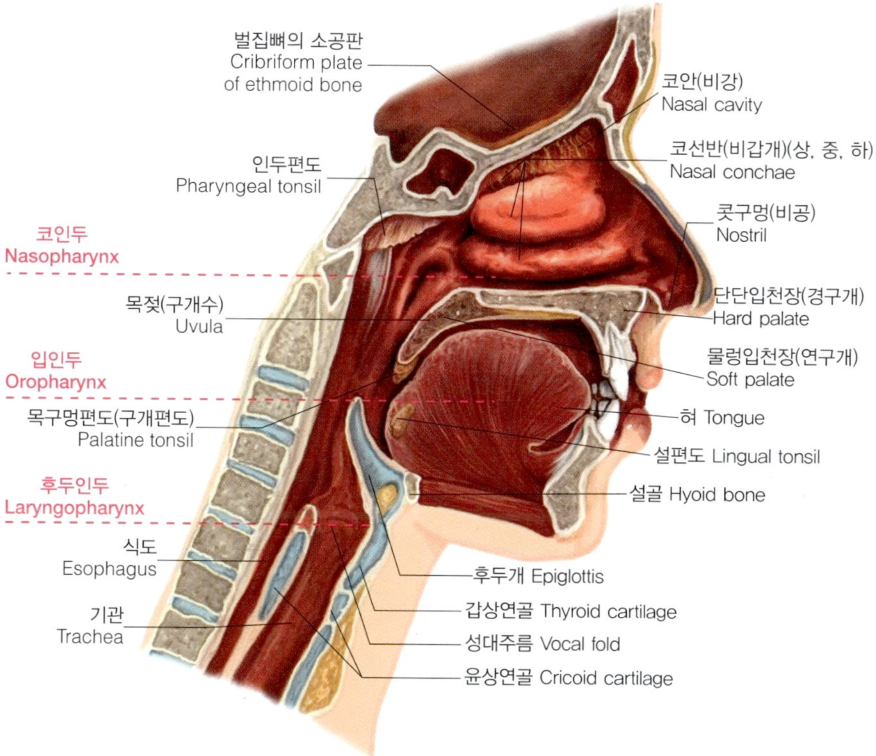

그림 9-3 상부호흡기계의 구조

안뜰부위는 콧구멍의 안쪽에 해당하며, 코털vibrissae이라고 하는 거친 털들이 있어서 호흡계통을 방어하는 첫 관문이 된다. 코털은 기름샘에서 분비된 기름으로 둘러싸여 있다. 안뜰부위는 숨길을 막고 자극하는 큰 입자가 허파로 들어가지 못하도록 하는 여과작용을 한다. 코안의 천장은 이마뼈전두골, frontal bone, 벌집뼈사골, ethmoid bone, 나비뼈접형골, sphenoid bone에 의하여 코안의 바닥floor은 단단입천장경구개, hard palate에 의해 이루어진다. 코안은 코중격nasal septum에 의해 왼쪽좌 · 오른쪽우으로 구분되며 내측벽은 코중격으로 곧고 매끈한 면이고, 외측벽에는 세 개의 선반 모양의 돌기, 즉 코선반비갑개, nasal concha이 돌출되어 경사지고 불규칙한 면이며 코선반 위아래에 네 곳의 공기 통로가 있다. 그림 9-3 참조

(2) 코선반 비갑개, Nasal concha

코선반은 위치에 따라 위는 위코선반 상비갑개, superior nasal concha, 중간은 중간코선반 중비갑개, middle nasal concha, 아래는 아래코선반 하비갑개, inferior nasal concha의 3코선반으로 나눈다. 위 · 중간 코선반은 벌집뼈 사골의 일부이며 아래 코선반 하비갑개은 분리된 뼈이다.

네 개의 공기 통로가 각 코안의 측벽을 이루고 있으며 그 중 가장 윗부분이 나비벌집오목 접형사골함요, sphenoethmoidal recess으로 코안 천장 부위와 위코선반 사이에 위치한다. 그 아래 세 통로는 위상 · 중간중 · 아래하 콧길 비도 superior, middle, inferior meatus이라고 하며 각 코선반 아래와 외측에 위치한다. 아래콧길 하비도이 가장 크고 주 공기 통로가 된다.

you know

호흡곤란의 심각성을 평가하는 간접적인 방법은 대상자가 숨쉬는 동안에 말할 수 있는 단어를 세는 것이다. 대상자가 숨을 쉬기 전에 얼마나 많은 단어를 말할 수 있는지를 세어 본다. 정상적인 사람은 10에서 14 단어를 말할 수 있다. 심각한 호흡곤란을 겪고 있는 사람은 세 단어를 말할 때마다 숨을 쉰다. 이것을 세 단어 호흡곤란 three-word dyspnea 이라고 한다.

(3) 코곁굴 부비동, Paranasal sinus

코곁굴은 두개골 내의 콧구멍과 통하며 점막으로 덮여져 있고 공기로 채워진 공간으로, 호흡 시 공기를 데우는 기능을 하고 소리를 낼 때 공명을 시켜준다. 코 주변에 위치하고 있기 때문에 코곁굴이라고 부른다. 코곁굴은 얼굴뼈에서 위치한 곳에 따라 명명된다.

코안을 둘러싸는 머리뼈 두개골와 얼굴뼈 안면골 내의 공기로 채워진 부분으로 코안과 연결되었으며, 그 위치한 뼈 명칭에 따라 이름을 붙여 이마굴 전두동, frontal sinus, 위턱굴 상악동, maxillary sinus, 벌집굴 사골동, ethmoidal sinus, 나비굴 접형골동, sphenoidal sinus 이라고 한다. 코곁굴은 코안과 연속되는 호흡점막으로 덮여 있다. 그림 9-4 참조

이마굴은 이마뼈 전두골, frontal bone에 위치하며 1쌍이고 피라미드형이다. 각각의 이마굴은 이마코관 전두비관, frontonasal duct을 통해 코안의 중간콧길 중비도, middle nasal meatus에 개구한다. 위턱굴은 코곁굴 중에 가장 크고 피라미드형이며 코안의 아래 가쪽에 위치한다. 위턱굴은 내측벽에 높게 있는 구멍을 통해 중간콧길에 개구한다.

벌집굴은 벌집뼈 사골의 여러 작은 굴로 코안의 위콧길 상비도, superior nasal meatus에 개구한다. 나비굴은 코안의 위쪽에 나비뼈몸통 접형골체 안에 위치한다. 비대칭적인 1쌍으로 모양과 크기가 매우 다양하고 윗콧길 뒤쪽으로 개구한다.

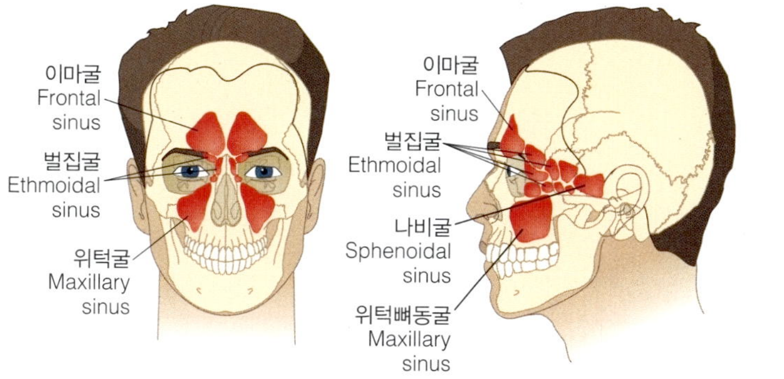

그림 9-4 코곁굴(부비동)의 구조

you know

• 부비동 부위의 투조

만약 환자가 부비동 통증을 호소하거나 부비동 울혈의 증상이 있으면 부비동 부위에 투과조명transillumination을 다음과 같은 절차로 수행한다.

1. 방을 어둡게 하고 부비동 투조기나 밝은 빛의 펜라이트를 사용한다.
2. 상악동 투과조명은 광원을 눈의 안쪽 아래, 코의 측면에 위치시킨다. 대상자에게 입을 벌리게 한 후 경구개로 투과조명이 이루어진 것을 관찰한다.
3. 전두동 투과조명은 각 눈의 상안각 내측에 광원을 위치시킨다. 눈썹 위로 투과된 어두운 붉은 빛을 관찰할 수 있다

부비동을 투조하는 동안 선명하지 않다면 부비동의 울혈이나 분비물로 가득찼거나, 부비동이 발달되지 않았음을 의미한다.

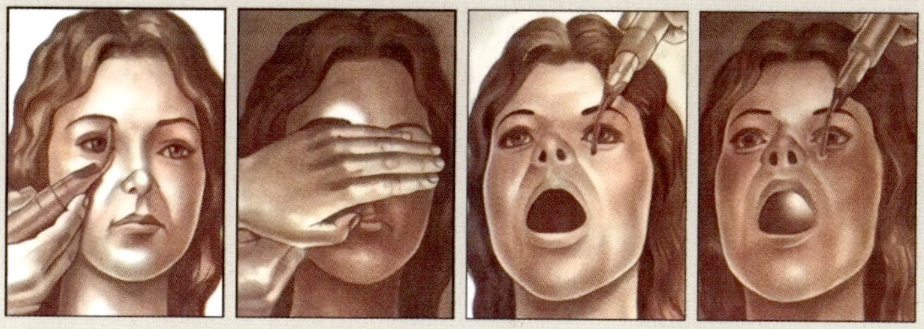

2. 인두목구멍, Pharynx

인두는 상피조직으로 속이 빈 근육구조이며 깔때기 모양의 기관으로 길이가 12~13cm이다. 인두는 코안, 입안, 후두의 뒤편에 있으며 목뼈 바로 앞에 위치한다. 공기의 흐름은 코인두비인두, nasopharynx로 들어간 뒤에 입인두구인두, oropharynx와 후두인두laryngopharynx로 내려가서 후두larynx로 들어간다. 인두는 코인두, 입인두, 후두인두 등 3개의 단면으로 분류된다.

편도tonsil는 입속 양쪽 구석에 퍼져 있는 림프 소절이다. 입천장 편도구개편도, palatine tonsil는 입천장에 있는 림프절이고 구인두의 연구개soft palate 양쪽에 위치한다. 인두편도pharyngeal tonsil는 인두의 뒤벽에 있는 림프조직이고 설편도혀편도, lingual tonsil는 혀뿌리부의 점막표면에 있는 사마귀 모양의 돌기이다. 그림 9-5

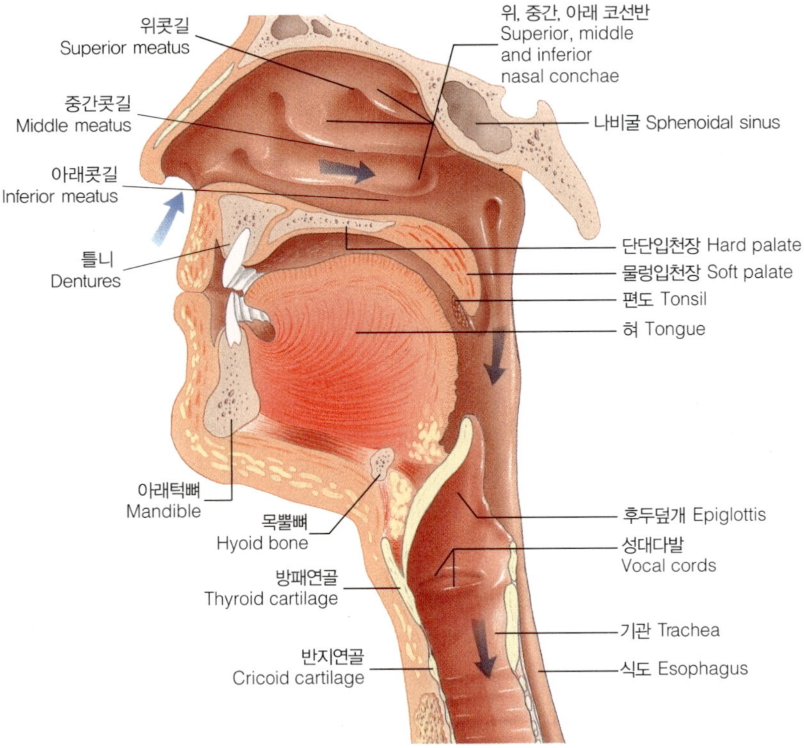

그림 9-5 비강과 인두의 구조

3. 후두발성상자, Larynx

후두는 말을 하기 위해 필요한 중요한 부분이다. 후두인두laryngopharynx는 인두의 가장 아래쪽 부분에 위치하며 일반적으로 음성상자voice box로 알려져 있다. 후두는 인두와 기관을 연결하는 약 4cm의 관으로, 공기를 전달하는 통로와 발성기관으로서의 기능을 가지고 있다. 식도의 앞 제4~6목뼈제4~6경추 사이에 놓여 있으며 인대 · 막 · 골격근에 의해 함께 연결된 연골로 되어 있다.

후두는 테니스 라켓 형태인데 손잡이 모양 부분은 방패연골 안에 있으며, 라켓 모양 부분에는 혀근육 뒤쪽으로 뻗어 있는 후두덮개연골후두개연골, epiglottic cartilage과 후두연골 중 가장 크며 후두 앞쪽에 튀어나와 있는 후두융기Adam's apple를 뜻하는 방패연골갑상연골, thyroid cartilage 및 후두의 아래와 뒤를 형성하고 있는 반지 모양의 반지연골윤상연골, cricoid cartilage 등 3개의 커다란 연골이 있다. 후두개후두덮개, epiglottis 는 공기가 드나드는 통로인데 이물질이 기관으로 들어가는 것을 막고 자동으로 닫히는 연골로 된 관이다. 또한, 후두에는 작은 근육들이 발달되어 있어 운동기능을 하며 속 부분에는 점막이 덮여 있다. 이 연골들 사이에 있는 관절은 움직이는 후두근의 작용으로 방패연골과 모뿔연골피열연골, arytenoid cartilage 사이의 앞뒤에 걸쳐 있는 한 쌍의 성대주름을 조절하여 발성을 하게 된다. 목의 중앙 부위의 가장 큰 방패연골에는 후두융기가 위치해 있다. 후두융기의 좌 · 우판의 접합부 상면은 여성약 120° 보다 남성약 90° 의 경우 그 각이 더 예리하다.

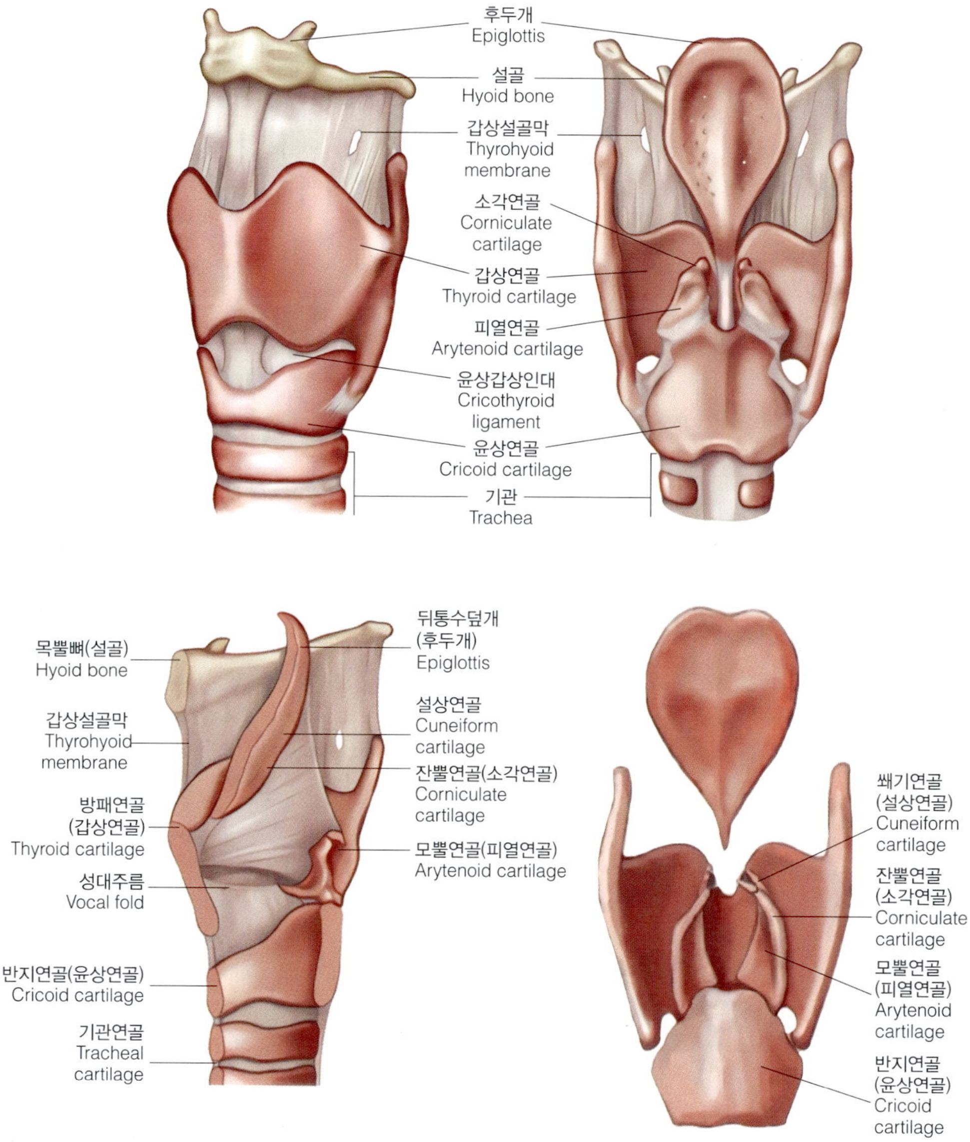

그림 9–6 후두의 구조

case study

• **비염**Rhinitis

비염은 비강점막의 염증이나 점막부종 및 다량의 장액성 점액의 분비가 증상이며 바이러스 · 세균 · 먼지 · 꽃가루 · 너무 건조하거나 찬 공기에의 노출 등이 그 원인이다.

• **급성 부비동염**Acute sinusitis

급성 부비동염은 대체로 부비동 안에 분비물이 고이게 됨으로써 발생하는 부비동 감염으로 종종 상기도 감염 후에 발생한다. 이렇게 고여 있는 분비물은 세균성장을 위한 배지를 제공한다.

가장 흔한 증상은 이환된 부비동에서 고동치는 듯한 통증throbbing pain이다. 부비동 촉진 시 아프게 느껴지고 대상자는 열이 있거나 진한 화농성 콧물과 함께 비강점막이 붓고 충혈될 수 있다. 부비동에 광선투조transillumination를 하면 이환된 부비동에서 붉은색 발광red glow이 없어진다.

• **편도염**Tonsillitis

편도염은 편도의 염증이다. 급성 편도염은 모든 연령에서 발생하며 주로 아동에게 더 흔하지만 3살 이하의 어린 아이들에게서는 흔하지 않다. 주로 베타 용혈성 연쇄상구균beta hemolytic streptococcus이나 다른 연쇄상구균에 의한 세균성 감염이다.

편도염의 전형적인 양상은 인후통, 연하통, 열, 오한, 경부림프절 통증 등이다. 어떤 환자들은 귀의 통증을 호소하기도 하며 비음과 구강호흡은 편도가 심하게 부었다는 것을 의미한다. 시진상 편도가 부어 있고 충혈되어 있으며 흰색 또는 황색삼출물로 덮여 있는 것을 볼 수 있다.

• **인두염**Pharyngitis

인두점막의 염증 현상으로, 상기도 감염으로 인해 자주 유발된다.

• **후두염**Laryngitis

후두점막의 염증으로, 점막의 종창swelling이 특징적으로 나타나며 성대에까지 이환되면 쉰 목소리가 난다. 급성 후두염은 바이러스 또는 세균감염 · 알레르기 · 공기오염 · 성대의 과잉 사용으로 인해 발생하며, 성대나 후두개 종창 시에는 응급 기관절개술이 필요할 정도의 호흡장애를 일으킬 수 있다. 만성 후두염은 성대의 과잉 사용, 과도한 흡연, 과음 등의 후두점막의 만성 자극으로 인해 초래된다. 후두암은 남성에게서 가장 흔한 암이었으나 여성에게서도 급속도로 증가하고 있다. 기침 및 가쁜 호흡이 초기 증상이며, 정확한 진단이 내려질 때는 이미 다른 곳으로 전이되었거나 수술이 불가능할 만큼 넓게 전이되어 있는 경우가 많다.

Check point

1. 코 안의 천장을 이루는 뼈에는 이마뼈, 벌집뼈, 나비뼈 등이 있다.
2. 인두 : 상피조직으로 속이 빈 근육구조이며 깔때기 모양으로 길이가 12~13cm인 기관
3. 후두 : 인두와 기관을 연결하는 약 4cm의 관으로 공기를 전달하는 통로와 발성기관으로서의 기능을 가지고 있는 기관

3. 하부호흡기계 Lower Respiratory Organs

1. 기관 Trachea

기관은 말발굽 모양인 16~20개의 C자형 유리연골 hyaline cartilage 고리로 이루어져 있으며, 기관연골 뒤끝의 사이는 민무늬근이 많이 섞인 결합조직인 막성벽 membranous wall으로 막혀 있다. 기관은 가슴 안에 위치하는 길이 11cm, 직경 1.5~2.5 cm의 탄력성 관으로 후두하연에서 시작하여 식도 앞을 수직으로 내려간 후에 가슴안 흉강, thoracic cavity 속으로 들어가서 제5등뼈 제5흉추 위치에서 좌 · 우 기관지로 갈라진다 그림9-7.

2. 기관지 Bronchus

기관지는 허파 속으로 들어가면서 많은 가지가 뻗어 나가는 구조이다. 그리고 기관지가 나누어지는 지점에 따라서 세대별로 이름이 붙여진다. 기관이 1차로 다섯 번째 가슴뼈 좌우 기관 분기점, carina 높이에서 왼 · 오른 기관지로 나뉘는 것을 1세대라고 하며 기관지가 다시 5개의 엽기관지 lobar bronchi, 즉 오른 기관지 3개와 왼기관지 2개로 나뉘는 것을 2세대라고 한다. 이렇게 5개로 나뉘어지는 엽기관지는 허파에 있는 5개의 엽과 그 수가 일치한다. 오른쪽 기관지는 왼쪽 기관지보다 짧고 넓다는 특징이 있다.

기관지는 배상세포 goblet cell로 이루어져 있어서 이물질을 잡아내는 점액을 분비하고, 기관지를 덮고 있는 섬모 cilia는 이물질이 삼켜지거나 배출되도록 움직인다.

좌우 일차기관지 primary bronchi는 다섯째 등뼈 제5흉추 높이에서 기관이 이분되는 것을 말하며, 이곳은 허파 폐의 바깥부분이다. 오른우 일차기관지는 왼쪽보다 굵으며 수직에 가깝고 길이는 3cm 정도로 왼쪽 4~5cm 보다 더 짧다. 일차기관지가 허파 속으로 들어와 이차기관지 secondary bronchi로 분지되는데 오른 일차기관지는 셋으로, 왼 일차기관지는 둘로 분지된다. 이차기관지는 같은 쪽의 허파 엽수만큼 분지되기 때문에 엽기관지 lobar bronchi 라고도 한다. 폐 속에서 이차기관지는 삼차기관지 tertiary bronchi로 분지되는데 왼허파에서는 9개, 오른허파에서는 10개의 삼차기관지가 되며 폐 구역 수만큼 분지되므로 이를 구역기관지 segmental bronchi 라고도 한다.

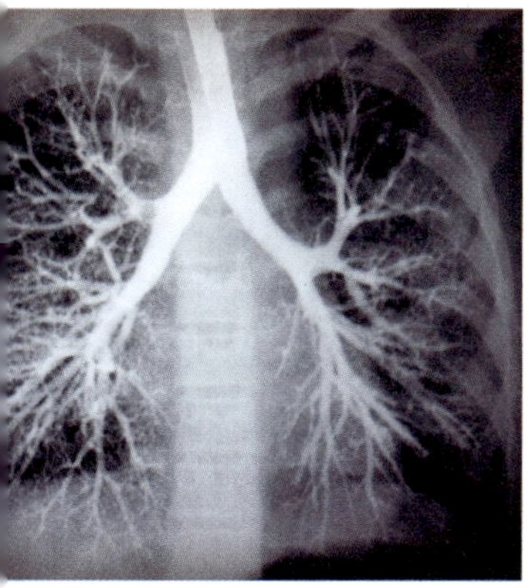

기관지가 허파의 실질 내에서 계속 세분됨에 따라 점점 작아지는데 지름이 1.0mm 크기로 세분된 것을 세기관지 bronchiole 라고 한다. 가장 큰 세기관지는 종말세기관지 terminal bronchiole가 될 때까지 20번 이상 분지된다.

허파의 한 소엽에는 50~80개의 종말세기관지가 있다. 종말세기관지는 다시 세분되어 호흡세기관지 respiratory bronchiole 가 된다. 길이가 짧고 직경은 0.5mm 정도이며 허파꽈리가 붙어 있어서 가스 교환에 참여하기 때문에 호흡세기관지라고 불린다. 허파꽈리관 폐포관, alveolar ducts 은 2~10개의 가지를 길게 치고 호흡세기관지로부터 분지된다. 그림 9-8

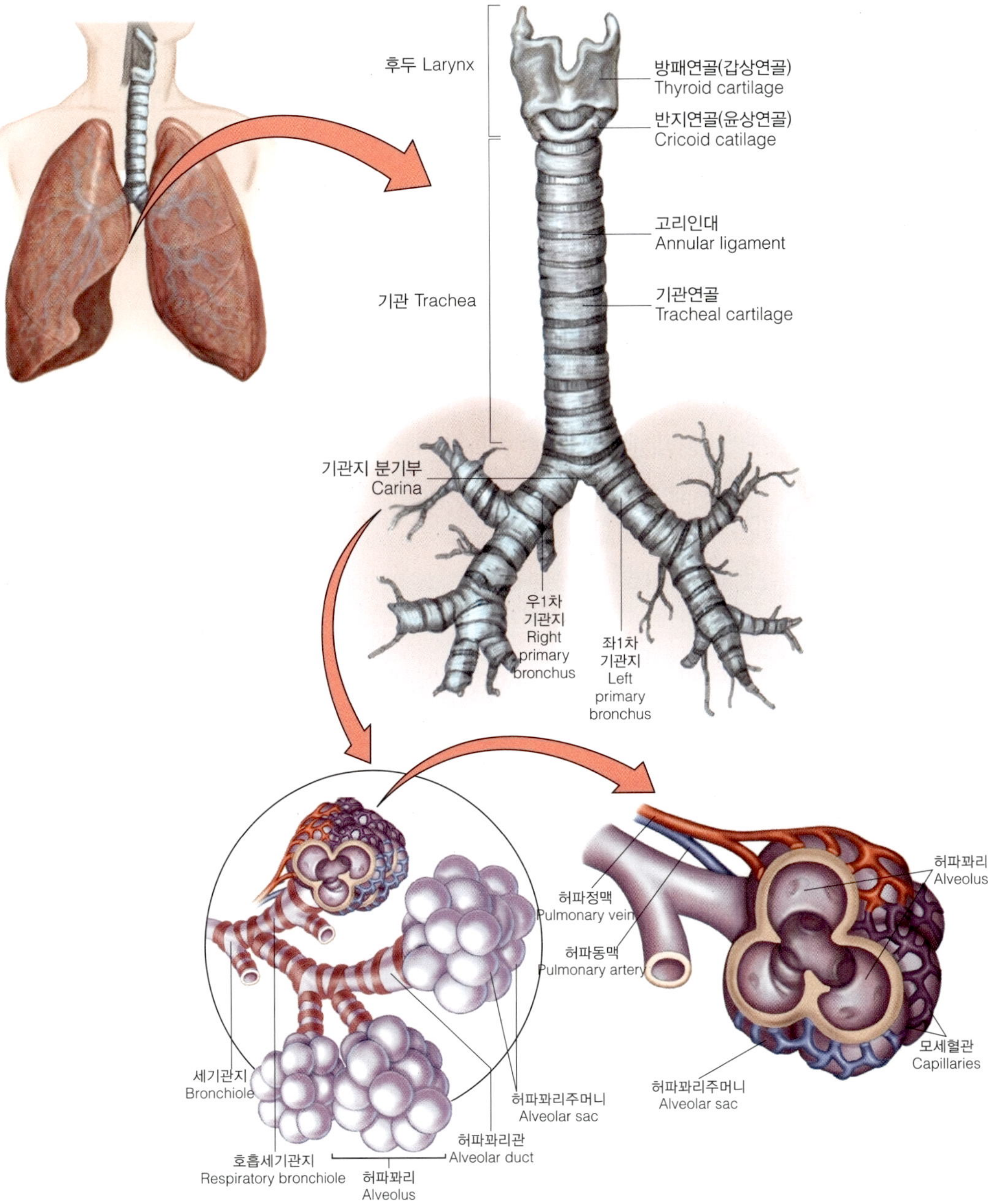

그림 9-7 기관의 구조

3. 허파 폐, Lung

허파는 가슴우리 흉곽 양측에 위치하며 두 개의 허파가 가슴우리의 오른쪽 반과 왼쪽 반을 차지하고 있다. 허파는 허파쪽 가슴막 visceral pleura 이라고 부르는 장막 같은 주머니 안에 담겨 있다.

오른허파 우폐 와 왼허파 좌폐 는 원뿔 모양의 기관으로, 둥근 꼭지점을 허파의 꼭대기 apex 라고 한다. 허파의 꼭대기는 빗장뼈에서 2.5~5cm 정도 올라와 있다. 반가로막 hemidiaphragm 의 오른쪽과 왼쪽 부분에는 허파의 바닥이 위치한다. 오른허파의 바닥 아래에는 간이 위치하고 있어서 오른쪽이 왼쪽에 비해 약간 높다. 허파의 중막 부분은 심장을 포함하기 때문에 심장패임 cardiac impression 이 존재하는데, 왼쪽 면의 자국이 오른쪽 면보다 더 깊다.

각 허파의 뿌리 root of lung 에는 허파문 hilum 이 부착되어 있으며, 그 밖에도 기관지 줄기, 허파동맥, 허파정맥, 신경관, 림프관이 포함돼 있다. 오른허파는 수평틈새와 빗틈새에 의해 나누어 진 3개의 엽 lobe, 즉 위엽 상엽 superior lobe, 중간엽 중엽 middle lobe, 아래엽 하엽 Inform lobe 으로 되어 있다. 왼허파에서 수평틈새와 빗틈새에 의해 나누어진 2개의 엽은 왼쪽 위엽과 왼쪽 아래엽이라고 부른다. 그림 9-8

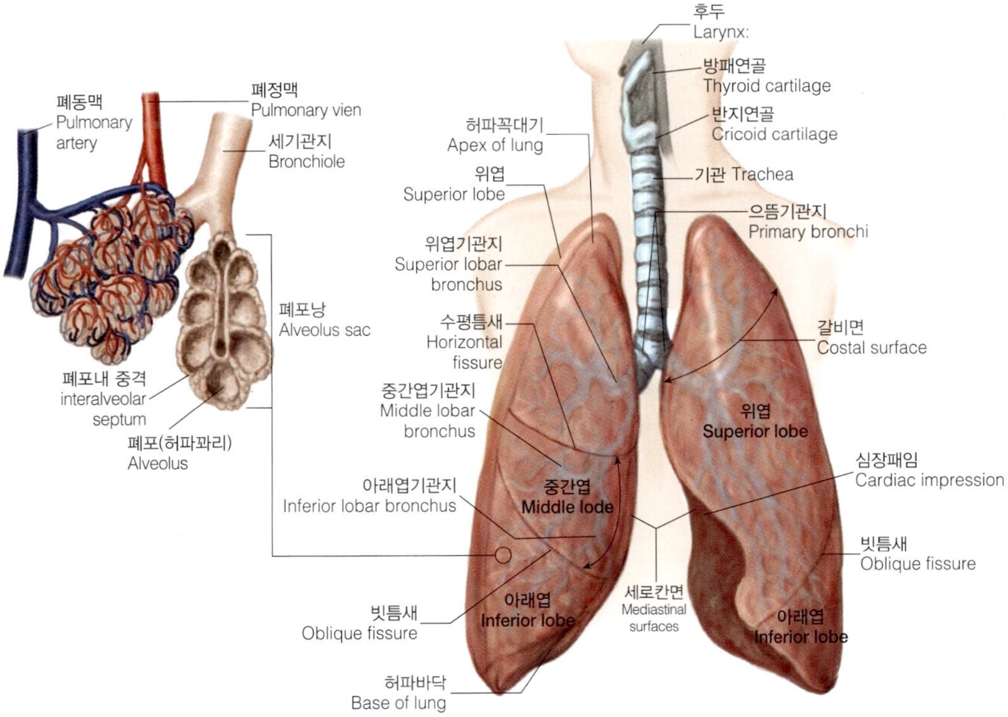

그림 9–8 허파와 허파꽈리의 구조

4. 허파꽈리 폐포, Alveoli

허파꽈리는 주변 폐모세혈관 내의 이산화탄소를 산소로 교환해 주는 꽈리 모양의 주머니alveolar sac, 폐포낭 쪽으로 개구한다. 허파꽈리는 수많은 허파모세혈관과 허파의 기능적인 단위로 잘 알려진 허파꽈리 모세혈관막에 의해 둘러싸인 종말 공기주머니terminal air sac이다. 성인의 허파는 평균 3~6억 개의 허파꽈리로 이루어져 있으며 허파꽈리의 총 표면적은 $80m^2$로 체표면적의 40~50배나 된다. 테니스코트만한 면적. 허파꽈리를 둘러싼 모세혈관과 허파꽈리 표면 사이에서는 확산에 의한 가스 교환이 일어난다. 세기관지 끝에 있는 공기주머니로 산소와 이산화탄소의 교환이 이루어진다. 사이막세포는 허파꽈리공간 폐포강, alreolar pace 안쪽으로 돌출되어 있으며 허파꽈리벽 표면 위에 얇은 막을 형성하여 호기할 때에 폐포가 서로 달라붙는 것을 방지하는 표면활성제 계면활성제, surfactant를 분비한다. 허파꽈리의 대식세포는 허파꽈리에 들어온 먼지나 이물질에 대한 식작용을 한다.

표 9-2 흉부 타진음에 따른 호흡음의 종류와 특징

타진음	설명	임상적 의의
탁음 또는 편평음(flatness)	짧고, 부드럽고, 높은 음조 매우 단단한 곳을 두드릴 때 나는 음 대퇴부 타진음	무기폐와 과도한 흉막 삼출액으로 인한 경화된 부위
둔탁음(dullness)	중간 정도의 강도와 음조 및 길이 쿵하고 치는 음간 타진음	흉막 삼출액이 있는 부위
공명음(resonance)	길고 크게 낮은 음조 비어 있는 공간음	정상적인 폐조직, 기관지염
과다공명음(hyperresonance)	매우 크고 낮은 음조 위장 타진음	폐기종이나 기흉과 같이 과도하게 부푼 폐
고음(북소리, tympany)	크고 높은 음조, 중간 정도의 길이 음악적이고 북소리 같음	부풀린 뺨 타진음 위나 장에 공기가 찼을 때

5. 가슴막 흉막, Pleura 및 가슴세로칸 종격, Mediastinum

가슴막은 폐를 둘러싸고 있는 얇고 투명한 2겹의 막이다. 좌 · 우 폐의 표면을 직접 싸고 있는 내장쪽가슴막 장측흉막, visceral pleura과 폐와 흉벽 내면을 덮고 있는 벽쪽가슴막 벽측흉막, parietal pleura으로 구분되며, 두 막은 표면이 젖어 있는 유리로 된 두 개의 얇고 평평한 판같이 서로 달라붙지 않고 미끄러지면서 지나가지만 그것들을 떼어놓으려고 하면 약간의 저항이 생긴다.

내장쪽가슴막과 벽쪽가슴막 사이의 흉막을 분리하는 공간으로 가슴막안 공간흉막강, pleural cavity이 있으며 흉막강에는 소량의 윤활제 역할을 하는 가슴막상출액흉막액, pleural fluid이 들어 있어 숨을 쉴 때에 폐의 마찰을 막기 위한 윤활유 역할을 한다.

가슴세로칸종격, mediastinum은 양쪽 허파의 세로칸가슴막흉막, pleura 사이에 있는 가슴안흉강, pleural cavity 중앙부의 총칭으로 앞으로는 복장뼈흉골, 뒤로는 등뼈흉추, 좌 · 우는 허파폐, 아래로는 가로막횡격막, 위로는 가슴우리흉곽 상부로 둘러싸인 부분이다. 복장뼈각흉골각, sternal angle과 제4등뼈제4흉추, 4th thoracic vertebra의 하면을 잇는 척추사이원반 intervertebral disk에 의해 위세로칸상종격과 아래세로칸하종격으로 나눈다. 그림 9-9

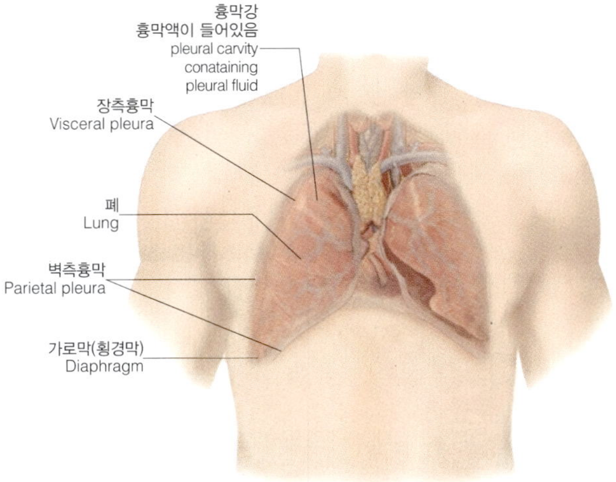

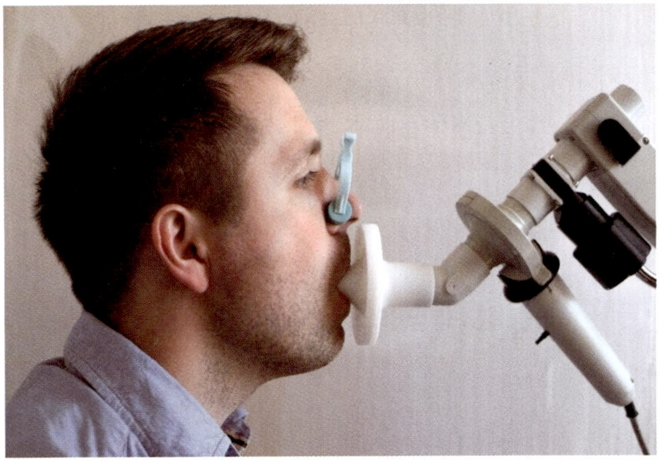

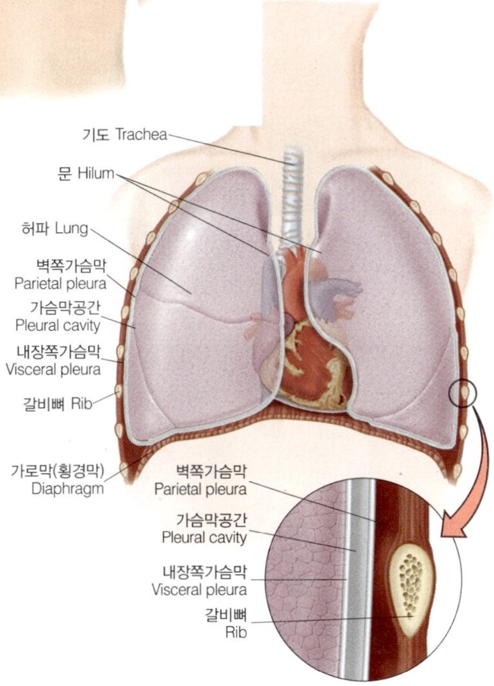

그림 9-9 흉막과 가슴안의 구조

case study

• **천식**Asthma

천식은 먼지 · 꽃가루 · 새 깃털 · 동물의 털과 같은 알레르기성 물질에 대한 기관지점막의 일차적 반응이다. 점막부종, 다량의 점액분비, 기관지 수축으로 호흡곤란 및 천식음wheezing을 야기한다. 에피네프린epinephrine과 같은 기관지 확장제로 치료된다.

• **기관지 암**Bronchogenic cancer

기관지점막의 상피와 분비샘에서 발생하는 악성 종양으로 과흡연 및 오염된 공기흡입으로 인해 야기되며 남성에게서 가장 흔한 암이지만 여성에게서도 급속도로 증가하고 있다. 기침 및 가쁜 호흡이 초기 증상이며 정확한 진단이 내려질 때는 이미 다른 곳으로 전이되었거나 수술이 불가능할 만큼 넓게 전이되어 있는 경우가 많다.

• **대엽성 폐렴** Lobar pneumonia

폐포에 국한된 염증으로 일반적으로 세균감염에 의해 발생되어 세균성 폐렴이라고도 한다. 한쪽 또는 양쪽 폐의 하나 혹은 그 이상의 폐 구역에 발생되며, 이환된 곳은 염증액에 의해 단단해짐으로써 허파꽈리(폐포)로 공기가 들어갈 수 없게 된다.

• **기관지 폐렴**Bronchopneumonia

기관지와 세기관지 부위에 국한된 염증으로 바이러스성 감염에 의해 발생한다viral pneumonia. 이환된 조직의 반점patch이 양쪽 허파 전체에 산재한다.

• **흡인성 폐렴**Inhalation pneumonia

독성 화학물질 · 음식물 · 액체의 흡인 또는 무의식 상태에서 토물 흡인 등으로 야기되는 허파조직의 감염이다.

• **폐결핵**Tuberculosis

결핵균에 의한 허파의 감염성 질환으로 허파조직에 결절tubercle을 형성하며 저항력이 증가되면 세균이 죽고 결절이 반흔으로 전환되며, 저항력이 낮을 때는 세균이 증식하고 결절이 퇴화되며 허파 내에 공동cavity을 남기게 된다.

• **폐기종**Emphysema

기관지성 허탈이나 기관지성 폐쇄로 인해 비정상적으로 비대해진 허파꽈리(폐포)에 공기가 축적되는 만성 폐질환이다. 심할 경우에는 많은 세기관지가 이완되므로 호흡장애를 초래하게 되는데 만성 기관지염 · 천식 · 과도한 흡연 · 공기오염으로 인해 폐기종이 진행된다.

• **전이성 폐암**Metastatic lung cancer

위, 창자, 젖몸통(유방) 및 전립샘(선) 등의 악성종양세포가 혈류를 타고 허파에 전이된다.

Check point

1. 기관 : C자형 유리연골hyaline cartilage 꼬리로 이루어져 있으며, 기관연골 뒤끝의 사이는 민무늬근이 많이 섞인 결합조직인 막성벽membranous wall으로 막혀 있는 것
2. 기관지 : 배상세포goblet cell로 이루어져 있어서 이물질을 잡아내는 점액을 분비하고, 이 기관을 덮고 있는 섬모cilia는 이물질이 삼켜지거나 배출되도록 움직이는 기관
3. 가슴막 : 폐를 둘러싸고 있는 얇고 투명한 2겹의 막

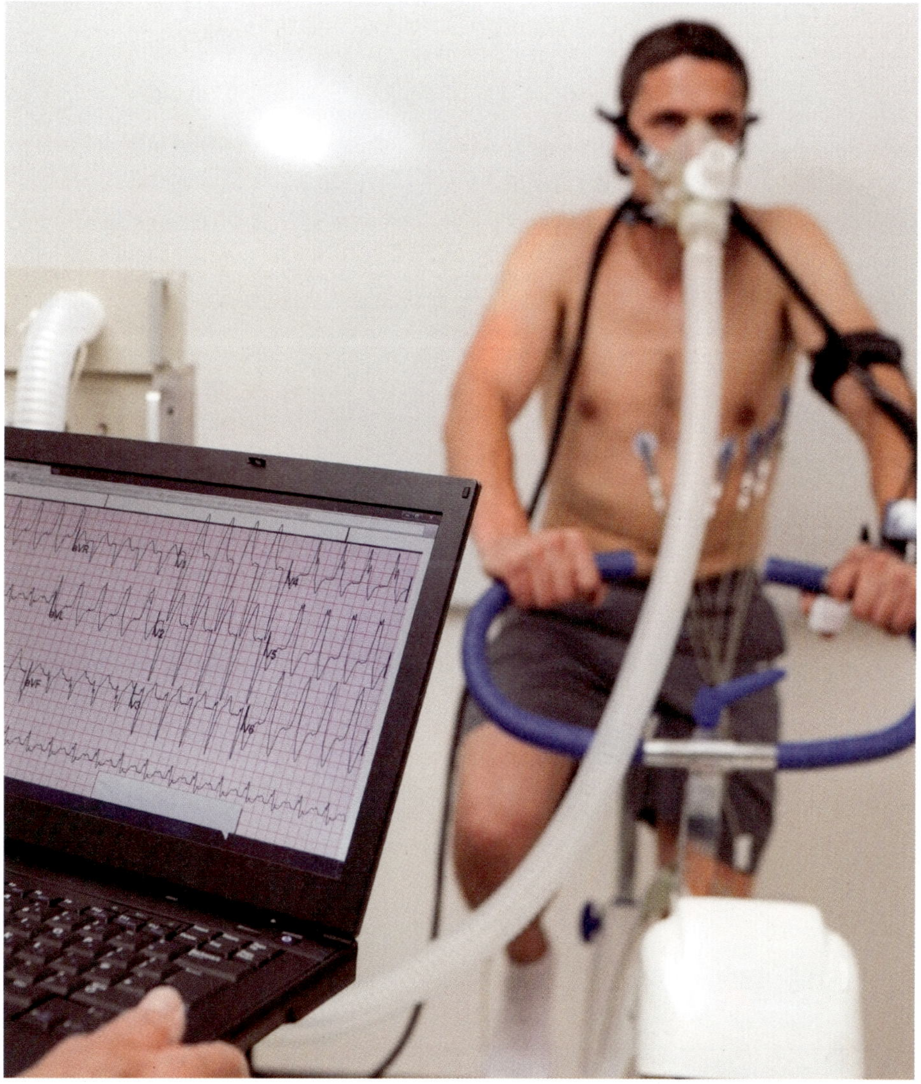

핵심문제 Ccheck point Exercises

1. 호흡계통의 호흡경로에 대해 서술하시오.

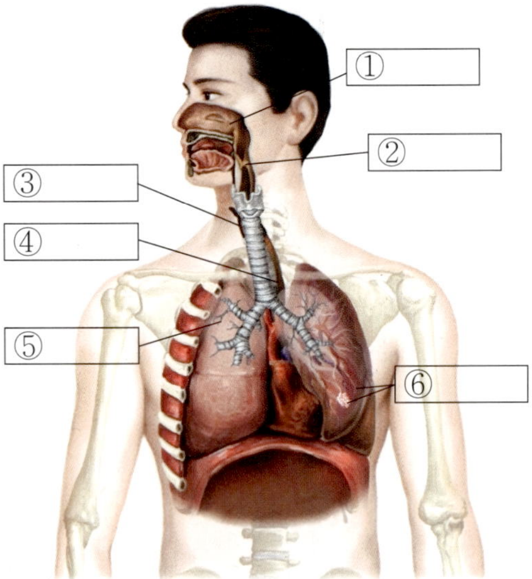

① ______________________
② ______________________
③ ______________________
④ ______________________
⑤ ______________________
⑥ ______________________

2. 코곁굴(부비동) 중 가장 크고 개구부위가 중간콧길(중비도)로 열려 있는 것은?

____

3. 중간가슴 세로칸(중종격)을 통과하는 장기는?

____

4. 코 선반(비갑개) 중 얼굴뼈(안면골)로 분류되는 것은?

____

5. 다음 중 가스 교환이 일어나는 최종 말단부의 구성은?

① aveoli
② pharynx
③ larynx
④ bronchus
⑤ terminal bronchiole

6. 폐기종을 앓고 있는 남성에서 나타날 수 있는 소견으로 볼 수 없는 것은?

① 숨이 차면 양손을 바닥에 기대는 삼각대 자세가 관찰된다.
② 흉광의 전후지름이 좌우지름에 비해 증가하였다.
③ 숨을 쉴 때 입술을 오므리고 호흡한다.
④ 타진 시 과다공명음이 들린다.
⑤ 횡격막 운동이 증가되어 있다.

7. 후두암의 초기 증상으로 옳은 것은?

① 객담 배출 시 항상 피가 섞여 나온다.
② 녹슨 쇳빛의 객담이 배출된다.
③ 오후에 미열, 밤에 발한이 있다.
④ 쉰 목소리가 2주 동안 지속된다.
⑤ 침을 삼킬 때 목에 걸리는 듯한 기분이 들고 잘 넘어가지 않는다.

8. 다음 중 상기도(upper airway)의 기능이 아닌 것은?

① 공기의 가온과 가습
② 가스 교환
③ 먼지 제거 및 여과
④ 가스를 데우거나 식힘
⑤ 후각에 관여

9. 다음 중 배호흡(복식호흡)과 관련된 근육은?

① 갈비밑근(늑하근)
② 속갈비사이근(내늑간근)
③ 갈비올림근(늑골거근)
④ 가로막(횡경막)
⑤ 바깥갈비사이근(외늑간근)

10. 무호흡과 호흡곤란이 반복되는 이상호흡은?

① 호흡저하
② 심호흡
③ 과호흡
④ 체인–스톡스(Cheyne-stokes)호흡
⑤ 쿠스말(kussmal)호흡

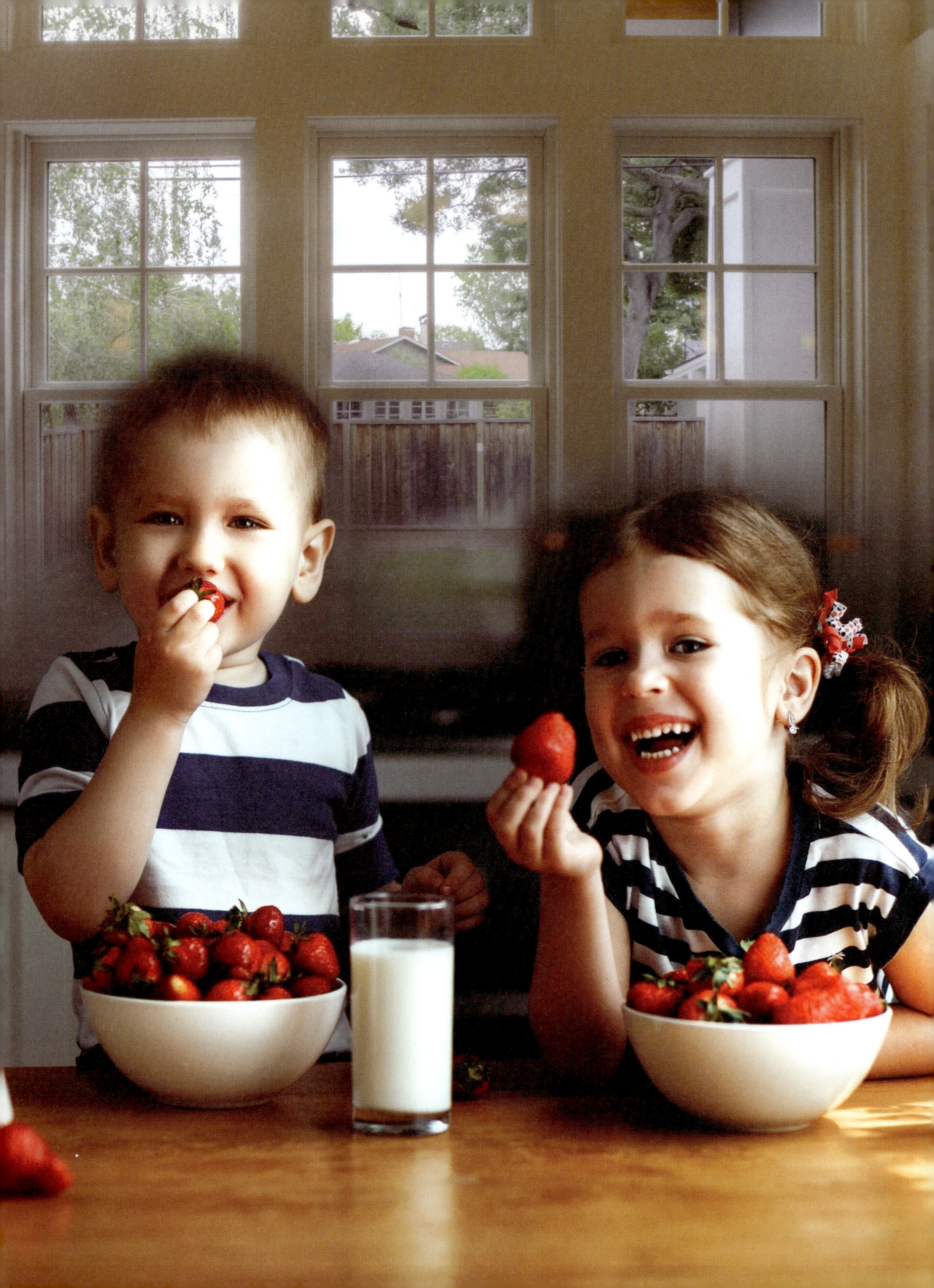

Chapter 10 .

소화계통

Digestive system

. 소화기계의 구조
. 입안의 구조
. 인두와 식도
. 위의 구조
. 큰창자와 작은창자
. 소화 부속기관

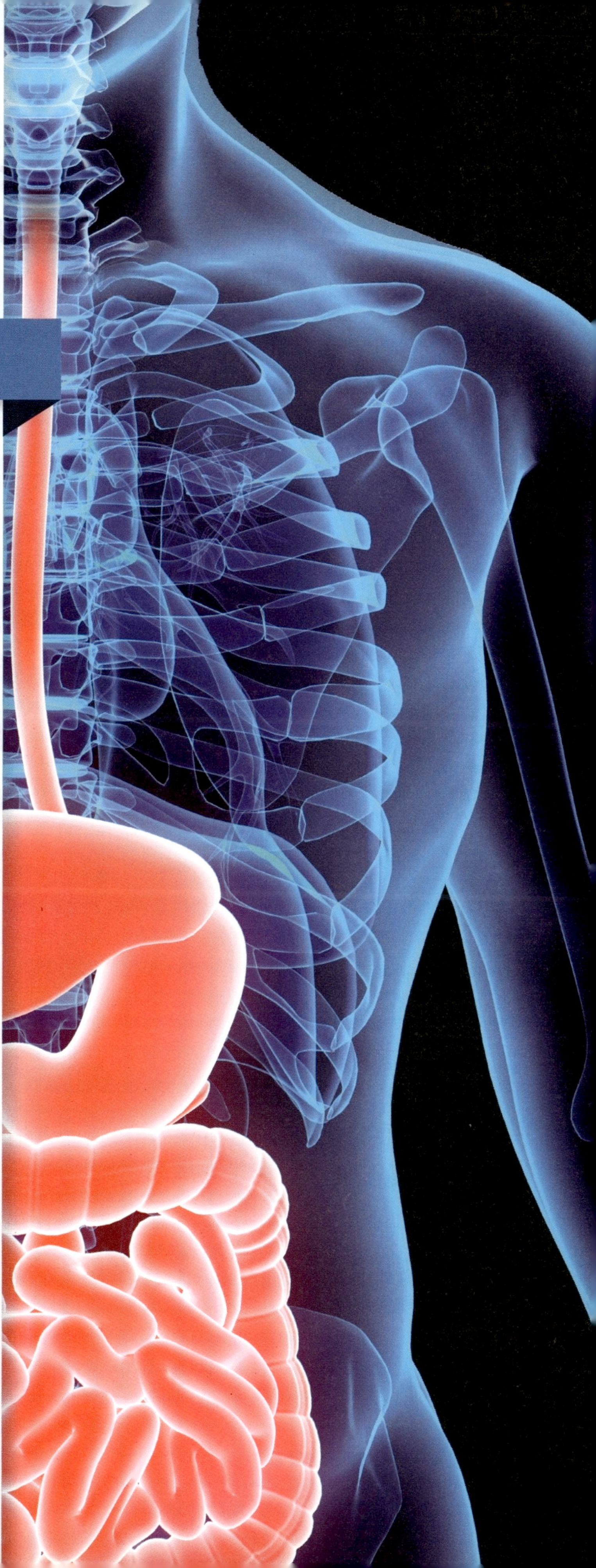

습목표

섭취와 소화를 설명할 수 있다.

구강과 치아의 구조와 기능을 설명할 수 있다.

인두 및 식도의 구조와 기능을 설명할 수 있다.

위장의 구조와 기능을 설명할 수 있다.

작은창자와 큰창자의 구조와 기능을 설명할 수 있다.

간, 쓸개 및 이자의 위치, 구조와 기능을 설명할 수 있다.

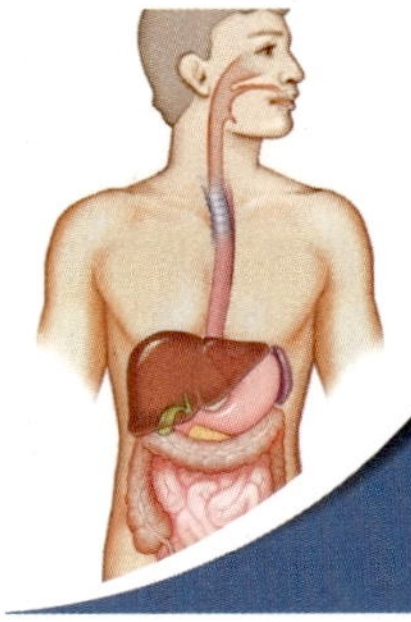

Chapter

10. 소화계통

Digestive system

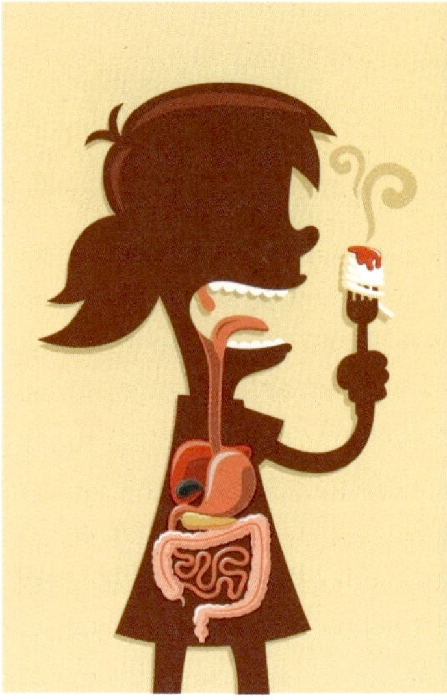

1. 소화기계의 구조 Structure of Digestive System

소화기계는 음식의 소화 · 흡수 · 분비를 담당하고 있는 위장관gastrointestinal tract과 부속소화기관으로 구성된다. 그림 10-1

인간은 음식에서 기본적인 유기물을 얻는다. 흡수된 음식물은 세포의 호흡과 ATP생성을 위해 필요하다. 작은 입자로 된 음식물은 작은창자소장벽을 통과하여 혈액과 림프로 흡수된다. 위장관의 내강은 입에서 시작해서 항문에서 끝난다. 소화, 흡수와 분비는 소화기계의 주요 기능이다. 즉 소화기계의 주요 기능은 세포가 음식을 이용할 수 있도록 준비하는 것이다.

소화기계의 기능은 다음과 같다.

① **음식 섭취**Ingestion : 음식물이 입으로 들어오는 과정으로 섭취하는 것이다.

② **씹기**저작 Mastication : 음식을 씹는 행동으로 침타액과 혼합한다.

③ **삼키기**연하 Swallowing : 음식을 삼켜서 입에서 식도로 내려보내는 것이다.

④ **음식 소화**Digestion : 음식물을 화학적 작용에 의해 잘게 부수어 음식의 흡수를 가능하게 하는 것이다.

⑤ **영양 흡수**Absorption : 작은 입자로 된 음식물이 작은창자소장의 표면을 통해 혈액과 림프 내로 들어가는 것이다.

⑥ **배변**Defecation : 소화된 찌꺼기가 항문을 통해 제거된다.

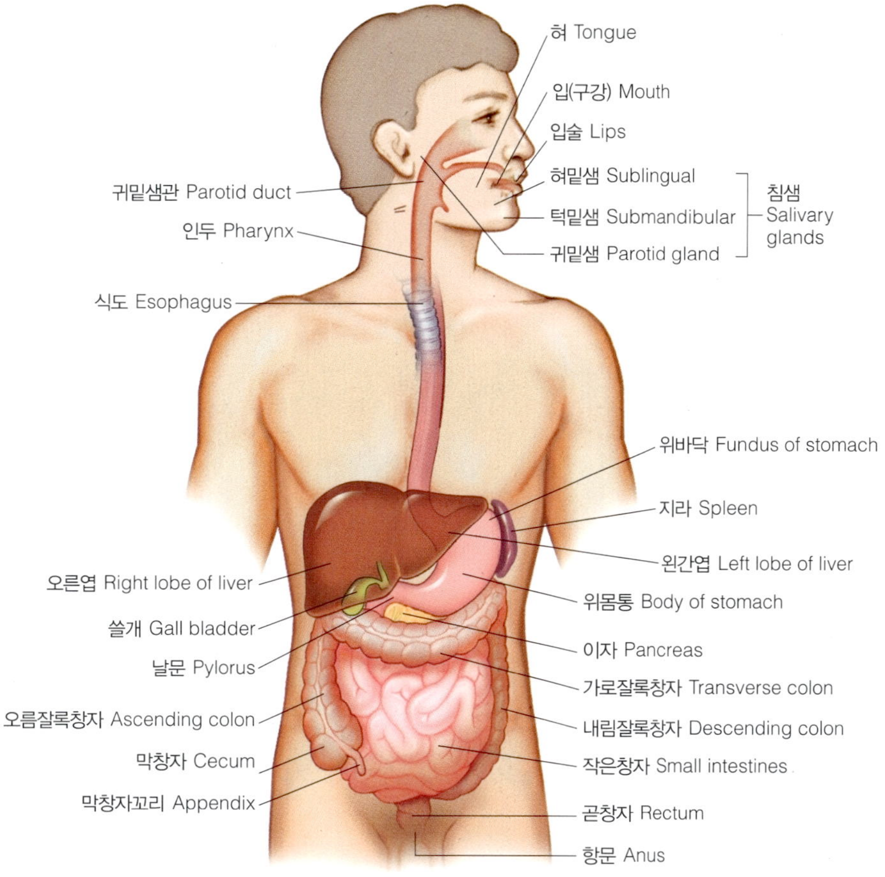

그림 10–1 소화기계의 구조

2. 입안구강의 구조 Structure of Oral System

구강은 소화기계 Digestive system 의 시작 지점으로, 입술 lip, 구개 입천장, palate, 잇몸 치은, gingiva, 침샘 타액선, salivary glands, 치아 tooth, 혀 설, tongue 로 구성되어 있다.

입은 입안으로 가는 입구이며 입안안뜰 buccal cavity 이라고도 부른다. 입술 lips, labia 은 입안의 문 역할을 한다. 혀뿌리 혀가 붙어 있는 부분와 물렁입천장에 펀칭백 모양으로 달려 있는 목젖 구개수, uvula 은 입안과 인두 pharynx 의 경계부로, 음식물을 삼켜서 인두로 들어가게 도와주며 음식물이 코로 나오는 것을 방지한다. 음식물이 들어오면 인두의 뒷벽에 붙는다. 그림 10-2 참조

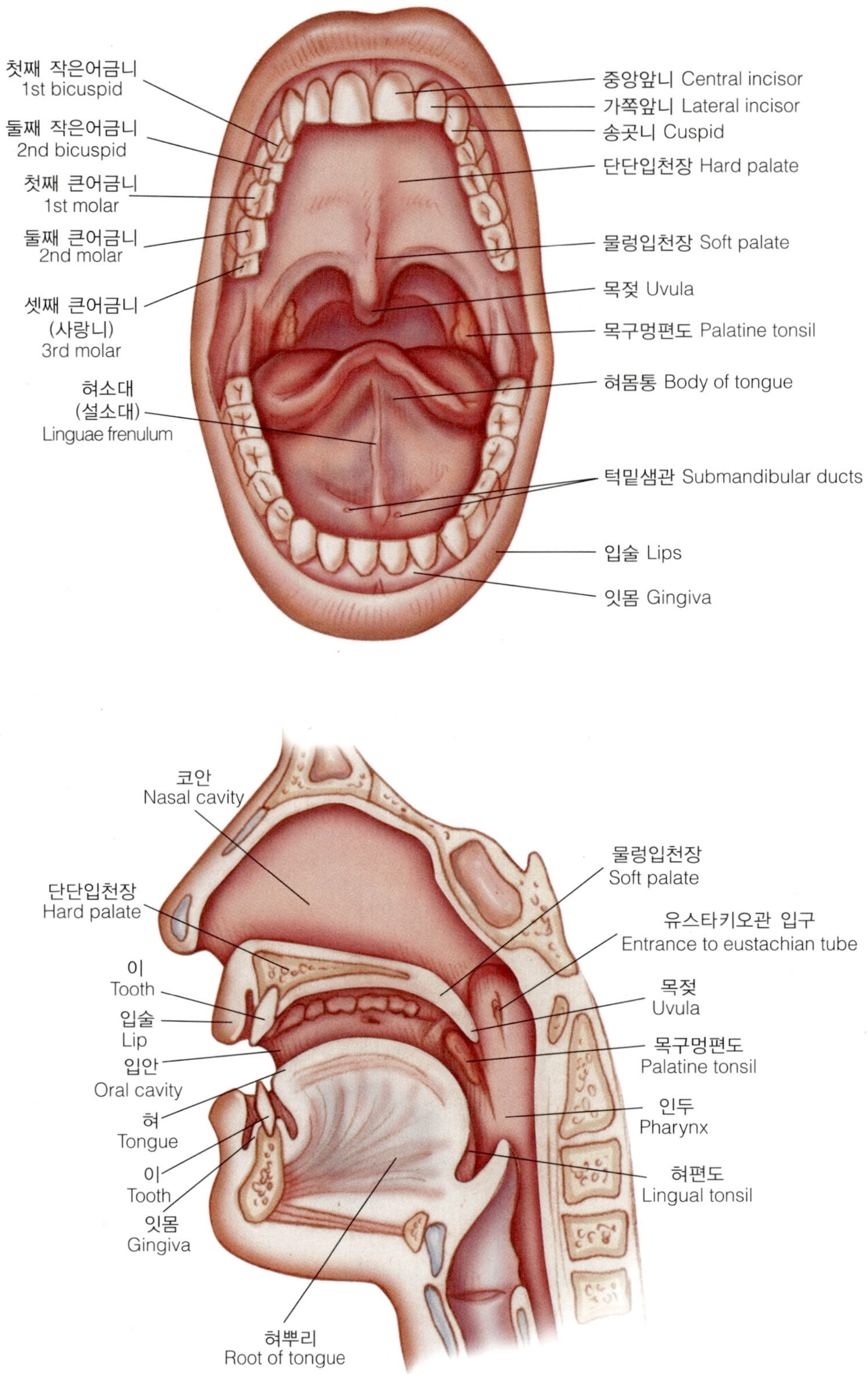
첫째 작은어금니
1st bicuspid
둘째 작은어금니
2nd bicuspid
첫째 큰어금니
1st molar
둘째 큰어금니
2nd molar
셋째 큰어금니
(사랑니)
3rd molar
혀소대
(설소대)
Linguae frenulum
중앙앞니 Central incisor
가쪽앞니 Lateral incisor
송곳니 Cuspid
단단입천장 Hard palate
물렁입천장 Soft palate
목젖 Uvula
목구멍편도 Palatine tonsil
혀몸통 Body of tongue
턱밑샘관 Submandibular ducts
입술 Lips
잇몸 Gingiva
코안
Nasal cavity
단단입천장
Hard palate
이
Tooth
입술
Lip
입안
Oral cavity
혀
Tongue
이
Tooth
잇몸
Gingiva
혀뿌리
Root of tongue
물렁입천장
Soft palate
유스타키오관 입구
Entrance to eustachian tube
목젖
Uvula
목구멍편도
Palatine tonsil
인두
Pharynx
혀편도
Lingual tonsil

그림 10-2 구강의 구조

1. 혀Tongue/입천장구개, Palate

혀는 여러 가지 역할을 하는 근육이다. 혀는 미각자극을 뇌에 전달하고 온도와 질감을 느끼게 하며, 음식물을 씹는 일과 삼키는 일을 돕는다. 혀가 입 안에서 음식물 주위에서 움직이면서 침을 더하여 음식물을 부드럽게 하는 반면, 치아는 적당한 크기로 잘게 부수는 일을 한다. 혀는 음식물을 덩어리bolus로 만들어서 인두로 밀어 넣는다.

혀를 위쪽으로 들었을 때 혀소대설소대, lingual frenulum라는 막이 보인다. 이 혀소대는 음식물을 삼킬 때 뿐만 아니라 정확한 발음으로 말을 할 때도 필요하다. 비정상적으로 짧은 혀소대는 정확한 발음을 방해하며 소위 혀 짧은 소리를 내게 한다. 그림 10-3

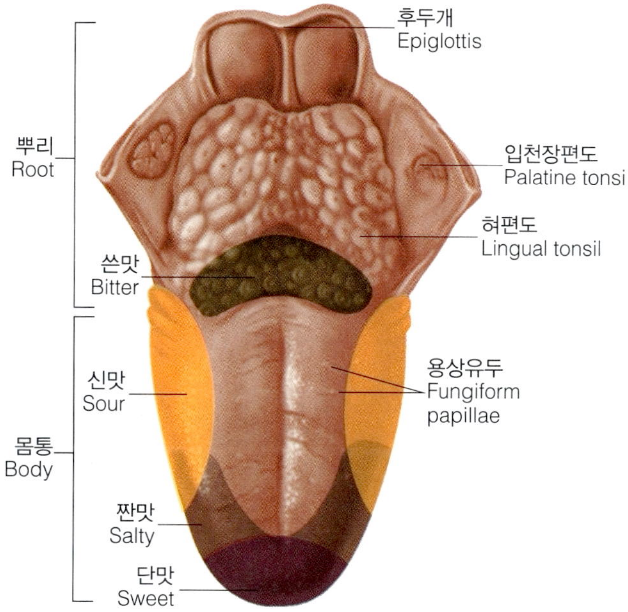

그림 10-3 혀와 입천장의 구조

you know

• 혀밑 투약 Sublingual medication

거울 앞으로 가서 입을 벌리고 혀를 들어 보면 피부 아래에 혈관이 보일 것이다. 이러한 혀밑 혈관은 약과 같은 물질들을 재빨리 흡수한다. 약물의 빠른 흡수는 협심증angina을 치료하기 위해 니트로글리세린을 투여하는 경우에 아주 중요하다. 협심증은 심장으로 가는 혈액이 부족해서 생기며 결과적으로 심장조직의 산소부족을 야기한다. 니트로글리세린은 심장혈관의 혈액량을 늘려서 협심증을 완화시킨다.

2. 침샘타액선, salivary glands

침샘에는 쌍으로 이루어진 침샘들이 있으며, 그 중에서 크기가 큰 귀밑샘이하선, parotid glands은 귓바퀴이개, auricle의 약간 앞쪽과 아래쪽 깨물근교근, masseter 사이에 위치하고, 수분이 많고 효소를 많이 포함하는 순장액성 침을 분비한다. 이것은 귀밑샘염볼거리, 이하선염이 있을 때 부풀어 올라서 양볼이 다람쥐의 볼처럼 보이게 만든다.

가장 작은 침샘인 혀밑침샘설하선, subligual salivary glands은 혀 밑에 위치하며 턱밑침샘악하선, submandibular salivary glands은 아래턱의 안쪽 면에 위치한다. 그림 10-4, 표 10-1

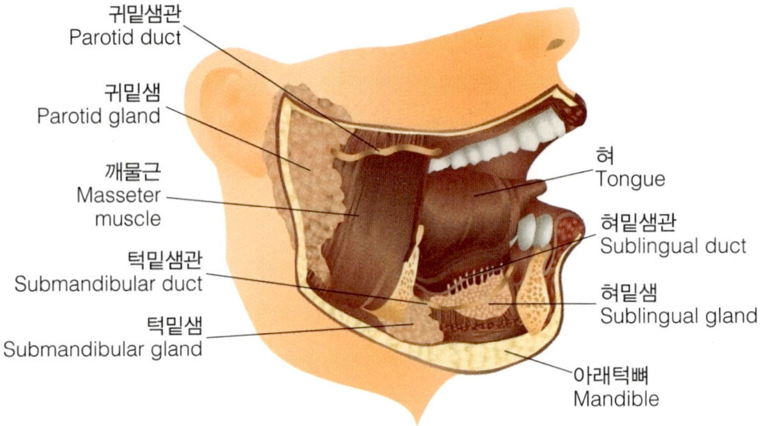

그림 10-4 침샘의 구조

표 10-1 타액선(침샘)의 위치, 개구부 및 분비물

샘(선)	위치	관	개구부	분비물의 종류
귀밑샘 (이하선)	귓바퀴 앞쪽과 아래쪽 : 깨물근 사이	귀밑샘관 (이하선관)	위턱 큰어금니에 접한 점막	수양성 장액, 효소
턱밑샘 (악하선)	혀의 아랫면	턱밑샘관 (악하선관)	혀주름띠의 가쪽	수양성 장액, 점액
혀밑샘 (설하선)	혀밑의 턱밑샘 앞쪽면	혀밑샘관 (설하선관)	입안바닥의 가쪽	

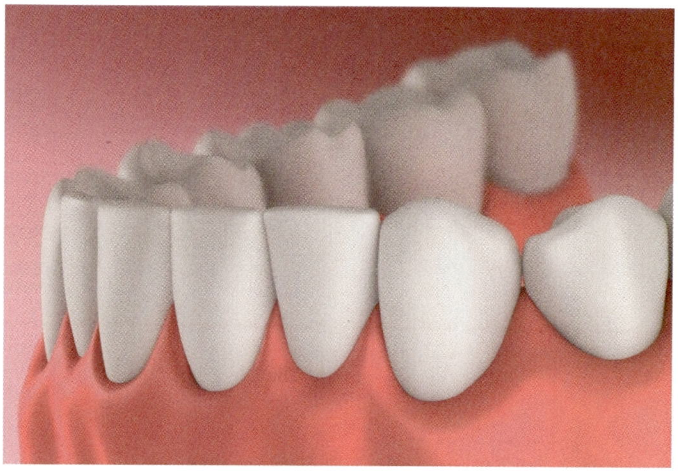

3. 치아 Tooth

첫 번째 세트의 치아를 유치 baby teeth, 더 정확하게는 탈락치 deciduous teeth 라고 부른다. 치아는 생후 6개월 정도가 되면 아래쪽 앞니 incisor 가 제일 먼저 나타나게 되며 약 30개월이 되면 20개 모두가 자리를 잡게 된다. 6세에서 12세 사이에 이 유치들은 32개의 큰 영구치 permanent teeth 로 바뀐다. 이것에도 예외가 있는데 제3대구치 사랑니, wisdom teeth 는 약 21세가 될 때까지는 나타나지 않는다.

각각의 치아는 세 부분으로 구성된다. 외부로 노출되는 부분을 치아머리 치관, crown, 치아머리와 치아뿌리 사이의 잇몸에 싸인 부위를 치아목 치경, neck, 위 · 아래 턱뼈의 이 틀 속에 박혀있는 부분은 치아뿌리 치근, root 다. 치아머리는 치아에서 보이는 부분을 말하며 생물학적으로 우리 몸에서 가장 단단한 물질인 사기질 enamel 로 덮여 있다. 목은 뿌리의 연결 부분이다. 내부적으로 대부분의 치아는 미네랄을 포함하는 뼈와 같은 물질인 상아질 dentin 로 구성되어 있다. 더 안쪽으로는 치아속질공간 pulp cavity 안에 존재하는 결합물질인 치아속질 pulp 이 있다. 치아속질 공간은 영양분과 감각을 전달하는 혈관과 신경도 포함하고 있다. 혈관과 신경은 뿌리관 root canal 을 통해 치아속질 공간으로 들어오게 된다.

첫 번째 형태의 치아는 우리 입의 앞면에 있는 8개의 절치 앞니, incisor 이고 음식을 물거나 씹는 데 이용된다. 송곳니 견치, canine teeth 는 4개로 찢는 데 이용되고 앞니와 송곳니의 뿌리는 하나이고 원추형이며 송곳니가 더 길다. 작은 어금니 전구치, bicuspid, premolar 2개와 큰 어금니 대구치, molar 3개는 뿌리가 두 개 혹은 세 개이며 약간 둥글고 표면이 거칠며 음식을 연마하거나 분쇄하는 데 사용된다. 이런 치아의 형태나 모양과는 관계없이 치아는 거의 같은 구조로 이루어져 있다. 그림 10-5 참조

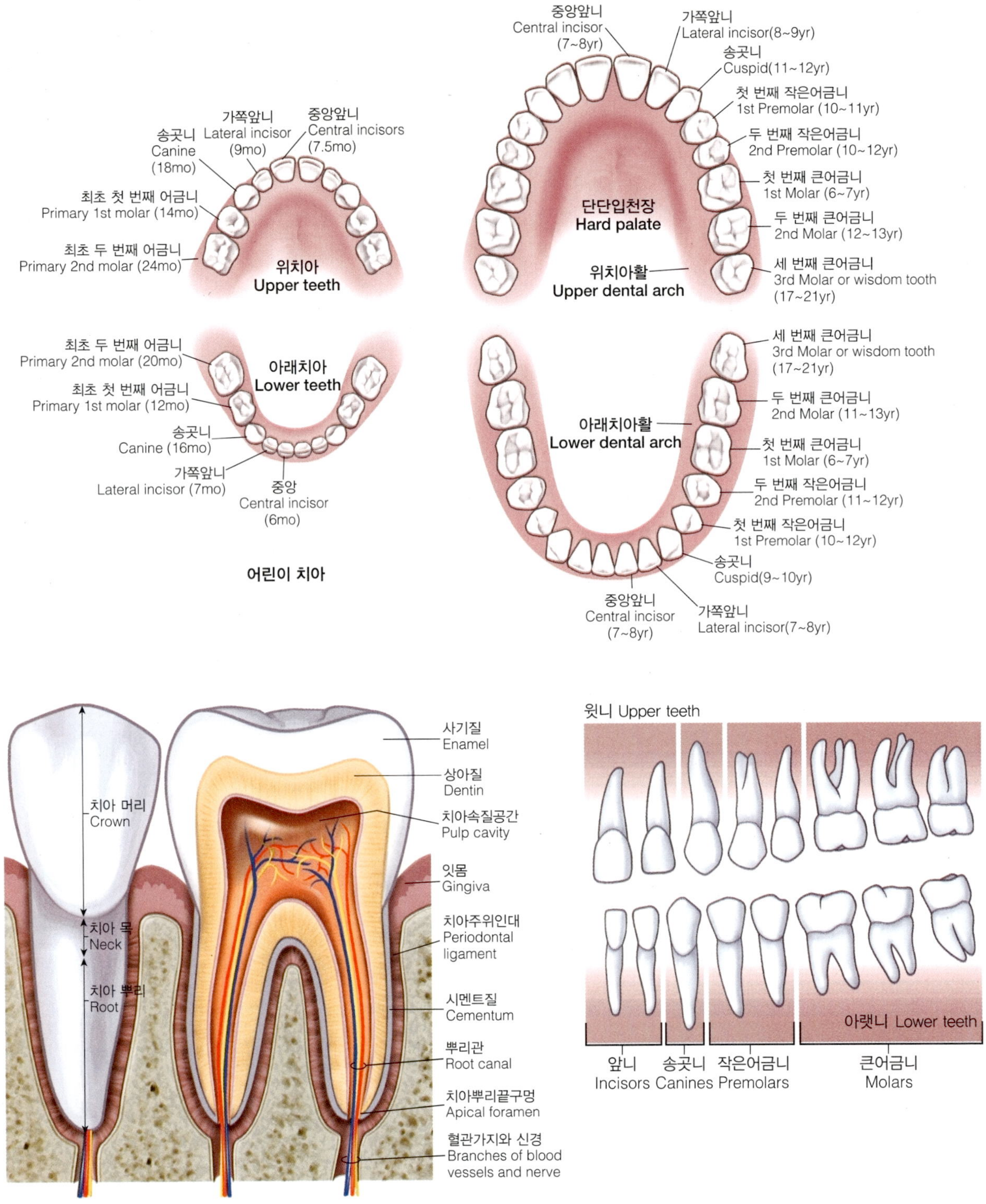

중앙앞니
Central incisor
(7~8yr)
가쪽앞니
Lateral incisor(8~9yr)
송곳니
Cuspid(11~12yr)
첫 번째 작은어금니
1st Premolar (10~11yr)
두 번째 작은어금니
2nd Premolar (10~12yr)
첫 번째 큰어금니
1st Molar (6~7yr)
두 번째 큰어금니
2nd Molar (12~13yr)
세 번째 큰어금니
3rd Molar or wisdom tooth
(17~21yr)
단단입천장
Hard palate
위치아활
Upper dental arch
송곳니
Canine
(18mo)
가쪽앞니
Lateral incisor
(9mo)
중앙앞니
Central incisors
(7.5mo)
최초 첫 번째 어금니
Primary 1st molar (14mo)
최초 두 번째 어금니
Primary 2nd molar (24mo)
위치아
Upper teeth
최초 두 번째 어금니
Primary 2nd molar (20mo)
아래치아
Lower teeth
최초 첫 번째 어금니
Primary 1st molar (12mo)
송곳니
Canine (16mo)
가쪽앞니
Lateral incisor (7mo)
중앙
Central incisor
(6mo)
어린이 치아
세 번째 큰어금니
3rd Molar or wisdom tooth
(17~21yr)
두 번째 큰어금니
2nd Molar (11~13yr)
아래치아활
Lower dental arch
첫 번째 큰어금니
1st Molar (6~7yr)
두 번째 작은어금니
2nd Premolar (11~12yr)
첫 번째 작은어금니
1st Premolar (10~12yr)
송곳니
Cuspid(9~10yr)
중앙앞니
Central incisor
(7~8yr)
가쪽앞니
Lateral incisor(7~8yr)
치아 머리
Crown
치아 목
Neck
치아 뿌리
Root
사기질
Enamel
상아질
Dentin
치아속질공간
Pulp cavity
잇몸
Gingiva
치아주위인대
Periodontal
ligament
시멘트질
Cementum
뿌리관
Root canal
치아뿌리끝구멍
Apical foramen
혈관가지와 신경
Branches of blood
vessels and nerve
윗니 Upper teeth
아랫니 Lower teeth
앞니
Incisors
송곳니
Canines
작은어금니
Premolars
큰어금니
Molars

그림 10-5 치아의 구조

3. 인두와 식도 Pharynx & Esophagus

1. 인두 목구멍, Pharynx

인두는 상피조직으로 속이 빈 근육구조이다. 목구멍throat : 전문용어로 인두라고 함은 코안 뒤에서 시작하고 3개의 단면으로 분류된다. 인두는 코인두 비인두, nasopharynx, 입인두 구인두, oropharynx, 후두인두 laryngopharynx의 세 부분으로 나뉜다. 코인두는 호흡기계의 첫 부분이 되며 입인두와 후두인두는 음식물과 물, 그리고 공기의 통로 역할을 한다.

음식을 삼키는 동안에 코와 호흡기계통으로 가는 통로는 물과 음식물의 유입을 막게 되는데 코인두는 연구개에 의해 차단되며, 후두개 epiglottis가 폐로 가는 기도를 차단한다. 이러한 기전으로 음식물은 식도로만 들어가게 된다. 그림 10-6

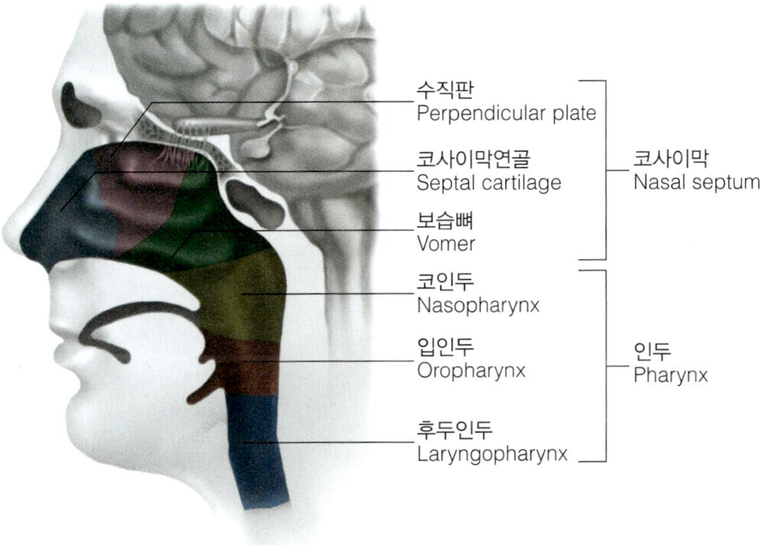

그림 10-6 인두의 구조

혀뿌리 혀가 붙어 있는 부분와 물렁 입천장에 펀칭백 모양으로 달려 있는 목젖 구개수, uvula은 소화관의 다음 부분인 인두 pharynx로 이어지는 경계에 있다.

2. 식도 Esophagus

소화관의 시작부인 식도 esophagus는 길이가 약 25cm로, 기관 바로 뒤에 위치한다. 또한 식도는 인두와 위를 연결하며 종격강 mediastinal cavity과 가로막 횡격막을 통과한다. 식도의 pH는 6~8이며 3군데에 잘록부분 협착부이 있다.

제1잘록부위는 식도가 시작하는 부위앞니에서 13~15cm이고 제2잘록부위는 기관trechea이 기관지bronchi로 갈라지는 부위앞니에서 22~25cm이며, 제3잘록부위는 가로막을 관통하는 부위앞니에서 38~40cm이다.

식도는 음식물이 없는 평상시에는 공기가 빠진 풍선처럼 납작한 관tube 모양을 하고 있지만, 음식물이 들어오게 되면 식도의 첫 부분인 인두식도 조임근pharyngoesophageal sphinter이 이완되어 음식물이 식도로 들어오는 문 역할을 한다. 음식물이 식도로 들어오면 식도의 근육은 율동적으로 수축하며 음식물을 아래에 있는 위로 움직이게 하기 때문에 중력의 영향을 받지 않는다. 이 율동적인 근육의 수축을 연동운동peristalsis이라고 한다. 음식물이 일단 식도로 들어오면 위로 가기 위해 두 번째 문이 열려야 하는데 이를 하부식도 조임근lower esophageal sphinter, LES이라고 한다. 그림 10-7

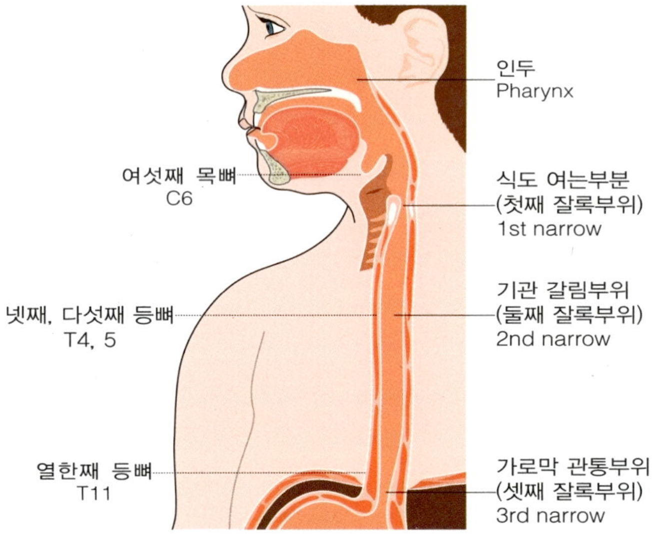

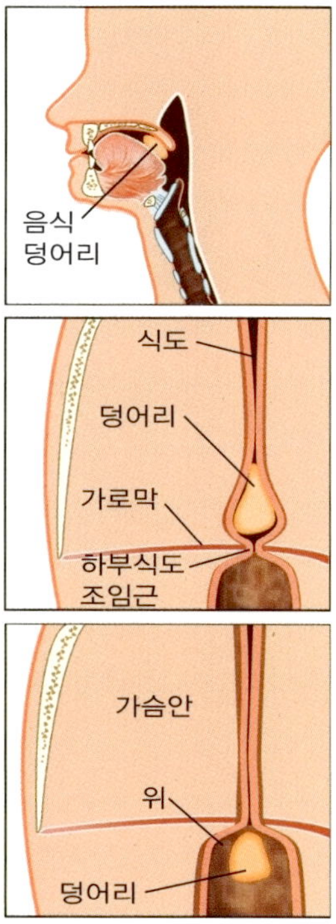

그림 10-7 식도의 3부분(왼쪽)과 삼키는 과정(오른쪽)

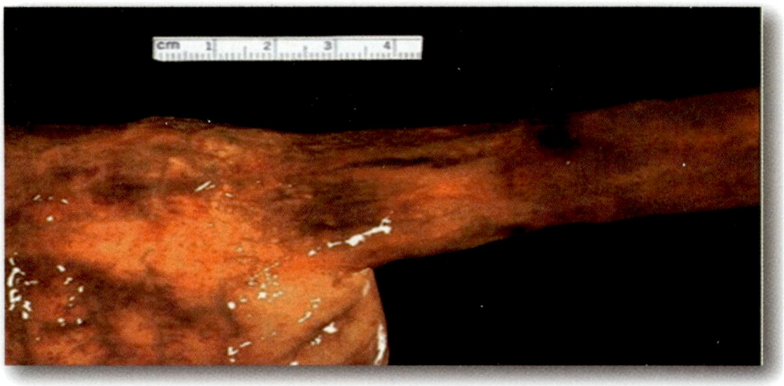

그림 10-8 식도정맥류

4. 위 Stomach

위는 가로막횡격막, diaphragm 바로 아래 좌상부 복강에 위치하며 근육으로 된 주머니이다. 위액의 평균 pH는 2~4로 강산성이다. 식도의 내용물이 위의 분문괄약근을 통해 위로 들어가 소화효소 및 위산과 혼합된다. 위산은 탄수화물을 이당류로, 펩신은 단백질을 펩톤과 아미노산으로 분해하지만 위에 있는 소화효소들의 작용은 미약하다. 유문괄약근은 미즙chyme이 된 소화물을 십이지장으로 보내는 속도를 조절한다.

위의 기능은 다음과 같다.

① 들어온 음식물의 일시적인 저장소 역할을 한다.

② 음식물을 섞고 화학적 소화를 시키는 위산 및 효소를 분비한다.

③ 부분적으로 소화된 음식물인 미즙을 작은창자로 내려보내는 속도를 조절한다.

④ 적은 양의 물과 물질들을 흡수한다. 위는 흡수하는 역할에는 적합하지 않지만 알코올을 흡수한다. 따라서 위가 비어 있는 상태에서 알코올을 섭취하면 혈중의 알코올 농도를 빠르게 증가시킬 수 있다.

위바닥위저, fundus은 들문분문부, cardia의 바깥쪽 약간 위측에 위치하며 처음 들어온 음식물을 일시적으로 저장한다. 위몸통위체, body은 위의 중간부분으로서 가장 크다. 깔때기 모양으로 생긴 위의 마지막 부분을 날문유문, pylorus이라고 하며 위의 소화작용은 대부분 여기서 이루어진다. 또한 날문은 미즙이 작은창자로 넘어가는 통로인 날문조임근유문괄약근, pyloric sphinter이 존재하는 부분이다.

관심을 가져야 할 또 다른 두 부분은 작은굽이소만곡, lesser curvature라고 부르는 오목한 곡선형태와 큰굽이대만곡, greater curvature라고 부르는 왼쪽으로 볼록한 형태의 곡선이다. 위의 근육작용은 시멘트 혼합기가 작동하는 방식과 유사하며 이는 위벽에 존재하는 세 층의 근육에 의해 이루어진다. 세 근육층은 각각 세로longitudinal, 돌림circular, 비스듬한oblique 방향으로 뻗어 있다. 그림 10-9 참조

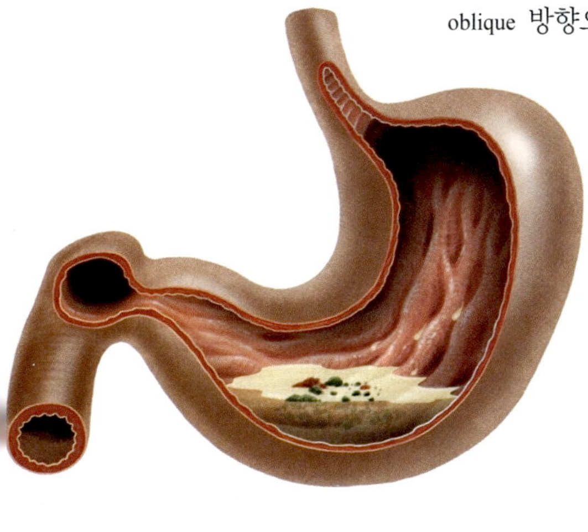

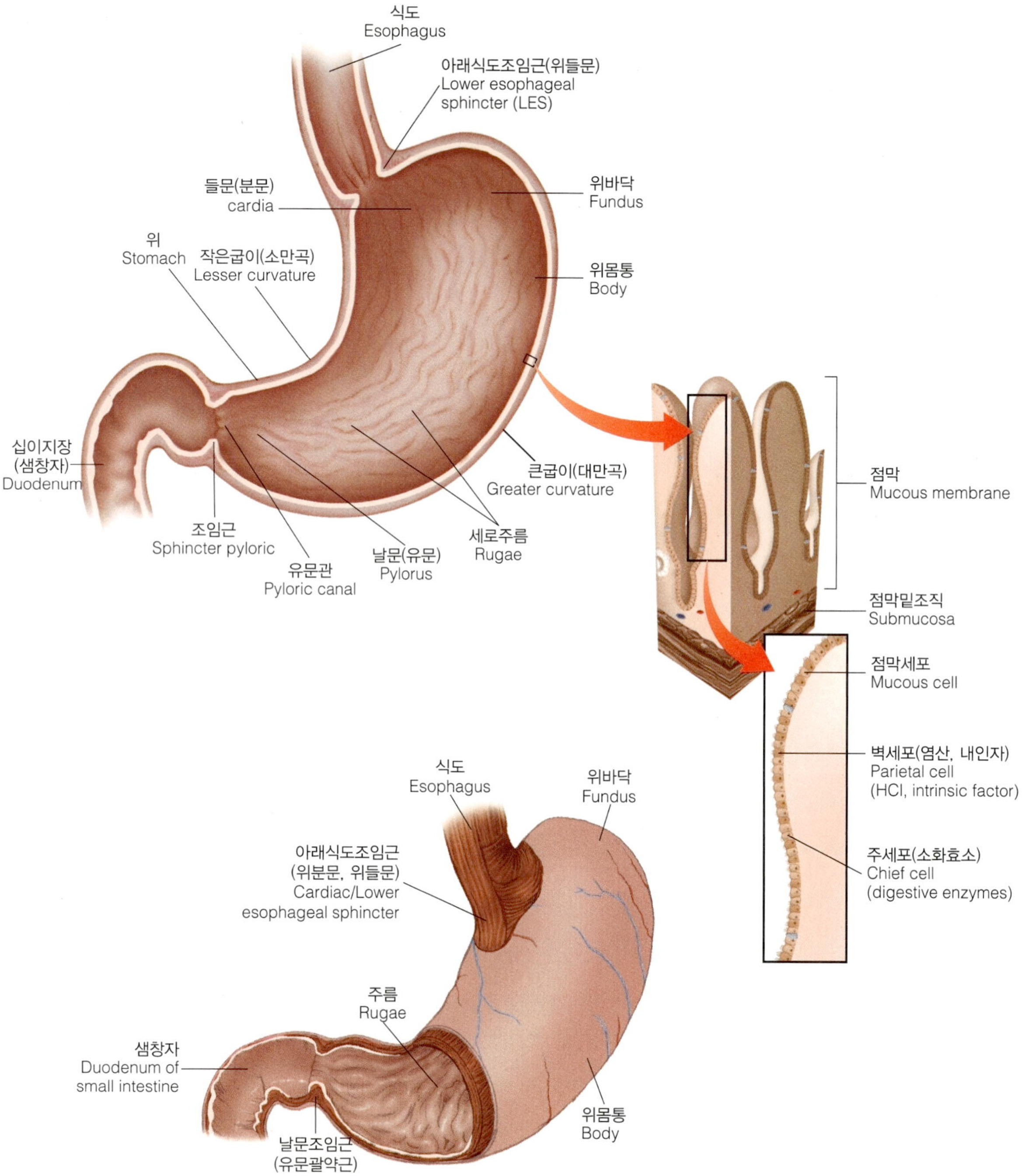
식도
Esophagus
아래식도조임근(위들문)
Lower esophageal
sphincter (LES)
들문(분문)
cardia
위바닥
Fundus
위
Stomach
작은굽이(소만곡)
Lesser curvature
위몸통
Body
십이지장
(샘창자)
Duodenum
큰굽이(대만곡)
Greater curvature
조임근
Sphincter pyloric
유문관
Pyloric canal
날문(유문)
Pylorus
세로주름
Rugae
점막
Mucous membrane
점막밑조직
Submucosa
점막세포
Mucous cell
벽세포(염산, 내인자)
Parietal cell
(HCl, intrinsic factor)
주세포(소화효소)
Chief cell
(digestive enzymes)
식도
Esophagus
위바닥
Fundus
아래식도조임근
(위분문, 위들문)
Cardiac/Lower
esophageal sphincter
주름
Rugae
샘창자
Duodenum of
small intestine
위몸통
Body
날문조임근
(유문괄약근)

그림 10-9 위의 구조

5. 작은창자 소장, Small Intestine

1. 소장의 구조

소장은 샘창자 십이지장, duodenum, 빈창자 공장, jejunum, 돌창자 회장, ileum 의 3부분으로 이루어져 있다. 위에서 항문에 이르는 소화관의 가장 긴 부분 약 6m 으로 몸에서 가장 중요한 소화기관이다. 이 기관에서는 영양분을 소화, 흡수하는 작용이 함께 일어나게 된다.

작은창자의 직경은 작지만 길이는 그렇지 않다. 날문조임근에서 시작하는 작은창자는 소화관 중 가장 길이가 길며 약6m, 직경은 위와 연결부위는 4cm이고 큰창자와 연결부위는 2cm이다. 샘창자는 상대적으로 고정적인 형태를 갖고 있으며 유문에서 공장에 이르는 말굽 모양의 부위이다. 손가락 12개를 옆으로 늘여 놓은 길이라는 의미이며, 이자 췌장, pancreas 의 윗부분을 감싸는 형태로 이루어져 있다.

빈창자는 작은창자의 중간 부분이며 길이는 약 2.5m이다. 작은창자의 마지막 부분은 돌창자이다. 길이가 약 2m인 돌창자는 대장 large intestine 과 돌막창자판 막 회맹판, ileocecal valve 에서 만난다. 그림 10-12

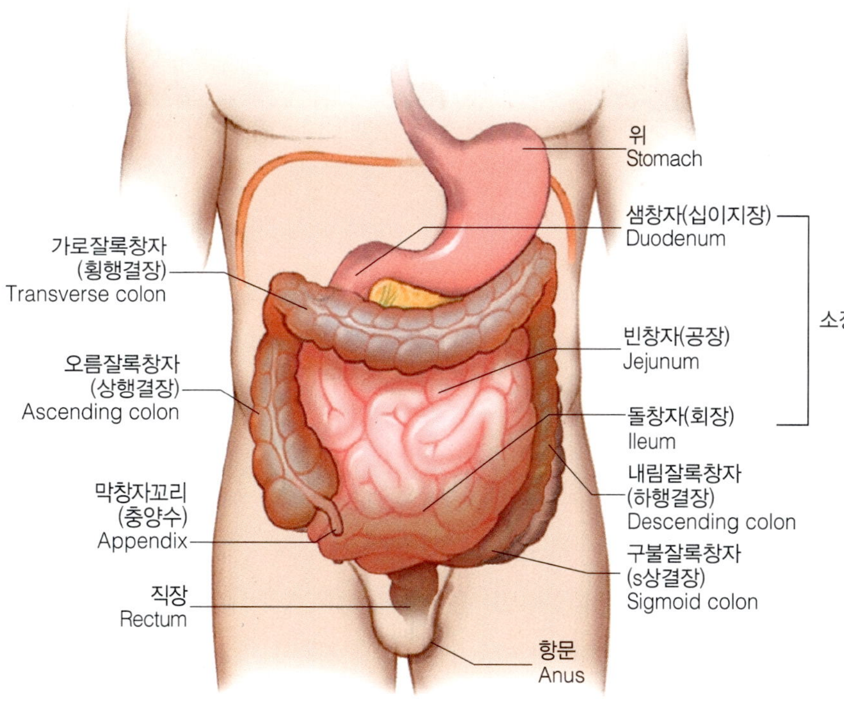

그림 10-10 작은창자의 구조

you know

• **유당불내증** Lactose intolerance

우유나 치즈와 아이스크림 같은 낙농제품에 존재하는 당유당, lactose을 소화시키지 못하는 현상이다. 유당불내성을 가진 사람은 장효소인 유당 분해효소lactase 결핍을 보인다. 그 결과로 유당이 완전히 분해되지 않게 되며, 장에서 정상적으로 발견되는 세균이 이 소화되지 않은 당을 이용하여 부산물로 가스gas를 생성시킨다. 이것이 TV 광고에 나오는 더부룩한 느낌의 원인이다. 게다가 이 소화되지 않은 당은 작은창자에서 물의 흡수를 방해하여 설사의 원인이 되기도 한다. 그래서 피자 치즈는 이러한 유당불내성을 가진 사람들에게 적절한 음식이 되지 못한다.

흥미롭게도 이러한 현상에는 유전적인 요소가 관여한다. 어떤 경우에는 유당분해 효소가 일생을 통해 만들어지기도 한다. 코카시안의 약 15%에게 유당불내성이 생기며 아프리카계 미국인의 약 80~90%가 어느 정도의 유당불내성을 가지고 있다.

부작용을 피하기 위해서는 우유나 낙농제품의 섭취를 피하거나 이러한 음식을 먹기 전에 유당분해효소를 복용하여야 한다.

2. 소화관 벽 Walls of the alimentary tract

복강의 가운데 쪽 아래에 위치한 작은창자는 소화의 주된 장기로서 여기서 대부분의 음식이 소화된다. 그림 10-12

소화관canal의 내강을 구성하는 가장 안쪽 층은 점막mucosa이다. 이 층은 대부분이 표면상피조직surface epithelium과 소량의 결합조직connective tissue 및 얇은 민무늬근smooth muscle으로 이루어져 있다. 점막은 음식물을 잘게 부수는 소화효소digestive enzyme를 분비하는 세포와 윤활역할을 하는 점액mucus을 분비하는 술잔세포goblet cell를 가지고 있다.

다음 층인 점막밑조직점막하층, submucosa은 부드러운 결합조직으로 되어 있으며, 혈관 · 림프관lymphatic vessels · 림프절lymph nodes, Peyer patches · 신경말단을 포함하고 있다. 다음 층은 근육표면muscularis externa인데 두 층의 민무늬근으로 이루어져 있다. 안쪽 민무늬근은 원 모양으로 감싸는 형태를 하고 있는 반면, 바깥쪽 민무늬근은 관의 길이 방향으로 감싸고 있다. 세 번째 경사진 방향으로 감싸고 있는 민무늬근도 있으나 이는 위stomach에만 존재한다.

소화관의 제일 바깥 층은 장막serosa으로 결합조직에 의해 지지되는 한 층의 얇고 납작하며 장액성의 액체를 분비하는 세포로 구성되어 있다. 대부분의 관에서 장막은 장측복막viceral peritoneum으로 존재한다. 복막peritoneum은 복골반안abdominopelvic cavity의 장액성 막이다.

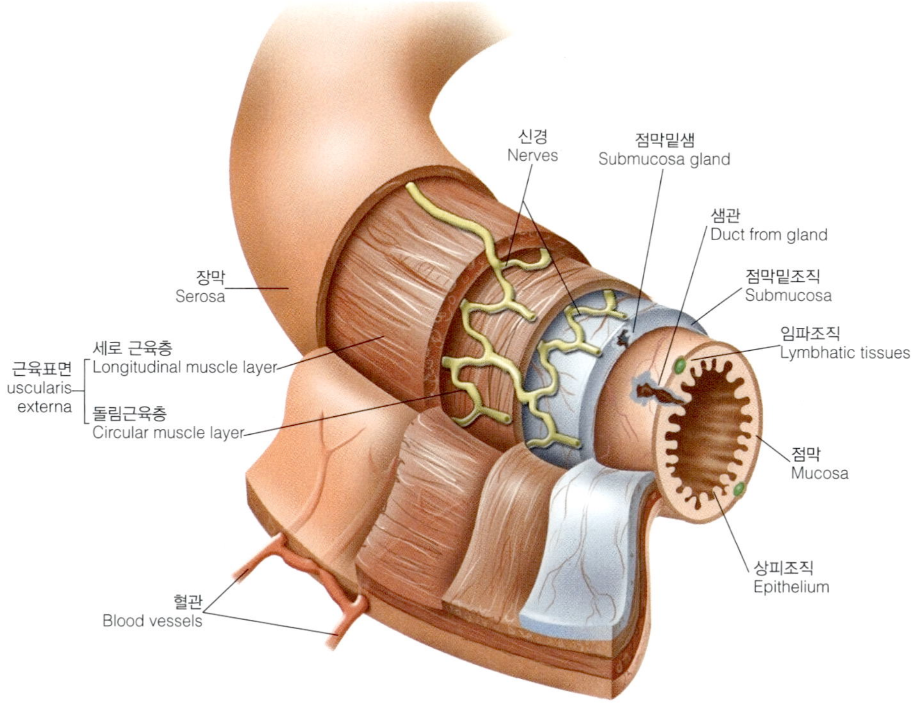

그림 10-11　소화관벽의 구조

작은창자벽의 구조는 다소 흥미롭게 구성돼 있다. 작은창자벽은 원형주름plicae circularis이라고 부르는 돌림circular의 주름fold과 손가락 모양의 융모villi가 내강을 향해 뻗어 있는 구조물을 가지고 있다. 그림 10-11 참조 융모의 표면은 미세융모microvilli를 가지는 원주상피세포로 덮여 있다. 영양분은 융모에서 흡수되며 융모는 윤상추벽으로부터 돌출되어 있다. 노폐물은 회맹판을 통해서 대장으로 들어간다.

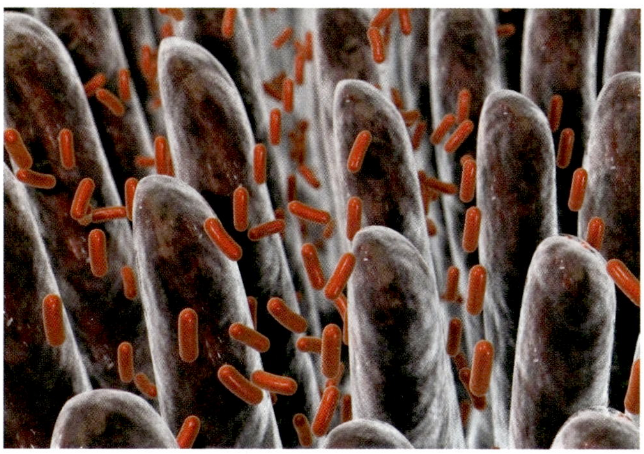

소화관 융모와
장내 박테리아

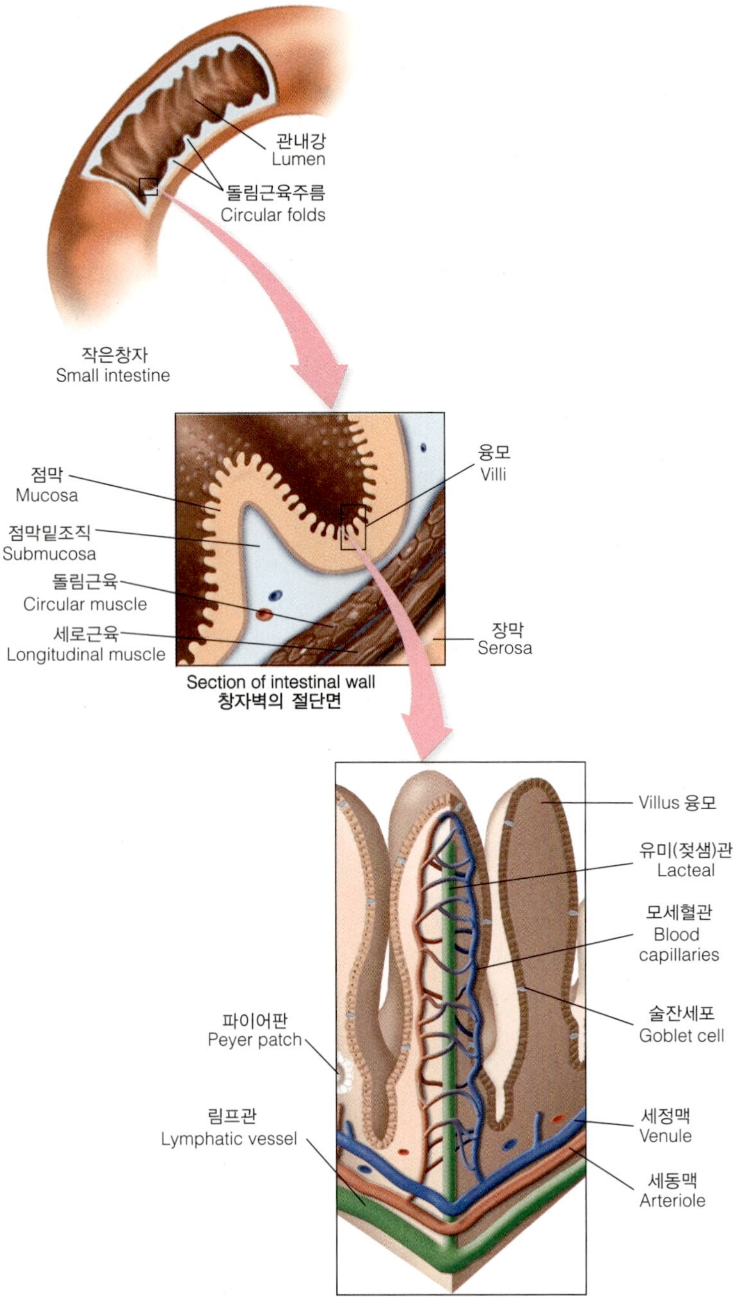

그림 10-12 작은창자의 융모

6. 큰창자 대장, Large Intestine

1. 큰창자 대장의 구조

작은창자의 끝부분과 연결되는 부위에서 시작하여 항문 anus에 이르기까지 큰창자는 작은창자와 접해 있으며 그 기능은 다음과 같다.

① 수분과 염분을 흡수한다.

② 장내 정상세균들의 도움으로 비타민을 흡수한다.

③ 잔여물을 몸 밖으로 배출하기 위한 처리를 한다.

큰창자 내벽에는 융모가 없기 때문에 영양분의 흡수는 거의 일어나지 않는다. 대략 1.5m의 길이와 7.5cm의 직경을 가진 큰창자는 막창자 맹장, cecum, 잘록창자 결장, colon, 곧창자 직장, rectum의 세 부분으로 나누어진다. 큰창자는 직경만 클 뿐 길이는 짧다.

(1) 막창자 맹장, cecum

주머니 모양의 막창자는 셀룰로오스와 같은 소화되지 않은 음식물과 물을 작은창자의 돌창자에서 받는다. 악명 높은 막창자꼬리 충수, appendix는 막창자에 붙어 있다. 약 9cm 길이의 막창자꼬리는 림프조직으로 싸여 있다. 날씬하고 속이 비어 있으며 끝이 막힌 튜브 모양의 장기이다. 모양이 벌레처럼 생겼다고 하여 연충 모양의 막창자꼬리 vermiform appendix라고 부르기도 한다.

(2) 잘록창자 결장 colon

잘록창자 결장, colon는 다시 오름잘록창자 상행결장, ascending colon, 가로잘록창자 횡행결장, transverse colon, 내림잘록창자 하행결장, descending colon, 구불잘록창자 S상 결장, sigmoid colon의 네 부분으로 나뉜다. 오름잘록창자는 우리 몸의 오른쪽으로 이어져서 간 liver이 있는 위치까지 올라간다. 가로잘록창자는 간과 위의 아래를 옆으로 지나며, 지라 비장, spleen 근처에서 구부러짐으로써 내림잘록창자가 된 다음 우리 몸의 왼쪽 아래로 이어지다 구불잘록창자에 이른다.

(3) 곧창자 직장, rectum

곧창자는 이완되어 고체의 배설물 대변을 몸 밖으로 내보내는 항문과 연결된 항문관 anal canal으로 이어진다. 연동운동은 느린 속도로 일어난다. 이러한 느리고 간헐적인 움직임은 대변으로 배설할 물질을 곧창자로 이동시킨다. 이때 물이 제거되면서 대변은 점차 반고체 형태로 바뀌어 간다. 이렇게 해서 곧창자가 변으로 채워지면 곧창자의 근육은 수축하고 항문의 근육은 이완되는 배변반사 defecation reflex가 일어나게 된다.

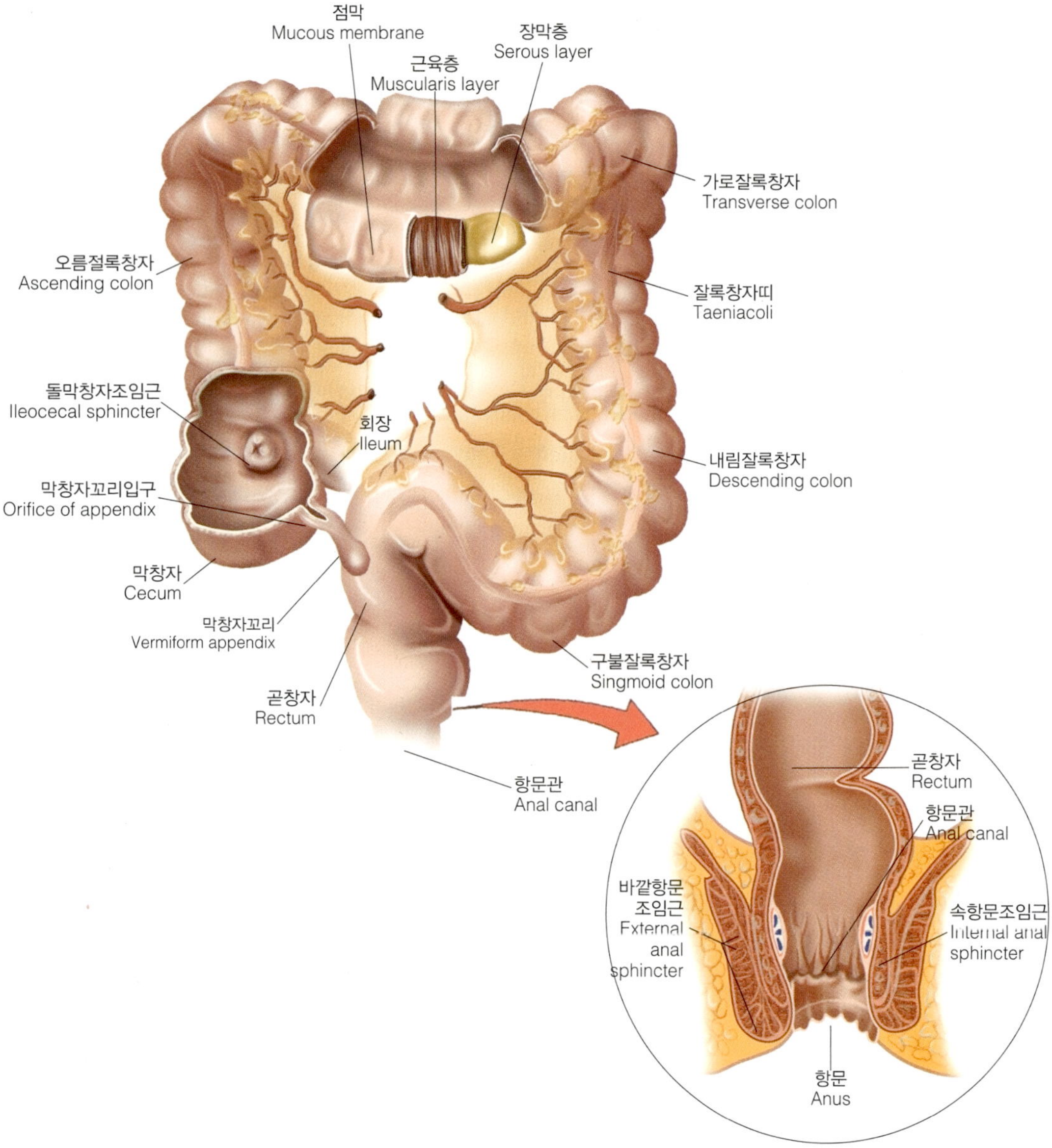

그림 10-13 대장의 구조

you know

• 복통의 종류

원인	발증 위치	환자 특징	관련 증상
위-식도역류 질환	상복부 중간: 턱으로 방사	모든 연령	체중감소
위장염	넓은 부위	모든 연령	오심구토, 열, 설사
위염	명치	알코올 중독	출혈, 오심구토, 설사, 열
소화성궤양	명치, 등, 상복부	30~50세 남성에게 많음	오심 구토, 체중감소
췌장염	LUQ와 명치; 등으로 방사	알코올 중독 담낭결석	오심구토, 발한
충수돌기염	배꼽주위, RLQ로 이동	모든 연령; 10~20세 호발	구토, 변비, 열
담낭염, 담낭결석	RUQ에서 우측 견갑골로 방사	성인: 남성보다 여성이 많음	오심구토, 진한 소변, 옅은 대변, 황달
과민성 장질환	LLQ	젊은 여성	대변에 점액
장폐색	국소적 또는 전신적	노인; 복부 수술의 과거력	구토, 변비

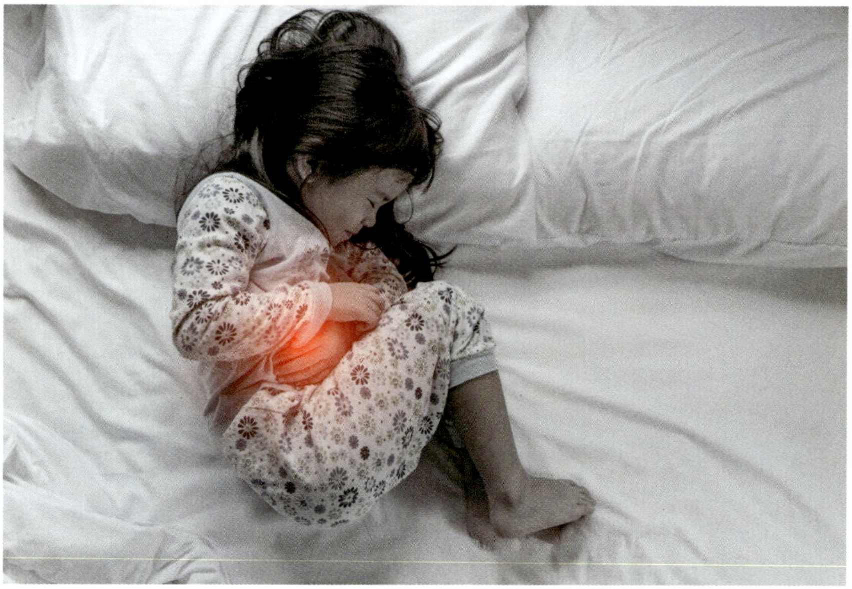

7. 소화부속기관 Accessory Digestive Organs

1. 간 Liver

간은 인체 내의 가장 큰 샘장기glandular organ이며 복골반강에서 가장 큰 장기로서 성인의 경우 평균 무게가 1.7kg이다. 적갈색으로 신체 오른쪽우측에 치우쳐 있으며 가로막횡격막, diaphragm 바로 아래에 위치하고 있다.

간은 큰 우엽과 작은 좌엽의 두 구역으로 나뉜다. 우엽은 두 개의 더 작은 하엽을 가진다. 앞쪽으로 있는 오른우엽은 낫겸상인대 falciform ligament에 의해 더 작은 왼좌엽과 분리되어 있다. 아래하면의 꼬리미상엽 caudate lobe은 아래하대정맥 가까이 있고 네모방형엽 quadrate lobe은 쓸개담낭 가까이에 있다. 낫겸상인대는 앞쪽의 복벽과 가로막횡격막에 간을 부착시키고 있다. 간문porta은 간동맥, 문정맥, 림프관, 신경이 간으로 들어가게 하고 간관hepatic duct도 통과한다. 그림 10-14 참조

간의 기능은 다음과 같다.

① 탄수화물, 단백질, 지방을 대사한다.

② 담즙을 생산하여 담낭으로 보낸다.

③ 담즙색소인 빌리루빈을 대사한다.

④ 혈액응고물질피브리노겐, 프로트롬빈과 항응고물질헤파린 등을 생산한다.

⑤ 대부분의 혈장단백질알부민과 글로불린 등을 합성한다.

⑥ 당을 글리코겐으로 합성하여 저장한다.

(1) 간문맥계 Hepatic portal system

소화산물은 소화기관에서 모세혈관을 통하여 흡수되어 직접 온몸전신순환으로 흡수되기 전에 혈액은 간에 일차적으로 들어간다. 위, 작은창자, 큰창자의 모세혈관은 정맥을 통하여 간문정맥에서 모여서 간 내의 모세혈관으로 운반된다.

(2) 간소엽 Liver lobule

간세포판은 참깨만한 크기의 간소엽이라고 불리는 구조적이고 기능적 단위로 이루어져 있다. 간소엽의 중앙에는 중심정맥central vein이 있다. 소엽의 6개 모서리 각각에는 문맥삼각portal triad이 있는데 여기에는 간동맥, 간문맥, 쓸개담관이라는 세 개의 기본적인 구조들이 존재하기 때문에 문맥삼각이라고 한다.

각 소엽의 주변에는 간문정맥과 간동맥의 지류가 있으며 간세포판 사이의 공간으로 열려 있다. 동맥혈액과 소화기관에서 흡수한 물질을 함유한 간문정맥 혈액은 굴모양동양 혈관에서 혼합되어 중심정맥으로 흐른다. 각각의 다른 간소엽의 중심정맥은 두 개의 간정맥 형태로 만나서 아래하 대정맥으로 운반한다.

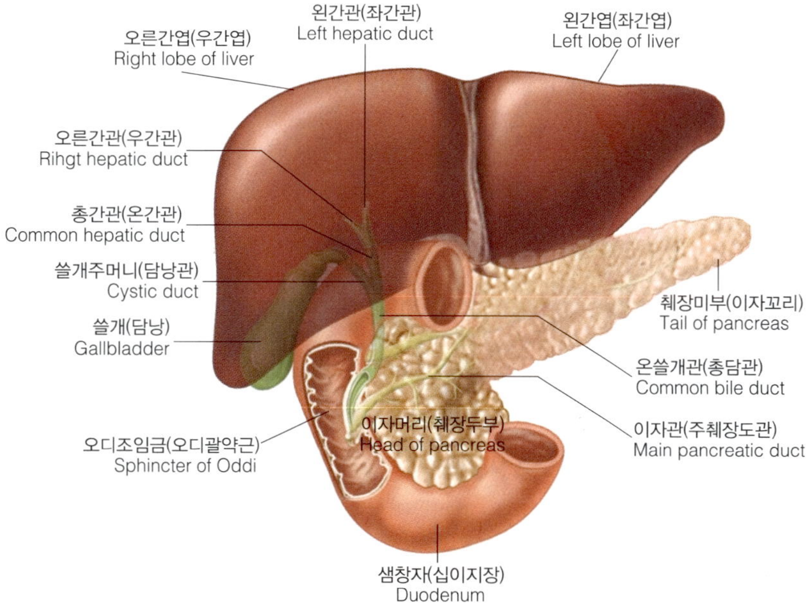

그림 10–14　간의 구조

2. 쓸개담낭, Gallbladder

쓸개주머니담낭는 주머니 모양의 장기로 길이는 약 7.5~10cm이고 간 우엽의 오른쪽 아래에 위치한다. 쓸개즙담즙이 쓸개에 저장돼 있는 동안 쓸개는 쓸개즙의 물을 흡수하여 간에 있을 때보다 약 6~10배 정도 농축시킨다. 쓸개주머니 목부분neck의 조임판막 sphincter valve은 20~60mL의 양을 저장한다. 쓸개주머니 내부의 점막층은 위의 점막처럼 불규칙한 주름으로 되어 있어서 쓸개주머니가 쓸개즙으로 가득 채워질 때 확장된다. 쓸개즙은 쓸개즙염, 빌리루빈, 콜레스테롤, 다른 화합물을 포함하고 노르스름한 초록색 yellowish-green이다.

근육층의 수축은 쓸개즙을 쓸개주머니 관을 통하여 온쓸개총담관common bile duct으로 배출하고 샘창자십이지장 내로 도달하게 한다. 쓸개즙은 계속적으로 생산되며 샘창자 내로 분비된다. 작은창자가 비었을 때 오디조임근괄약근은 닫히고 쓸개즙은 쓸개주머니에 저장된다.

쓸개주머니는 간동맥의 가지인 담낭동맥으로부터 혈액을 공급받고 쓸개주머니 정맥을 통하여 회수한다. 쓸개주머니의 자율신경 지배는 간과 비슷하다. 쓸개즙은 간세포에서 생성되어 간세포판 내에 위치하고 있는 쓸개 세관bile canaliculi으로 분비된다. 이들 쓸개 세관은 쓸개관bile duct에 의해 각 소엽의 주변으로 이동한 후 간관hepatic duct을 통하여 간 밖으로 운반된다. 그림 10-17

3. 이자췌장, Pancreas

이자는 12.5cm의 길이와 2.5cm의 두께로 이루어졌고 이자의 머리부분췌두부,head은 샘창자십이지장에 의해 둘러 쌓여 있고, 중심에 몸통부분body이 있으며 꼬리부분췌미부, tail은 지라비장에 닿아 있다. 이자의 머리부분만 제외한 전부가 복막뒤후장기에 속한다.

이자는 부드럽고 소엽과 샘선으로 구성된 기관으로 외분비와 내분비기능을 가진다. 내분비기능은 이자샘췌장선이라 불리는 세포집단에 의해 수행되며 혈액으로 인슐린insulin과 글루카곤glucagon을 분비한다. 외분비선으로서 이자는 이자액을 이자관을 통해 샘창자 내로 분비한다.

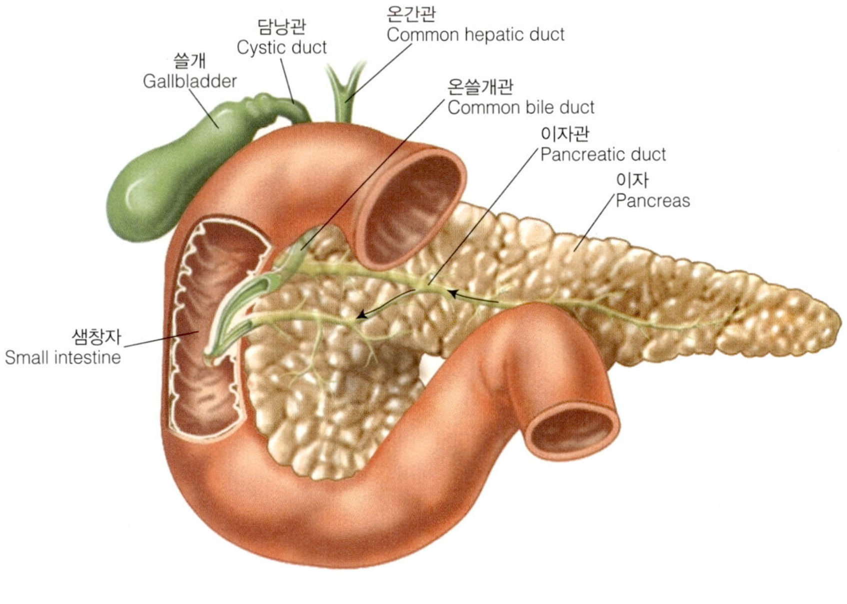

그림 10–15 쓸개와 이자의 구조

이 장기의 외분비 부분은 완충제와 소화효소를 만들어서 이자관을 통해 샘창자로 분비한다. 완충제는 작은창자로 들어온 산성의 미즙chyme을 pH 7.5~8.8 정도로 중화시켜 장벽의 손상을 막아준다. 이러한 분비기능은 샘창자에서 분비되는 호르몬에 의해 활성화된다.

case study

- **위-식도 역류 질환** Gastroesophageal reflux disease(or acid reflux)

위-식도 역류 질환이란 위의 산이 역류하여 식도에 손상을 가하는 상태를 의미한다. 속 쓰림이 자주 일어나며 가슴과 위에 고통이 가해진다. 또한 잦은 구토와 트림, 기침, 천명 등이 발생할 수 있다. 입에서 쓰거나 신맛이 느껴지며 음식물을 삼키기 힘들어진다.

- **위궤양** Gastric ulcer

위궤양은 매우 고통스러운 궤양으로 위벽이나 소장의 벽에 발생한다. 증상은 고통 또는 타는 듯한 느낌을 위에서 느끼게 되며, 주로 식간과 저녁에 많이 발생한다. 이 고통은 음식을 섭취함으로 사라질 수도 있다. 다른 증상으로는 속 쓰림과 가슴의 통증, 메스꺼움, 구토, 혈변, 또는 검정색 · 진한 색의 대변이 있다.

- **십이지장궤양** Duodenal ulcer

소장의 입구에 생긴 궤양으로 위궤양의 종류 중 가장 흔하다(십이지장 점막이 손상되어 가장 표면에 있는 점막층보다 깊이 패이면서 점막 근층 이상으로 손상이 진행된 상태).

- **소화성 궤양** Peptic ulcer

소화기관의 점막이 헐어서 점막 아래 부분까지 드러나는 질병이다.

- **위암** Stomach cancer

위암은 악성종양이 위의 내벽에 비정상적으로 자라는 경우를 말한다. 증상은 음식을 먹을 때 고통을 느낄 수 있고 혈변, 진한 색의 대변, 식욕감퇴, 만성소화불량, 구토, 구취, 피로, 체중감소 등의 증상을 보인다.

- **간경화** Hepatocirrhosis

간이 딱딱하게 굳어지는 만성질환이다.

- **식도정맥류** Esophageal varices

하부식도의 정맥이 커지고 부어 있는 상태이다. 파열되어 심각한 출혈 가능성이 있다.

- **창자꼬임** Volvulus

창자가 저절로 꼬여서 폐색을 유발하는 상태이다. 응급수술을 요한다.

Check point

1. 구강의 구조물들에는 입술lip , 구개입천장, palate , 잇몸치은, gingiva , 침샘타액선, salivary glands, 치아 tooth, 혀설, tongue 등이 있다.
2. 소장의 주요 기관 : 샘창자십이지장, duodenum, 빈창자공장, jejunum, 돌창자회장, ileum의 3부분
3. 위-식도 역류 질환 : 위의 산이 역류하여 식도에 손상을 가하는 상태

핵심문제 Ccheck point Exercises

1. 소화기관 각 부위의 이름을 써 넣으시오.

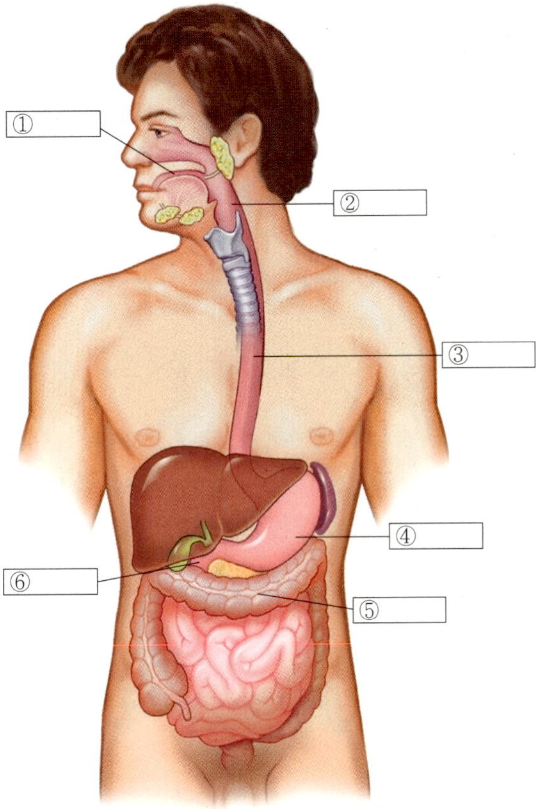

① ______
② ______
③ ______
④ ______
⑤ ______
⑥ ______

2. 침(타액)의 분비중추는?

______

3. 위의 날문(유문)에서 십이지장으로 음식을 보낼 때 관여하는 윤상모양의 근육은?

______

4. 쓸개즙(담즙)과 창자액(장액)이 분비되고 오디조임근(오디괄약근)이 위치하고 있는 기관은?

______

5. 소화관 벽의 구조를 내부에서부터 올바르게 나열한 것은?

① 점막층-점막밑층-장막-근육층
② 점막밑층-점막층-근육층-장막
③ 점막층-장막-근육층-점막밑층
④ 점막층-점막밑층-근육층-장막
⑤ 장막-점막밑층-근육층-점막층

6. 음식물이 기도로 유입되는 것을 방지하는 구조물은?

① 후두인두 ② 후두덮개
③ 경구개 ④ 연구개
⑤ 구개수

7. 다음 중 식도와 연결되는 위의 부위는?

① 유문 ② 몸
③ 기저부 ④ 소만
⑤ 분문

8. 다음 중 복막(peritoneum)의 뒤기관에 속하는 것은?

① 이자(췌장)
② 콩팥(신장)
③ 간(간장)
④ 위
⑤ 지라(비장)

9. 다음 중 간을 구성하는 엽이 아닌 것은?

① 왼엽(좌엽)
② 교유오른엽(교유우엽)
③ 꼬리엽(미상엽)
④ 네모엽(방형엽)
⑤ 안쪽엽(내측엽)

10. 다음 중 작은창자(소장)의 융모(villi)를 구성하는 상피세포는?

① 단층원주상피
② 중층원주상피
③ 단층입방상피
④ 중층입방상피
⑤ 중층평형상피

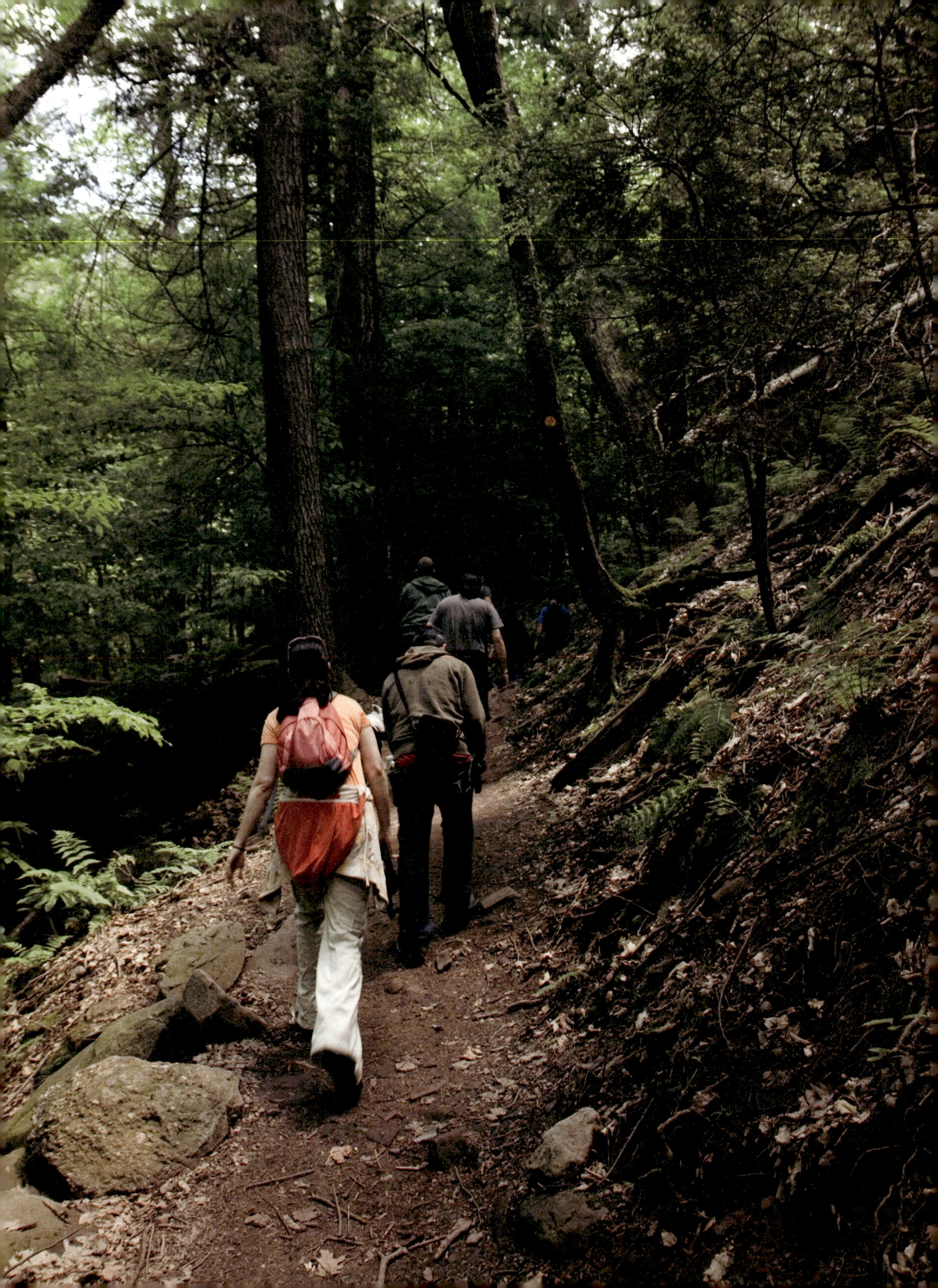

Chapter 11

비뇨계통

Urinary system

1. 비뇨계의 이해
2. 콩팥
3. 요관
4. 방광
5. 요도

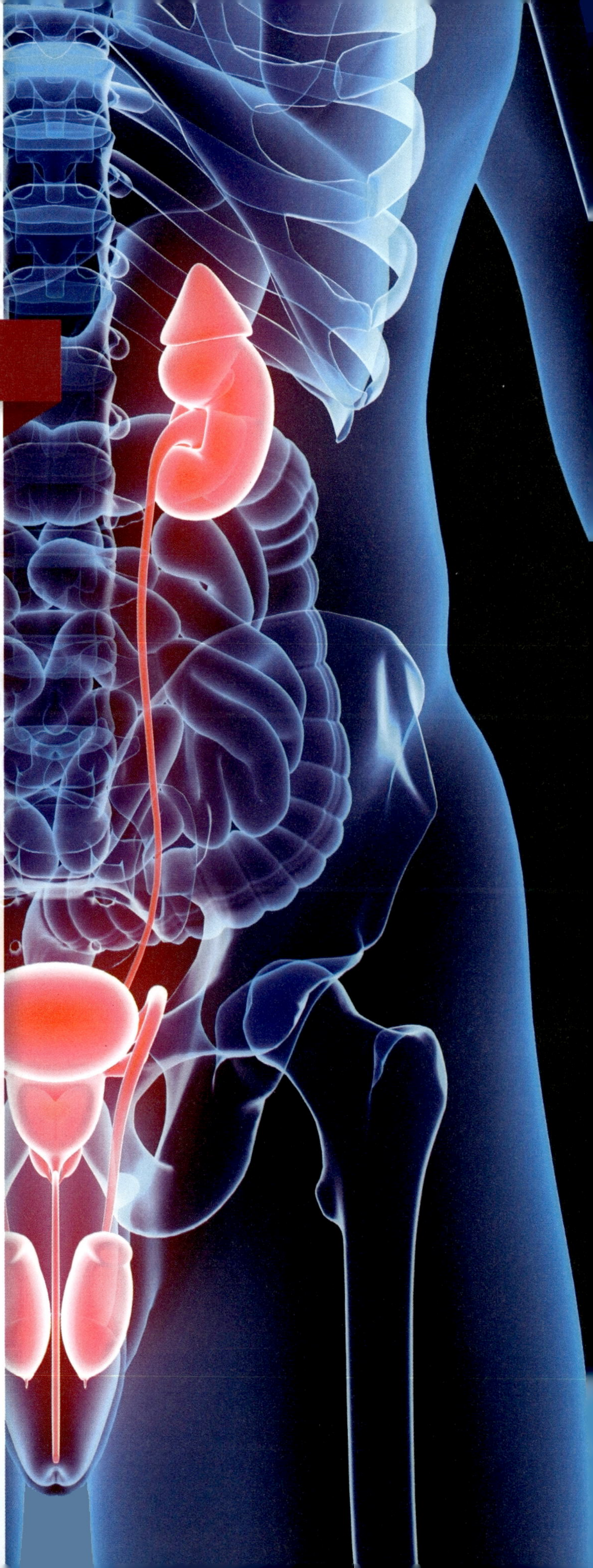

학습목표

1. 비뇨계의 구조와 기능을 설명할 수 있다.
2. 콩팥의 바깥 · 내부 구조와 기능을 설명할 수 있다.
3. 요관의 구조와 기능을 설명할 수 있다.
4. 방광의 구조와 기능을 설명할 수 있다.
5. 남 · 녀 요도 구조의 차이와 기능을 설명할 수 있다.

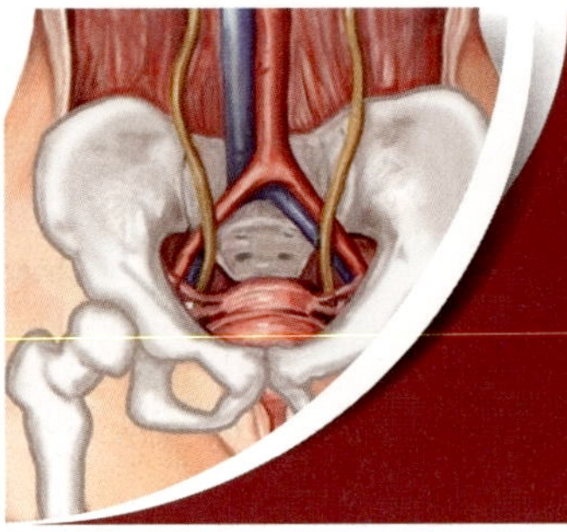

Chapter 11. 비뇨계통
Urinary system

1. 비뇨계의 이해 Understanding of Urinary System

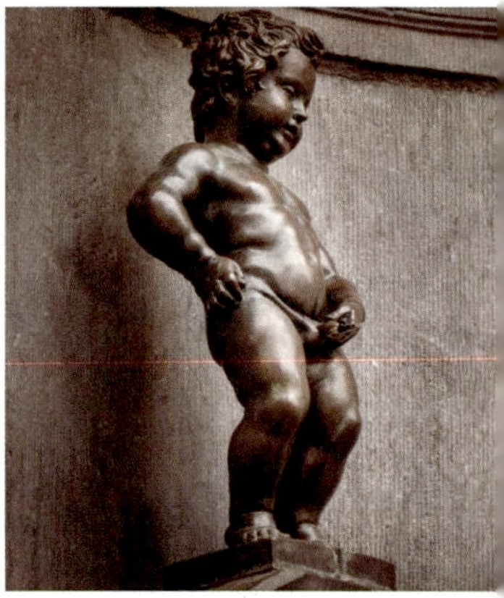

비뇨기계통Urinary system은 콩팥신장, kidney, 요관ureter, 방광urinary bladder, 그리고 요도urethra로 구성된다.

콩팥은 1쌍으로 정수장의 정화시설처럼 혈액의 노폐물을 거르고, 여과를 통해 요urine를 생성하고 배설하여 혈액량을 조절하며, 혈액 내의 전해질을 필요에 따라 배출 또는 재흡수하고, 수소 이온의 분비를 조절하여 산과 염기의 평형을 유지하는 등의 중요한 역할을 한다. 요관은 1쌍으로 구성되며 콩팥에서 생성된 오줌요을 방광으로 운반하는 역할을 하며, 방광은 오줌을 저장하는 주머니 모양의 기관으로 신경 자극에 의해 요도를 통해 신체 밖으로 오줌을 배출한다. 그림 11-1

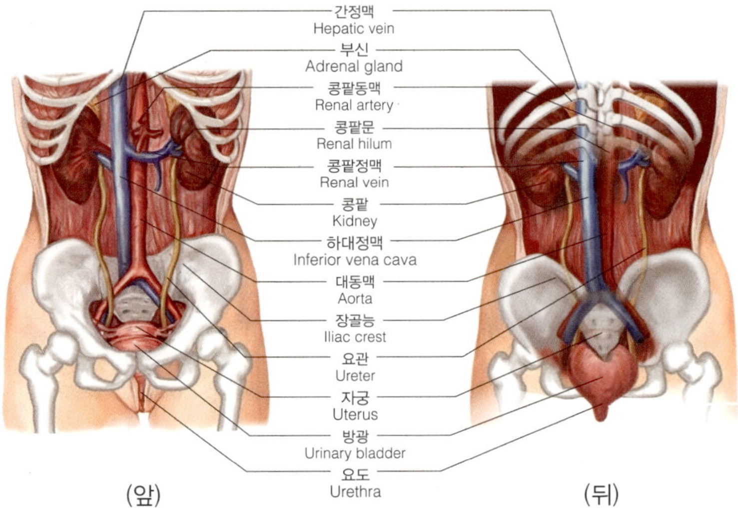

그림 11-1 비뇨기계통

Check point

1. 비뇨계통의 구성 요소는 콩팥신장, kidney , 요관ureter, 방광urinary bladder, 요도urethra이다.

2. 콩팥Kidney

1. 콩팥 외부 구조

콩팥은 복막뒤장기배막뒤기관, retroperitoneal organ로 붉은 갈색 완두콩 모양을 하며 열두 번째 등뼈T_{12}와 열두 번째 갈비뼈12th rib에서 셋째 허리뼈 L_3 사이 양쪽에 위치한다. 양쪽 콩팥은 모양과 크기가 비슷하지만 오른쪽 콩팥 위에 크기가 큰 간liver의 우엽이 위치하기 때문에 왼쪽 콩팥보다 조금 낮게 위치하고, 콩팥의 바깥쪽은 볼록하고 안쪽은 오목하다. 그림 11-1

성인 남성의 경우 콩팥의 무게는 125~170g, 성인 여성의 경우에는 115~150g이고 길이는 10~13cm, 너비는 5~7cm이며, 하루에 1.5~2L 정도의 소변을 보도록 여과하는 기능을 갖는다.

해부학적으로 콩팥의 위쪽 경계에는 닭벼슬 모양의 부신adrenal gland과 그 위로 간이 위치하고 왼쪽 콩팥의 위로는 횡격막과 좌측으로는 지라비장, spleen이 위치하며, 오른쪽 콩팥의 안쪽으로는 C자 모양의 샘창자십이지장, duodenum 내림부분과 경계하고 아래로는 오름잘록창자상행결장, ascending colon 굽이와 빈창자공장, jejunum와 일부 접한다. 그림 11-2, 11-3

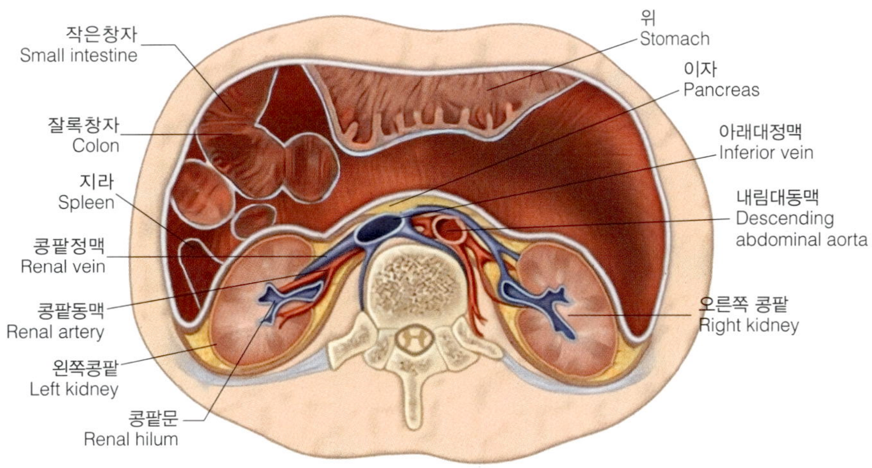

그림 11-2 콩팥의 위치와 구조

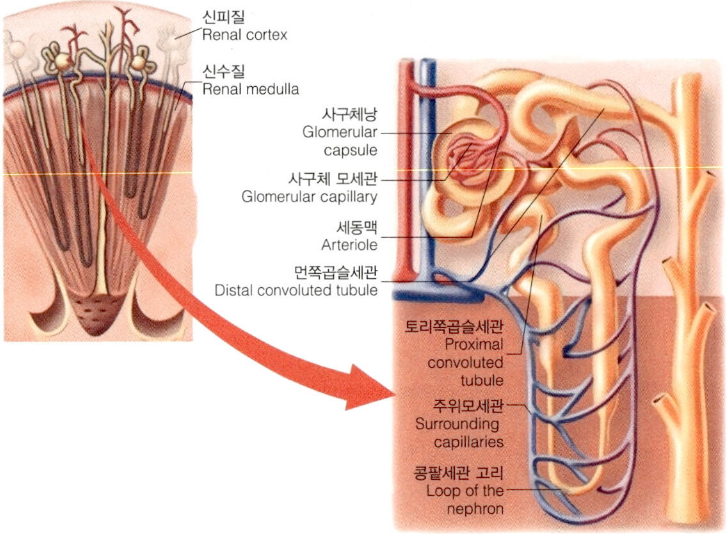

그림 11-3 콩팥단위의 구조

콩팥은 섬유성 막인 콩팥피막renal capsule 또는 섬유피막fibrous capsule에 덮여 있으며 콩팥의 바깥 표면과 붙어 있다. 다음으로 콩팥주위지방perirenal fat 또는 지방피막adipose capsule이 있고, 콩팥근막renal fascia과 콩팥을 둘러싼 콩팥주위지방perirenal fat으로 둘러싸여 있어 충격을 흡수하며 콩팥을 보호한다.

콩팥의 안쪽 오목한 곳은 콩팥문hilum of kidney이라 불리며 이곳으로 요관, 콩팥동맥renal artery, 콩팥정맥renal vein, 림프관lymphatic vessel과 신경nerve이 드나든다.

2. 콩팥 내부 구조

콩팥의 내부구조는 외부구조에 비해 훨씬 복잡하다. 가장 바깥쪽을 콩팥겉질신피질, renal cortex, 안쪽을 콩팥속질신수질, renal medulla이라고 한다.

콩팥겉질은 바깥쪽에서 콩팥속질을 둘러싸며 콩팥기둥신장원주, renal column으로 확장되고 혈액의 90~95%가 통과하여 실질적인 여과가 이루어지는 곳이다. 한 쪽 콩팥에 약 100만 개의 콩팥단위신원, nephron가 콩팥소체신소체, renal corpuscle와 콩팥뇨세관신세뇨관, renal tubule으로 형성된다. 그림 11-4

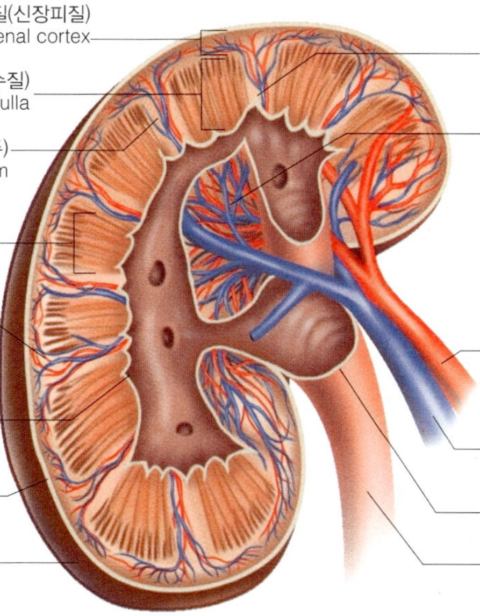

그림 11-4　콩팥의 내부 구조

콩팥속질은 원뿔 모양의 구조로 콩팥피라미드신추체, renal pyramid를 형성하고 한 쪽의 콩팥에는 7~15개가 존재하며, 콩팥피라미드, 콩팥기둥, 그리고 콩팥피라미드 바깥쪽 겉질을 합쳐서 콩팥엽신엽, renal lobe이라고 한다. 콩팥피라미드 바닥은 콩팥겉질을 향하고 콩팥피라미드의 안쪽 끝에는 콩팥유두신유두, renal papilla가 있으며, 작은콩팥술잔소신배, minor calyx이 둘러싼다. 작은콩팥술잔이 모여서 큰콩팥술잔대신배, major calyx을 형성하고 이것이 콩팥깔때기신우, renal pelvis와 연결되어 요관과 연결된 후 소변을 요관을 통해 방광으로 이동시킨다.

3. 콩팥 세부 구조

콩팥의 기본적인 기능적 단위를 콩팥단위라 하며 혈액을 여과하는 콩팥소체신소체, renal corpuscle와 여과액을 오줌으로 바꾸는 콩팥세뇨관신세뇨관, renal tubule으로 나뉜다. 콩팥소체는 토리주머니사구체낭, glomerular capsule와 토리사구체, glomerulus로 구성되며 여과를 위해 들세동맥수입세동맥, afferent arteriole과 날세동맥수출세동맥, efferent arteriole이 토리로 연결된다. 토리주머니는 흔히 보우만주머니Bowman's capsule라고 불리며 두 개의 층으로 구성되어 있다. 바깥쪽의 벽쪽층parietal layer은 단층편평상피이고, 안쪽의 내장층visceral layer은 발세포podocyte 또는 족세포로 불리는 분화된 상피세포로 구성된다. 여과막filtration membrane은 토리와 토리주머니 내장층을 이루는 막으로 세 개의 층으로 구성되며 투과성은 보통 모세혈관보다 100~500배 크다.

모세혈관내피 capillary endothelium는 직경 약 8nm (80 옹스트롬, angstroms)의 여과구멍인 수천 개의 작은 구멍을 가지며 혈구와 같은 큰세포의 통과를 제한한다.

바닥막 basement membrane은 다공성인 창구멍을 가지며 프로테오글리칸 proteoglycan과 아교질 콜라겐, collagen로 구성되고 액체를 거르는 조금 큰 공간을 갖는다. 알부민 분자는 6nm로 모세혈관 내피보다 직경이 작지만, 프로테오글리칸과 알부민이 같은 음전하를 갖기 때문에 서로 밀치는 힘에 의해서 알부민은 통과하지 못하고 여과액에는 수분, 아미노산, 호르몬, 극소량의 단백질, Na^+, K^+ 등이 수분을 제외하고 미량으로 존재한다.

내장층 발세포의 발돌기 사이의 여과틈새 filtration slit는 틈새 가로막으로 덮여 있고 작은 단백질이 통과하지 못하도록 한다. 그림 11-5

콩팥세뇨관은 길이가 약 3cm로 토리쪽곱슬세관 근위곡세뇨관, proximal convoluted tubule, 콩팥세관고리 loop of Henle, 먼쪽곱슬세관 원위곡세뇨관, distal convoluted tubule 그리고 집합관 collecting duct의 네 부분으로 구분된다.

토리쪽곱슬세관은 네 부분 중 가장 길고 가장 많이 감겨 있으며, 미세 융모를 갖는 단층입방상피로 구성된다. 토리쪽곱슬세관에서의 미세 융모를 갖는 단층입방상피에 의해 포도당, 아미노산, Na^+, K^+, Cl^-, HCO_3 등이 1%만 소변으로 배설되고 나머지는 모두 재흡수된다.

체액과 접하는 입방상피들은 다양한 막수송단백질을 갖기 때문에 에너지가 요구되는 능동적 재흡수 active reabsorption에 의해 포도당, 아미노산, K^+은 모두 재흡수되고, Na^+은 토리쪽곱슬세관에서 전체의 7/8, 먼쪽곱슬세관에서 1/8이 재흡수된다. 신진 대사가 상대적으로 다른 곳에 비해 활발하고 에너지가 많이 필요하기 때문에 많은 수의 미토콘드리아 mitochondria가 존재한다.

토리여과율 사구체여과율, glomerular filtration rate은 두 개의 콩팥에서 125mL/min이고, 매일 평균 약 180L를 여과하며 그 중 토리여과의 65%가 콩팥세관고리에 이르기 전에 재흡수된다. 수동적재흡수 passive reabsorption에 의해 포도당과 Na^+이 재흡수되는 과정에서 발생하는 삼투현상에 의해 수분 등이 에너지의 필요 없이 재흡수된다.

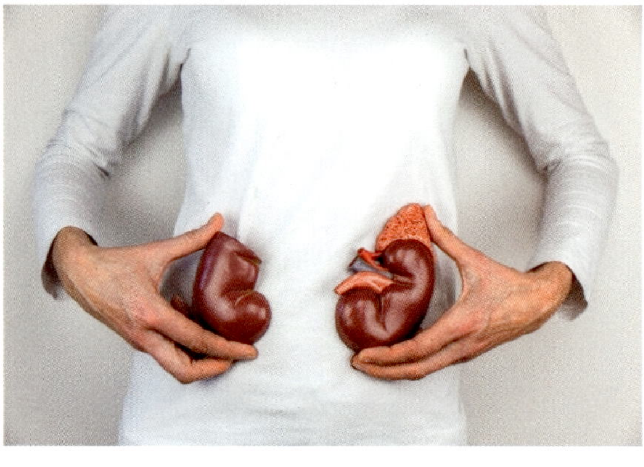

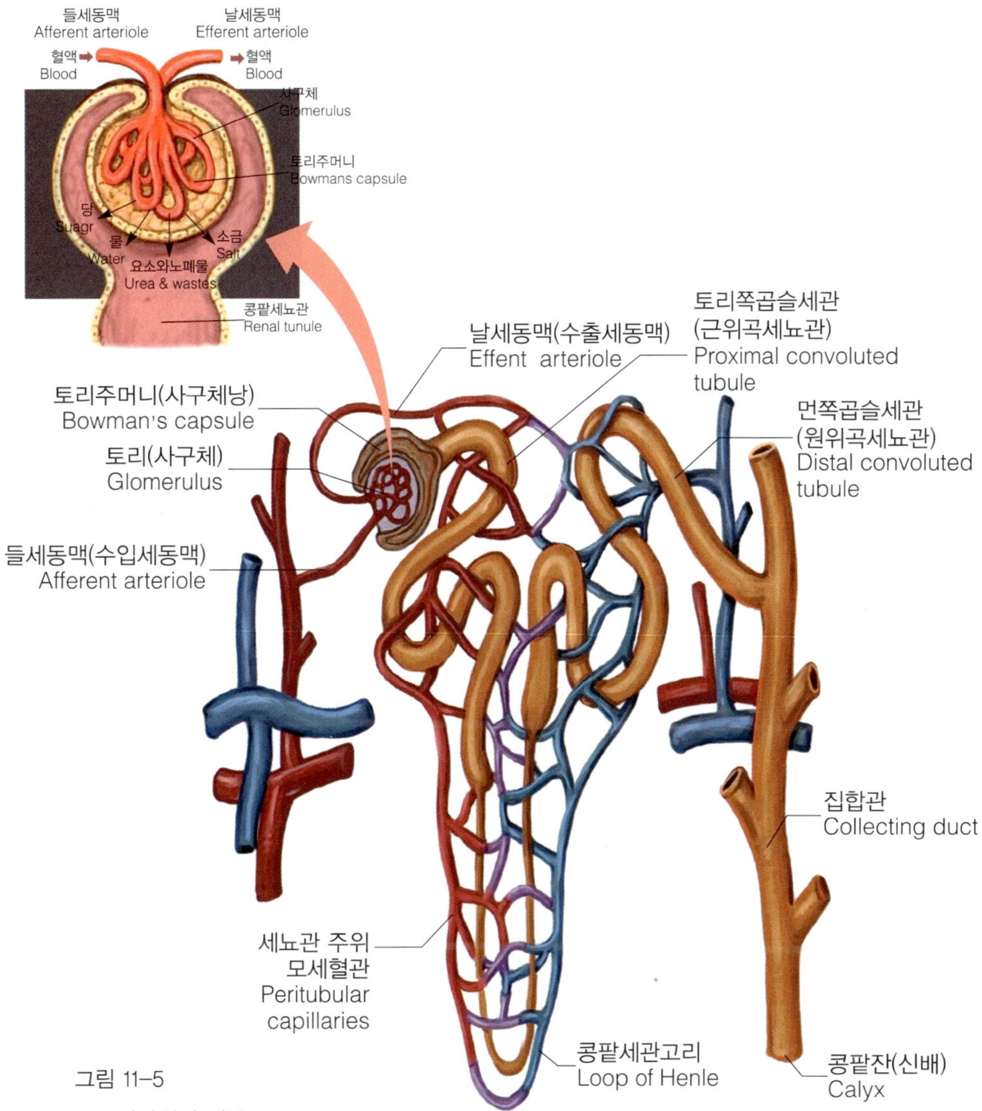

그림 11-5

콩팥단위의 세부 구조

콩팥세관고리는 속질에서 발견되는 U자형의 관으로 내림다리descending limb와 오름다리ascending limb로 구성된다. 내림다리는 토리쪽곱슬세관에 이어지는 하행지로 오름다리에 비해 얇은 단층편평상피를 갖고 미세 융모를 갖지 않으며, 아주 적은 수의 미토콘드리아가 존재하기 때문에 최소 수준의 물질대사가 이루어진다. 이곳은 수분에 대해 아주 높은 투과성을 보이고, 요소와 Na^+ 그리고 다른 이온에 대해 중등도의 투과도를 보이며 단순확산simple diffusion에 의해 물질이 이동된다. 오름다리는 내림다리와 연결되는 상행지로 상대적으로 굵은 단층입방상피를 가지며 Na^+, K^+, Cl^-에 대해 강한 능동수송active transport 작용이 발생한다. 그리고 수분과 요소에 대해 불투과성을 보인다. 그림 11-5

먼쪽곱슬세관은 겉질에 위치하며 오름다리의 구조와 같이 단층입방상피를 갖는다. 미세 융모가 발달하지 않았으며 요소에 대해 불투과성을 갖고, Na^+ 재흡수는 알도스테론aldosterone 작용에 의해 전체의 1/8이 재흡수되고, Cl^-에 대해 투과한다.

집합관은 먼쪽곱슬세관에서 연결되고 단층입방상피를 가지고 있으며, 체내 수분의 재흡수가 필요할 때 뇌하수체 뒤엽에서 항이뇨호르몬antidiuretic hormone을 분비하게 하여 수분을 재흡수하고, 산과 염기의 균형을 맞추기 위해 H^+농도가 높은 경우에 H^+을 배출하여 산과 염기의 균형을 조율하는 중요한 역할을 한다. 그림 11-6

4. 콩팥의 혈관과 재흡수

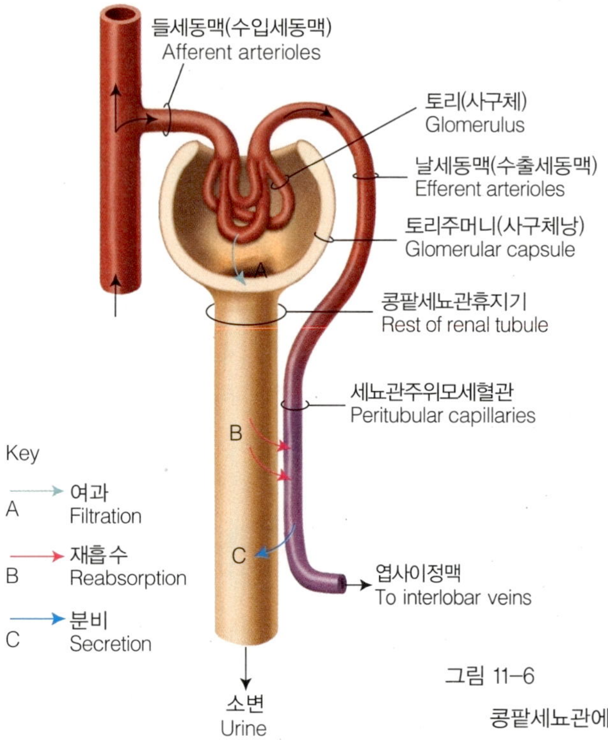

그림 11-6
콩팥세뇨관에서의 재흡수

콩팥동맥신장동맥, renal artery은 둘째 허리뼈L_2 위치의 배대동맥복부대동맥, abdominal aorta에서 거의 직각에 가깝게 분지하고 평소 휴식 상태에서 심장 박출량의 25%를 콩팥에 공급한다. 각각의 콩팥동맥은 콩팥문을 통해 들어가서 5개의 구역동맥분절동맥, segmental artery으로 나뉘며, 구역동맥은 콩팥깔대기 앞쪽에 4개의 분지, 뒤쪽에 1개의 분지를 형성한다. 콩팥굴신장굴, renal sinus 내에서 각각의 구역동맥은 엽사이동맥엽간동맥, interlobar artery으로 갈라져 콩팥기둥에 위치한다.

겉질과 속질의 경계부에서 엽사이동맥은 활꼴동맥궁상동맥, arcuate artery으로 분지하고 활꼴동맥은 콩팥피라미드의 아랫면 주위에서 활모양을 이루며 바닥면을 따라 평행하게 뻗어 나간다. 활꼴동맥에서 겉질 방향으로 작은 소엽사이동맥interlobular artery을 형성하고 이 곳으로 콩팥겉질을 통해 공급된 혈액의 90~95%가 관류한다. 소엽사이동맥은 들세동맥수입세동맥, afferent arteriole을 이루고, 각각의 들세동맥은 토리사구체, glomerulus를 거쳐 날세동맥수출세동맥, efferent arteriole을 이루며 세관주위모세혈관peritubular capillary을 통해 정맥혈을 형성한다.

콩팥의 정맥순환은 동맥순환의 역방향으로 진행하면서 위치한다. 소엽사이정맥cortical radiate vein을 시작으로 활꼴정맥arcuate vein, 엽사이정맥interlobar vein 그리고 콩팥정맥신장정맥, renal vein으로 유입된다. 콩팥정맥으로 유입된 순환은 콩팥문에서 나와 배대정맥복부대정맥, abdominal vena cava으로 흐른다. 각각의 콩팥정맥은 콩팥동맥보다 앞에 위치한다.

case study

당뇨병성 콩팥질환당뇨병성 신장질환, Diabetic nephropathy

인슐린이 너무 적게 분비되거나 인슐린 무력화로 인해 발생하는 고혈당증은 삼투압 균형을 포함한 혈액의 화학적 조성을 파괴한다. 당뇨병은 비정상적으로 혈중 글루코오스 수치가 높아지는 병이다. 콩팥의 기능 중 하나가 혈액의 과도한 글루코오스를 제거하는 것이다. 혈당치가 높으면 콩팥은 이를 제거하기 위해서 더 많이 활동해야 한다. 따라서 혈당치가 높은 환자는 과도한 글루코오스를 제거하기 위해서 건강한 사람에 비해 더 많은 양의 오줌을 배설하게 된다.

오랜 기간 동안 높은 혈당 수준이 유지되면 당뇨병성 콩팥질환이라는 콩팥손상이 발생한다. 이 질환은 토리주머니의 여과기 표면을 두껍게 만들기 시작하여 결국은 조직을 파괴시킨다. 일단 조직이 손상되면 여과기의 선택성은 파괴되고 만다. 평상시에는 여과기를 통과하지 못해서 토리거른액에서 보이지 않던 단백질이나 혈구세포들이 오줌에 나타나기 시작하는 것은 여과의 효과가 저하되고 콩팥기능도 떨어졌음을 의미한다. 오줌에서 보이는 단백질과 혈구세포는 콩팥부전의 이른 시기에 나타나는 지표가 된다. 당뇨병약은 혈당치를 조절하고 고혈압을 막으며 혈중 콜레스테롤치를 안전한 수치로 유지함으로써 콩팥 손상을 저지한다.

Check point

1. 콩팥단위는 혈액을 여과하는 콩팥소체신소체, renal corpuscle와 여과액을 오줌으로 바꾸는 콩팥세뇨관신세뇨관, renal tubule으로 나뉜다.
2. 토리쪽곱슬세관 : 콩팥세뇨관 중 가장 길고 가장 많이 감겨 있으며, 미세 융모를 갖는 단층입방상피로 구성된 기관
3. 당뇨병성 콩팥질환 : 오랜 기간 동안 높은 혈당 수준이 유지되면 발생하는 콩팥손상

3. 요관 Ureter

1. 요관 구조

요관은 콩팥의 콩팥깔대기와 연결되어 있으며 여과된 오줌을 방광으로 옮기는 통로 역할을 한다. 방광이나 요도와 같은 이행상피 transitional epithelium를 갖는 민무늬근육 smooth muscle으로 필요에 의해 조직이 늘어나는 신축성이 있다. 안정 상태에서는 원주상피 columnar epithelium 형태를 갖다가 조직이 팽창되면 편평상피 squamous epithelium로 모습이 변형되어 확장된다.

요관은 약 25cm의 한 쌍의 가는 관으로 오줌이 연동수축에 의해 요관을 따라 방광으로 이송되고, 배막 뒤 골반 궁둥뼈가시 좌골극, ischial spine 바깥쪽 아래로 진행하여 방광의 뒤 가의 표면에 비스듬히 삽입되기 때문에 오줌이 가득차면 방광이 팽창하면서 요관이 눌리게 되므로 방광에서 소변이 배출될 때 소변이 요관으로 역류되지 않는다.

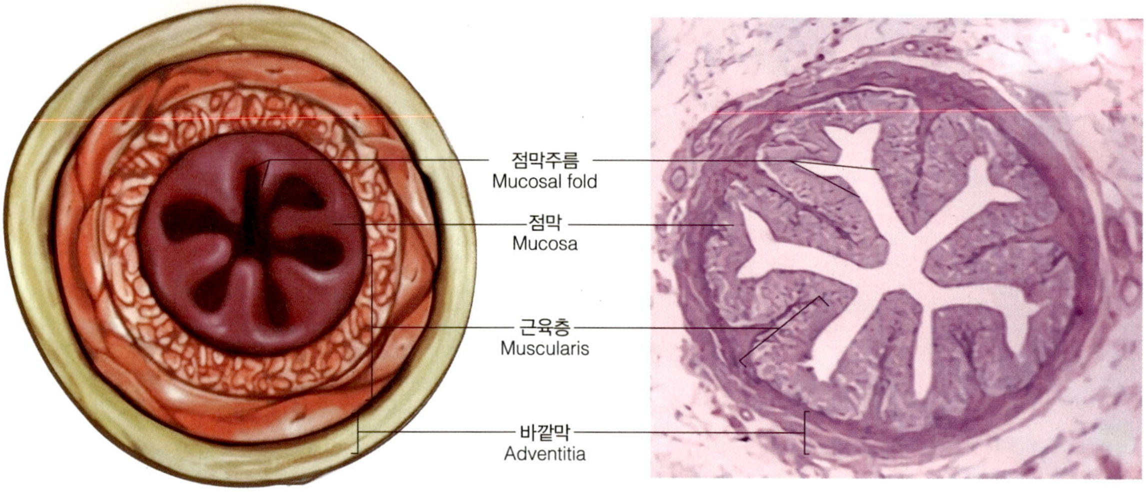

그림 11-7 요관의 단면그림

요관의 점막 mucosa은 이행상피로 구성되어 요관이 오줌으로 가득 찰 경우 늘어나서 팽창하는 특성이 있고 이행상피 바깥쪽에는 섬유탄력성 결합조직이 있다. 가운데 근육층은 안쪽의 세로근육층 내종주근과 바깥쪽의 돌림근육층 윤주근 두 개의 근육층을 갖고 이 근육층의 수축을 통해 오줌을 방광으로 이동시킨다. 요관의 가장 바깥층은 바깥막 외막, adventitia으로 결합조직과 탄력섬유로 이루어졌다. 그림 11-7

2. 요관 신경

요관은 콩팥 신경얼기plexus, 아랫배신경얼기hypogastric plexus 그리고 고환여성은 난소 신경얼기 지배를 받아 내장날신경섬유visceral efferent fiber에 의해 말초신경으로 전달되고, 내장들신경섬유visceral afferent fiber에 의해 T_{11}~L_2 구역의 척수분절로 돌아가서 요관에 생긴 통증주로 콩팥돌을 전달하게 된다.

3. 요관 협착 부위

요관은 세 지점에서 해부학적으로 내경이 좁아지기 때문에 생성된 콩팥돌신장결석, kidney stone이 빠져나가는 과정에서 통증을 일으키고 협착 부위에 머무르기 쉽다.

첫째 지점은 콩팥에서 요관과 연결되는 요관깔때기이음부ureteropelvic junction이고, 둘째 지점은 요관과 온엉덩동맥총장골동맥common iliac artery이 만나는 부위이며, 셋째 지점은 요관이 방광 내로 들어가는 곳이다. 그림 11-8

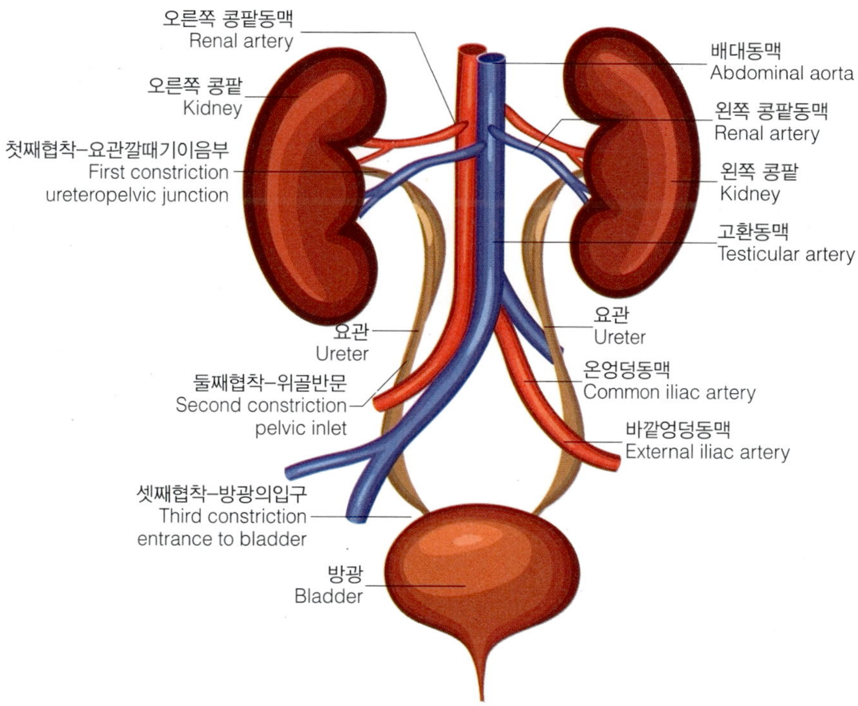

그림 11-8 요관 협착 부위

case study

콩팥돌 신장결석, Kidney stones

콩팥에 결석이 생기는 것으로 요관의 협착부위나 방광에도 발생할 수 있다. 원인으로는 부적절한 수분섭취, 고칼슘혈증, 빈번한 이뇨제 사용과 약물 부작용 등이 있다. 증상과 징후로는 신산통renal colic, 옆구리통증, 어지러움증과 결석을 내려 보내려는 요관의 수축까지 더하여 구역, 구토, 빠른맥이 동반된다. 검사방법으로는 소변검사를 통해 혈뇨, 칼슘 침전물, 소변의 pH 검사를 통해 결석여부를 확인할 수 있고 콩팥요관방광단순촬영(KUB)을 통해 복강 내 결석의 유무를 확인할 수 있다. 치료방법으로는 통증을 완화시키고 수액을 투여하며, 요로감염이 의심될 경우 항생제를 사용한다. 결석제거를 위해 쇄석술 lithotripsy 혹은 경피적신절석술 percutaneous nephrolithotomy 을 시도할 수 있다.

Check point

1. 요관 : 콩팥깔때기와 연결되어 있으며 여과된 오줌을 방광으로 옮기는 통로 역할을 하는 기관
2. 콩팥돌 : 콩팥에 결석이 생기는 것으로 요관의 협착부위, 방광에도 발생할 수 있으며 부적절한 수분섭취, 고칼슘혈증, 빈번한 이뇨제 사용과 약물 부작용 등으로 인한 질환

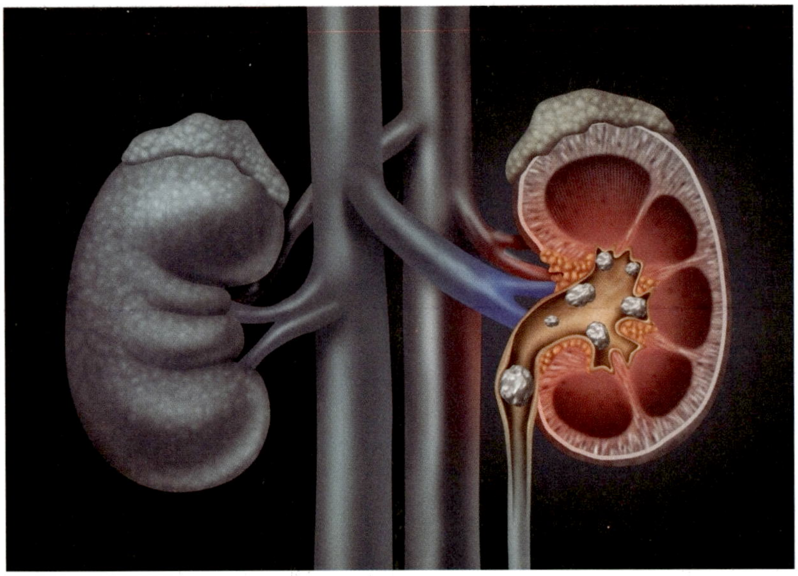

4. 방광 Urinary Bladder

1. 방광의 구조

방광은 오줌이 배출되기 전에 오줌을 저장하는 기관으로 이행상피를 갖기 때문에 풍선처럼 부풀어 올라서 오줌을 더 많이 저장할 수 있다. 골반의 가장 앞쪽과 바닥부분에 위치하며 두덩결합치골결합, pubic symphysis 바로 뒤에 위치한다. 남성의 경우 직장 앞쪽인 전립샘 위에 있으며, 여성의 경우 자궁 앞쪽 아래에 위치하므로 임신 시 자궁의 크기가 커져 가면서 아래쪽에 위치한 방광을 누르기 때문에 평상시보다 소변을 자주 보게 된다.

요관을 통해 오줌을 분당 1~2mL씩 전달받고 성인의 경우, 일반적으로 200~300mL 정도 차게 되면 소변을 보고자 하는 욕구가 일어난다. 방광에서는 약 500mL까지 오줌을 저장할 수 있다.

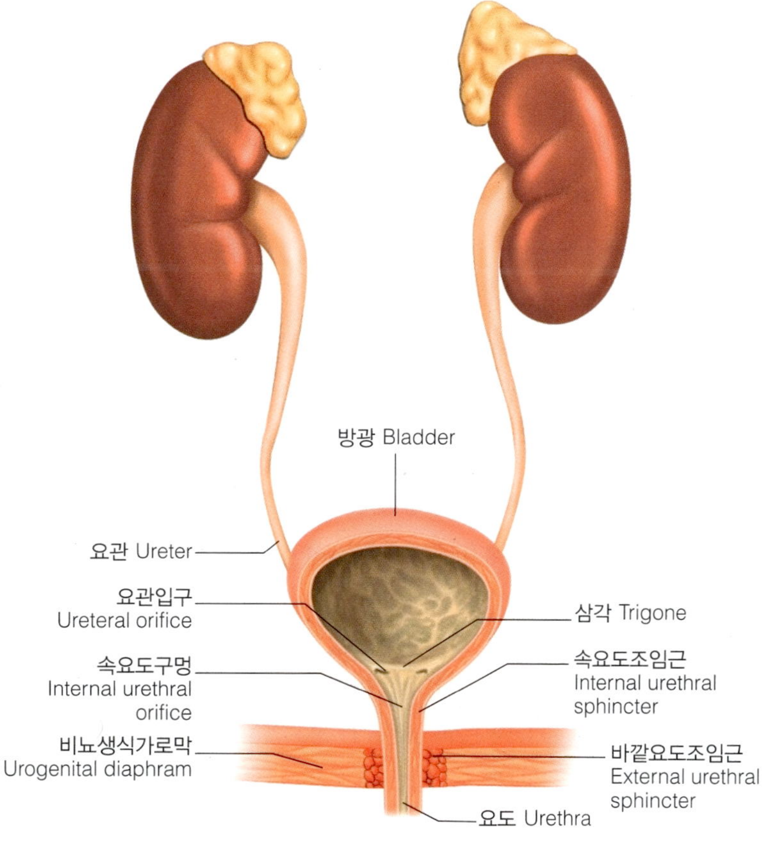

그림 11-9 방광

방광의 점막은 요관과 마찬가지로 팽창할 때 신축성을 갖는 이행상피로 이루어져 확장될 수 있으며 고유판lamina propria은 섬유탄력성 결합조직으로 구성되었다. 점막밑층점막하층, submucosa은 점막을 지지하며 혈관이 통과하는 치밀불규칙결합조직이다.

근육층은 경계가 불분명한 세 개의 민무늬근육인 속세로근육층, 중간돌림근육층 그리고 바깥세로근육층으로 구성되고 흔히 방광배뇨근detrusor muscle으로 불린다. 이 근육은 신경의 자극에 의해 40~60mmHg 압력으로 방광을 수축하여 오줌을 요도로 배출시킨다. 바깥막은 방광을 덮는 성긴결합조직으로 구성되었다.

방광목bladder neck 위 방광 뒤 쪽에는 요관 구멍이 두 개 있고, 아래에는 요도 입구가 있어 이 세 부분을 방광 삼각Vesical trigone이라 부르며 주름없이 편평한 삼각형 모양을 형성한다. 방광목은 방광의 아래가쪽면과 방광바닥이 만나는 방광 뒤쪽의 요도 시작부분을 둘러싸는 부분으로 탄력조직이 많은 방광배뇨근으로 형성된다. 그림 11-9

2. 방광 혈관

방광에 혈액을 공급하는 동맥은 온엉덩동맥총장골동맥, common iliac artery을 거쳐 속엉덩동맥내장골동맥, internal iliac artery의 분지인 방광동맥vesical artery이며, 정맥은 반대로 방광정맥을 거쳐 속엉덩정맥, 온엉덩정맥, 그리고 아래대정맥으로 이어진다.

3. 방광의 배뇨와 신경

방광에 대한 신경 지배는 배뇨micturition와 관련이 있다. 방광 내 축적된 오줌에 의해 압력이 증가하면 방광벽의 압력수용체가 흥분되어 내장들신경섬유의 자극이 척수로 상행 전달되어 다리뇌의 배뇨중추를 자극한다. 배뇨중추에서 반응된 배뇨반사는 척수를 따라 하행되어 부교감신경인 음부신경 S_2~S_4 구역의 골반내장신경pelvic splanchnic nerve에 의해 배뇨근의 수축을 자극하고 속요도조임근을 이완하여 배뇨하게 된다. 그림 11-10 참조

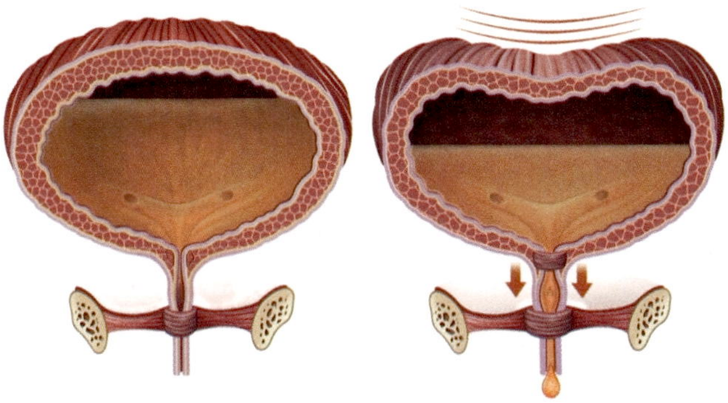

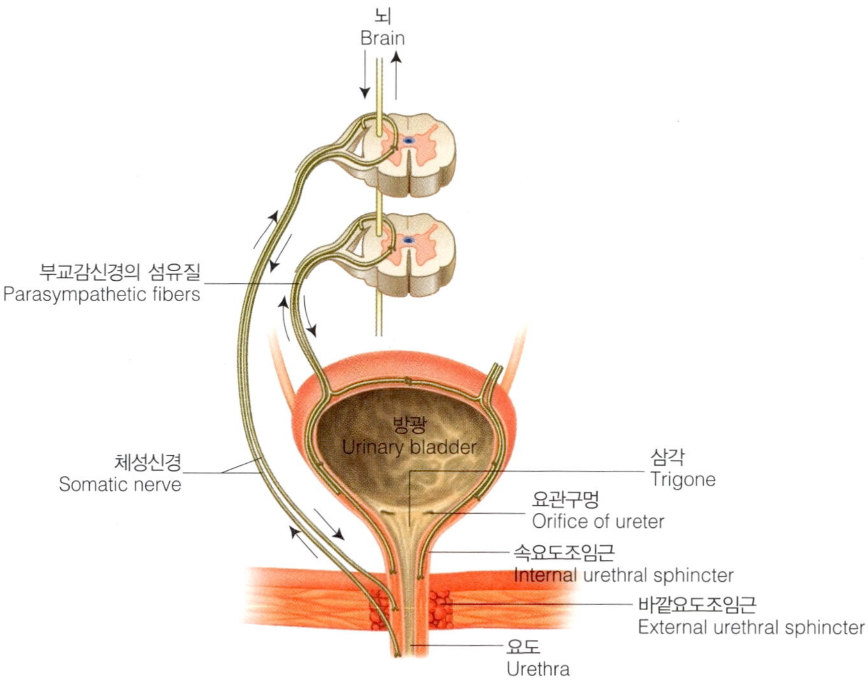

그림 11-10　배뇨와 신경

Check point

1. 방광은 오줌이 배출되기 전에 오줌을 저장하는 기관으로 이행상피를 갖기 때문에 풍선처럼 부풀어 올라 오줌을 더 많이 저장할 수 있는 기관이다.

5. 요도 Urethra

1. 요도 구조

방광에 저장된 오줌은 요도구멍을 통해 신체 밖으로 배출된다.

요도의 상피세포는 방광 근처에서는 방광과 같은 이행상피의 구조를 갖지만 요도 끝부분에서는 중층편평상피로 바뀐다. 요도는 두 개의 조임근육을 통해 불수의적 혹은 수의적 통제를 받게 된다.

방광과 인접하는 속요도조임근 내요도괄약근, internal urethral sphincter은 민무늬근으로 이루어진 불수의 근육으로 방광의 오줌이 수축력에 의해 외부로 배출될 때 외에는 자율신경계의 통제 아래 자동으로 요도를 여닫아 주는 역할을 한다. 바깥요도조임근외요도괄약근, external urethral sphincter은 남성의 경우 전립샘전립선, prostate gland 바로 아래, 여성의 경우에는 바깥요도구멍 위에 위치하며, 수의적 배뇨기전을 통해 방광에 오줌이 가득 차 속요도조임근이 불수의적으로 열려도 주변에 화장실이 없는 경우, 바깥요도조임근의 수의적 통제를 통해 소변이 밖으로 나오지 않게 하는 역할을 어느 정도 한다.

남성과 여성의 신체는 현저하게 다른 경로와 해부학적 구조이기 때문에 이에 대한 내용을 올바로 아는 것은 매우 중요하다.

남성 요도는 오줌과 정액이 함께 통과하는 통로로 비뇨 기능과 생식 기능을 공통으로 수행한다. 길이는 약 20cm이며 전립샘요도prostatic urethra, 막요도membranous urethra 그리고 해면체요도음경요도, sponge urethra로 구분된다. 전립샘요도는 3~3.5cm로 방광의 아래에서 전립샘을 통과하고, 막요도는 전립샘요도 바로 아랫부분으로 가장 짧고 바깥요도조임근이 막요도를 둘러싸며 비뇨생식가로막을 관통한다. 해면체요도는 약 15cm 길이로 가장 길고, 음경의 발기조직에 해당하며 음경 끝부분은 바깥요도구멍외요도공, external urethral orifice으로 개구된다. 그림 11-11

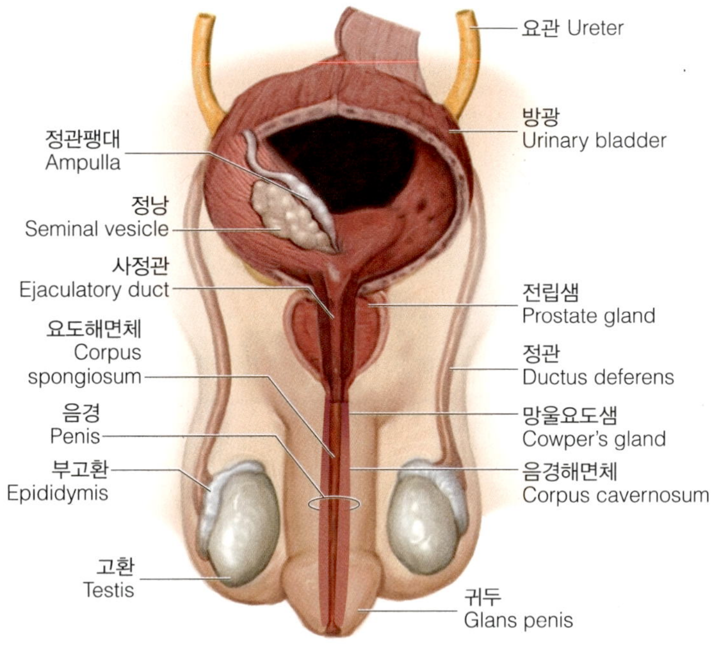

그림 11-11 방광과 요도의 구조

여성 요도는 약 4cm로 중층편평상피로 구성되었으며, 남성 요도에 비해 현저하게 짧은 해부학적 길이와 소음순labia minora 사이 질어귀전정vestibule의 질구멍 앞의 바깥요도구멍이 항문과 가깝게 위치하기 때문에 남성에 비해 요도염urethritis이 빈번하게 발생한다.

case study

요로감염 Urinary tract infection

소변을 배출하는 콩팥, 요관, 방광 그리고 요도에 발생하는 염증성 질환으로, 특히 여성의 경우 남성에 비해 요도가 짧아 콩팥에까지 염증을 일으키는 상행성 감염이 빈번하다. 원인으로는 비뇨계의 역류, 피임도구 사용, 당뇨병, 고령의 환자, 면역력이 정상적이지 않는 사람에게서 호발하며, 늑골척추각압통costovertebral angle tenderness을 특징으로 한다. 요로감염을 일으키는 대표적인 세균으로는 대장균*E.coli* 이 있고, 증상과 징후로는 발열, 하복부통증, 배뇨장애, 야간뇨, 긴급뇨, 핍뇨 등이 있다. 검사로는 소변검사를 통해 이상 유무를 확인할 수 있고 촉진으로는 늑골척추각압통을 통해 질병 유무를 판단할 수 있다. 치료 방법으로는 항생제 투여를 통해 관련 세균을 없애서 증상을 호전시킬 수 있다.

2. 요도 신경

T_{11}~L_2 사이의 교감신경 자극에 의해 속요도조임근이 수축하게 되고, 방광배뇨근은 이완하게 되어 배뇨가 억제된다. 반대로 부교감신경인 S_2~S_4 사이 골반내장신경에 의해 방광배뇨근의 수축을 자극하고 속요도조임근을 이완하여 배뇨하게 한다.

바깥요도조임근은 수의근으로 몸신경체신경, somatic nerve에 의해 바깥요도조임근이 수축되어 배뇨를 막는다.

Check point

1. 속요도조임근은 민무늬근으로 이루어진 불수의 근육으로 방광의 오줌이 수축력에 의해 외부로 배출될 때 외에는 자율신경계의 통제 아래 자동으로 요도를 여닫아 주는 역할을 하는 근육이다.

핵심문제 *Ccheck point Exercises*

1. 다음 중 비뇨계통에 속하지 않는 것은?

① 콩팥　② 부신
③ 방광　④ 요관
⑤ 요도

2. 다음 중 왼쪽 콩팥의 좌측에 위치하는 인체 기관은?

① 부신　② 간
③ 비장　④ 샘창자
⑤ 위

3. 콩팥 세부구조 중 가장 길고 가장 많이 감겨 있으며, 단층입방상피로 형성되어 대부분의 포도당과 아미노산 등이 재흡수 되는 곳은?

① 토리쪽곱슬세관　② 콩팥세관고리
③ 먼쪽곱슬세관　④ 집합관
⑤ 콩팥정맥

4. 다음 중 요관 협착 부위에 속하지 않는 것은?

① 요관깔때기 이음부
② 위골반문
③ 방광의 입구
④ 콩팥깔때기 이음부

5. 비뇨기계를 구성하는 상피조직은 무엇인가?

① 입방상피　② 원주상피
③ 섬모상피　④ 편평상피
⑤ 이행상피

6. 콩팥세뇨관에 속하는 구조가 아닌 것은?

① 토리(사구체)　② 콩팥세관고리
③ 집합세관　④ 토리쪽곱슬세관
⑤ 먼쪽곱슬세관

7. 토리투과율 측정 시 사용되는 물질은?

① 요소　② 크레아티닌
③ 요산　④ 포도당
⑤ 칼슘

8. 소변이 첫 번째로 모아지는 곳은?

① 콩팥잔(신배)　② 콩팥깔때기(신우)
③ 요관　④ 요도
⑤ 방광

Chapter 12.

생식계통

Reproductive system

1. 남성 생식계
2. 여성 생식계
3. 생식자의 발생
4. 인간의 발생

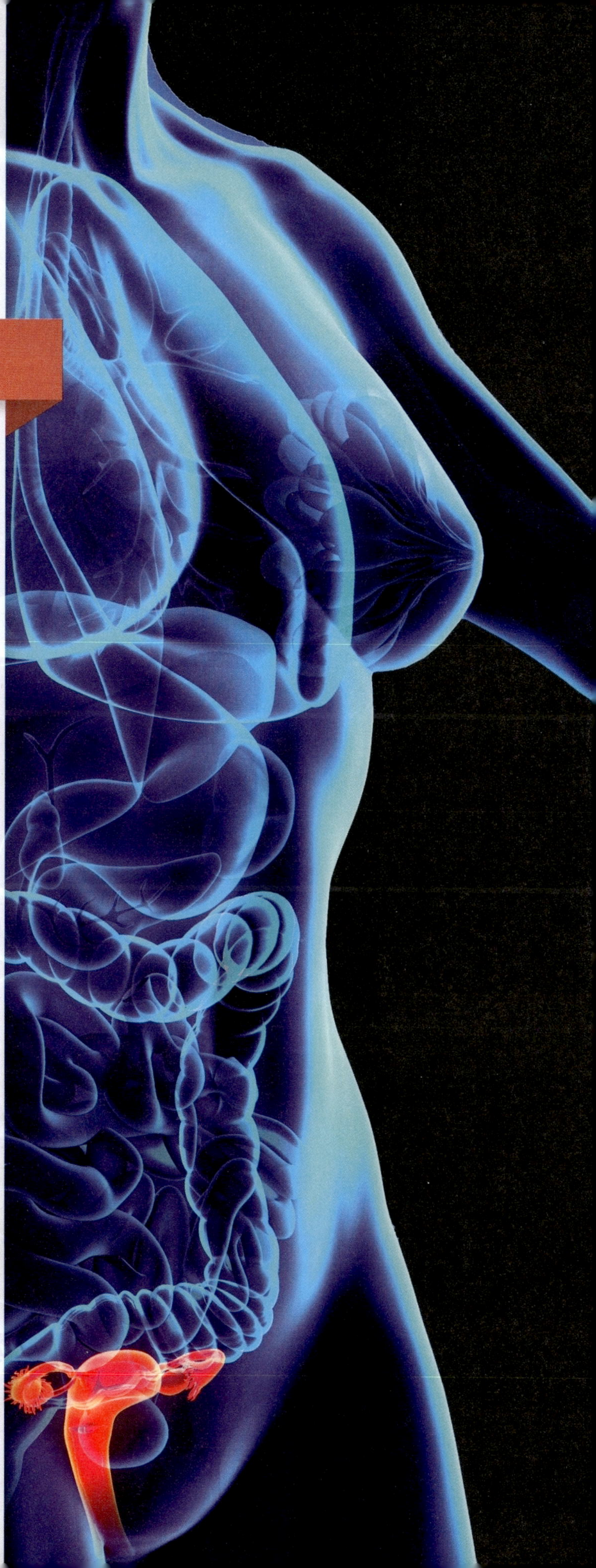

학습목표

1. 생식계통의 개념을 설명할 수 있다.
2. 남성 생식계의 구조와 기능을 설명할 수 있다.
3. 여성 생식계의 해부학적 구조를 설명할 수 있다.
4. 임신과 탄생 과정을 설명할 수 있다.
5. 여성의 폐경기와 남성의 갱년기를 설명할 수 있다.

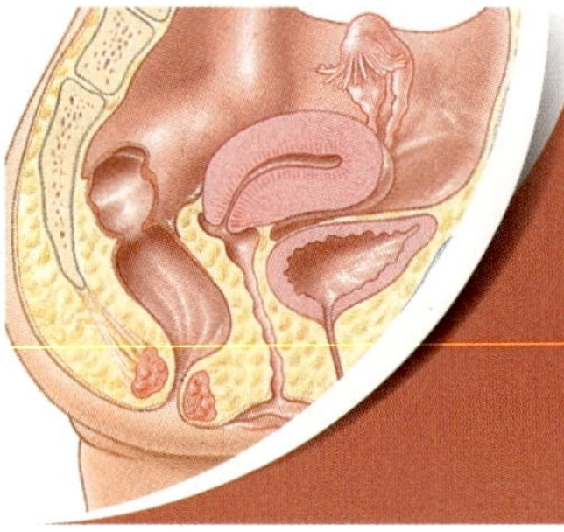

Chapter

12. 생식계통

Reproductive system

생물이 살아가는 데 있어서 가장 큰 목적 중의 하나는 종족 보존이며 이를 위하여 새로운 세대를 만들어 내는 것을 생식reproduction이라 하고, 생식에 관여하는 기관을 생식기reproductive organ라고 한다.

사람의 생식계통에서 남성은 정자sperm, 여성은 난자ovum, 즉 웅성과 자성을 생산하게 되며 이 두 유전자의 생식세포gametes(종자세포, sex cells)가 만나 수정란fertilized ovum이 발생하게 된다.

수정란은 모체의 자궁에서 보호와 영양분을 공급받아 분열과 발육을 하면서 분할을 하게 된다. 수정란은 분할 과정을 거쳐 배아세포를 형성하여 자궁으로 들어가서 자궁내막 표면에 부착되어 파묻히는 착상을 한다. 수정 후 착상까지 걸리는 시간은 9~10일 정도로 이 시기에 수정란의 염색체가 유전자 배열을 끝냈기 때문에 태어날 아이의 유전적 형질이 결정된다.

you know

• **분할**Cleavage

수정란이 행하는 초기의 세포분열을 분할난할이라고 하며, 분할에 의해서 생성되는 세포를 분할세포라고 한다. 난자에 정자가 합해서 수정이 성립되면 즉시 수정란은 분열해서 2개의 자세포가 생성된다. 이 자세포도 즉시 분열되어 4개의 세포가 되며, 더욱 분열을 반복해서 세포수를 증가해 간다. 이 경우 보통의 체세포 분열과 달리 분열에 의해서 발생한 자세포가 성장하지 않는 가운데 다음 분열을 행하기 때문에 분열할 때마다 세포는 작아지며 수정란 전체의 크기는 거의 변하지 않는다. 이와 같은 분열을 분할이라고 한다.

1. 남성 생식계 Male Reproductive System

1. 남성 생식계의 구조

(1) 고환 정소, Testis

고환은 음낭scrotum 내에 한 쌍으로 매달려 있는 달걀 모양의 구조물이다. 고환의 부피는 개인 · 인종 · 나이에 따라 다른데, 한국인은 보통 19cc 정도이고 서양인은 15~25cc 정도이다. 태아 시기에는 콩팥 근처에 위치하다가 7개월쯤 샅굴inguinal canal, 서혜관을 통해 음낭 내로 내려온다.

고환은 내분비와 외분비작용을 하는 기관으로서 외분비선은 정자를 생성하고 내분비선은 테스토스테론과 억제호르몬인 인히빈inhibin(여포자극호르몬 억제, 정자 생성에 영향을 줌)을 생산한다. 그림 12-1

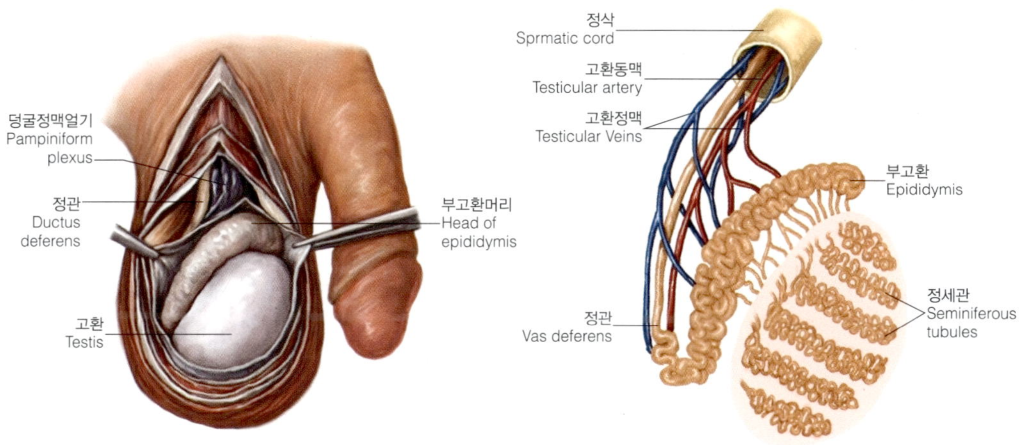

그림 12-1 고환과 부고환의 내부구조

(2) 정삭 Spermatic cord

정삭은 음낭 내에 있는 고환을 지지하는 1쌍의 관으로 된 남성생식계의 구조물이다. 각각의 정삭은 결합조직으로 싸여 있고, 동맥 · 정맥 · 신경망 및 사정할 때에 정자가 통과하는 정관의 첫 부분을 포함하고 있다. 그림 12-2 참조

(3) 음낭 Scrotum

음낭은 음경뿌리 부분에서 아래로 처져 있는 피부주머니피부낭이다. 표면에는 가늘고 많은 주름이 있고 굵고 뻣뻣한 음모두덩털가 나 있다. 음낭의 피부는 얇고 멜라닌색소가

침착하여 암흑색을 띠며 피하조직에는 지방이 없고, 표층에 민무늬근으로 된 얇은 층이 있어 이것이 수축하기 때문에 주름이 생긴다. 이 주름은 온도에 민감하여 더우면 늘어나고 추우면 수축한다. 또한 외부자극이 없어도 민무늬근은 끊임없이 수축과 이완을 반복하여 마치 장腸의 연동蠕動과 같은 운동을 한다. 그리고 땀샘이 많아 불결해지기 쉽다. 그림 12-2

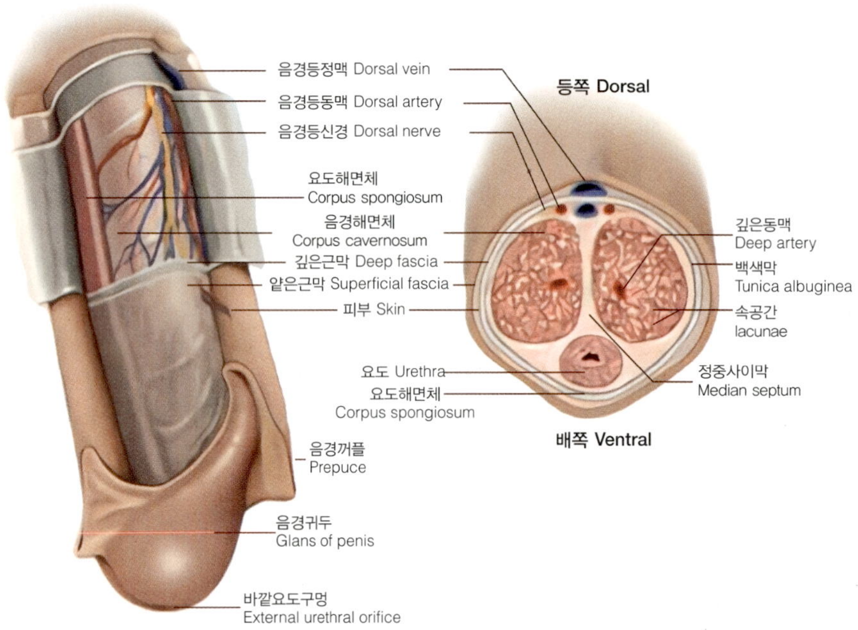

그림 12-2 정삭과 음낭

(4) 음경Penis

음경은 소변과 정액을 방출하는 요도를 감싸고 있는 남성 생식기의 일부로서 편평한 곤봉 모양을 하고 있다. 음경은 음경몸통body, 음경귀두glans penis, 음경꺼풀포피, prepuce or foreskin로 대별할 수 있으며 등 쪽에는 2개의 음경해면체가 있고 배 쪽에는 1개의 요도해면체가 있다.

음경해면체corpus cavernosum penis는 음경이나 음핵의 주체가 되는 스펀지 모양의 발기조직으로 신경계의 작용으로 내부에 혈액이 충만해지면 커지고 딱딱해지는 특징이 있으며 두덩뼈치골에 부착되어 있다.

요도해면체corpus spongiosum penis는 직경이 8~9mm 되는 음경요도를 둘러싸고 있으며 말단은 확대되어 귀두를 이룬다.

각각의 해면체는 피부, 표층근막, 깊은음경막근막, 음경해면체백색막 순으로 싸여 있다. 음경의 얇은 피부와 깊은음경막근막은 귀두 외면에서 겹쳐져 포피를 만든다. 백색막은 해면체주로 연장되어 음경해면체 내로 들어가서 혈관내피로 이루어진 여러 개의 해면체동을 형성한다. 해면체동은 민무늬근평활근과 발기조직으로 되어 있다. 발기는 음경내로 유입되는 혈액이 늘어나면서 음경이 팽창하고 길이가 길어지는 현상인데 늘어난 혈액이 해면체 내압을 올리고 정맥을 압박하면 발기가 유지된다. 그림 12-3

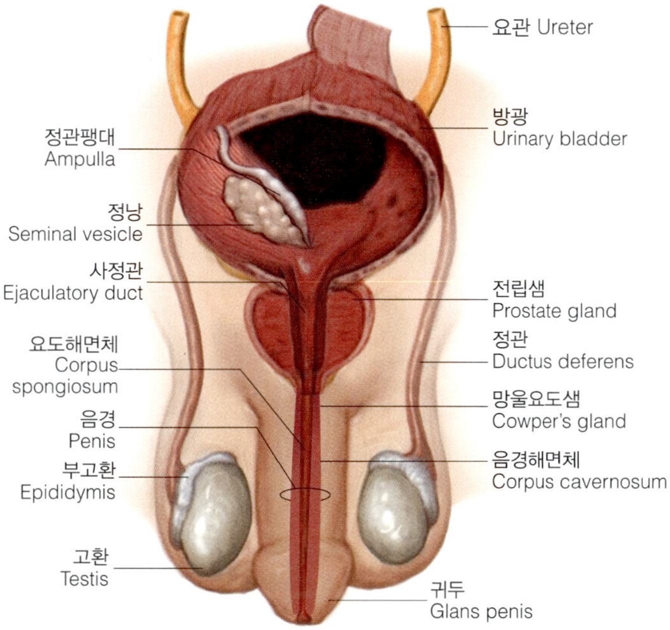

그림 12-3 음경의 구조

(5) 부속생식샘

① 정낭Seminal vesicle

정관팽대부 끝부분에 달려 있는 주머니 모양의 남성 생식기의 한 기관으로, 수많은 방으로 나뉘어 있고 전립샘의 위쪽 뒤편에 있다. 길이는 약 6cm로 작은 손가락 정도의 크기와 형태를 가지고 있으며 4cc 정도의 용적을 가지는 방추형 모양으로 무게는 약 2g이다.

정낭은 정액의 50~60%를 차지하는 알칼리성 분비물을 배출하는데 알칼리성 액체는 정자의 편모 운동을 촉진시킨다. 정낭 분비물에는 과당뿐만 아니라 프로스타글란딘prostaglandin, 피브리노겐 및 다른 영양 물질들도 포함되어 있다. 그림 12-4 참조

② 전립샘Prostate gland, 전립선

전립샘은 샘조직과 섬유근조직으로 구성된 부속생식샘이다. 전립샘의 2/3는 샘조직이 차지하고 1/3은 섬유근조직으로 이뤄진다. 전립샘은 정액을 생성, 분비하는 역할을 한다.

정상 성인의 경우에 전립샘의 무게는 약 20g이며 크기는 밤알 정도이다. 전립샘은 방광 바로 아래에 위치한다. 나이가 들면서 전립샘의 크기는 점차 증가하게 되는데, 중년 이후 가장 흔한 전립선질환은 전립선비대증이다.

전립샘의 기능은 명확하지는 않으나 정액 생산의 30%를 담당하고 정자의 생존과 활성에 중요한 역할을 하는 것으로 보고되어 있다. 전립샘액은 정자에 영양을 공급하고 적절한 이온농도와 산성을 유지하게 하며 아연성분이 있어 세균 감염을 방지하는 역할을 한다. 그림 12-4

③ 망울요도샘Cowper's gland, Bulbourethral gland, 쿠퍼샘, 요도구선

전립선 아래 요도해면체 뒤편에 있는 한 쌍의 완두콩만한 크기의 2개의 분비선이다.

쿠퍼샘은 쿠퍼샘액을 만들어 분비하는데, 쿠퍼샘액은 남성이 사정하기 전에 방출하는 무색의 투명한 분비물을 말한다. 쿠퍼샘액은 정자가 나갈 길을 청소하는 역할을 하며 산성인 여성의 질을 중화시켜 정자가 생존하는 데 도움을 준다. 그림 12-4

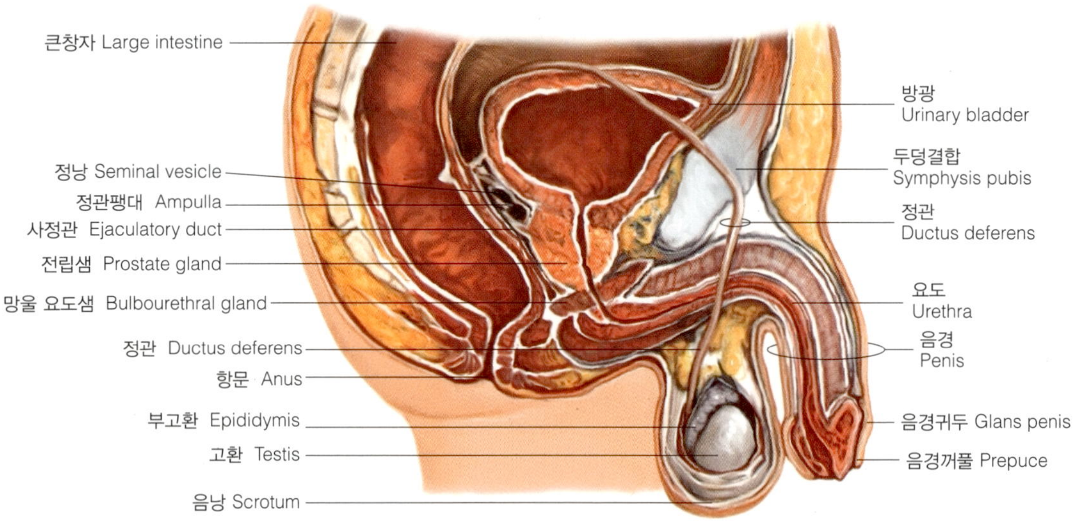

그림 12-4 남성생식계통

2. 남성 생식계의 기능

(1) 정자 형성

정자sperm는 남성의 고환에서 생산되는 성세포로서 정충spermatozoa이라고도 불리며 머리head와 중간부분middle piece 그리고 꼬리tail의 세 부분으로 나누어진다.

머리 부분에는 아버지의 DNA가 들어 있고 머리 부분의 맨 앞쪽에는 난자의 난막을 녹이는 데 쓰이는 효소가 가득 들어 있다.

중간부분에는 당분을 함유한 미토콘드리아가 담겨 있다. 이 미토콘드리아가 당분을 산화시켜 얻은 에너지로 정자는 꼬리를 움직여 난자까지 가는 긴 여행을 한다.

꼬리는 가는 실 묶음으로 되어 있는데 가는 실 묶음이 교묘하게 신축하여 꼬리를 움직이게 한다. 좌우로 움직이는 꼬리는 정자를 앞 방향으로 이동시키는 역할을 한다. 정상적인 정자는 여성의 생식기 내에서 1~4mm/min의 속도로 직선 방향의 전진 운동을 한다. 성인 남자의 몸속에서는 1초 동안에 1,000개, 하루에 1억 개의 정자가 만들어지고 한 번에 3억 개의 정자가 몸 밖으로 사정된다.

고환의 정세관seminiferous tubule에서 쉴 새 없이 만들어지는 정자는 주로 정세관강 내에 저장되고 일부분은 부고환 내에도 저장된다. 이렇게 저장된 정자는 그들이 생산하는 탄산가스와 기타 대사산물에 의하여 산성 환경이 되며 정자의 운동은 거의 없다.

성적 흥분이 한계에 이르면 사정을 하게 되며 사정할 때는 정낭과 전립선의 분비물도 정자와 함께 혼합되어 사출되는데 이 혼합액이 정액seminal fluid이다. 1회 사정에서 배출되는 정액량은 약 3mL이며, 이 중에서 정자가 차지하는 부피는 5%에 불과하나 정액 1mL에는 약 1억 개의 정자가 있으므로 약 3억의 정자가 배출되는 셈이다.

전립선의 분비물은 백색으로 혼탁한 점액인데 알칼리성으로서 고환에서 수송된 산성 용액을 알칼리성으로 만든다. 산성 용액에서 정자는 거의 활동하지 않고 알칼리성에서만 활발한 활동을 한다. 여자의 몸속에 사정된 정자는 무려 3억 개이나 점액층을 돌파하고 자궁에 들어갈 수 있는 것은 그 1,000분의 1인 30만 개이다. 더욱이 난관까지 당도하는 것은 200~300개이고, 마지막으로 난자에 도달하는 것은 겨우 한 개뿐이다. 난자에 도달하지 못한 정자는 모두 죽는다.그림 12-5 참조

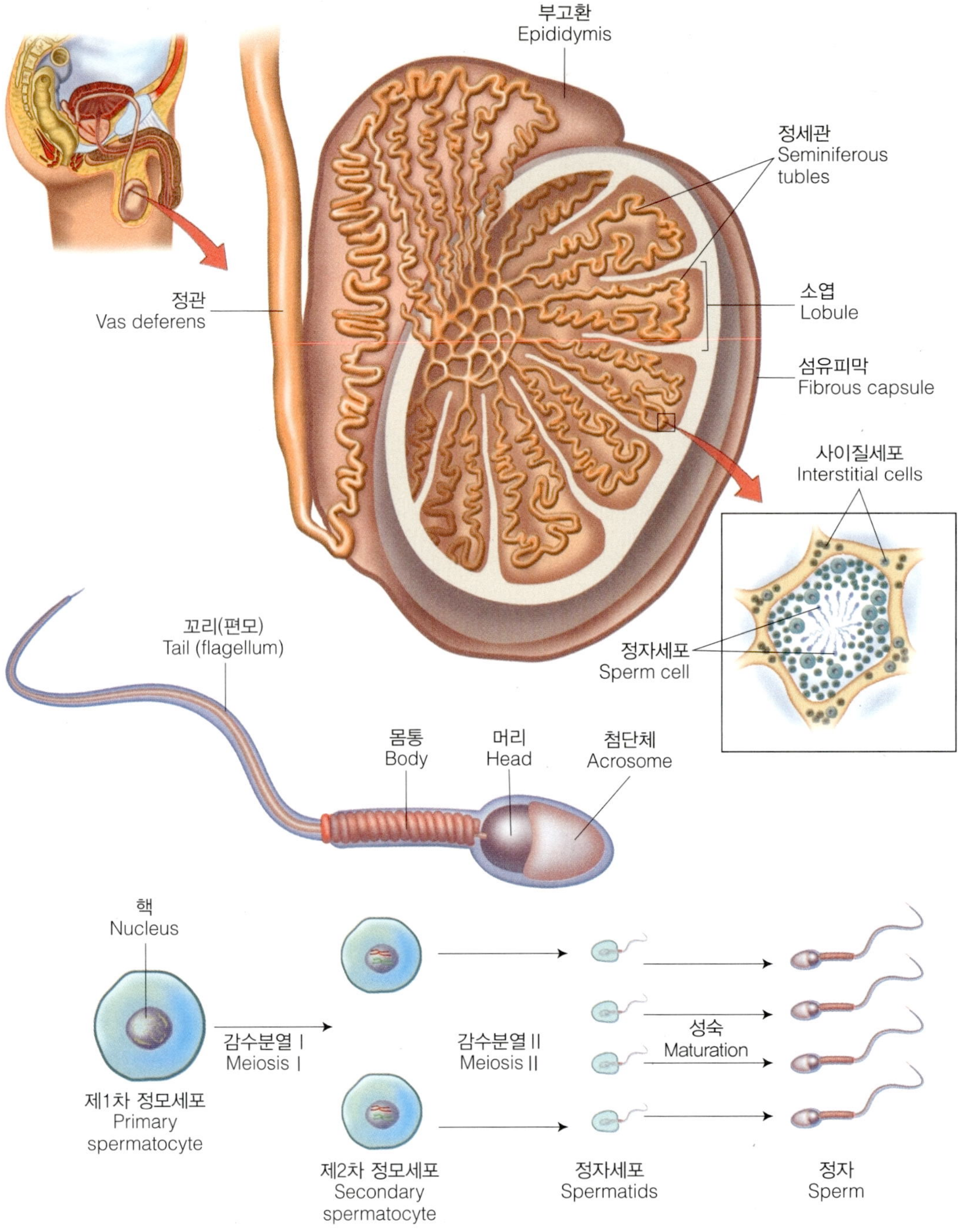

그림 12-5 정자의 발생

(2) 발기Erection

발기는 음경이 팽대하는 것으로 음경해면체와 요도해면체 내에 혈류가 증가하면 충혈이 일어나서 음경 전체가 커지고 딱딱해지며 귀두가 꼿꼿해지는 현상이다.

이때 음경은 보통 때 길이의 몇 배로 커진다. 일반적으로 발기는 성욕과 관련된 성적 흥분에 의해서 일어나지만 국소자극에 대한 반사로도 일어난다. 발기신경은 부교감신경에 속하며, 직장 · 방광 · 요도 · 전립선 · 정낭 등에 분포한다.

심신의 과로를 비롯하여 내분비장애나 뇌척수질환으로 인하여 발기부전 또는 발기불능이 되는 경우가 있다. 성적 흥분과 관계없이 수일 이상 지속적으로 발기하여 통증이 오는 경우가 있는데 이것을 지속발기라고 하며 해면체의 염증이나 종양 · 백혈병 · 중추신경질환 등이 그 원인이다.

(3) 사정Ejaculation

사정은 남성에게 물리적이거나 정신적인 자극이 주어져서 성적 흥분이 최고조가 되었을 때 남성 성기에서 정액이 분출하는 현상이다.

사정 과정은 크게 두 단계로 나눌 수 있다.

첫째는 정액이 전립선에 모아지는 과정이며, 둘째는 정액이 요도를 통해 나오는 과정이다. 일반적으로 사정은 두 번째 과정을 말한다. 성적인 흥분이 높아지면 정소에 모아진 정자가 정관을 따라 이동한다. 성적인 흥분이 정점오르가즘, orgasm에 달하는 상태가 되면 척수에 있는 사정중추의 반사에 의해 방광괄약근이 수축하며 정액이 전립선에 모아진다.

이때 정자도 정관을 통해 이동하여 전립선에서 정액과 합쳐진다. 이후 요도괄약근이 수축하여 전립선 내의 정액을 압박해 요도구를 통해 방출한다.

사정의 목적은 여성의 자궁 내로 정자를 보내 난자를 수정시켜 여성을 임신시키는 데에 있다. 그렇기 때문에 성행위의 가장 마지막 단계에서 사정이 일어나며 사정과 함께 남성의 성적 흥분은 빠르게 가라앉는다.

때때로 잠을 자는 도중에 무의식적으로 사정하기도 하는데 이러한 현상은 몽정이라고 한다. 건강한 남성에게서 생리적으로 일어나는 현상이며 사정을 오래 하지 않으면 몽정이 일어날 가능성은 더 높아진다.

일반적으로 사정은 연속으로 할 수 있지만 방출되는 정액의 양은 줄어든다. 1일에서 2일 정도 지나면 다시 정액의 양이 회복되며 시간이 지나면 더 많이 축적된다.그림 12-6 참조

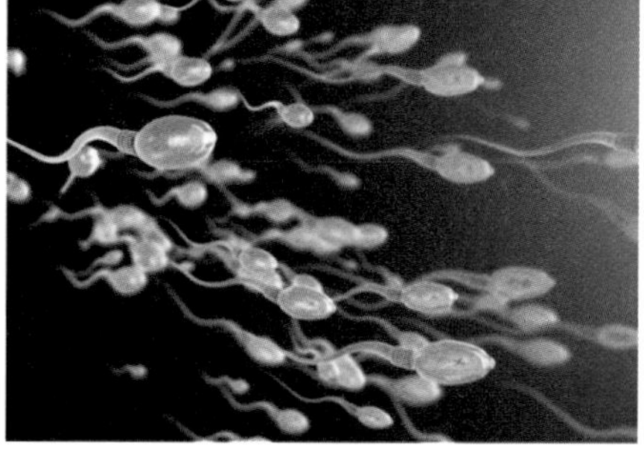

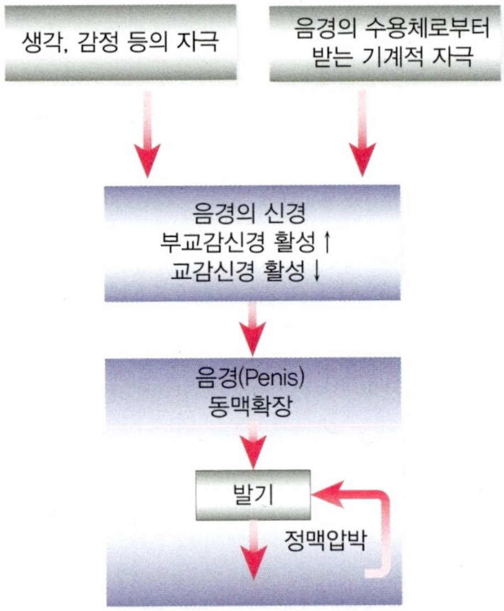

그림 12-6　사정 과정

3. 성기능 호르몬

남성 호르몬은 여성 호르몬과 마찬가지로 스테로이드 호르몬으로서 정소 중의 간세포에서 분비되며, 뇌하수체전엽에서 분비되는 펩티드성 간세포자극 호르몬의 지배를 받는다. 남성 생식기의 발육과 기능의 발현을 촉진하고 남성 성징이 나타나도록 작용한다.

남성 호르몬은 생식기에 작용하는 것 이외에도 조직이나 세포에서 단백질 합성을 촉진하는 작용이 있다. 이로 인해 요尿에 배출되는 질소의 양이 감소되고 체중 증가, 골격근의 발달 등의 작용을 하게 된다. 주성분은 정소에서 분비되는 테스토스테론이지만 그 대사산물인 안드로스테론이나 부신피질 호르몬인 아드레노스테론도 남성 호르몬으로서의 작용을 한다. 특히 여성의 성호르몬 가운데서 남성 호르몬과 같은 작용을 가지고 있는 것은 이 부신피질에서 분비되는 것이다.

4. 노화와 생식기

남성 생식기의 변화는 여성에 비해 서서히 진행되며 이러한 변화를 여성의 갱년기에 비유하여 남성 갱년기male climacteric라고 한다. 50~60세에는 혈중 테스토스테론의 수치가 감소하며 난포자극호르몬follicle stimulating hormone, FSH과 황체형성호르몬luteinizing hormone, LH이 증가한다.

정자의 생성은 계속되지만 성적 활동성은 감소하는데 테스토스테론의 감소와 관련이 있다.

Check point

1. 음경해면체 : 음경이나 음핵의 주체가 되는 스펀지 모양의 발기 조직으로 신경계의 작용으로 내부에 혈액이 충만해지면 커지고 딱딱해지는 특징이 있으며 두덩뼈에 부착되어 있는 것
2. 사정 : 남성에게 물리적이거나 정신적인 자극이 주어져서 성적 흥분이 최고조가 되었을 때 남성 성기에서 정액이 분출하는 현상
3. 스테로이드 호르몬 : 정소 중의 간세포에서 분비되며, 뇌하수체전엽에서 분비되는 펩티드성 간세포자극 호르몬의 지배를 받으며 남성 생식기의 발육과 기능의 발현을 촉진하고 남성 성징이 나타나도록 작용하는 호르몬

2. 여성 생식계 Female Reproductive System

1. 여성 생식계의 구조

(1) 난소 알집, Ovary

난소는 난자를 만들고 에스트로겐, 프로게스테론, 테스토스테론과 같은 성호르몬을 분비하는 여성의 생식기관이다.

난소는 자궁의 좌우에 각각 1개씩 존재하는 여성의 성선으로 남성의 고환과는 발생학적으로 동일한 기관이다. 난소는 난자를 보관하고 여포를 성숙시키며 배란이 이루어지는 곳이다. 배란된 난자는 난관을 통해 자궁으로 이동하게 되고 배란이 이루어진 여포는 황체로 변한다. 여포 및 황체에서는 에스트로겐, 프로게스테론, 테스토스테론 등의 성호르몬을 분비하며 이러한 호르몬의 분비는 뇌의 시상하부 및 뇌하수체의 분비 호르몬들과의 상호작용으로 조절된다.

정상 난소의 크기는 다양하나 길이는 약 3~5cm, 무게는 7~10mg 정도이며 호르몬 생성, 월경주기, 연령에 따라 차이가 있다. 신생아 및 소아기에는 작고 긴 모양이며 사춘기에 이르러 점차 커져 아몬드 모양의 형태를 보이다가 폐경 후에는 다시 작아진다. 난소는 피질과 수질로 구성되며 피질은 특징적인 간질과 다양한 크기의 여포를 포함하고 수질은 섬유근육조직과 혈관으로 되어 있다. 그림 12-7

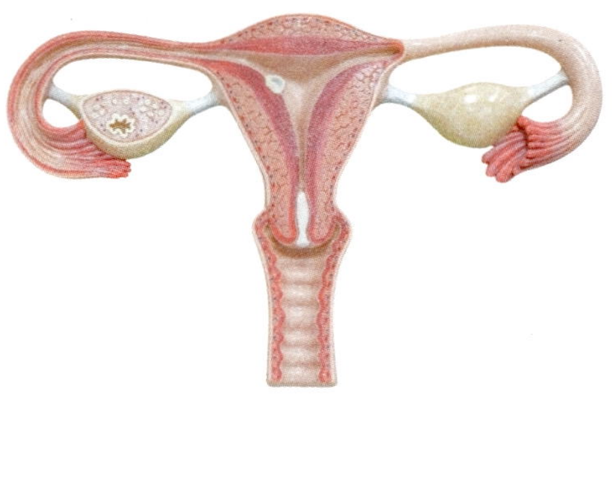

그림 12-7 난소

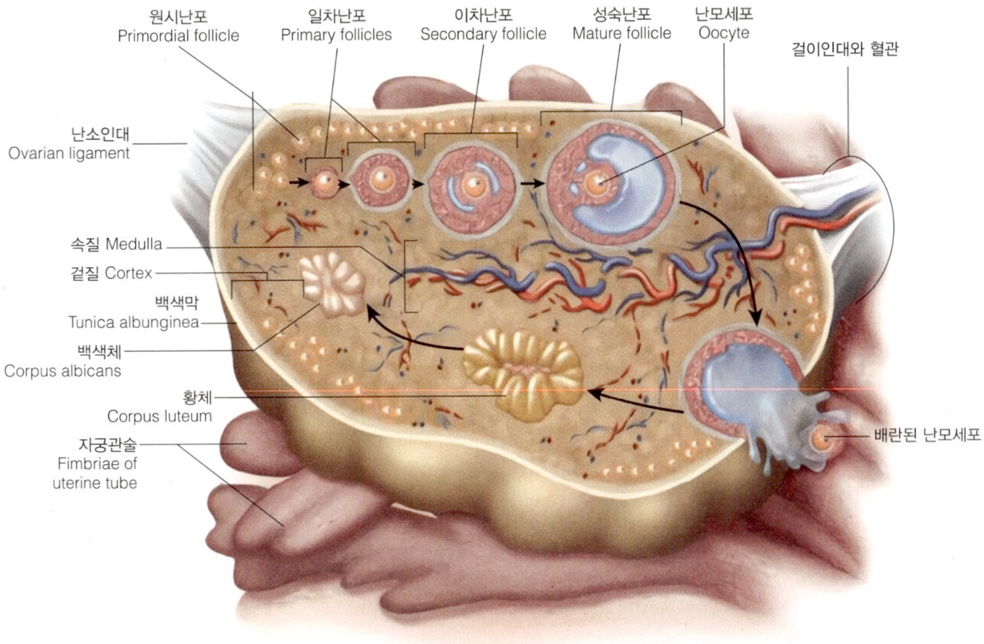

그림 12-8 난소의 구조

(2) 자궁관나팔관, 난관, Fallopian tube, uterine tube

자궁관은 난소와 자궁 사이를 연결하는 부위로 난소로부터 난자를 수집하고 수정이 이루어지며 수정란을 자궁으로 이송하는 여성의 생식기관이다.

자궁관은 자궁 쪽에서부터 자궁부분, 자궁관잘룩협부, 자궁관팽대팽대부, 자궁관깔때기채부의 네 부분으로 나눌 수 있다. 자궁관깔때기를 나팔관, 나머지를 수정관이라고 부르기도 한다.

자궁관은 자궁과 난소 사이의 자궁넓은인대자궁광인대의 모서리 부분에 위치하며 약 7~12cm 길이의 관 모양을 가진 기관이다. 그림 12-7 참조

(3) 자궁Uterus

자궁은 앞뒤로 편평한 모양을 한 기관으로 배아가 착상하며 태반이 부착되고 태아가 성장하는 기관이다. 자궁은 위쪽의 자궁몸통자궁 체부과 아래쪽의 자궁목자궁 경부으로 나누어진다. 자궁의 단면은 배아가 착상하는 자궁 속막자궁 내막, 민무늬근 세포로 구성된 자궁근육층자궁근층, 그리고 바깥쪽의 자궁바깥막자궁 외막으로 나눌 수 있다.

자궁은 골반 안쪽에 위치하여 앞쪽으로는 방광이, 뒤쪽으로는 직장이 위치하며 위로는 양쪽 자궁관이, 그리고 아래로는 질이 연결되어 있다. 그림 12-9 참조

(4) 질Vagina

질은 자궁목에서 질어귀까지 이어져 있는 탄력있는 근육성 관이다. 월경 때 피가 배출되며 성교할 때 음경이 삽입되고 사정이 이루어지면 임신을 가능하게 하며, 출산 시에는 아기가 나오는 통로로서의 역할을 하는 중요한 기관이다.

질 입구는 자극을 통해 쾌감을 느낄 수 있고 성교를 할 때는 마찰을 감소시킬 수 있는 분비물이 나온다. 평소 질 분비물은 pH 3.5~4.5의 강산성인데, 유산 간균 등과 같은 세균이 질 상피세포의 글리코겐glycogen을 유산으로 바꾸기 때문이다. 높은 산성도는 질 내의 다른 세균이 성장하는 것을 억제하고 세균이 침입하지 못하도록 막는다. 그림 12-9

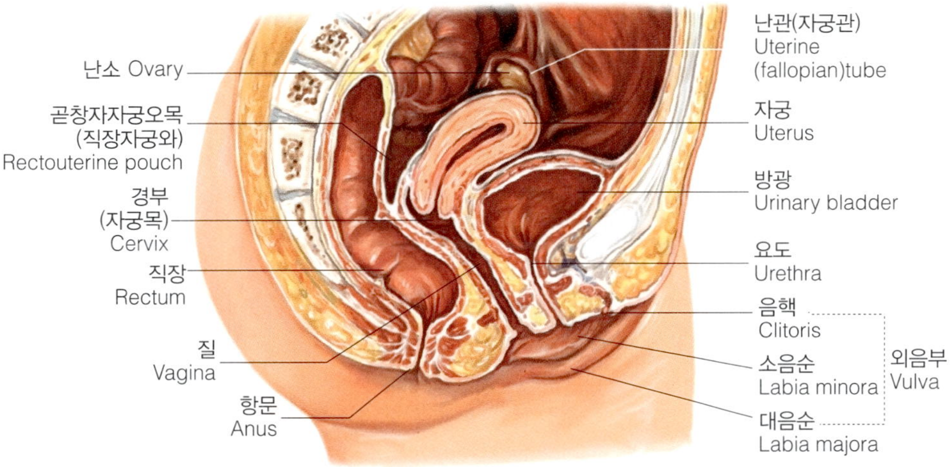

그림 12-9 자궁의 구조

(5) 음문외음부, Vulva

음문은 외부로 보이는 여성의 생식기를 뜻하는 용어이다. 음문은 대음순, 소음순, 음핵, 큰질어귀샘Bartholin's gland, 바르톨린샘, 처녀막 등으로 구성되어 있다.

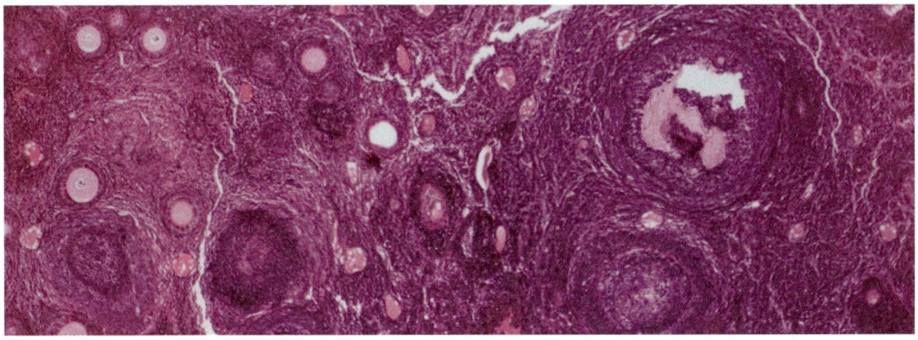

현미경으로 본 난소 단면도

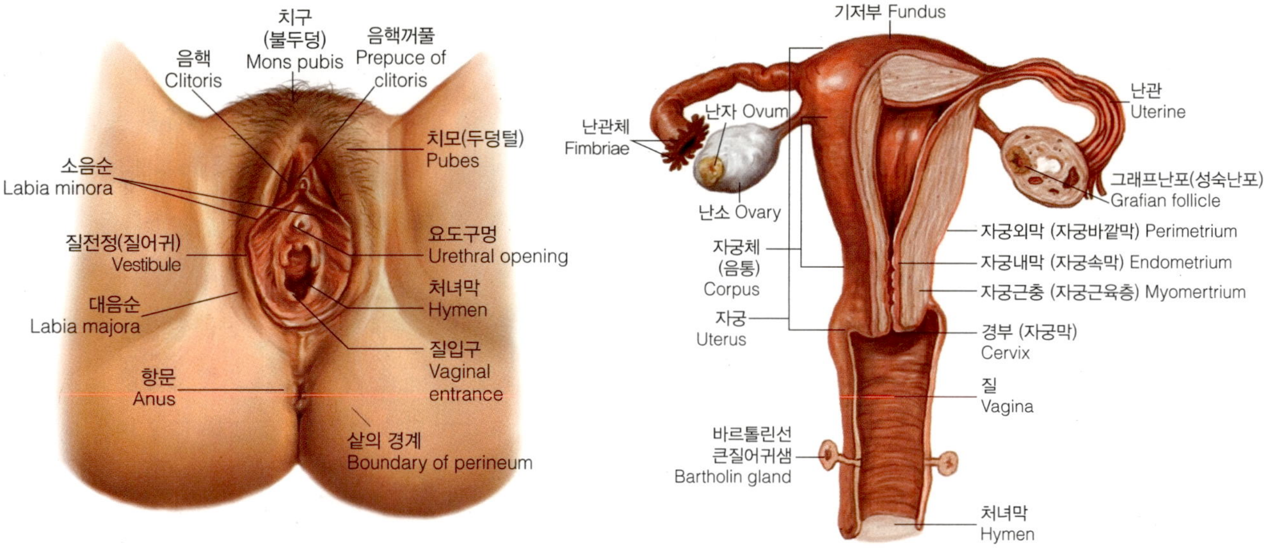

그림 12-10 여성의 외음부

(6) 젖샘Mammary gland

젖샘은 포유류의 유방 속에서 젖을 분비하는 샘으로 유선이라고도 한다. 피부샘의 일종으로 땀샘에서 진화한 것인데 성숙한 기능 상태에서 젖을 분비한다. 임신하면 급속히 발달하여 분만 후 젖을 분비하게 된다. 사람은 암수 모두 젖샘을 가지고 있지만 수컷에서는 퇴화하고 암컷에서는 성적으로 성숙하면 발달하고 임신하면 급속히 발달하여 분만 후 젖을 분비하게 된다.

각 유방의 유선체는 결합조직이나 지방조직에 의하여 15~20개의 유선엽mammary lobe으로 나누어진다. 1개의 유선엽은 1개의 샘에 해당한다. 유선엽은 다시 지방조직에 의해 다수의 유선소엽으로 나뉘며 유선소엽 속에는 유선세포의 집합체인 선방腺房, acinus이 가득 차 있다. 선방의 크기는 연령이나 기능 상태에 따라 다르다.

비임신일 때에는 선방이 작고 선강腺腔도 없지만, 임신하면 선세포가 큰 육면체가 되고 선방 중심에는 선강이 커진다. 1개의 유선엽마다 1개의 유관乳管, laticiferous tube이 나와서 유선엽 수와 유관의 수는 일치한다. 그림 12-11 참조

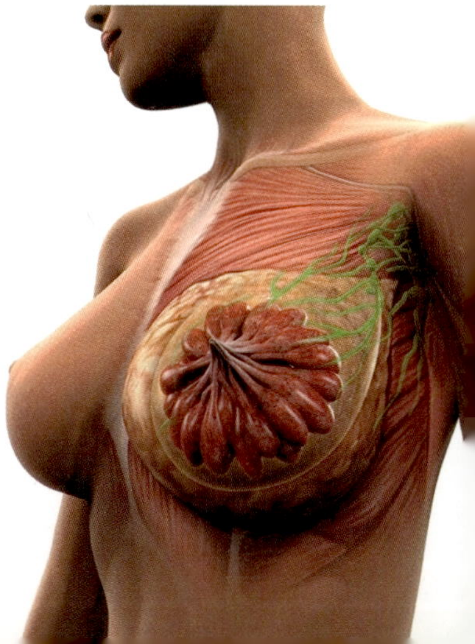

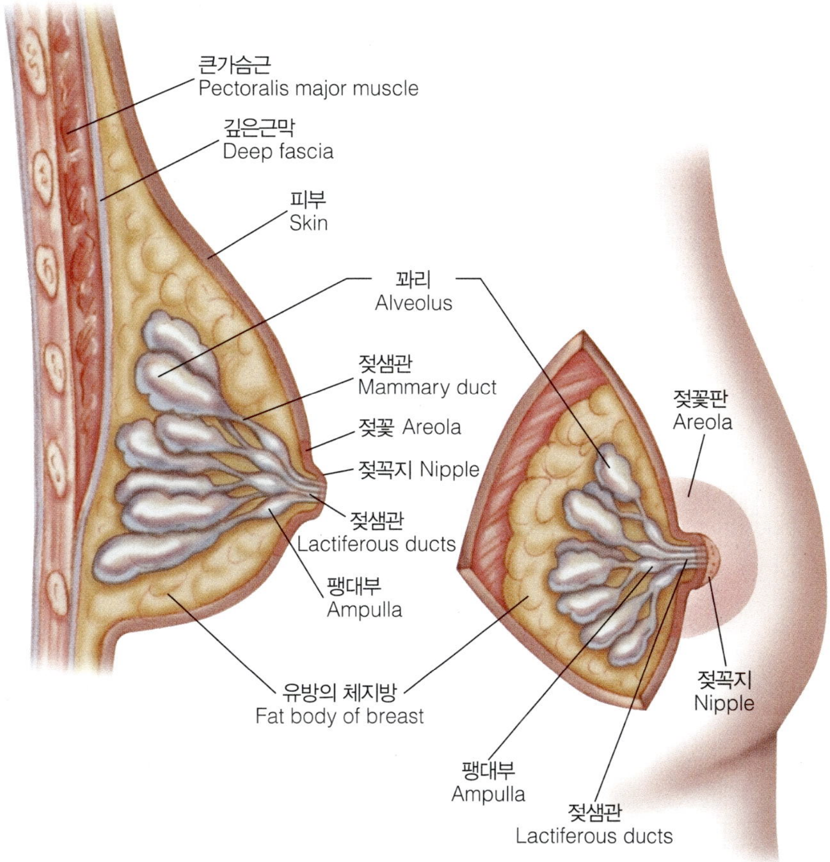

그림 12-11 젖샘의 구조

2. 여성 생식계의 기능

(1) 난자 형성

난자ovum는 여성의 생식세포로 여성의 생식기관인 난소에서 방출되는 단세포이며 난자형성oogenesis은 발생과정 중 난소 내의 원시생식세포primordial germ cell가 난원세포oogonium를 거쳐 성숙란이 되기까지의 과정이다.

난원세포는 형태적으로 현저한 분화를 나타내지 않고 처음에는 남성의 고환에 있는 정원세포spermatogonium와 유사하다. 난원세포는 증식기에는 난소 내에서 유사분열을 반복하여 증식하지만 곧 분열을 멈추고 성장기에 들어가서 핵 및 세포질의 용적이 급격하게 증가한다. 성장기에 들어간 난원세포를 난모세포oocyte라고 하며, 1차 및 2차 성숙분열이 완료된 난모세포를 각각 1차난모세포, 2차난모세포라고 한다.

난모세포의 성장에는 보조세포가 중요한 역할을 맡고 있는데 여포세포follicle cell, 난포세포는 체세포 유래 또는 난원세포 유래로 난황소재 등을 공급한다. 그림 12-13 참조

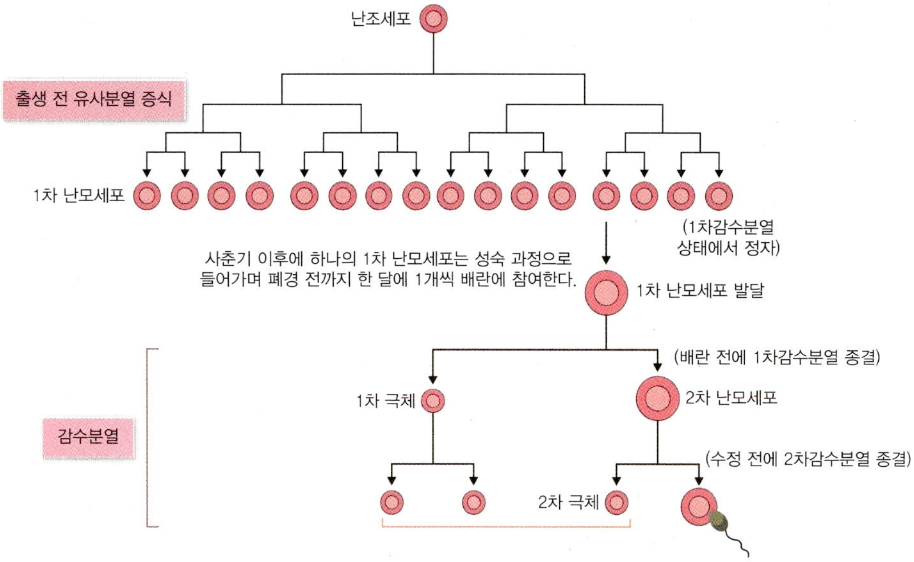

그림 12-12 난자발생의 도해

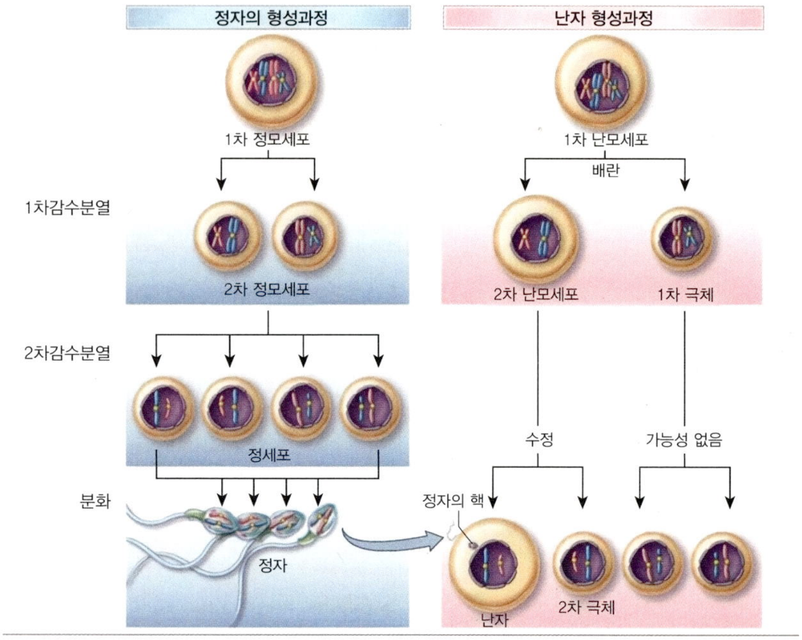

그림 12-13 정자 · 난자 형성과정의 비교

(2) 난자의 수송

자궁관의 내벽에 있는 섬모cilia는 외부로부터의 감염을 막아주는 역할을 하면서 자궁 방향으로 운동하는데 분비물이나 액체를 이동시킨다. 난포가 파열하여 난자가 나오면 자궁관의 액체의 흐름에 의하여 난자는 자궁관 내로 흡수되어 자궁 쪽으로 수송된다.

(3) 성행동

질구멍 주위에는 발기 조직이 있어서 신경중추가 흥분하면 바깥음부가 부풀어 오르고 질구멍이 좁아지게 된다. 또한 질구멍 양쪽에 있는 큰질어귀샘Bartholin's gland, 바르톨린샘은 점액을 분비하여 성교 시에 윤활유 역할을 한다.

여성은 음핵clitoris의 마찰에 의해 성감이 커지는데, 음핵에는 남성의 음경처럼 발기조직과 많은 감각신경이 산재해 있다.

성감이 커지면 자궁이나 자궁관 등의 조직에서 근육경련이 발생하는데 이를 오르가즘orgasom이라고 하며, 이러한 근육경련은 생식관 내에 꿈틀운동을 일으켜 질 내에 있는 정액을 자궁 속으로 빨아들이는 역할을 한다.

3. 성기능 호르몬

난소는 에스트로겐과 프로게스테론을 혈류로 분비하는 내분비선의 기능을 한다. 에스트로겐은 여포에서 분비되는 것으로 가슴이 커지는 것이나 음모가 자라는 것, 허리와 엉덩이에 지방이 늘어나는 것과 같은 제2차 성징의 발달을 조절한다. 여포는 성숙함에 따라 커져 난소의 표면으로 이동한다.

난자가 나온배란 후에 여포는 세포가 변화하고 수축하여 황체가 된다. 황체에서 분비되는 프로게스테론은 수정란이 자궁에 안전하게 착상하는 것을 돕는다. 황체는 난자가 수정되면 임신 말기까지 남아 프로게스테론을 분비하고 난자가 수정되지 않으면 백체가 되어 없어진다.

폐경 후에는 난소가 작아지고 주로 낡은 섬유조직이 되기 때문에 에스트로겐 분비량이 줄어든다.

4. 폐경기

폐경기는 배란과 월경이 종료되는 시기이다. 폐경기는 배란과 월경주기가 점차적으로 약화되다가 일반적으로 45~55세에 발생한다.

이 시기에는 혈중 에스트로겐과 프로게스트론의 수치가 감소하는데 에스트로겐 수치의 감소는 자궁 크기와 젖샘의 크기를 감소시키고, 질벽을 얇아지게 하며 난소 · 자궁 · 질을 지탱하는 결합조직을 약화시킨다. 또한 감소된 에스트로겐의 농도는 골다공증을 유발하며 심혈관과 신경계에 영향을 주어 우울감과 화끈거림을 유발한다.

Check point

1. 난소 : 자궁의 좌우에 각각 1개씩 존재하는 여성의 성선으로 남성의 고환과 발생학적으로 동일한 기관
2. 난자형성 : 발생과정 중 난소 내의 원시생식세포primordial germ cell가 난원세포oogonium를 거쳐 성숙란이 되기까지의 과정
3. 에스트로겐 : 여포에서 분비되는 것으로 가슴이 커지는 것이나 음모가 자라는 것, 허리와 엉덩이에 지방이 늘어나는 것과 같은 제2차 성징의 발달을 조절하는 호르몬

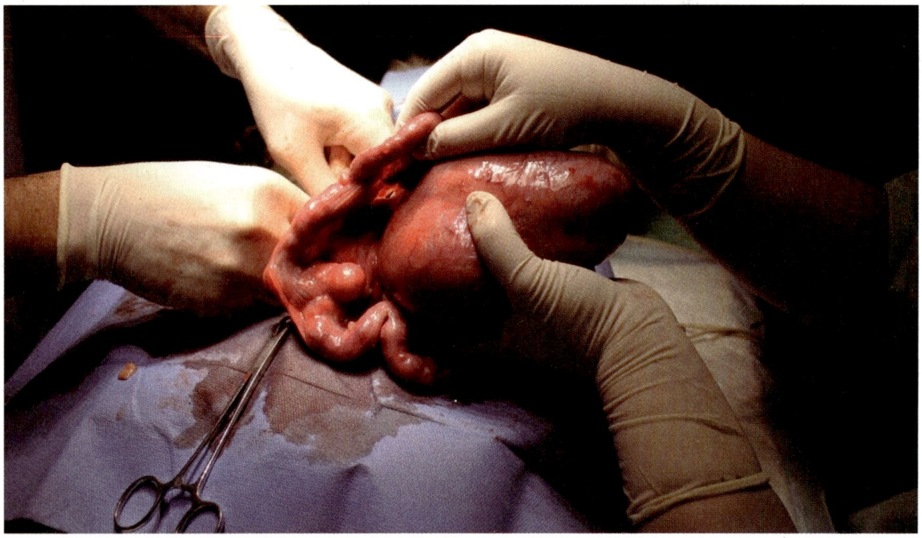

자궁암 절제술

3. 생식자의 발생Gametogenesis 배우자 형성

1. 정자의 발생과 분열

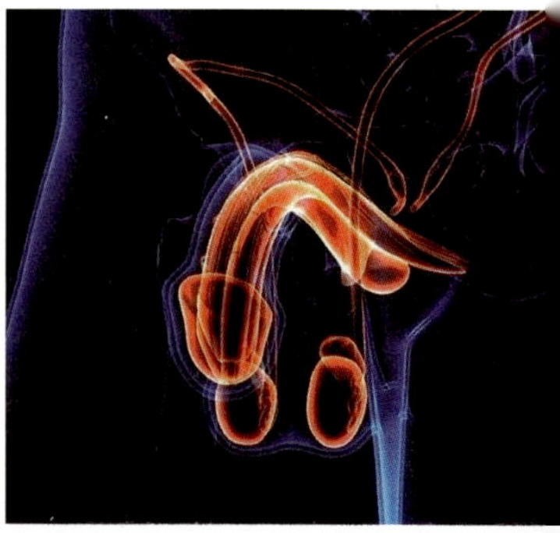

정자sperm는 남자의 음낭scrotum 속에 위치한 좌우 한 쌍의 고환정소, testis에서 분비된 남성 호르몬인 테스토스테론testosterone으로부터 유사분열을 거쳐 일차정모세포가 되고 감수분열을 거치면서 이차정모세포, 세 번째 단계의 변화과정을 통하여 성숙 성세포인 정자가 발생하게 된다. 그림 12-14 참조

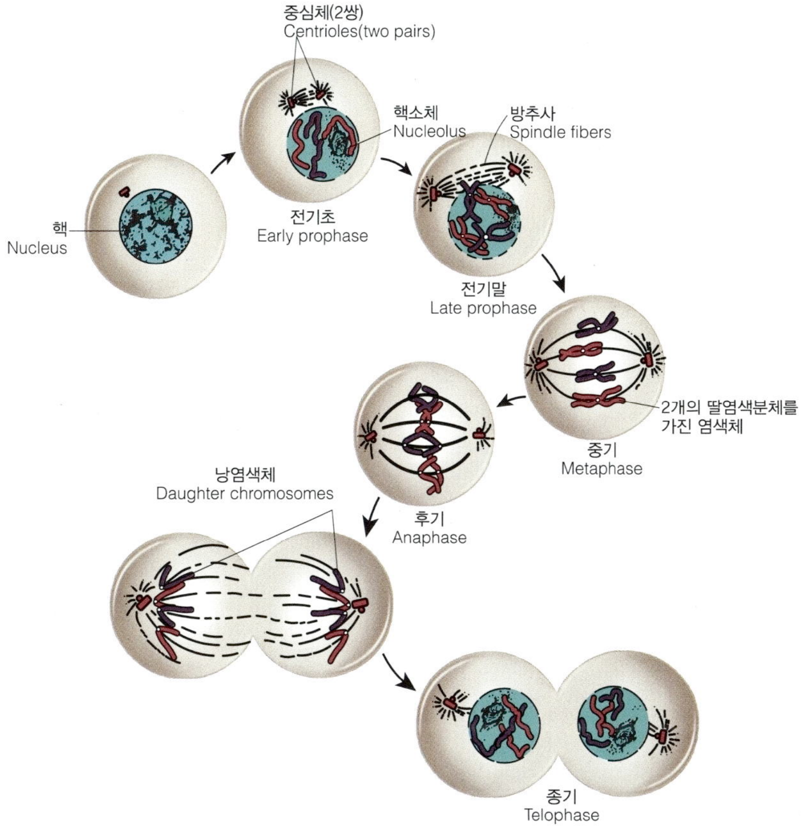

〈유사분열〉

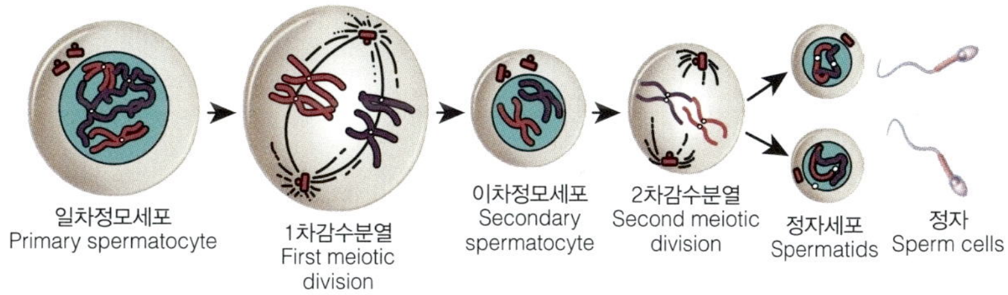

〈감수분열〉

그림 12-14 정자의 발생과정

you know

- **유사분열** mitosis

세포분열에서 핵 안의 유전체인 염색체의 핵분열을 의미하며 간기 · 전기 · 중기 · 후기 · 종기의 과정을 거치는 동안 체세포분열과 감수분열로 나뉜다.

- **감수분열** meiosis

염색체가 반으로 줄어드는 생식세포분열로 정자가 형성될 때 일어나는 1차감수분열과 2차감수분열의 과정을 거친다.

2. 난자의 발생과 분열

여성생식세포난조세포에서 성숙난자가 형성될 때까지의 과정을 난자발생이라고 한다. 태생 4주경에 원시생식세포는 난조세포가 되며 난조세포는 분열을 반복해서 난모세포로 분화한다. 각 난모세포는 원시난포를 만든다. 사람이 사춘기가 되면 원시난포의 일부는 발육을 시작해 1차난포와 2차난포를 거쳐 성숙난포가 된다. 난포 내의 난세포도 커지며 배란 직전에 제1성숙분열을 완료해서 난낭세포Secondary Oocyte가 되어 배란이 된다. 그림 12-15

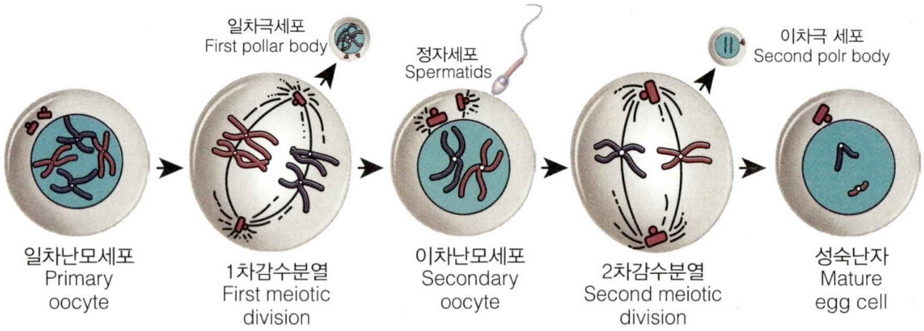

그림 12-15 난자의 발생과정

3. 전핵형성과 양성혼합

여성의 배란기에 성교 후 난모세포의 활성으로 감수분열이 완료되면 난자에 잔류한 핵물질이 변화하여 여성픗핵자성전핵, female pronucleus을 만든다. 한편 난자에서 자성전핵이 생성되는 동안 정자는 부풀어서 남성픗핵웅성전핵, male pronucleus이 된다. 이때 웅성전핵이 세포의 중앙으로 이동하면서 두 전핵이 합쳐지는, 즉 모계 염색체와 부계 염색체가 혼합된 양성혼합amphimixis의 과정을 거쳐 수정이 완료되면 46개의 염색체를 가진 접합체를 형성하게 되며, 이 체세포는 다시 분열을 시작하여 수십억 개의 특화된 세포를 생산하게 된다.

Check point

1. 정자 : 남자의 음낭 속에 위치한 좌우 한 쌍의 고환에서 분비된 남성 호르몬인 테스토스테론으로부터 유사분열을 거쳐 변화과정을 통한 성숙 성세포
2. 양성혼합amphimixis : 모계 염색체와 부계 염색체가 혼합되는 과정

4. 인간의 발생 Human Development

1. 수정 Fertilization

(1) 정자의 이동과 수정 조건

인간은 생물학적으로 남여 두 성sex이 합일한 접합체수정란, fertilized egg에서 새로운 생명체가 발생하는 유성생식sexual reproduction으로 태어난다. 인간의 발생은 양 부모에게서 유전자들이 만나 조합을 이루는 생식세포gametes, 또는 종자세포(sex cell)를 생산함으로써 이루어진다. 생식세포가 성공적인 생식을 위해서는 접촉이 가능한 전배아의 자궁속막으로의 이동성착상과 배아에 필요한 영양분이 필수적이다. 이때 DNA보다도 작은 남성의 정자sperm는 추진기를 가지고 운동성을 가져야 하며 여성의 난자egg 또는 ovum는 풍부한 영양분을 가져야 한다. 그림 12-16

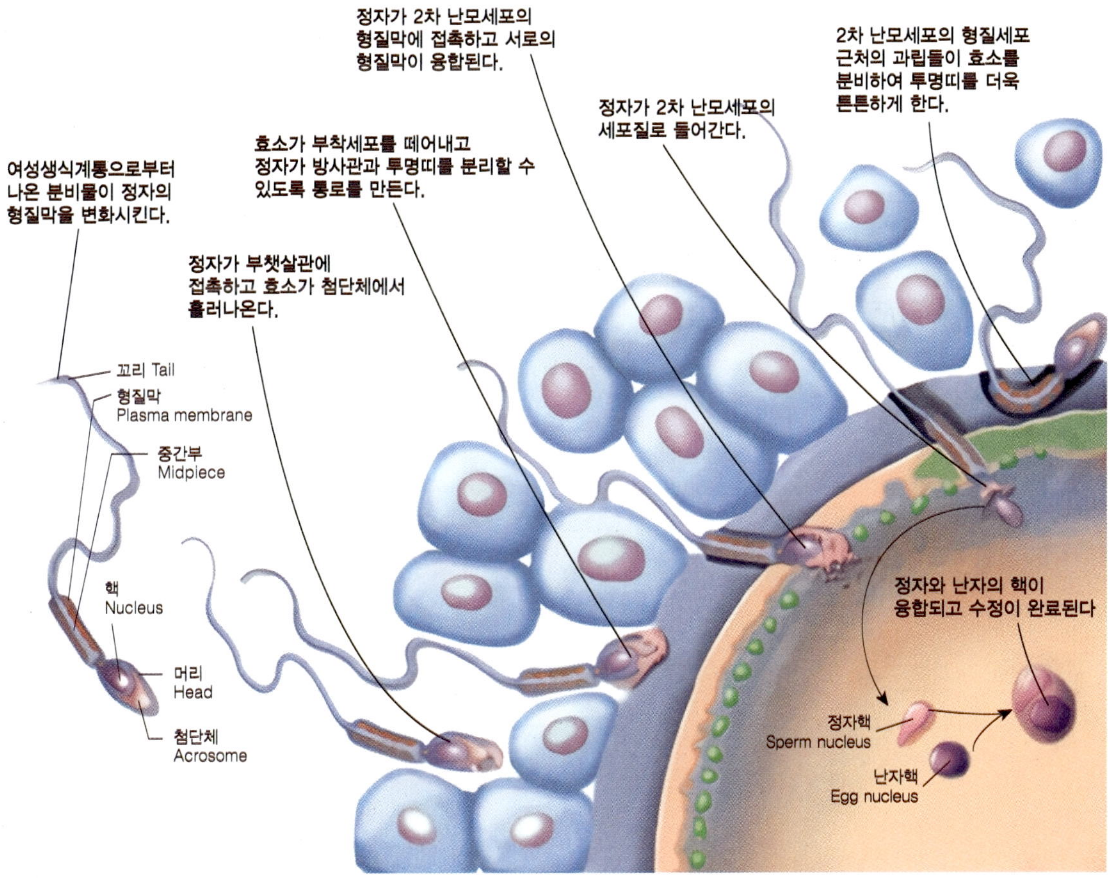

그림 12-16 수정

수정은 개체의 발생으로써 성교 후 난자 주위의 수많은 정자 중에 허용된 하나가 난자 형질막을 융해시키고 난자로 들어가는, 즉 자웅 두 개의 홀배수체 융합에 의하여 두배수체 접합자가 생성되는 것을 말한다. 이때 정자가 수정 장소까지 아버지의 염색체를 전달하여 수정이 되면 난자는 거의 일주일 동안 배아발생과 그 유지를 위하여 영양분과 새 개체가 유전적으로 형성되도록 최선을 다하게 된다. 그림 12-17

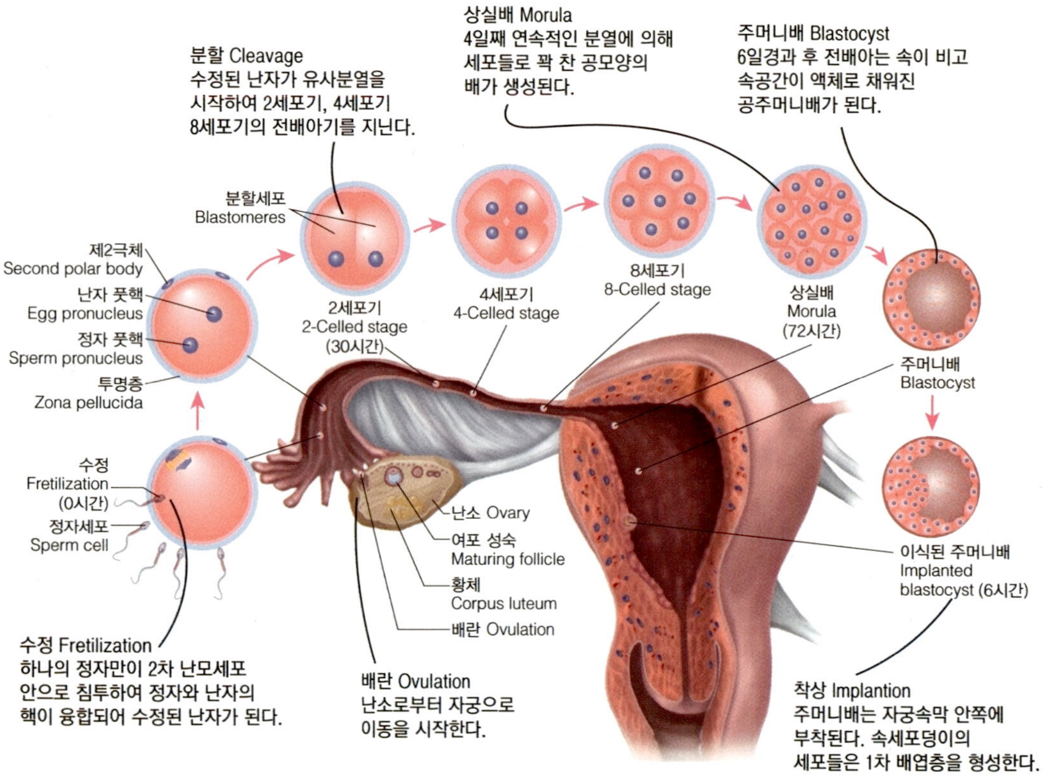

그림 12-17 수정의 과정

you know

• **성염색체** Sex chromosome

일반적으로 남성은 Y성염색체, 여성은 Y염색체가 없는 X성염색체로 분류하는데 남자의 경우 아버지에게서 Y염색체를, 어머니에게서 X염색체를 물려받아서 XY로 나타나고 여자는 아버지와 어머니에게서 각각 X염색체를 물려 받아서 XX로 나타난다.

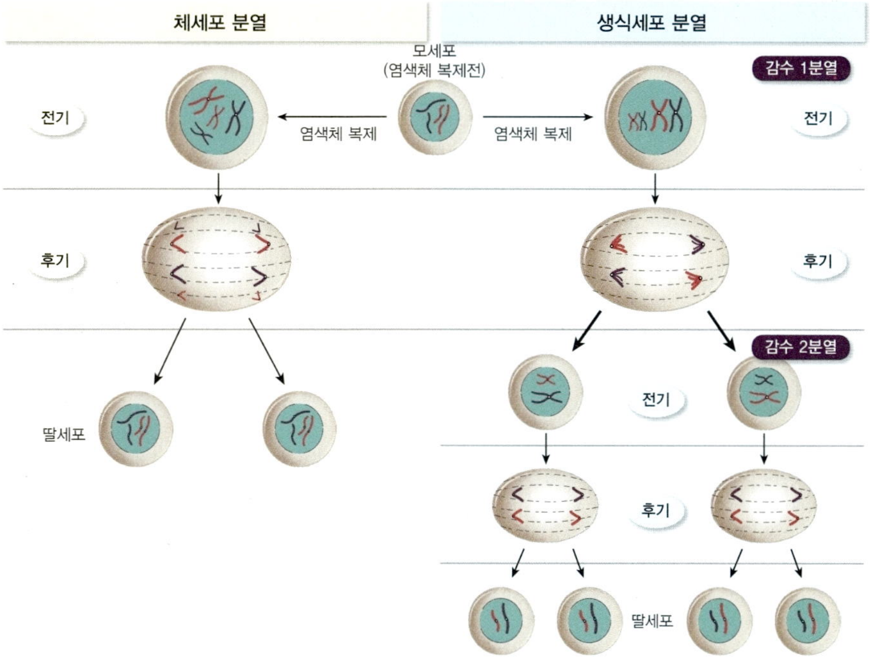

그림 12-18　생식세포

(2) 수정과 난모세포

난자를 수정시키는 데에는 오직 한 개의 정자만을 필요로 한다. 수정은 정상체세포 염색체를 가진 홑배수체 배우자가 융합하여 두배수체 접합자를 생산함으로써 이루어진다. 이때 정자는 단순히 염색체를 전달하지만 난자는 수정 후에도 거의 일주일 동안 배발생을 유지할 수 있는 영양분의 공급과 유전적으로 진행되어야 할 과정을 거치게 된다.

배란은 난모세포가 성숙되기 전에 일어나는데, 2차감수분열 중기에 이차난모세포는 난포를 떠나 발생을 진전시킬 자극을 기다리며 비상대기 상태에 있게 된다.

이러한 과정을 거치면서 이차난모세포는 난소로부터 배란하게 되는데, 이때 난포세포층에는 방사관부채살관, corona radiata 모양의 관으로 둘러싸이고 정자들은 머리쪽에 있는 첨단체인 히알루산분해효소hyaluronidase의 자극으로 이 관을 뚫고 난모세포에 들어가고자 하지만 결국 하나의 정자만이 통과하여 난포세포와 만나 활성화함으로써 난모세포와 세포막이 융합되어 정자가 난세포질ooplasm로 들어가게 된다.

이와 같은 막융합이 이루어지면 난모세포의 활성화를 촉진하여 대사율을 급격히 증가시키고 추가적인 정자의 수정을 방지함으로써 두배수체diploid인 접합체로 완성되며 극적 변화인 감수분열을 완료하고 정상적인 수정이 이루어지게 된다.

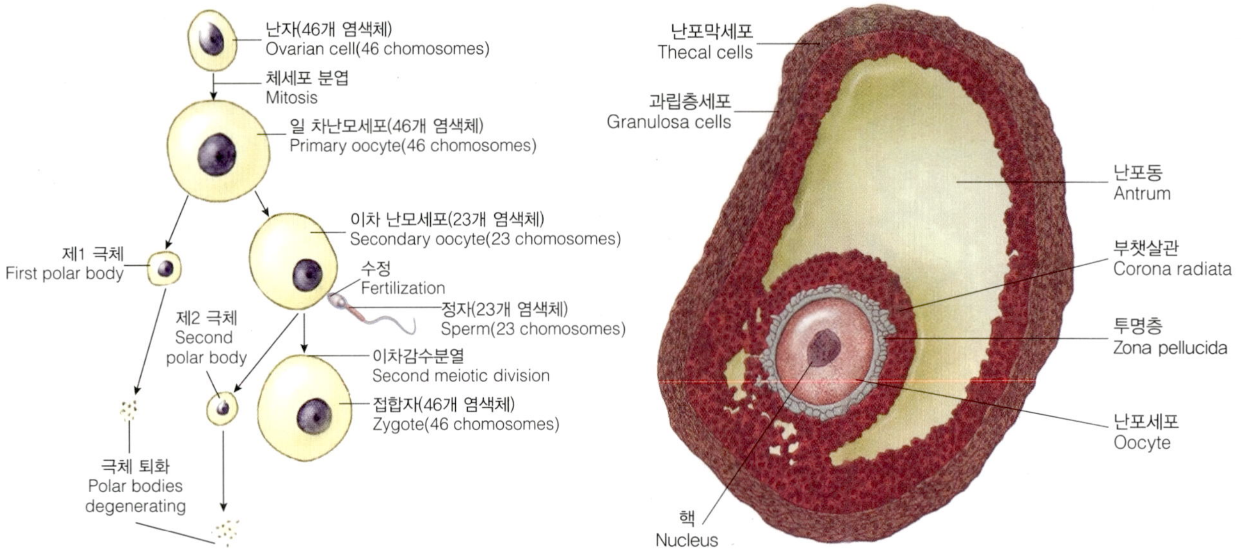

그림 12-19 난모세포와 성숙난포

2. 배아전기 Preembryonic Stage

배아전기는 남녀 간의 성관계를 통해 일어나는 정자와 난자의 수정에서 성숙까지의 과정으로써 해부학적 구조의 변화로 수정에서 시작된 두배수체의 난할세포초기의 분열, cleavage가 수정 후 9~10일의 착상implantation을 거쳐 16일까지 생존 가능한 태아의 형성, 즉 배아 발생embryonic development 초기까지의 태아가 발생하는 프로세스를 말한다.

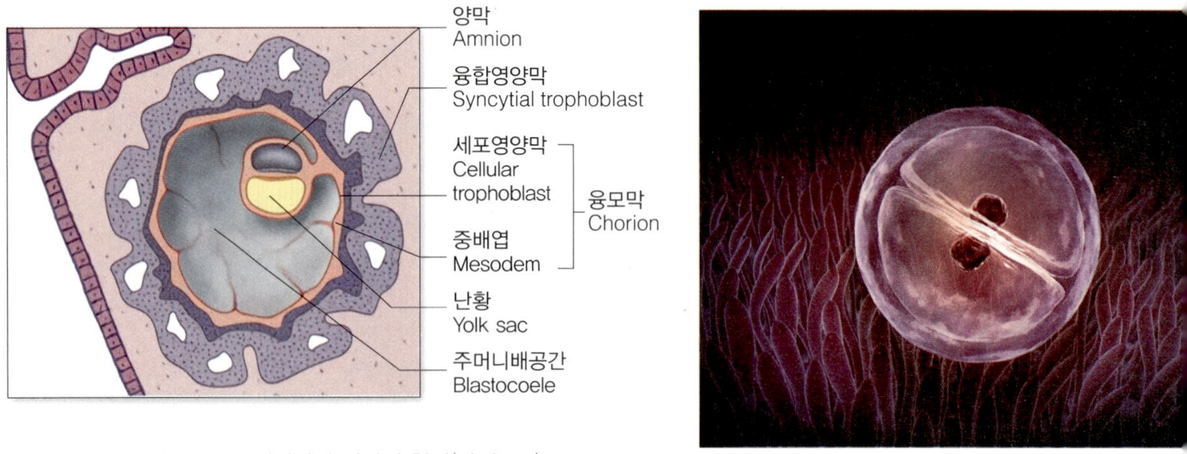

그림 12-20 배아막과 태반의 형성(발생 2주)

3. 배아기 Embryonic Stage

배아전기를 거쳐 자궁에서 태반을 비롯한 임신 초기 구조물들이 생겨난다. 약 16일로부터 8주가량의 시기로 배아가 중요한 영양분을 공급받기 시작하고 배엽층들이 각 기관계통으로 분화하여 원시창자archenteron 등의 기관이 발생organogenesis한다.

이때 신경관형성neurulation, 인두주머니에 관여하는 목구멍의 팽창, 몸분절의 현상은 태아발생에서 인체 모든 기관과 계통을 형성하는 중요한 사건이 된다. 그림 12-21

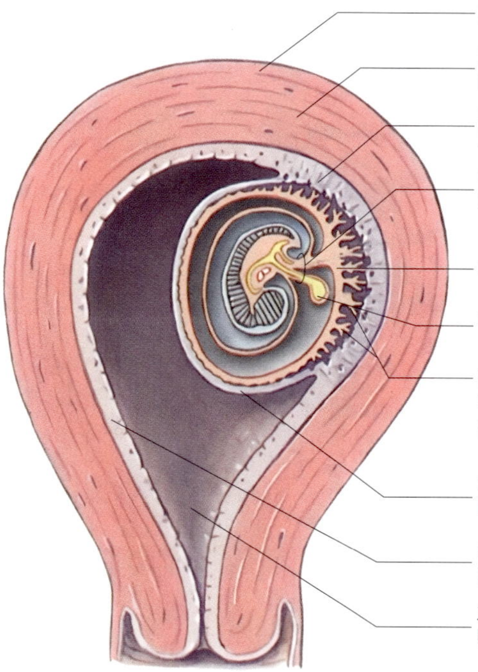

그림 12-21 배아막과 태반의 형성(발생 5주)

4. 태아기 Fetal stage

수정된 지 8주 후부터는 모든 기관계통이 나타나 약 3cm 길이의 태아fetus가 형성된다. 아직 움직임은 미약하나 근육의 수축과 뼈의 석회화가 시작되며 4주차부터는 심장의 박동과 혈액순환이 되어 8주차에는 심장과 간이 커지고 머리가 발달하여 몸 전체의 절반 정도가 된다.

크기에 있어서도 4주차에는 무게 1g, 길이 1cm 정도였지만 8주차에는 10g, 3cm, 16주에는 무게 200g, 길이 15cm로, 태아기에는 기관계통이 급속도로 커지는 것은 물론 기능적으로도 변화하여 사람으로서의 형태와 기능의 모습을 갖추어 나아가 출생 시의 정상아는 몸무게 2,500~4,500g, 키 40~60cm로 태어나게 된다. 그림 12-22

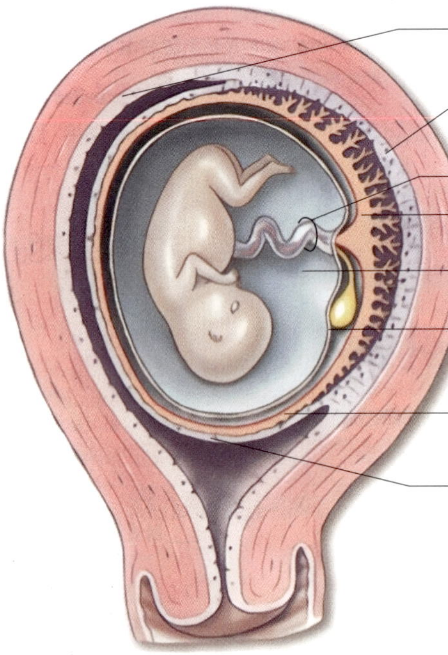

그림 12-22 배아막과 태반의 형성(발생 10주)

Check point

1. 수정이란 자웅 두 개의 홑배수체 융합에 의하여 두배수체 접합자가 생성되는 것
2. 배아기 : 자궁에서 태반을 비롯한 임신 초기 구조물들이 생겨나며 약 16일로부터 8주 가량의 시기
3. 태아기 : 기관계통이 급속도로 커지는 것은 물론 기능적으로도 변화하여 사람으로서의 형태와 기능의 모습을 갖추는 시기

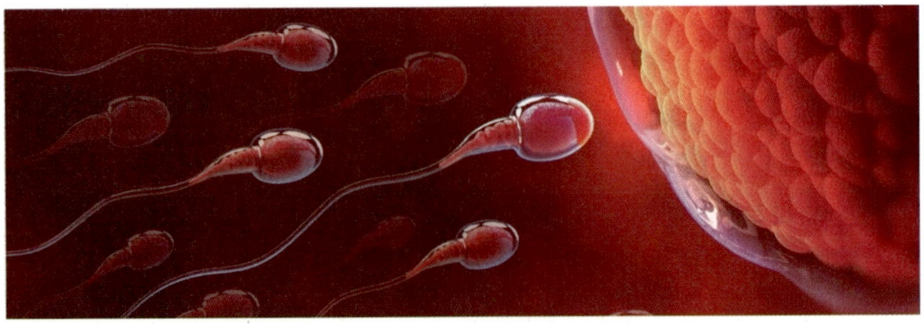

핵심문제 *Ccheck point Exercises*

1. 수정란이 초기에 행하는 세포분열을 무엇이라고 하는가?

① 유사분열 ② 감수분열
③ 분할 ④ 체세포분열

2. 음낭 내에 있는 고환을 지지하는 1쌍의 관은 무엇인가?

① 음경 ② 정삭
③ 정낭 ④ 망울요도샘

3. 다음 중 관계가 <u>없는</u> 것은?

① 발기 ② 교감신경
③ 음경해면체 ④ 요도해면체

4. 남성 갱년기에 감소하는 호르몬은?

① 테스토스테론 ② 프로게스테론
③ 에스트로겐 ④ 난포자극호르몬

5. 앞뒤로 편평한 모양을 한 기관으로 배아가 착상하며 태반이 부착되고 태아가 성장하는 기관은?

① 자궁관 ② 자궁
③ 나팔관 ④ 음문

6. 수정에서 시작된 두배수체의 난할이 착상하는 시기는?

① 수정 후 3~4일 ② 수정 후 9~10일
③ 수정 후 15~16일 ④ 수정 후 1달 전후

7. 수정된 지 8주 후에 모든 기관계통이 나타나는 시기는?

① 배아전기 ② 배아기
③ 태아기 ④ 태생기

8. 유사분열과 관계가 <u>없는</u> 것은?

① 성숙분열 ② 체세포분열
③ 감수분열 ④ 핵분열

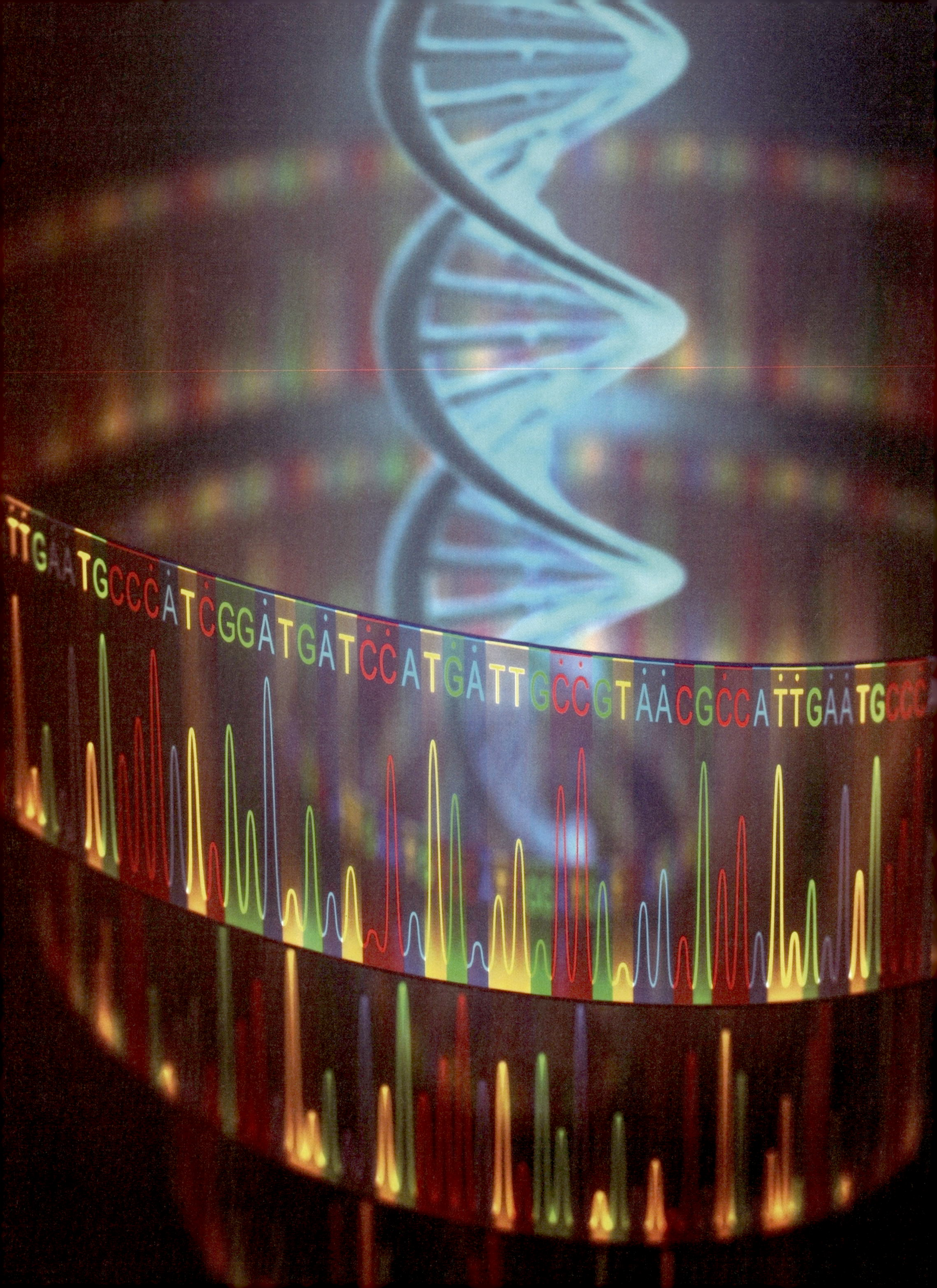
TTGAATGCCCATCGGATGATCCATGATTGCCGTAACGCCATTGAATGCCC

Chapter 13.

내분비계통

Endocrine system

1. 내분비계의 이해
2. 뇌하수체
3. 갑상샘
4. 부갑상샘
5. 부신
6. 이자
7. 생식샘

학습목표

1. 내분비계통 장기의 종류를 열거할 수 있다.
2. 뇌하수체 구조와 기능을 설명할 수 있다.
3. 갑상샘, 부갑상샘의 구조와 기능을 설명할 수 있다.
4. 부신 구조와 기능을 설명할 수 있다.
5. 이자 구조와 기능을 설명할 수 있다.
6. 생식샘 구조와 기능을 설명할 수 있다.

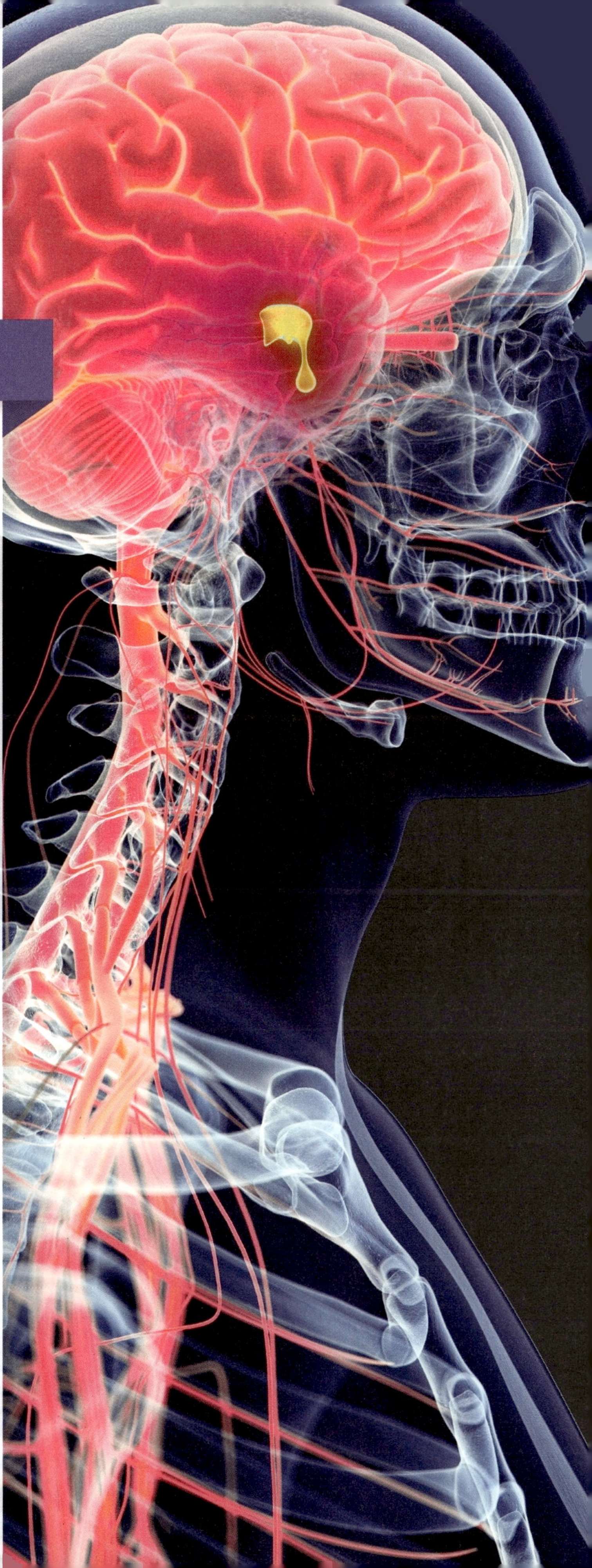

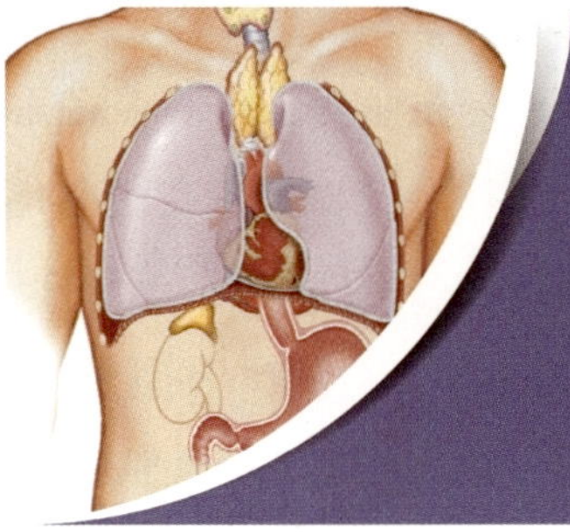

Chapter 13. 내분비계통

Endocrine system

1. 내분비계의 이해 Understanding of Endocrine System

내분비계통은 신경계통Nervous system과 더불어 호르몬hormone과 신경 자극 시의 신경 전달물질에 의해 인체의 정상적인 상태를 유지하고 조절하며 통제하는 기능을 한다. 내분비계 중 신경계의 자극에 의해 분비되는 호르몬으로 뇌하수체pituitary gland와 부신 adrenal gland이 있다. 따라서 내분비계와 신경계 사이에는 상호 연관성이 있다.

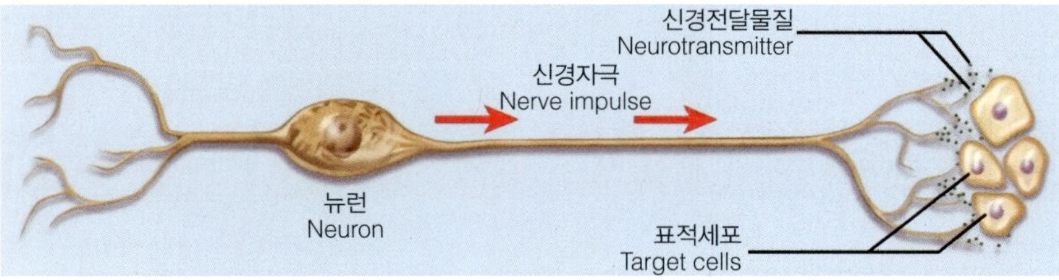

신경계

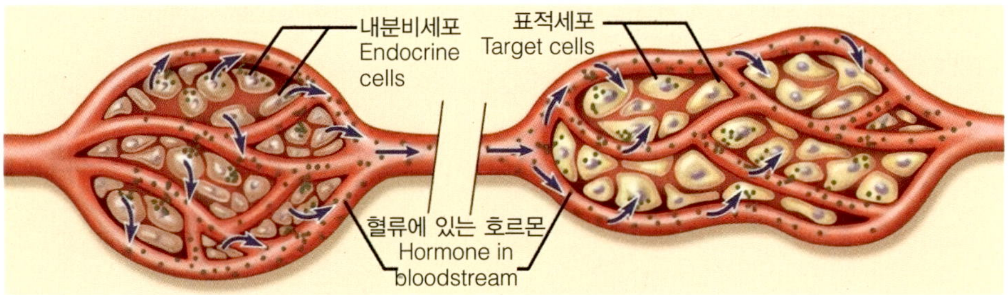

내분비계

그림 13-1 내분비계와 신경계의 분비방법 차이

내분비계는 인체에서 분비되는 샘선, gland과 다르게 해당 호르몬이 인체의 필요에 따라 해당 내분비기관에서 분비되면 관duct이 아닌 혈관 내 혈액으로 직접 분비된다. 그리고 목적하는 표적기관target organ에 이르면 해당 기관의 세포 수용체receptor와 선택적으로 결합하여 짧게는 몇 초, 길게는 며칠이 소요되는 화학적 반응을 일으켜 성장과 분비를 촉진한다. 그림 13-1

호르몬 분비는 세 가지 자극 기전에 의해 조절된다. 첫째, 체액 내 이온 농도의 변화에 따른 자극에 의해 관련 호르몬 분비 여부가 결정되고, 둘째, 신경자극에 의한 호르몬 분비부신 수질, 셋째, 뇌하수체 전엽의 다른 자극 호르몬에 의해 표적기관의 해당 호르몬이 분비된다. 그림 13-2

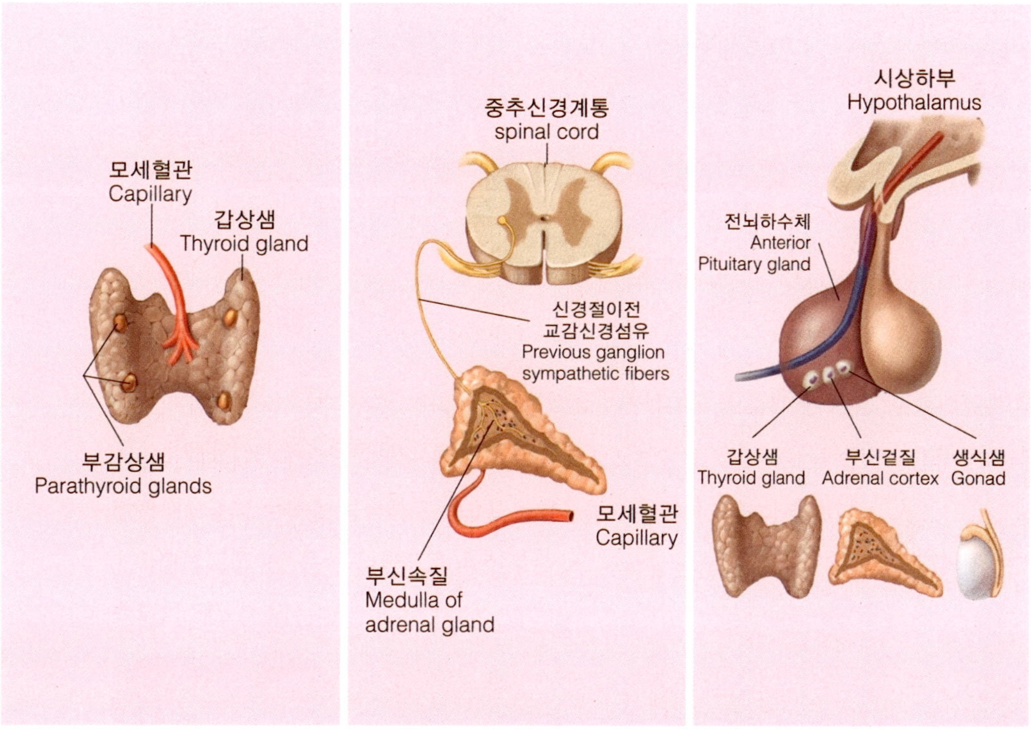

그림 13-2 내분비샘이 자극되는 방법

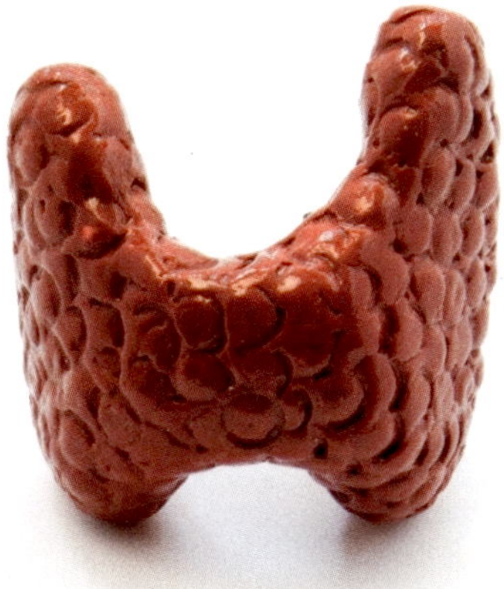

인체 내 내분비샘으로는 시상하부hypothalamus의 뇌하수체 앞엽뇌하수체전엽, anterior lobe of pituary과 뒤엽뇌하수체후엽, posterior lobe of pituary, 솔방울샘pineal gland, 갑상샘thyroid gland, 부갑상샘parathyroid gland, 가슴샘흉선, thymus, 부신adrenal gland, 이자췌장, pancreas, 생식샘gonads이 있다. 그림 13-3

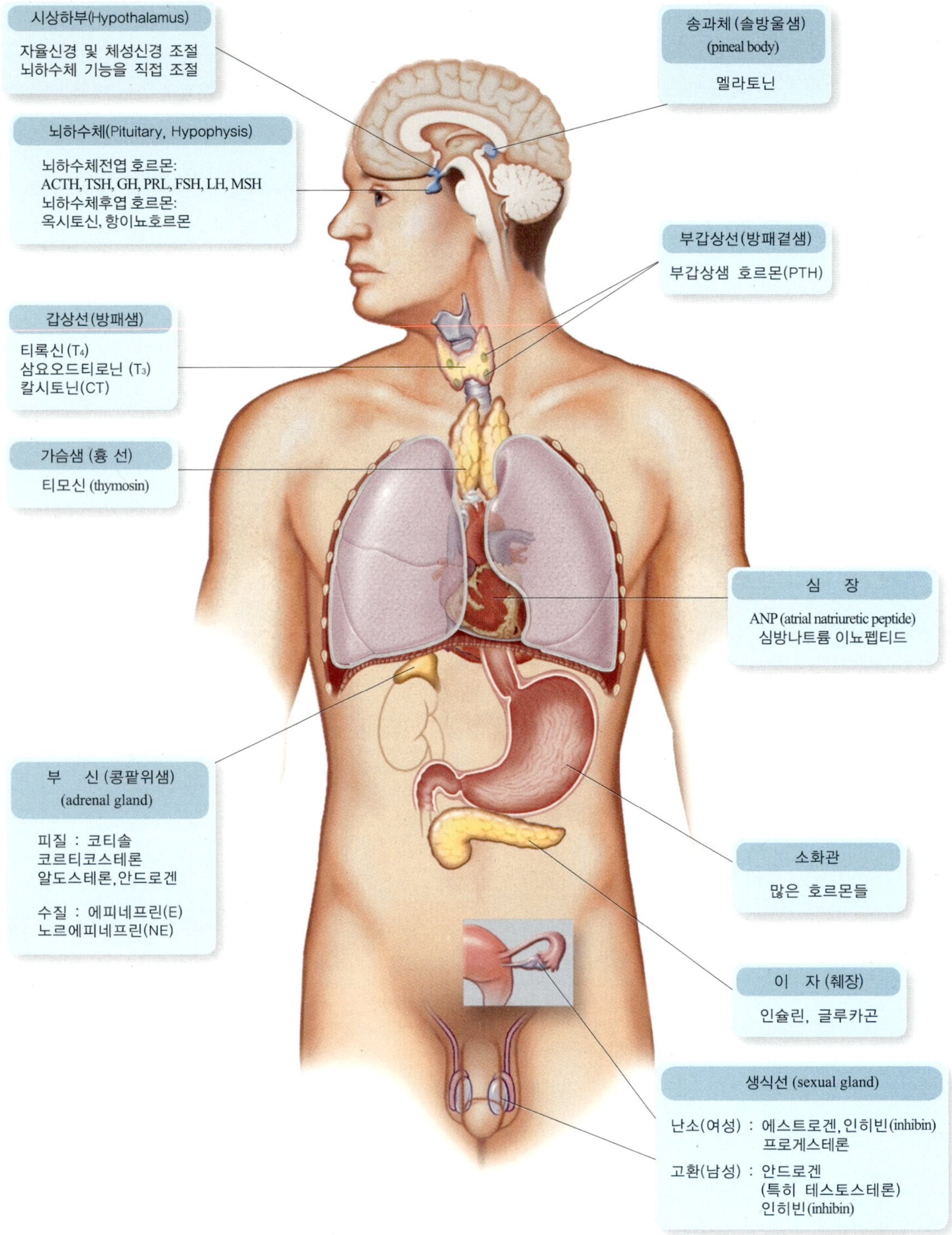

그림 13-3 내분비계통의 기능과 관련 샘(선)

분비된 호르몬은 음성되먹임기전negative feedback mechanism에 의해 정상적인 상태를 유지하도록 적게 분비된 경우 관련 호르몬의 분비를 촉진하고, 많이 분비된 경우 일정량만큼 분비하도록 하여 정상적인 상태를 유지하려고 하는 성질을 가진다. 식사 후 약 두 시간 정도 경과하면 소장에서 흡수된 포도당glucose의 혈중 농도가 증가하여 이자췌장, pancreas에서는 인슐린insulin을 분비하므로 혈중 포도당 농도를 일정 수준 이하로 유지하려 하고 식사를 하지 못한 경우는 혈중 포도당 농도가 낮아져 간에 저장해 둔 글리코겐glycogen을 통해 일정 수준의 혈중 포도당 농도를 유지하려고 한다.

양성되먹임기전positive feedback mechanism은 어떤 호르몬의 혈중 농도가 증가할 때 목적하는 결과를 얻기 위하여 더 많은 호르몬이 분비되도록 촉진하는 것을 말한다. 출산 시 자궁uterus을 수축하기 위해 분비되는 옥시토신oxytocin은 출산을 위해 양성되먹임기전에 따라 더 많은 양의 옥시토신 분비를 촉진시켜 자궁을 수축하여 아기가 자궁 밖으로 나올 수 있도록 돕는다.

Check point

1. 신경계 : 내분비계와 연관성이 가장 깊은 계통

2. 뇌하수체Pituitary Gland, Hypophysis

1. 뇌하수체 구조

대부분의 내분비샘은 시상하부의 통제 안에 있거나 영향을 받는다. 뇌하수체는 시상하부의 매우 가느다란 줄기인 깔때기누두, infundibulum에 의해 연결된 사이뇌간뇌, interbrain의 아래쪽에 위치하며, 내분비샘을 많이 갖는 앞엽 및 신경조직과 뇌의 일부분으로 구성된 뒤옆으로 나뉜다. 길이는 약 1cm이고 너비는 7~9mm이며, 무게는 약 0.7~0.8g으로 앞엽이 전체 부피의 75~80%를 차지한다. 그림 13-4 참조

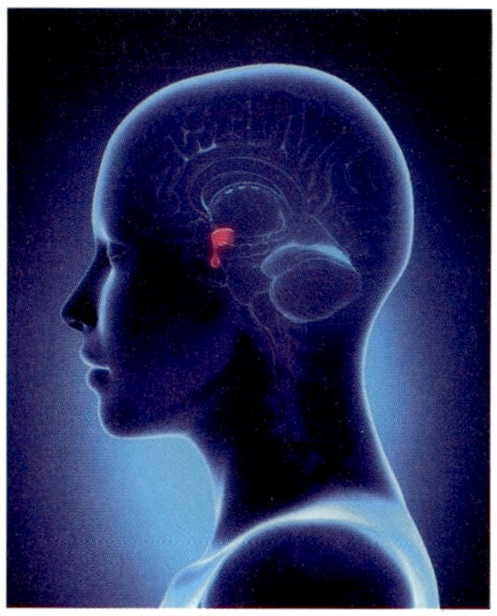

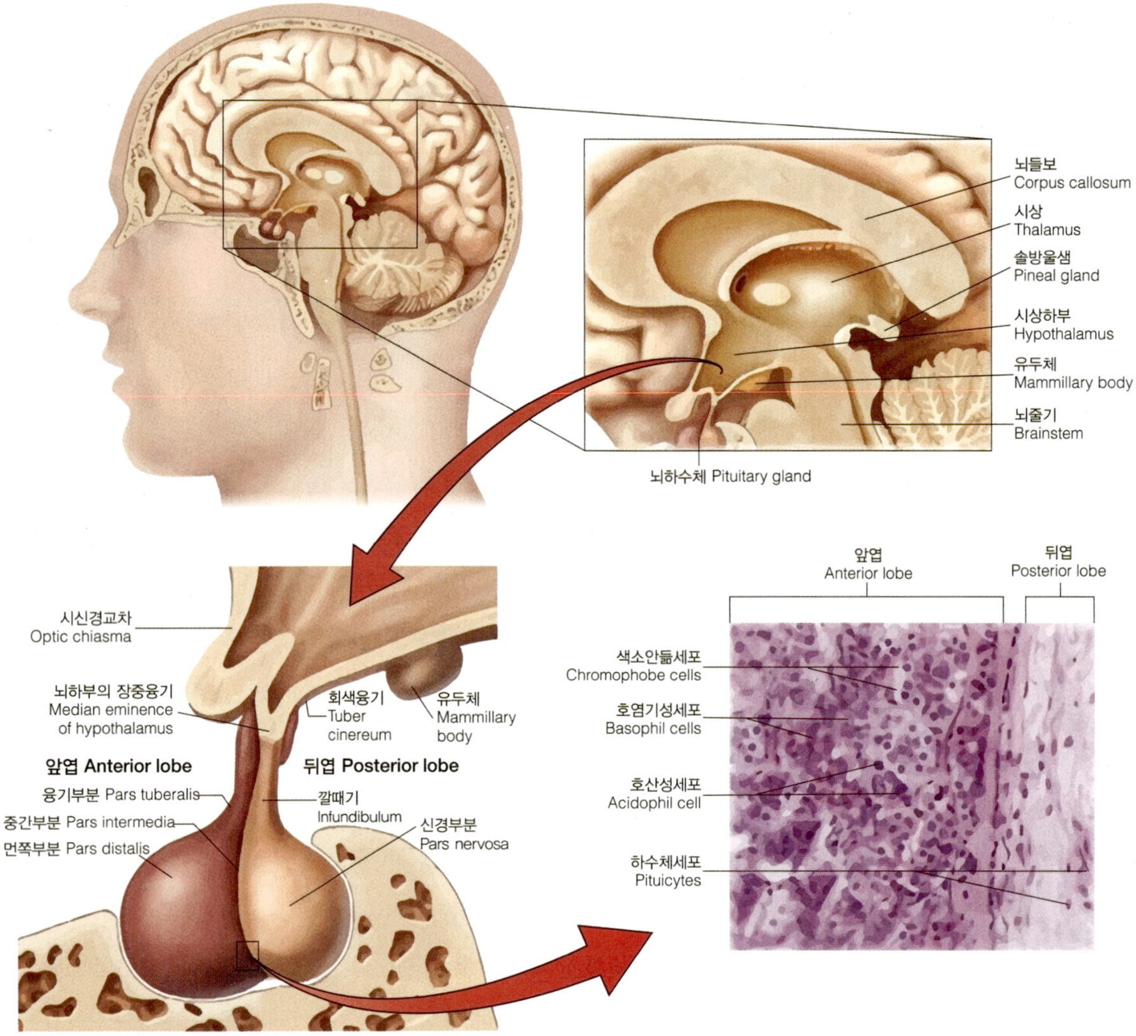

그림 13-4 뇌하수체

2. 뇌하수체 조직

뇌하수체 앞엽은 전체 부피의 75~80%를 차지하며 여섯 가지 호르몬을 합성하고 분비한다. 발생 3주차에 외배엽의 함입으로 뇌하수체 주머니가 만들어지고 세 부분으로 구분되는데, 융기부분pars tuberalis은 깔때기를 얇게 둘러싼 부분으로 혈관을 갖고 있으며 이 곳의 호염기성 세포는 분비활동을 하고, 중간부분pars intermedia은 먼쪽부분과 뇌하수체 뒤엽 사이의 불연속성의 층으로 멜라닌세포자극호르몬melanocyte stimulating hormone이 분비되므로 과거에는 뇌하수체를 세 부분, 즉 앞엽, 중간엽, 뒤엽으로 구분하기도 했다.

먼쪽부분pars distalis은 전체의 대부분을 차지하는 곳으로 염색하여 광학현미경으로 살펴보면 염색유무에 따라 다음과 같이 세 부분으로 나뉜다. 그림 13-5

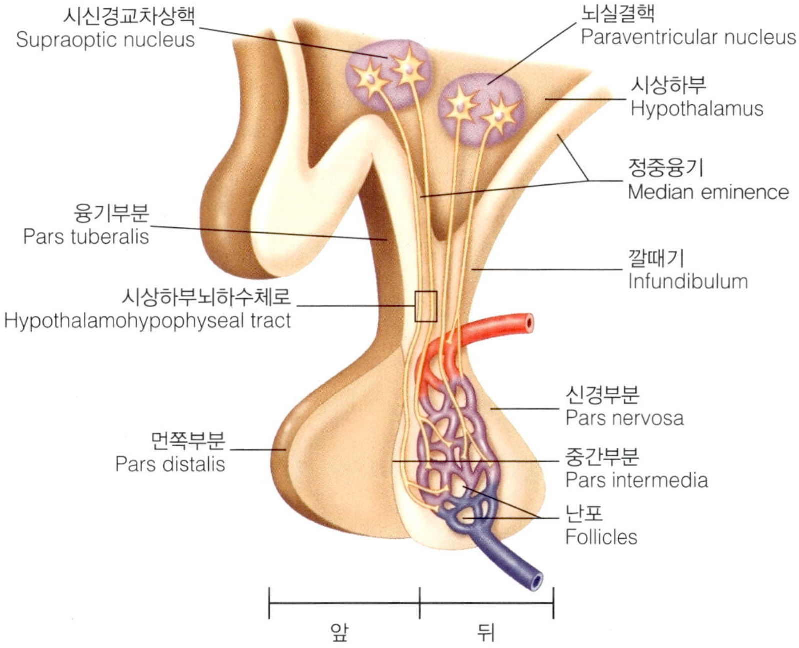

그림 13-5 뇌하수체의 구분

① **호산성 세포**Acidophil cell

산성 염료에 친화성이 있는 세포로 성장호르몬growth hormone, GH, 젖샘자극호르몬prolactin, PRL을 분비한다.

② **호염기성 세포**Basophil cell

염기성 염료에 친화성이 있는 세포로 난포자극호르몬follicle stimulating hormone, FSH, 황체형성호르몬Luteinizing hormone, LH 그리고 갑상샘자극호르몬thyroid stimulating hormone, TSH을 분비한다.

③ **색소안듦 세포**Chromophobe cell

염색에 대한 친화성이 없는 세포로 부신겉질자극호르몬adrenocorticotropic hormone, ACTH을 분비한다.

CRH	부신겉질자극호르몬 - 방출호르몬 Corticotropin-releasing hormone
GHIH	성장호르몬 - 억제호르몬 Growth hormone - inhibiting hormone
PIH	프로락틴 - 억제호르몬 Prolactin - inhibiting hormone
MSHIH	멜라닌세포자극호르몬 - 억제호르몬 Melanine stimulating hormone - inhibiting hormone
GnRH	생식샘자극호르몬 - 방출호르몬 Gonadotropin-releasing hormone
GHRH	성장호르몬 - 방출호르몬 Growth hormone - releasing hormone
TRH	갑상샘자극호르몬 - 방출호르몬 Thyrotropin-releasing hormone
ACTH	부신겉질자극호르몬 Adrenocorticotropic hormone
TSH	갑상샘자극호르몬 Thyroid - stimulating hormone
GH	성장호르몬 Growth hormone
PRL	프로락틴 Prolactin
FSH	난포 - 자극호르몬 Follicle-stimulating hormone
LH	황체형성호르몬 Luteinizing hormone
MSH	멜라닌세포 - 자극호르몬 Melanocyte - stimulating hormone
ADH	항이뇨호르몬 Antidiuretic hormone

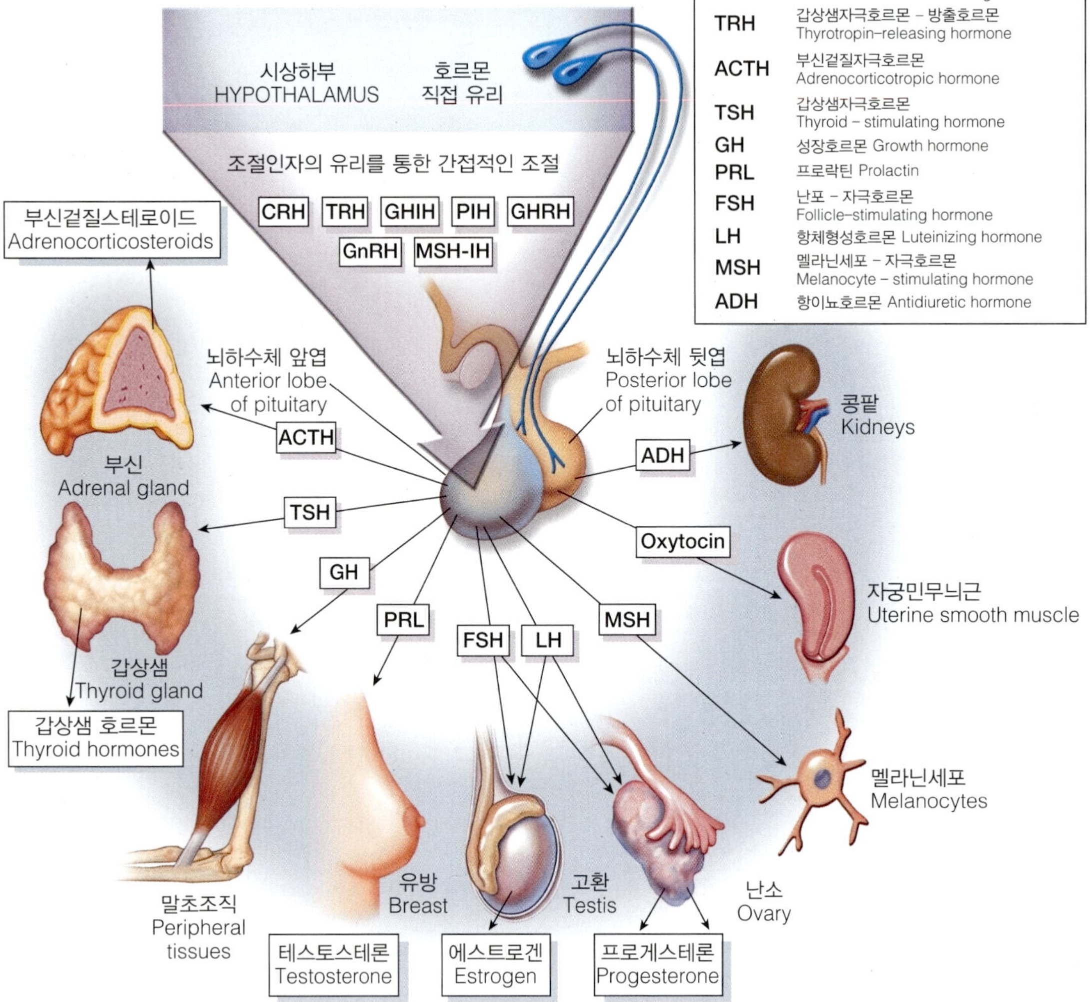

그림 13-6 뇌하수체 호르몬과 표적기관

3. 뇌하수체 앞엽 호르몬

① 갑상샘자극호르몬TSH

갑상샘자극호르몬은 세 개의 아미노산 구조로 되어 있으며 갑상샘을 자극하여 물질대사에 필요한 갑상샘호르몬의 합성과 분비를 촉진한다. 혈중 내 티록신thyroxin, T_4 농도에 따라 음성되먹임기전이 작용한다.

② 부신겉질자극호르몬ACTH

부신겉질자극호르몬은 41개의 아미노산 구조를 갖고 있으며 부신의 겉부분을 자극한다. 여기에서 나오는 당류코르티코이드glucocorticoid에서는 특히 코티솔cortisol을 분비하고 광물코르티코이드mineralocorticoid에서는 알도스테론aldosterone과 남성호르몬인 안드로겐androgen이 분비된다.

③ 난포자극호르몬FSH

생식샘자극호르몬으로 표적기관은 난소와 고환이다. 여성에서는 난소 내 난포의 발육과 성장을 촉진하여 에스트로겐estrogen 분비를 유도하고 남성에서는 정세관의 발육과 정자 생산을 돕는다.

④ 황체형성호르몬LH

생식샘자극호르몬으로 표적기관은 난소와 고환이다. 여성에게는 배란을 자극하고 배란된 황체에서는 프로게스테론progesterone의 분비를 촉진하여 자궁내막에 수정된 난자가 착상할 수 있도록 도우며 임신을 유지하는 역할을 한다. 남성에게는 사이질세포간질세포, interstitial cell에 영향을 미쳐 테스토스테론testosterone을 분비하게 한다.

⑤ 성장호르몬GH

성장호르몬은 호산성 세포에 의해 분비되며 세포의 분화와 성장 및 분열을 자극하여 조직을 확장하고 근육 · 뼈대계통과 연골의 성장에 영향을 미친다. 간에서는 인슐린유사성장인자insulin like growth factor를 분비하도록 자극하여 지방 형성 감소와 지방 분해를 증가시키며 글리코겐 분해를 통해 포도당을 형성하여 세포의 성장과 분화를 돕고, 인체 내 모든 세포에서 단백질 합성을 증가시킨다. 인체 전반이 표적기관이며 특히 아동기와 청소년기에 두드러지게 작용하여 성장을 돕는다.

⑥ 젖샘자극호르몬PRL

임신기간 동안 여성 젖샘의 수와 크기를 증가시켜 출산 후 산모의 모유수유가 원활하도록 돕는다. 남성의 젖샘자극호르몬은 황체형성호르몬에 민감하게 반응하여 간접적으로 테스토스테론의 분비를 자극하고 전립샘prostate gland과 정낭seminal vesicle의 발육을 촉진한다. 그림 13-6

4. 뇌하수체 뒤엽 호르몬

① 항이뇨호르몬ADH

흔히 바소프레신vasopresin으로 불리며 체액의 농도가 높아지면 혈장삼투압의 상승으로 인해 시각로위핵시삭상핵, supraoptic nuclei이 흥분되고, 자극이 뇌하수체 뒤엽으로 전달되면 항이뇨호르몬이 분비되어 콩팥의 먼쪽세뇨관과 집합관에 영향을 끼쳐 체액의 농도를 맞추기 위해 재흡수가 발생하고 정상적인 혈장삼투압을 유지하도록 돕는다.

② 옥시토신Oxytocin

유방의 젖꼭지 빨기와 출산 시 자궁의 수축을 위한 자극이 뇌로 전달되면 뇌실곁핵실방핵, paraventricular nuclei과 시각로위핵에 흥분이 전달되어 옥시토신이 분비된다. 분비된 옥시토신은 유즙의 분비를 촉진하고 출산 시 자궁을 수축하여 자궁 내 아이가 출산되도록 돕지만 수축이 약한 경우 유도분만을 위해 옥시토신을 외부에서 주입하여 출산을 돕는다. 그림 13-7

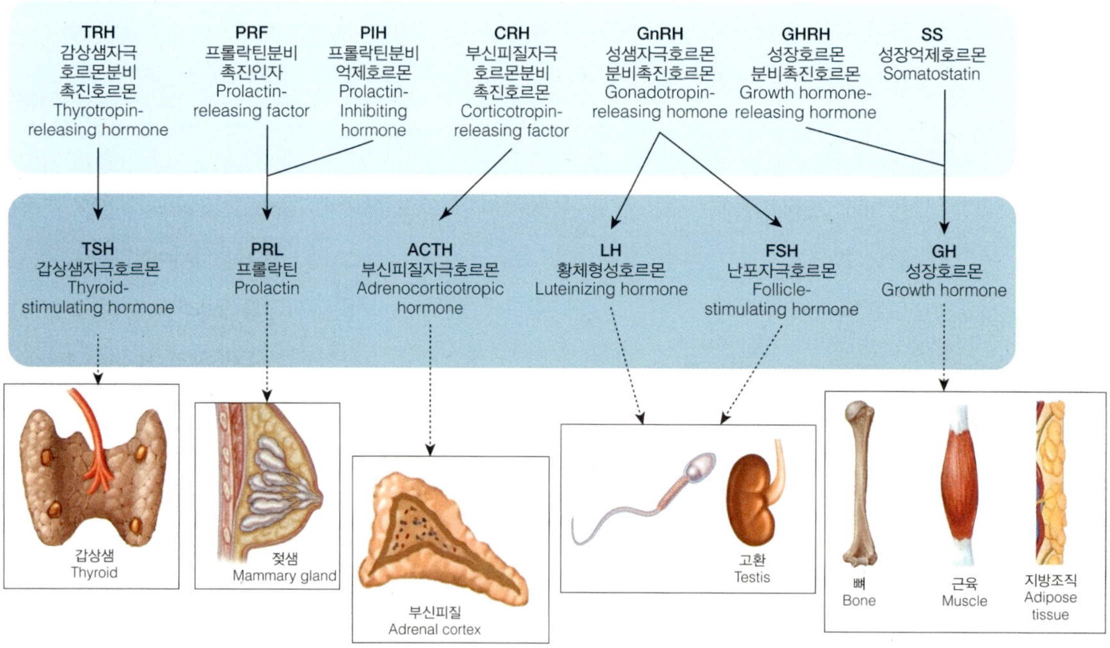

그림 13-7 뇌하수체 호르몬 : 표적기관과 효과

Check point

1. 뇌하수체의 호염기성 세포에서 분비하는 호르몬에는 난포자극호르몬, 황체형성호르몬, 갑상샘자극호르몬 등이 있다.
2. 성장호르몬 : 호산성 세포에 의해 분비되며 세포의 분화와 성장 및 분열을 자극하여 조직을 확장하고, 근육 · 뼈대계통과 연골의 성장에 영향을 미치는 호르몬
3. 옥시토신 : 유방의 젖꼭지 빨기와 출산 시 자궁의 수축을 위한 자극이 뇌로 전달되면 뇌실곁핵과 시각로위핵에 흥분이 전달되어 분비되는 물질

3. 갑상샘 갑상선, Thyroid Gland

1. 갑상샘 구조

갑상샘은 후두larynx의 방패연골thyroid cartilage 바로 아래, 기도 주위를 둘러싸고 있는 기관trachea 앞에 위치한 내분비샘이다. 왼 엽left lobe과 오른 옆right lobe 두 개의 엽이 갑상샘잘록isthmus of thyroid gland 이관협, 지협, isthmus에 의해 이어져 양쪽 가 쪽으로 볼록하게 위치하는 나비 모양을 하며 무게는 성인의 경우 20~25g 정도이다.

혈관이 풍부한 기관으로 갑상샘의 꼭대기apex는 방패연골과 비스듬하게 맞닿고, 아래로는 네 번째 혹은 다섯 번째 기관연결고리tracheal ring에 위치한다. 그림 13-8

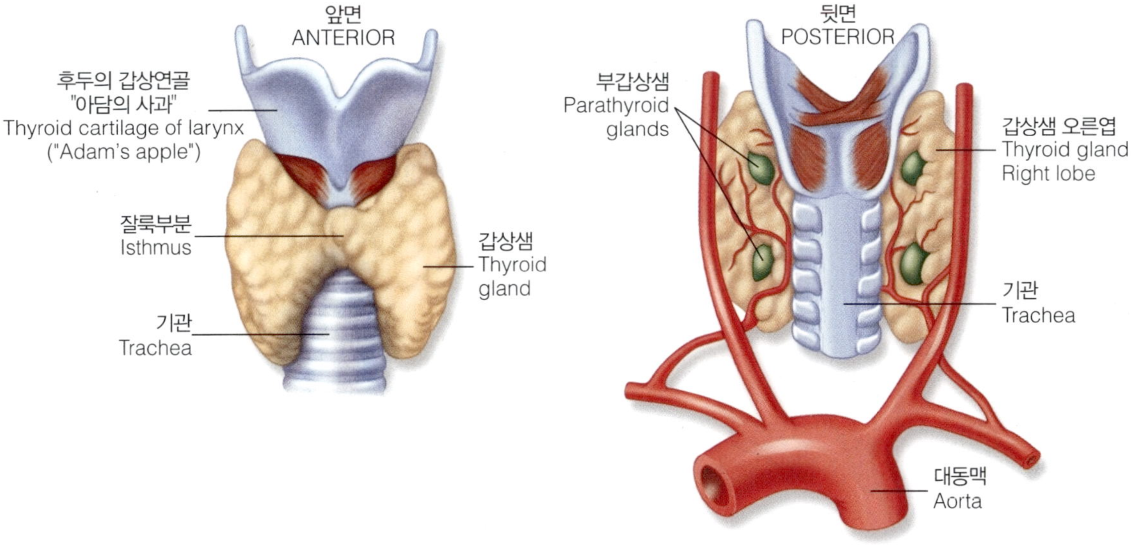

그림 13-8 갑상샘

2. 갑상샘 조직

갑상샘은 크고 작은 갑상샘소포thyroid follicle로 구성되었으며, 각 소포의 벽은 소포세포folicular cell라는 입방상피세포cuboidal cell가 세포 안 부분을 바깥에서 둘러싼다. 소포 안은 콜로이드colloid라는 점액질과 단백질 성분이 포함된 액체가 들어있다. 그림 13-8

3. 갑상샘 호르몬

① 소포세포Follicular cell

소포세포는 갑상선 호르몬인 티록신thyroxine, T_4과 삼요오드티로닌triiodothyronine, T_3을 분비한다. 티록신은 사요오드티로닌tetraiodothyronine이라 불리며 전체 분비의 90%를 차지하고, 나머지 10%는 삼요오드티로닌 형태로 분비된다. 두 호르몬의 질적인 면은 거의 유사하나 삼요오드티로닌이 티록신보다 네 배 정도 강하고 티록신보다 적은 양의 형태로 혈중에 위치하며 상대적으로 짧은 시간 동안 지속된다.

갑상샘 호르몬은 갑상샘자극호르몬TSH의 자극에 의해 분비되며 혈중 티록신 양에 의해 음성되먹임기전이 작용한다. 태아기와 아동기의 뇌 발달과 뼈 성장을 자극하고, 뇌하수체 앞엽의 성장호르몬의 분비를 촉진하여 신진대사의 증가를 유도하고, 식욕을 증가시키며 작은창자에서의 탄수화물 흡수를 증가시켜 에너지 생성을 자극한다. 또한 심박동수 증가를 통해 인체 내 혈류량을 증가시키며, 신경계 활동의 증가를 통해 뇌활동을 자극하고 그 밖의 기관들의 활동을 활성화한다.

② 칼시토닌Calcitonin

소포곁세포parafollicular cell는 칼시토닌을 분비하고 혈중 칼슘농도가 높을 때 칼슘을 뼈로 들어가게 하거나 콩팥에서 칼슘 배출을 증가시키고, 창자에서 칼슘 흡수를 적게 하여 혈중 칼슘 농도를 적절하게 유지한다. 일반적으로 칼시토닌은 뼈 성장이 왕성한 시기에 뼈의 골밀도를 높이는 데 주로 작용한다.

case study

갑상샘기능항진증 hyperthyroidism

혈액 중 TSH, T_3 그리고 T_4 분비 증가와 관련이 있는 질환으로 가장 대표적인 것이 그레이브스병Graves' disease이며 자가면역질환을 갖는 30세 이상의 여성에게서 흔히 발병한다. 증상과 징후로는 갑상샘이 커지고, 안구 돌출, 빠른맥, 기초대사 항진, 손발떨림, 체중감소, 쉽게 피곤함, 다한증 등을 보인다. 진단방법으로는 방사성 요오드 섭취검사, 혈중 TSH, T_3 그리고 T_4 수치 확인을 통해 항진증의 원인을 구별한다. 치료법으로는 약물치료와 방사선치료 또는 갑상샘 절제술 등 환자에 맞는 치료를 적용한다.

Check point

1. 갑상샘 : 후두larynx의 방패연골thyroid cartilage 바로 아래, 기도 주위를 둘러싸고 있는 기관trachea 앞에 위치하는 내분비샘

4. 부갑상샘 부갑상선, Parathyroid Gland

1. 부갑상샘 구조

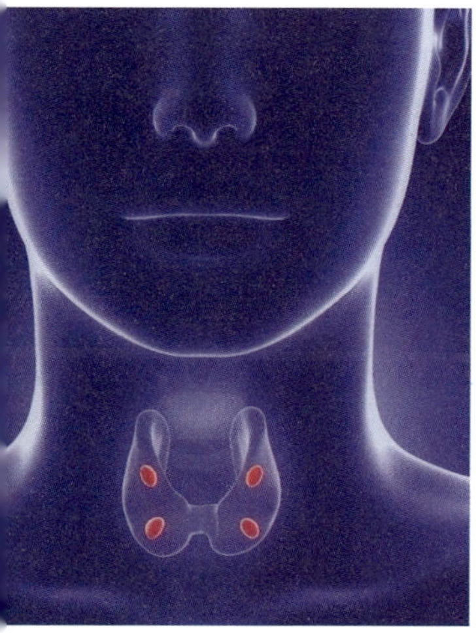

부갑상샘은 황갈색 난형ovoid의 쌀알 만한 크기로, 일반적으로 갑상샘의 바로 뒤 가쪽 좌 · 우 각각 윗부분과 아랫부분에 두 쌍으로 총 네 개가 위치하지만 다양한 위치에 발생할 수 있다. 크기는 길이가 약 5~8mm, 넓이 2~5mm, 두께 2mm이며 짙은 갈색의 지방을 가지고 있다.

2. 부갑상샘 조직

부갑상샘에는 두 개의 세포가 존재한다. 그 중 으뜸 세포주세포, chief cell가 부갑상샘 호르몬을 분비하는 실질적인 세포이며, 호산성 세포oxyphil cell는 상대적으로 크고 대부분의 젊은 세대에게는 없고 나이가 들면서 그 수가 점점 증가하나 그 기능은 분명하지 않다.

3. 부갑상샘 호르몬Parathyroid hormone, PTH

부갑상샘 호르몬은 갑상샘의 칼시토닌과 길항작용antagonism을 하는 호르몬으로 혈중 Ca^{2+}의 농도가 정상보다 낮을 때 뼈파괴세포osteoclast를 활성화하여 뼈로부터 Ca^{2+}을 혈중으로 유리하게 만들고 콩팥에서 Ca^{2+}의 배출을 막고 재흡수를 증가시키며, 창자에서 Ca^{2+}과 인phosphate의 흡수를 증가시켜 혈중 칼슘과 인의 농도를 정상적으로 높여 준다.

Check point

1. 부갑상샘에 존재하는 두 가지 세포는 으뜸 세포와 호산성 세포이다.

5. 부신 Adrenal Gland

1. 부신의 구조

부신은 배막뒤공간 왼쪽과 오른쪽 콩팥 위에 각각 1개씩 위치하는 내분비기관으로 콩팥주위 지방피막으로 둘러싸여 있고 바깥쪽에는 겉질 피질, cortex, 안쪽에는 속질 수질, medulla 을 형성하며, 길이 약 5cm, 넓이 2.5~3cm, 그리고 두께는 0.5~1cm이다.

성인의 경우 부신 겉질은 약 90%를 차지하며 생식조직에서 유래하고 중배엽에서 발생한다. 부신 속질은 외배엽의 신경능선세포 neural crest cell 에서 유래하고 속질크롬친화성세포 medullary chromaffin cell 를 갖는다.

오른쪽 부신의 앞에는 오른간엽 right liver lobe 과 아래대정맥 inferior vena cava 이 위치하고 왼쪽 부신의 앞에는 위 stomach 와 이자 pancreas 가, 옆으로는 지라 spleen 가 위치한다. 그림 13-9

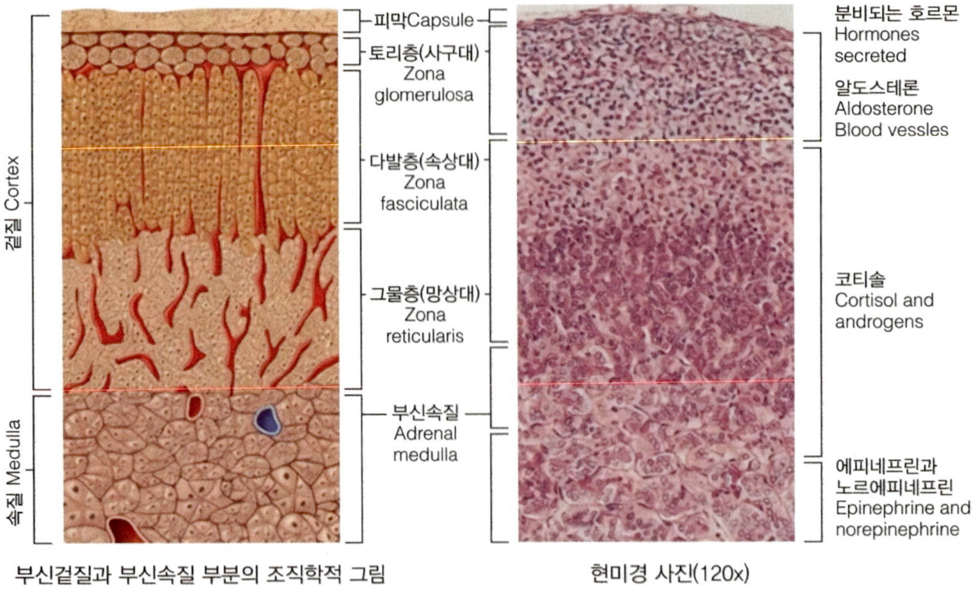

그림 13-9 부신 콩팥위샘, Adrenal gland

key word

콩팥위샘 부신, Adrenal gland
겉질 피질, Cortex
속질 수질, Medulla
콩팥 Kidney
피막 Capsule

2. 부신겉질 조직과 호르몬

부신겉질은 세 개의 층으로 구별된다. 지질을 기본으로 하는 호르몬이 각각의 층에서 광물부신겉질호르몬염류코르티코이드, mineralocorticoid, 글루코코르티코이드glucocorticoid, 그리고 고나도코르티코이드gonadocorticoid가 분비된다.

① **토리층**(사구대, Zona glomerulosa)

부신의 피막capsule 바로 아래 겉질의 가장 바깥쪽에 위치하며 둥근 다발을 갖는 세포층을 형성한다. 이 층에서는 광물부신겉질호르몬이 분비되며, 대표적인 호르몬은 알도스테론aldosterone으로 콩팥 먼쪽곱슬세관과 집합관에서 Na^+을 재흡수하므로 수동적으로 체액이 재흡수되어 결과적으로 혈액량을 증가시키고 오줌으로 K^+을 배설하게 한다.

② **다발층**(속상대, Zona fasciculata)

부신겉질의 약 3/4을 차지하는 두꺼운 중간층으로, 주로 지질세포들은 평행한 끈 모양으로 배열되어 있고, 글루코코르티코이드호르몬이 분비된다. 대표적으로는 부신겉질자극호르몬ACTH에 의해 전체의 약 95%를 차지하는 코티솔cortisol, hydrocortisone이 분비되고 그 밖에 코르티코스테론corticosterone 등이 분비된다. 코티솔은 주로 스트레스 환경에서 분비되어 세포 내 아미노산이 세포 밖으로 이동하게 하고 지방분해를 촉진하며, 포도당신생gluconeogenesis을 통해 혈중 포도당 농도를 높이고, 염증 반응에 작용하여 염증을 없애거나 줄이는 항염증antiinflammatory 역할을 한다.

③ **그물층**(망상대, Zona reticularis)

부신겉질 중 가장 안쪽에 위치하며 고나도코르티코이드호르몬이라는 성호르몬sex hormone이 분비된다. 부신겉질의 콜레스테롤이 변형되어 디하이드로에피안드로세테론dehydroepiandrosterone, DHEA을 형성하고 에스트로겐의 첫 번째 전구물질 역할을 한다. 대표적으로 안드로겐androgen이라는 남성호르몬이 분비되나 고환에서 분비되는 양에 비하면 적으며 그 강도도 약하다. 부신겉질자극호르몬에 의해 분비가 조절된다.

3. 부신속질 조직과 호르몬

부신속질은 내분비샘과 교감신경신경절과 같은 역할을 함께 한다. 속질크롬친화성세포로 변형된 교감신경신경절로서 교감신경계처럼 스트레스, 공포, 두려움, 감당할 수 없는 위험에 처하게 되면 이를 극복하기 위해 뇌의 자극 없이 에피네프린과 노르에피네프린을 분비한다.

① **에피네프린**(epinephrine)

에피네프린은 주로 심장에 작용하여 심박동수를 증가시키고 혈류량을 증가시켜 뼈대 근육의 혈관확장을 통해 혈류에 대한 저항을 줄이지만 혈관을 수축시키는 일에는 상대적으로 적게 영향을 미친다.

② **노르에피네프린**(norepinephrine)

노르에피네프린은 주로 혈관에 작용하여 혈관수축이나 말초혈관 수축을 통해 혈압을 상승시키고, 피부와 내장의 혈관수축에 의해 뼈대근육으로 가는 혈류량을 증가시킨다. 심장에 작용하여 심박동수를 증가시키나 에피네프린과 같은 강도의 결과는 얻을 수 없다.

case study

프레드니손Prednisone

프레드니손은 염증, 장기이식 거부, 면역질환 치료에 효과적이지만 스테로이드 처방이라는 점에서 각각의 장단점이 분명히 있다.

약효가 너무나 강력하여 골밀도 저하, 체중 증가, 모발 성장, 지방 축적, 상처 치유 지연과 같이 위험한 부작용이 생길 수도 있다. 극단적으로는 아주 잠시 동안만 복용했을지라도 사용을 중지할 수 없게 되기도 한다.

환자들이 이런 약물 치료를 중단하지 못하는 이유는 스테로이드 약물 치료를 받는 동안 부신샘에서 스테로이드 생산을 감소시켰기 때문이다(음성되먹임 : 호르몬의 수준이 올라가면 호르몬 방출은 감소한다). 그러므로 환자의 약물 치료를 갑자기 중단하면 호르몬 부족 현상이 심화되어 환자가 피해를 입을 수 있다. 실제로 환자들의 부신샘은 적절 수준 호르몬을 유지하기 위해 얼마 동안의 준비 시간이 필요하다.

Check point

1. 부신겉질을 이루는 세 개의 층은 토리층, 다발층, 그물층 등이다.

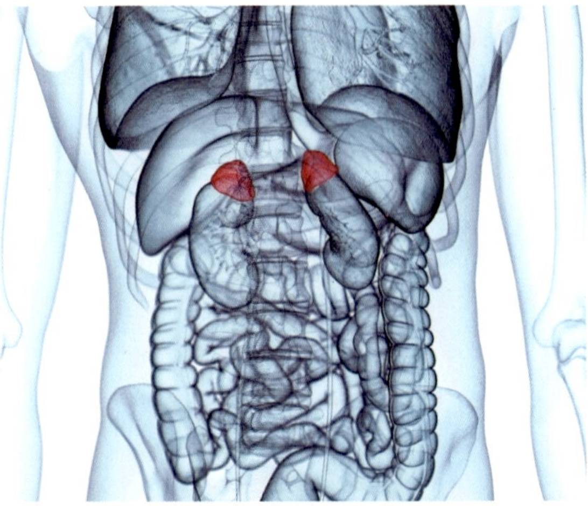

6. 이자 췌장, Pancreas

1. 이자의 구조

이자는 길이가 약 15cm, 두께가 2.5cm로 위stomach의 뒤쪽에 위치하고, 오른쪽 머리 부분은 샘창자십이지장 duodenum, 왼쪽 꼬리 부분은 지라비장, spleen과 접한다. 이자는 크게 머리, 목, 몸통, 그리고 꼬리 부분으로 나뉜다. 그림 13-10

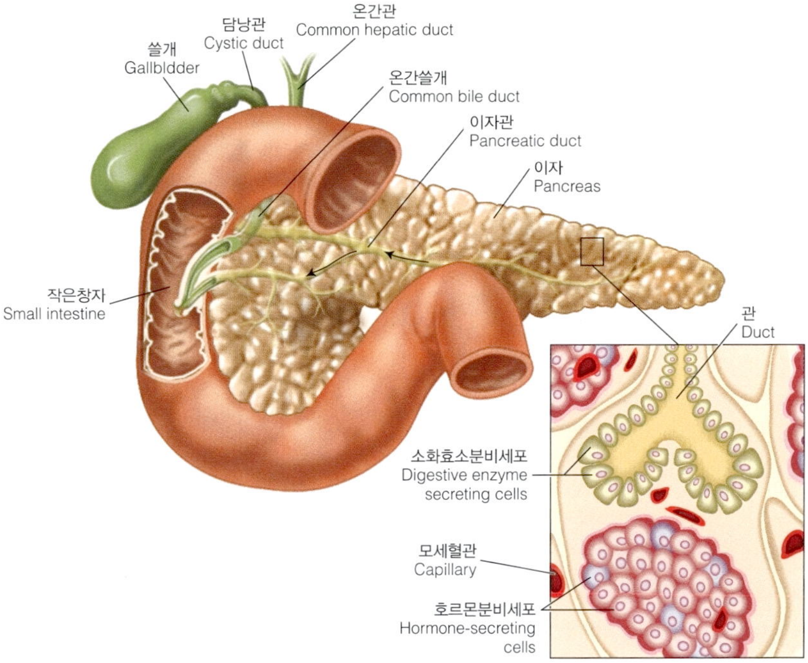

그림 13-10 이자

2. 이자의 조직

내분비와 외분비를 모두 분비하는 기관으로 외분비는 탄수화물, 지방 그리고 단백질을 소화하는 소화효소들을 말하고 내분비는 이자섬pancreatic islet, 약 백만 개 이상의 세포집단으로, 그물모양 섬유 피막으로 둘러싸여 외분비 세포와 구분된다. 내분비는 알파세포alpha cell 혹은 α cell에서 글루카곤glucagon, 베타세포beta cell 혹은 β cell에서 인슐린insulin, 그리고 델타세포delta cell 혹은 δ cell에서 소마토스타틴somatostatin을 분비한다. 베타세포는 이자섬의 중심부에 위치하고 알파세포는 주변부에 위치한다.

3. 이자 호르몬

① 글루카곤(Glucagon)

이자의 알파세포에서 분비되는 호르몬으로 혈중 포도당glucose 농도가 낮아지면 간에 저장된 글리코겐glycogen을 분해하여 포도당신생을 통해 포도당 농도를 높여 일정 수준의 혈중 포도당 농도를 유지하는 작용을 한다. 인슐린에 대해 길항작용을 한다.

② 인슐린(Insulin)

이자의 베타세포에서 분비되는 호르몬으로 창자에서 흡수된 영양소로 인해 혈중 포도당 농도가 높아지면 세포들이 인슐린의 도움으로 포도당을 획득하게 하여 혈중 포도당 농도를 조절하며 미토콘드리아에서 에너지를 생성하도록 돕는다. 글루카곤에 대해 길항작용을 한다.

③ 소마토스타틴(Somatostatin)

이자의 델타세포에서 분비되는 호르몬으로 글루카곤과 인슐린의 분비를 조절하는 역할을 통해 소화 속도와 영양분 흡수 속도를 조율하는 역할을 한다.

case study

당뇨병의 증상

1형 당뇨병diabetes mellitus은 인슐린 의존성 당뇨병으로 유전적 소인, 자가면역질환에 의한 베타세포의 파괴 등으로 인슐린 분비량이 절대적으로 부족한 어린이와 청소년에게 발생한다.

2형 당뇨병은 인슐린의 작용 부족으로 인한 비의존성 당뇨병으로 식생활습관의 문제로 주로 성인에게 발생한다. 이 경우 이자의 베타세포에서 분비되는 인슐린의 양이 부족하거나 인슐린의 양은 정상이지만 인슐린을 받아들이는 수용체 결핍 혹은 이상에 의해 발생하는 인슐린 저항성을 가지므로 혈중 포도당glucose 농도가 높아져서 포도당이 소변에서 발견되며 증상과 징후로는 다음polydipsia, 다뇨polyuria, 다갈polyphagia, 빈뇨urinary frequency, 야간뇨nocturia, 체중감소, 식욕증가가 발생한다.

진단방법으로는 혈당검사와 당화혈색소검사hemoglobin A_{1c} test를 통해 정상 여부를 판단할 수 있다. 치료법으로는 혈당지수가 낮은 음식을 섭취하는 식이조절과 운동, 그리고 필요 시 경구용 약물과 인슐린 요법을 사용한다.

Check point

1. 글루카곤glucagon: 이자의 알파세포에서 분비되는 호르몬으로, 혈중 포도당glucose 농도가 낮아지면 간에 저장된 글리코겐glycogen을 분해하여 포도당신생을 통해 포도당 농도를 높이고 일정 수준의 혈중 포도당 농도를 유지하는 작용을 하며 인슐린에 대해 길항작용을 하는 호르몬

7. 생식샘 성선, Gonads

1. 생식샘 구조

생식샘은 생식과 성적 성숙을 조절하는 호르몬으로 남성에서는 고환, 여성에서는 난소가 그 역할을 한다. 여포자극호르몬FSH과 황체형성 호르몬LH에 의해 분비가 조정된다.

2. 남성 생식샘 조직과 호르몬

남성의 고환에서 분비되는 호르몬은 정세관 사이 공간에 존재하는 사이질세포interstitial cell 혹은 라이디히세포leydig cell라고 불리는 세포에서 분비된다. 황체형성호르몬LH은 사이질세포를 자극하여 테스토스테론을 분비한다.

① 테스토스테론(Testosterone)

테스토스테론은 남성호르몬이라고 불리는 안드로겐 호르몬의 가장 대표적인 것으로 사춘기부터 분비된다. 주요 작용으로는 남성의 2차 성징에 해당하는 턱수염, 두덩털, 겨드랑털, 목소리 변성, 뼈와 근육의 발달, 정자발생 그리고 기초대사량 증가를 유도한다.

② 에스트로겐(Estrogen)

남성의 경우 에스트로겐은 임신하지 않는 여성에 비해 약 1/5 정도 분비된다. 주로 정세관seminiferous tubule 체액에 농도가 높고 버팀세포sustentacular cell, sertoli cell에 의해 테스토스테론을 에스트라디올estradiol로 전환하여 에스트로겐이 형성된다. 그림 13-11

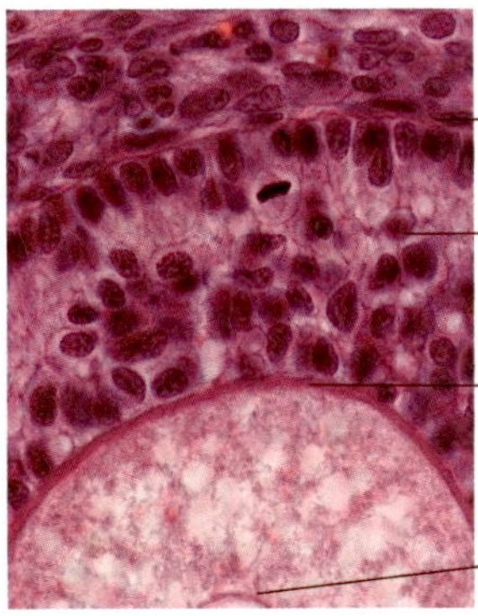

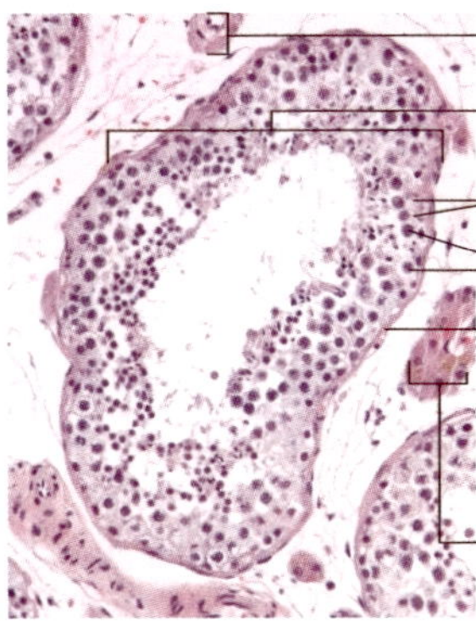

그림 13-11 생식샘(난소의 조직, 고환의 조직)

3. 여성 생식샘 조직과 호르몬

여성의 난소에서 주기적으로 생성되는 난포에서는 주로 에스트로겐 호르몬을, 배란 후 황체에서는 프로게스테론progesterone을 분비한다.

① 에스트로겐

배란 전 난포에서 분비되는 스테로이드 호르몬으로 여성의 2차 성징을 통해 가슴 발달, 월경주기에 따른 자궁내막 증식 그리고 여성 생식 기관의 성장과 발달을 돕는다.

② 프로게스테론

배란 후 황체에서 분비되는 스테로이드 호르몬으로 월경주기를 조절하고 자궁내막을 임신할 수 있게 조율하며, 착상이 되지 않았을 경우에는 자궁내막의 탈락을 통해 월경을 유도하고 임신 후에는 분만 시까지 임신이 유지되도록 돕는 역할을 한다. 그림 13-12

Check point

1. 남성의 경우 임신하지 않는 여성에 비해 약 1/5 정도의 에스트로겐이 분비된다.

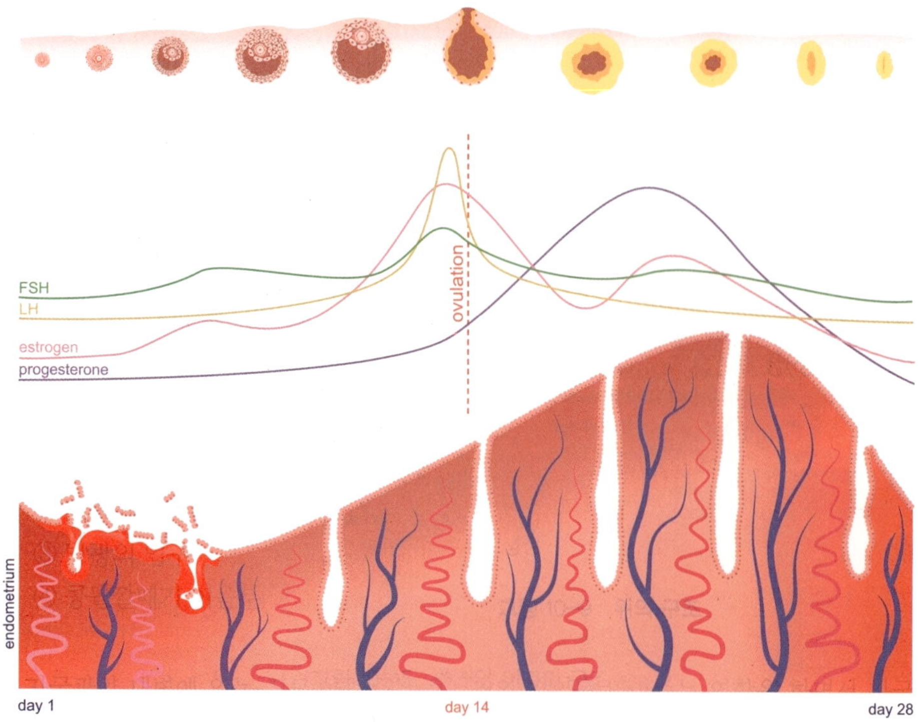

그림 13-12 생리주기의 계획, 여성 호르몬 수준, 자궁 내막의 변화

핵심문제 *Ccheck point Exercises*

1. 다음 중 뇌하수체가 연결되어 있는 곳은?

① 소뇌 ② 대뇌
③ 시상하부 ④ 숨뇌
⑤ 다리뇌

2. 다음 중 내분비선에 해당하지 않는 것은?

① 부신 ② 생식선
③ 유선 ④ 갑상선
⑤ 비장

3. 다음 중 뇌하수체에서 분비되는 호르몬이 아닌 것은?

① ESH ② estrogen
③ oxytocin ④ GH
⑤ prolactin

4. 다음 중 분만과 관련된 호르몬은?

① ESH ② estrogen
③ prolactin ④ progesterone
⑤ oxytocin

5. 혈중 칼슘 농도가 높을 때 칼슘을 뼈로 들어가게 하는 작용을 하는 호르몬은?

① calcitonin ② estrogen
③ prolactin ④ progesterone
⑤ oxytocin

6. 주로 심장에 작용하며 심박동수를 증가시키고 심장이 정지했을 때 심장이 박동할 수 있도록 응급실에서 투여하는 약물은?

① 노르에피네프린 ② 프로게스테론
③ 인슐린 ④ 에피네프린
⑤ 에스트로겐

7. 혈중 포도당의 농도를 정상으로 낮추는 역할을 하고 당뇨병 환자에게 있어 꼭 필요한 호르몬은?

① 노르에피네프린 ② 프로게스테론
③ 인슐린 ④ 에피네프린
⑤ 에스트로겐

8. 배란 후 황체에서 분비되는 호르몬은?

① 노르에피네프린 ② 프로게스테론
③ 인슐린 ④ 에피네프린
⑤ 에스트로겐

핵심문제 해답

Chapter 01

1. ② 2. ③ 3. ① 4. ② 5. ④
6. ④ 7. ② 8. ①

Chapter 02

1. ① 2. ④ 3. ② 4. ① 5. ③
6. ③ 7. ① 8. ④

Chapter 03

1. ① 보호기능 ② 체온조절 ③ 분비작용 ④ 비타민 D 생산 ⑤ 감각기능 2. ① 표피 ② 진피 ③ 피부밑조직
3. ③ 4. ② 5. ④ 6. ① 7. ③
8. ② 9. ③ 10. ③ 11. ① 12. ④

Chapter 04

1. ③ 2. ② 3. ① 4. ② 5. ④
6. ④ 7. ② 8. ②

Chapter 05

1. ④ 2. ③ 3. ③ 4. ① 5. ②
6. ④ 7. ③ 8. ① 9. ①

Chapter 06

1. ② 2. ④ 3. ① 4. ③ 5. ②
6. ② 7. ③ 8. ①

Chapter 07

1. ② 2. ② 3. ④ 4. ④ 5. ②
6. ③ 7. ④ 8. ①

Chapter 08

1. ① 2. ③ 3. ② 4. ⑤ 5. ③
6. ② 7. ④ 8. ② 9. ⑤ 10. ②
11. ③ 12. ④ 13. ① 14. ④ 15. ②

Chapter 09

1. ① Nasal cavity ② pharynx ③ Larynx ④ Trachea ⑤ Bronchus ⑥ Aveola 2. 위턱굴(상악동)
3. 심장 4. 하비갑개(아래코선반) 5. ① 6. ⑤
7. ④ 8. ② 9. ④ 10. ④

Chapter 10

1. ① 구강 ② 인두 ③ 식도 ④ 위 ⑤ 가로잘록창자 ⑥ 쓸개
2. 연수 3. 날문(유문)괄약근 4. 십이지장(샘창자)
5. ④ 6. ② 7. ⑤ 8. ② 9. ⑤
10. ①

Chapter 11

1. ② 2. ③ 3. ① 4. ④ 5. ④
6. ① 7. ② 8. ①

Chapter 12

1. ③ 2. ② 3. ② 4. ① 5. ②
6. ② 7. ③ 8. ①

Chapter 13

1. ③ 2. ⑤ 3. ① 4. ③ 5. ①
6. ④ 7. ③ 8. ②

참고 문헌

- 임국환 외, "에센스 의학용어", 메디시언, 2017.
- Colbert · Ankney · Lee, 강성례 외 역, "New 해부생리학", 메디시언, 2010.
- 강남이 · 권순형 · 김경민 · 김순미 · 정혜경 · 조미숙, " New 영양생리학", 지구문화사, 2017.
- 한상숙 외, "해부생리학", 메디시언,2007.
- 이인모 외, "해부생리학 I, II", 수문사, 2014.
- 이한기 외, "사람해부생리학", 수문사, 2013.
- 용준환 외, "해부학" 제2판, 정담미디어
- 홍해숙 외, "사람해부학" 제7판, 니드엠케이
- 이법이 외 공역, "인체해부학", 포널스출판사, 2015
- 전용혁 · 서영석 · 백선화, "인체해부학", 청구문화사, 2006.
- 정인혁 외, "사람해부학", 현문사, 2011.
- 이혜연 외, "인체해부학" 제4판, 수문사
- 김기영 외, "미용인을 위한 New 해부생리학", 메디시언, 2015.
- Luiz Carlos JUNQUEIRA · Jose CARNRIRO, 박경아 외 역, "Basic Histology 11th ed.-기초조직학", McGraw-Hill Korea, 2006.
- David Shier · Jackie Butler · Ricki Lewis, 이원택 외 역, "Hole's Human Anatomy & Physiology 9th ed.-인체해부생리학", 정담
- Martini · Timmons · Tallitsch, 김범회 외 역, "Human Anatomy 6th ed.-인체해부학, 한미의학, 2010.
- Kenneth S. Saladin, 해부학 편찬위원회 역, "Human Anatomy 3rd ed.-사람해부학, 범문에듀케이션, 2012.
- Valerie C. Scanlon & Tina Sanders, 유지수 외 역, "Essentials of Anatomy and Physiology 5th ed.-필수 해부생리학", 영문출판사, 2008.
- Sylvia S. Mader, 조현 외 역, "Understanding Human Anatomy & Physiology 5th ed.-해부생리학", 동화기술, 2006.
- Susan Turley, "Medical Language", Pearson, 2007.
- Denise L. Lazo, "Fundamentals of Sectional Anatomy", Thomson, 2005.
- Cecie Starr · Beverly McMillan, "Human Biology 6th ed.", Thomson, 2005.
- Lauralee Sherwood, "Essentials of Physiology 4th ed.", Brooks/Cole, 2012.
- Elain N. Marieb, "Human Anatomy and Physiology", Benjamin/Cummmings Pub. Co. Inc., 1989.
- Elain N. Marieb, "Essentials of Human Anatomy and Physiology 10th ed.", Pearson, 2012.
- Kenneth S. Saladin, "Anatomy and Physiology 5th ed." McGraw-Hill, 2010.
- Moore KL 등, "Clinically oriented anatomy" 7th ed, Lippincott Williams & Wilkins

찾아 보기

[인명]

[영문]

A

B

C

D

E

F

G

H

I

J

K

N

O

P

Q

R

S

W

X

Y

Z

[국문]

ㄱ

ㄹ

ㅁ

ㅂ

ㅅ

ㅇ

ㅈ

ㅎ

Essence HUMAN ANATOMY

에센스 인체해부학 [개정판]

2018년 10월 25일 초판 발행
2023년 3월 10일 개정판 발행

지은이 윤범철 · 김성민 · 박민철 · 오세준
이영미 · 임국환 · 임동영 · 정한석

펴낸이 주병오 · 주민기

발행처 메디시인

경기도 파주시 회동길 209
파주출판문화도시

영업팀 (031) 955-7566 · 7577
편집디자인팀 (031) 955-7731
F A X (031) 955-7730
홈페이지 www.ji-gu.co.kr
이메일 jigupub@hanmail.net
출판등록 2005년2월16일 제406-2005-000045호

ISBN 979-11-90839-83-9 값 33,000원

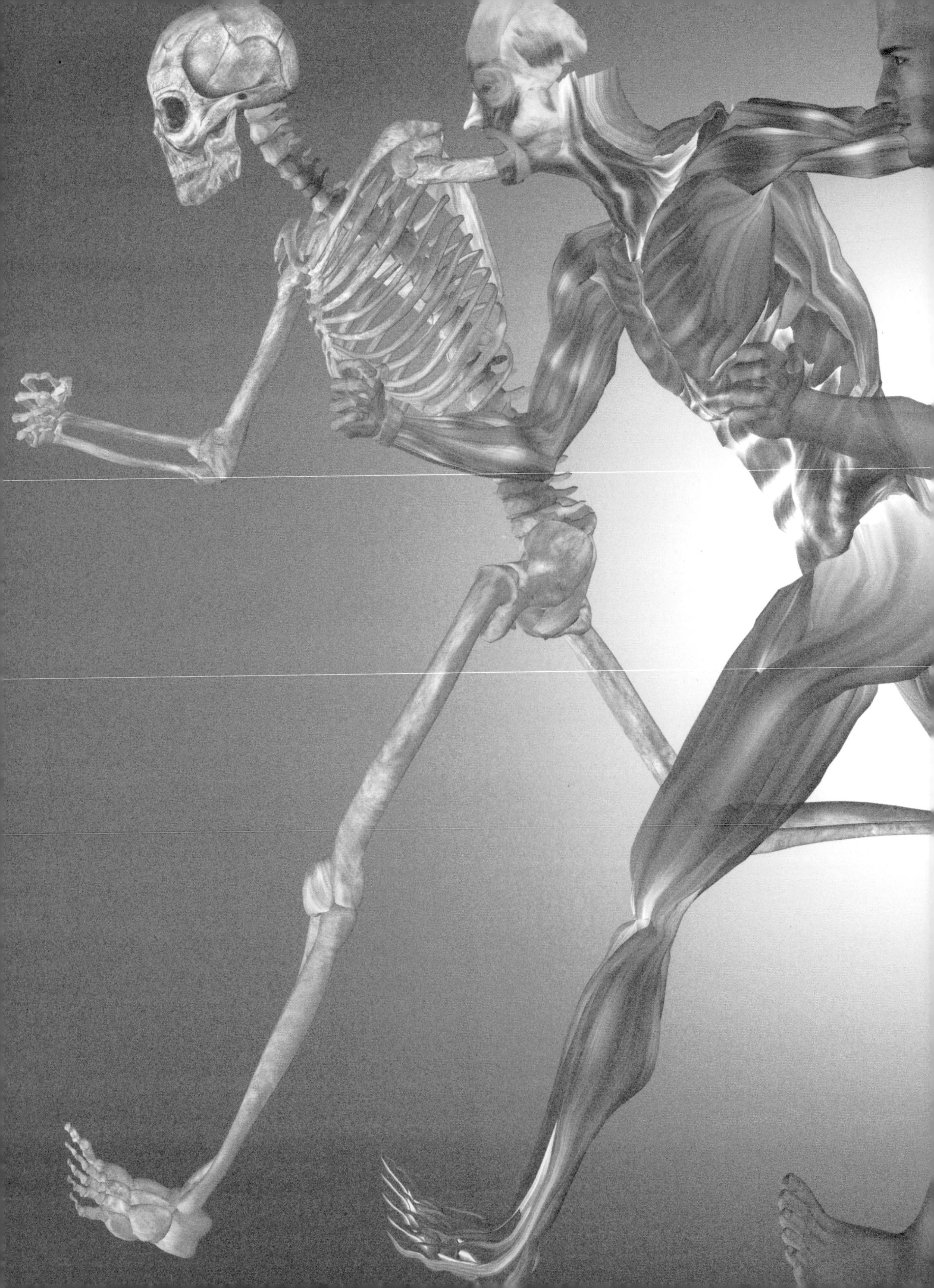

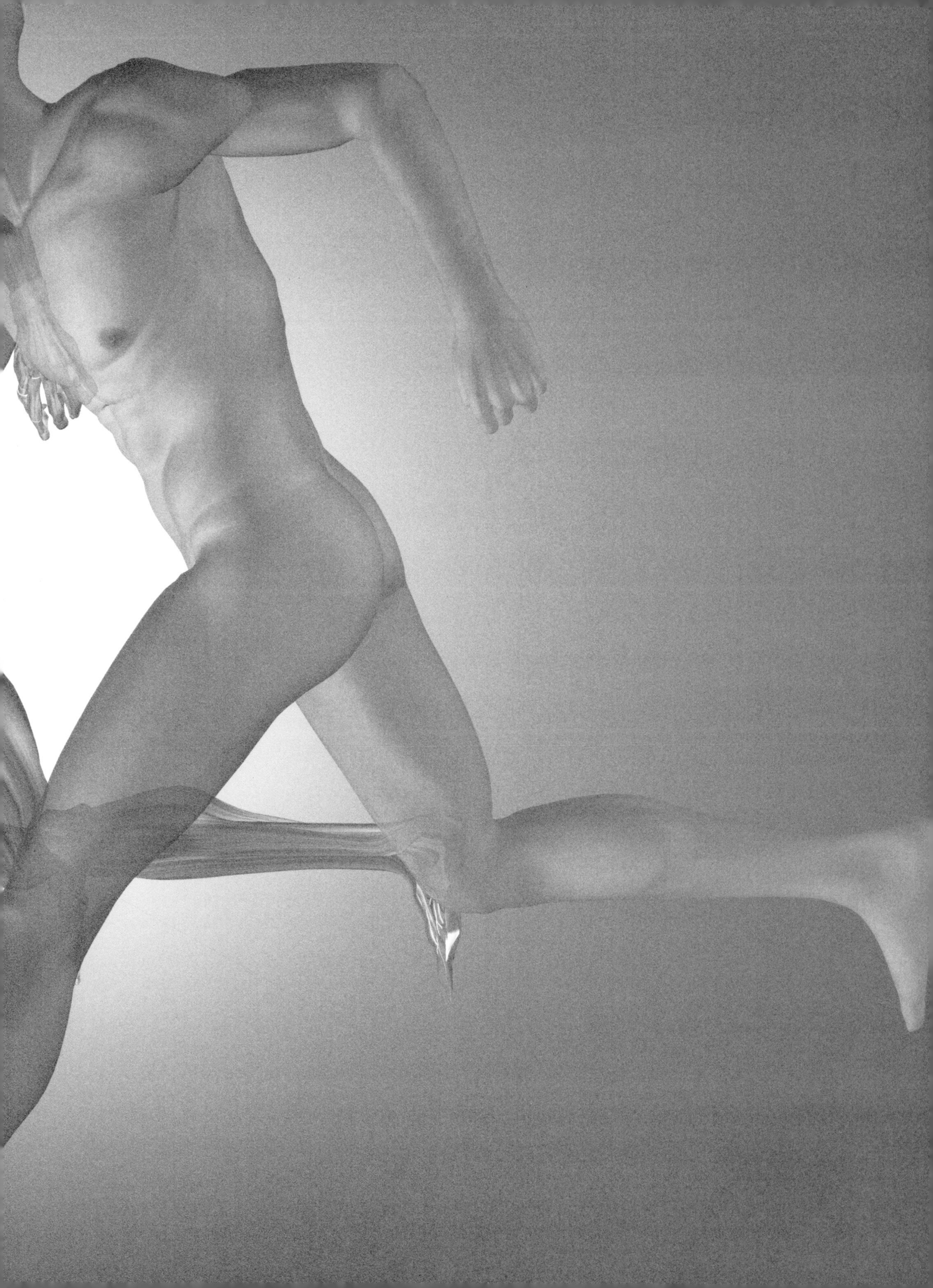